中国少数民族特需商品
传统生产工艺和技术保护工程

第十期工程

中国民族药成药目录

上卷

中央民族大学中国民族药成药目录课题组 著

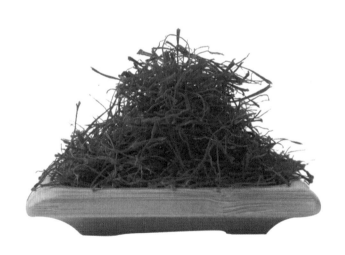

化学工业出版社

中国经济出版社
CHINA ECONOMIC PUBLISHING HOUSE

·北京·

民族药是我国少数民族人民的特需商品，是少数民族人民健康的守护神，也是我国少数民族非物质文化遗产极为重要的组成部分，是少数民族发展民族药特色产业的物质技术基础。中央民族大学中国民族药成药目录课题组受国家民族事务委员会经济发展司的委托，对我国少数民族人民千百年来与疾病斗争史的结晶——民族药进行了首次普查，其中的成药收载在本目录中。

《中国民族药成药目录》收载了我国13个少数民族有国家药监部门批准文号、有药品生产证书、由民族制药企业生产的成药品种共计895种。上卷收载藏族成药366种和中药里的民族药成药，其中畲族成药5种、壮族成药9种、朝鲜族成药5种、侗族成药8种、土家族成药4种、纳西族成药1种、满族成药3种。下卷收载蒙古族成药236种、维吾尔族成药61种、傣族成药22种、彝族成药64种、苗族成药111种。收载内容包括每种成药的样品图片，文字说明包括药品名称、批准文号、执行标准、类别、规格、用法用量、剂型、性状、成分、功能主治、注意禁忌、贮藏、生产企业等信息。

《中国民族药成药目录》可供中医特别是少数民族地区的医务工作者、民族药生产企业的技术和经销人员参考，也可供对民族药有兴趣的读者参考查阅。

图书在版编目（CIP）数据

中国民族药成药目录：上下卷 / 中央民族大学中国民族药成药目录课题组著.—北京：化学工业出版社：中国经济出版社，2020.9

中国少数民族特需商品传统生产工艺和技术保护工程第十期工程

ISBN 978-7-122-37050-1

Ⅰ．①中…　Ⅱ．①中…　Ⅲ．①少数民族-民族医学-药物-中国-目录　Ⅳ．①R29-62

中国版本图书馆CIP数据核字（2020）第085453号

责任编辑：刘俊之　褚红喜　姜　静　　　　文字编辑：林　丹
责任校对：边　涛　　　　　　　　　　　　装帧设计：任燕飞工作室

出版发行：化学工业出版社（北京市东城区青年湖南街13号　邮政编码100011）
印　　装：北京瑞禾彩色印刷有限公司
787mm×1092mm　1/16　印张60¼　字数1209千字　2020年9月北京第1版第1次印刷

购书咨询：010-64518888　　　　　　　　售后服务：010-64518899
网　　址：http://www.cip.com.cn
凡购买本书，如有缺损质量问题，本社销售中心负责调换。

定　　价：298.00元（上下卷）

中国少数民族特需商品传统生产工艺和技术保护工程第十期工程
—— 中国民族药成药目录

项目指导小组成员
————————————

顾　问　陈改户

主　任　张志刚

副主任　彭泽昌　张丽君

成　员　叶青　马磊

项目组成员
————————————

主　任　张丽君

副主任　杨思远　王玉芬　王润球　马　博

成　员　黎　明　成瑞雪　石　越　艾　舒　宋志娇　宋希双　戴婧妮　王　非

　　　　唐思蓉　杨崇婷　罗红艳　戴雨航　洪泽鑫　王时延　郭伟栋　熊　健

　　　　杨文勇　苏日古　张婉新

专家评审组成员
————————————

叶祖光　中国中医科学院首席研究员、国家食品药品监督管理总局中药（民族药）

　　　　审评专家

谢雁鸣　中国中医科学院临床基础所常务所长、教授、民族药再评价专家

占　堆　西藏藏医医院原院长、国医大师

包金山　内蒙古民族大学附属医院主任医师、国医大师

康双龙　内蒙古药检所蒙药室原主任、主任蒙药师、国家药典委员会终身委员

吐尔洪·艾买尔

　　　　新疆维吾尔医高等专科学校原校长、国家药品监督管理局专家、教授、主任

　　　　医师（维吾尔医临床）

孙亚丽　中国民族医药协会副秘书长、教授（组长）

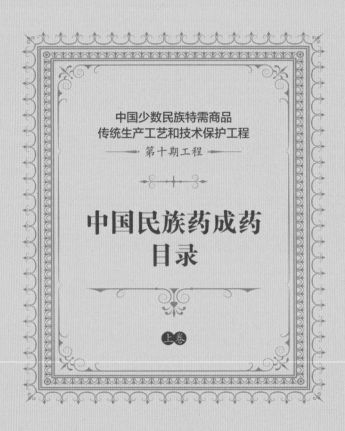

中国少数民族特需商品
传统生产工艺和技术保护工程
———— 第十期工程 ————

中国民族药成药目录

上卷

前　言

论中国民族药成药

杨思远

　　中国少数民族分布在不同区域的自然环境中，由于生产方式、生活方式以及风俗习惯，尤其饮食习惯的巨大差异，产生了不同的疾病。民族繁衍和发展史从医学意义上，就是一部同疾病的长期斗争史。民族药是这部斗争史的结晶，它是以少数民族医药学基础理论为指导，在民族医长期临床实践中被证实确有疗效的药物。民族药（药材、饮片、成药）是我国少数民族人民的特需商品，是少数民族人民健康的守护神，也是我国少数民族发展民族药特色产业的物质技术基础。民族药基础理论、方剂、炮制工艺和制备技术，是少数民族非物质文化遗产极为重要的组成部分。民族药成药是指有国家医药主管部门颁布的成药标准，经国家食品药品监督管理总局批准上市后，直接投放临床使用的民族药。《中国民族药成药目录》是有史以来对中国民族药成药首次普查的成果。

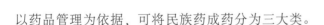

　　以药品管理为依据，可将民族药成药分为三大类。

　　第一类为有国药准字号民族药成药，即获得国家医药主管部门批准文号的民族药品种。藏族、蒙古族、维吾尔族、傣族、彝族、苗族六个民族计有862种此类成药，其中，藏族成药306种，蒙古族成药193种，维吾尔族成药96种，傣族成药35种，彝族成药81种，苗族成药151种。❶ 据本次普查，截至2016年7月1日仍在生产的六个民族成药总数为864种。这类成药是民族药的精华部分，生产执行《中华人民共和国药典》

---

❶ 据《国家民委关于印发少数民族特需商品目录（2014年版）的通知》《中华人民共和国药典》和部颁标准，藏族、蒙古族、维吾尔族、傣族、彝族、苗族六大民族药收录的品种为862种。

标准，可上市流通。同品种不同剂型的民族成药的批准文号可不同。例如，贵州健兴药业生产的苗族药成药肺力咳合剂的批准文号为国药准字Z20025136，而肺力咳胶囊的批准文号为国药准字Z20025240。同品种同剂型不同产品规格的民族成药的批准文号也不同。例如，藏族药成药十五味龙胆花丸有两种规格，3克/10丸规格的批准文号是国药准字Z54020037，0.3克/丸规格的批准文号是国药准字Z63020193。同品种同剂型同规格但生产厂家不同的民族成药的批准文号也不同。例如，藏族药成药十味黑冰片丸，规格同为1克/丸，西藏甘露藏药股份有限公司的批准文号是国药准字Z54020073，西藏山南雍布拉康藏药厂的批准文号是国药准字Z54020147。

按照国家对药品管理的分类，已获得国药批准文号的民族药均为处方药，经向国家医药主管部门申报、获准后可由处方药转化为非处方药。这些民族药成药作为处方药或非处方药，可成为国家基本药物、国家基本医疗保险目录药品或国家储备药品，进入国家医疗用药体系中。这些民族药成药中，有的属于全国独家品种，有的是国家中药保护品种，有的是国家储备药品种，在我国医疗保障事业中发挥了重要作用。

处方药（prescription drug，Rx），是指为了保证用药安全，由国家药监部门批准的，由医院医师开具处方后，在主治医师、执业药师监督或指导下使用的药品。上市的新药，或易产生依赖性的某些药物，或毒性较大，或治疗某些疾病所需特殊药品，大多被列入处方药。非处方药（over-the-counter drugs，OTC），是指为方便公众用药，在保证用药安全的前提下，按照国家卫生行政部门规定批准后，无须医师或其他医疗专业人员开具处方，凭公众自我症状判断，到药店购买的药品。例如，藏族成药三臣散（国药准字20003246）是处方药，而彝族成药藿香万应散（国药准字Z20025180）是非处方药，可到药店购买。

国家基本药物是依据国家发展改革委、卫生部、人社部等9部委在2009年8月18日发布的《关于建立国家基本药物制度的实施意见》及《国家基本药物目录管理办法（暂行）》建立的，在生产供应、采购配送、合理使用、价格管理、支付报销、质量监管、监测评价等环节实施有效管理制度，纳入《国家基本药物目录》，旨在改善药品供应保障体系、保障人民群众安全用药的药品。中国建立的《国家基本药物目录》制度，实行动态管理机制，根据医疗和临床需求对《国家基本药物目录》中的品种进行调整补充。2012年9月21日卫生部部务会议通过2012年版《国家基本药物目录》，同时废止2009年颁布的《国家基本药物目录》。根据规定，基本药物是适应我国基本医疗卫生需求、剂型适宜、价格合理、能够保障供应、安全可靠、公民可公平获得的药品。国家将基本药物全部纳入基本医疗保障药品目录，报销比例明显高于非基本药物，以经济手段引导群众使用基本药物。

《国家基本医疗保险、工伤保险和生育保险药品目录》（以下简称《药品目录》）中的药品，是指我国纳入基本医疗保险给付范围内的药品，分为甲、乙两类。甲类药物是全国基本统一的、能保证临床治疗基本需要的药物。甲类药物的费用被纳入基本医疗保险基金给付范围，按基本医疗保险的给付标准支付费用。乙类药物是指基本医疗保险基金有部分能力支付费用的药物。乙类药物先由职工支付一定比例费用后，再纳入基本医疗保险基金给付范围，并按基本医疗保险的给付标准支付费用。《药品目录》是基本医疗保险、工伤保险和生育保险基金支付药品费用的依据。《药品目录》中的药品分为西药、中成药和中药饮片三部分，民族药包含在中药部分中。在最新颁布的《国家基本医疗保险、工伤保险和生育保险药品目录（2017年版）》中，基本医疗保险、工伤保险和生育保险基金准予支付费用的药品，共有2535个品种，其中：西药1297个，甲类药物占402个；中成药1238个（含民族药），甲类药物占192个。

2017年版《药品目录》收录的民族药成药共有88个品种，包括藏族成药40个、蒙古族成药27个和维吾尔族成药21个，分为甲、乙两类。例如，维吾尔族成药祖卡木颗粒（国药准字Z20063086）、百癣夏塔热片（国药准字Z20054932）、通滞苏润江胶囊（国药准字Z65020173），是国家医保甲类品种；藏族成药洁白胶囊（国药准字Z10970015）、五味麝香丸（国药准字Z20003055）、十五味龙胆花丸（国药准字Z20003051）、十三味蒺藜丸（国药准字Z20003052）、大月晶丸（国药准字Z20013024），为国家医保乙类品种。

国家独家品种是指由一个制药企业独家生产和市场供应的品种，如青海的金诃藏药股份有限公司独家藏药品种就有22个。云南黄家医圈制药有限公司生产的彝族成药复方鹿仙草颗粒（国药准字Z20025653）❶，新疆银朵兰维药股份有限公司生产的维吾尔族成药复方一枝蒿颗粒（国药准字Z20026711）❷、尿通卡克乃其片（国药准字Z20083004），云南保元堂药业有限责任公司生产的彝族成药胆胃康胶囊（国药准字Z20025134）、延胡胃安胶囊（国药准字Z20026112）、藿香万应散（国药准字Z20025180）、肾安胶囊（国药准字Z20025529），青海久美藏药药业有限公司生产的藏族成药七十味松石丸（国药准字

❶ 云南黄家医圈制药有限公司：复方鹿仙草颗粒，2015年。
❷ 新疆银朵兰维药股份有限公司：复方一枝蒿颗粒，2016年。

Z20026822）、四十二味疏肝胶囊（国药准字Z20028012）、十五味赛尔斗丸（国药准字Z20026038）、十一味维命胶囊（国药准字Z20026343）等，均属全国独家品种。

国家中药保护品种是国家为了提高中药品种质量，保护中药生产企业的合法权益，促进中药事业的发展，对质量稳定、疗效确切的中药实行分级保护的品种。受保护的中药品种分为一级、二级。对特定疾病有特殊疗效的、相当于国家一级保护野生药材物种的人工制成品、用于预防和治疗特殊疾病的，凡符合上述条件之一的中药品种，可以申请一级保护。对符合一级保护条件或已经解除一级保护的品种、对特定疾病有显著疗效的、从天然药物中提取的有效物质及特殊制剂，凡符合上述条件之一的中药品种，可以申请二级保护。一级保护品种的保护期有三十年、二十年和十年三种，二级保护品种的保护期为七年，到期可申请延长保护。在保护期内，一级保护品种的处方组成、工艺制法，由获得《中药保护品种证书》的生产企业和有关药品生产经营主管部门、卫生行政部门及有关单位和个人负责保密，不得公开。被批准保护的中药品种，在保护期内限于由获得《中药保护品种证书》的企业生产，其他企业不得生产。但这不等于独家品种，因为同一个品种可以由多个获得《中药保护品种证书》的企业同时生产。民族药成药属于中成药范畴，部分民族药成药获得国家保护。如宁夏多维药业有限公司生产的藏族药成药五味麝香丸（国药准字Z20003055），为中药一级保护品种。❶

国家储备药品是指根据《中华人民共和国药品管理法》，国家为了维护公众身体健康、保证紧急需要而平时储备管理的，在国内发生重大灾情、疫情及其他突发事件时，国务院规定的部门可以紧急调用的药品。进入21世纪，我国在应对严重急性呼吸综合征（SARS）、汶川大地震等突发事件时，都动用了国家储备药品。国家药品储备分为三级：中央、地方和军队。中央医药储备品种，全国只有20个。云南白药属于国家储备药品种。宁夏启元国药有限公司生产的回族成药金莲清热颗粒（国药准字10940068），也被列入其中。

第二类为以中药名义获得批准的民族药成药。在国家批准上市的中成药中，还有相当一部分按民族药配方、工艺炮制而制备的民族药成药。中华人民共和国卫生部成立时，确定的民族医有藏族、蒙古族、维吾尔族、傣族四个医种和民族药，这四个民族既有民族医基础理论，又有民族语言和文字。随着时代进步，又确定了彝族和苗

---

❶ 多维药业有限公司：《产品手册》，2015年。

族两个医种，从而形成了目前六大民族药。这类成药均已成为民族药发展市场的主流产品和国家医疗保障用药体系中必需的品种。从发展的视角来看，壮族、土家族、朝鲜族、哈萨克族、回族、满族和羌族等民族药，有可能成为民族药新药品种研发的增长点，这些民族药新药有的正在申报中。目前，这类民族药中已有部分品种以中成药名义获得批准文号，从国家药品管理部门批准来看，属于中成药范畴而不属于民族药成药范畴，但其医药学基础理论、配方、炮制工艺和制备技术，属性为民族药成药。例如，云南保元堂药业有限责任公司生产的胃康胶囊（国药准字Z53021624）❶、云南大理瑞鹤药业有限公司生产的珍熊胆丸（国药准字Z20026795）❷等四个熊胆系列白族药成药，就是以中药名义获得国药准字；云南昆明蓝绿康药业有限公司生产的中成药云胃宁胶囊（国药准字Z20026811）、稳压胶囊（国药准字Z20025645）、七参连湿疹膏（国药准字B20020421）和复方双金痔疮膏（国药准字B20020629），也都是彝族药成药；西双版纳雨林制药有限责任公司生产的中成药珠子肝泰片（国药准字Z20090373），是傣族药成药；云南生物谷药业股份有限公司生产的中成药灯盏细辛胶囊（国药准字Z53021671），也是傣族成药；云南保元堂药业有限责任公司生产的中成药胃康胶囊（国药准字Z53021624），是白族成药；广西万寿堂药业有限公司生产的壮族成药伊血安颗粒（国药准字Z20080023），在获准的中成药品种中；丹东药业集团有限公司生产的中成药加味八珍益母膏（国药准字Z20121395）、复方木鸡颗粒（国药准字Z20120413），是满族药成药。特别是蒙古族成药保利尔胶囊（国药准字Z20030129），收入2017版《药品目录》。此外，一个民族药也会以另一个民族药名义获批。例如，云南保元堂药业有限责任公司生产的延胡胃安胶囊（国药准字Z20026112）、胆胃康胶囊（国药准字Z20025134）、肾安胶囊（国药准字Z20025529）、藿香万应散（国药准字Z20025180）四个彝族成药品种，实际是白族药成药。这样的品种还有不少，说明民族药在中成药中是存在的，不限于藏族、蒙古族、维吾尔族、傣族、彝族、苗族成药，本目录第二章"中药里的民族药成药"收录了畲族、壮族、朝鲜族、侗族、土家族、纳西族、满族七个民族以中药名义申报并获得批准文号的35个成药品种。

第三类为民族药医院制剂。据各省区不完全统计，有数万种民族药在民族医医疗单位以医院制剂的形式提供临床使用。这些医院制剂是由各民族地区省（区）卫生

❶ 云南保元堂药业有限责任公司：胆胃康胶囊、延胡胃安胶囊、藿香万应散、肾安胶囊、胃康胶囊，2016年。
❷ 云南大理瑞鹤药业有限公司：《全国民族特需商品（民族药）定点生产企业》，2016年7月7日。

厅或药品监管局批准后用于临床的药品，获准的制剂具备医院制剂质量标准，有医院制剂批准文号，但受限在民族医医院或部分有民族医专科的中医院内部使用，不可上市流通，这是民族药医院制剂区别于民族药成药的重要特征。不过，有的省（区）建有符合药品生产管理规范（GMP）标准的医院制剂室兼设本省（区）民族药制剂中心，产能提高，成本降低，经药品监管部门批准后，所生产的医院制剂可在民族医医院和民族医特色专科之间调剂使用。例如，蒙古族八省区蒙药医院制剂，就可以相互调剂，形成医院制剂八省蒙区调剂市场，满足了各地用药需求，同时，避免了各医院制剂室重复建设和小而全所带来的资金投入浪费。这种医院制剂调剂的范围，由自治区（省）卫生厅管理权限划定。但亦有例外。北京藏医院使用的医院制剂，曾由西藏山南地区藏医院提供，这是唯一进行省际调剂的藏药医院制剂。省际调剂使用的医院制剂，需要到国家食品药品监督管理总局进行品种申报，取得异地使用医院制剂的批准文件，进行品种备案后，方可投入临床使用。民族药医院制剂目前对满足少数民族地区医疗机构临床用药需求发挥了主要支撑作用。医院制剂品种远多于国药准字号的民族药成药，其主要原因是民族医药事业整体起步较晚，20世纪90年代中期才开始启动，当时受新药研发资金投入的限制，造成民族药获得国药准字号的品种太少。尽管在2003年，民族药和中药同步采取优选品种地标升国标后，民族药成药品种增加了400余个，仍与中药品种数量相差甚远。为满足临床用药需求和民族地区患者特需，保留了众多品种的民族药医院制剂，并延续至今，这就是民族药医院制剂多于国药准字号民族药成药的历史原因。中成药集约化、产业化发展起步早，导致中成药品种达到万数以上，医院制剂则少之又少。这是中成药和民族药成药在结构上的最大区别。

民族药成药的组方特点是以本民族地产药材为主，在组方中一般至少含有一种民族药材，这种药材收载于地方（省、自治区）药材标准中。例如，苗族药成药咳康含片（国药准字Z20025703）的组方中，见于《贵州省中药材、民族药材质量标准》❶的有石吊兰、铁包金、羊奶奶叶三种地产药材，其他为辅料。苗族药成药血脉通胶囊（国药准字Z20025117）的组方，由收载于《贵州省中药材、民族药材质量标准》的

---

❶ 贵州省药品监督管理局：《贵州省中药材、民族药材质量标准》，贵州科技出版社，2003年。

有苗药材鸡眼睛、粉葛两种地产药材，与《中华人民共和国药典》标准常用的中药材丹参、川芎、栀子、泽泻、桂枝共同组方，这在民族药成药的组方中很常见。一个认识上的误区是，认为常用的中药材与民族药材无涉，其实有不少药材在民族地区已早有应用，如藏药材"鬼臼"在中药材中名为"桃儿七"。同物异名，是民族语言差异在药材取名上的表现。

民族药成药的成分依据是配方。一种成药需要多少味药材、每味药材的含量是多少、如何配伍是一个配方的全部内容。民族药成药配方在长期民族医临床实践中传承下来，并随时代发展而臻于完备、定型。各民族医药典籍是传承配方的一种载体，而医家的世代传承则是另一种方式。许多疗效奇特的偏方、验方和成方制剂正是通过这种方式传承至今。

各民族成药在组方和制备过程中各自形成了本民族的特点。在处方组方中，可以看到小复方组方药、大复方组方药和单味植物药。组方配伍中，有的含矿物药，有的含动物药，有的是鲜药入药。

小复方组方的民族药成药，所含民族药药材味数少，甚至以单味药材为主药，常见于彝药、傣药、苗药。两三味药材，经生物提取技术制备后，就能发挥突出的药效作用，这就是"好药在民间"的含义。

例如，云南盘龙云海药业有限公司生产的灵丹草颗粒（国药准字Z53021634），源于云南地产的一味道地彝族药材，生命力极强，生长在田间地头、房前屋后，被当地百姓称为"臭灵丹草"。千百年来，如遇头痛、牙痛、风寒着凉，当地百姓便用来煮水饮用，防病治病。云南盘龙云海药业有限公司运用现代生物医药制备技术，将百姓喝的药汤转变成符合科学标准的民族药成药，用于清热疏风、解毒利咽、止咳祛痰。在2003年抗击SARS时，灵丹草颗粒成为临床预防和治疗上呼吸道疾病的首选药物之一。云南龙发制药有限公司生产的彝族药成药系列，也属这种情况。如饿求齐胶囊（国药准字Z20025685），以彝药道地药材岩陀为一味主药，与另三味中药材配伍制备而成；还有温中和胃胶囊（国药准字Z20025689）、利胆解毒胶囊（国药准字Z20025384）、绿及咳喘颗粒（国药准字Z20025849），情况均如此。云南金碧制药有限公司生产的彝族药成药咽舒胶囊（国药准字Z20025604）和咽舒合剂（国药准字Z20025601），就是在彝药传统方剂"二草汤"（虎掌草35克，五香草25克）的基础上，通过"醇提"和"水提"现代生产工艺技术制备而成的彝族药成药。

大复方组方的民族药，组方时药的味数多，有时多达几十种甚至百种。此外，还应用矿物药和动物药，以藏药、蒙药最为典型。虽均为大方剂，但藏药和蒙药的组方还略有区别。

藏族药成药的制备善用金属和矿物药，这是它的主要特点之一。金、银、铜、铁、珍珠、玛瑙、绿松石、水银等炮制后方可入药。例如，西藏甘露藏药股份有限公司生产的七十味珍珠丸（国药准字Z54020062），西藏雄巴拉曲神水藏药有限公司生产的珊瑚七十味丸（国药准字Z54020114），青海久美藏药药业有限公司生产的七十味松石丸（国药准字Z20026822）、四十二味疏肝胶囊（国药准字Z20028012）、十四味疏肝胶囊（国药准字Z20028013）、二十味疏肝胶囊（国药准字Z20028014）、十三味疏肝胶囊（国药准字Z20028015）等。制备藏族药成药用到的每一种药材都要严格经过炮制，而炮制中用到的药材就更多。如"坐台"的炮制就需要300多味药材，而像仁青常觉（国药准字Z54020057）、仁青芒觉（国药准字Z54020055）、坐珠达西（国药准字Z54020058）、七十味珍珠丸（国药准字Z54020062）、珊瑚七十味丸（国药准字Z54020114）等珍宝类藏族药成药，全部含有坐台成分。为了方便高原、高海拔保存，藏族药成药的第二个特点是剂型以丸剂居多。丸剂方便患者携带，方便用药（8个小时）。5000年前，藏民首先发现开水可以治疗寒证疾病，水是治疗疾病之源泉，因此藏药丸多数需用水浸润软后服用。

蒙古族是马背民族，生活在大草原上，以游牧狩猎为生，形成蒙药善以动物药入药。蒙药的配方特点是，处方虽大，但习以生药粉入药，一次服用剂量少，一般严格控制在3克以下。蒙药剂型多为散剂，便于携带。蒙药特点被牧民说成是"蒙药乃猛药也"，指药效好，药到病除。

维吾尔族药成药配方的鲜明特色是多用植物药，且擅长使用芳香类药物，常用的维吾尔族药成药制备的药材有玫瑰花、麝香、龙涎香、海狸香、薰衣草、丁香、豆蔻和荜茇等。重点维吾尔族药材有30多种，主要是巴旦杏、索索葡萄、孜然、驱虫斑鸠菊、洋甘菊、莳萝、唇香草、新疆鹰嘴豆、异叶青兰、雪莲花、胡桐泪（胡杨）、黑种草子等。

傣族药成药注重使用植物药。但是，傣族药成药在临床上的特点是习用鲜药，这与西双版纳热带雨林地区植物药材丰富且生长速度快密不可分。

建立在千百年医疗实践基础上的民族药成药配方，具有鲜明的民族性、地域性和广泛的群众性。只要一个民族存在，这些配方就不会消失，但其存在的社会形式会发生变化，这是毫无疑问的。时至今日，许多民间民族医仍然以祖传秘方服务于当地各族群众，世代解民疾苦，也世代赖此为业，在民间有较高的地位和名望。

大量有待整理、发掘的经验方和民间偏方是我国民族药新药研发不竭的源泉，是药品创新必温之"故"，是少数民族聪明智慧的结晶、非物质文化遗产的重要组成部分。在对外开放时代，保护民族药成药配方的一个重点是防止国外制药企业抢先注册，以免使少数民族丧失对成药配方核心知识产权的拥有。

民族药成药最为引人关注的是它的奇特疗效。药是用来治病的，疗效是药物的使用价值。与中西药相比，民族药成药在某些疾病的治疗方面，疗效独特，具有无可替代的使用价值。七十味珍珠丸是藏医治疗各种急慢性心脑血管疾病、脑卒中及神经系统疾病最名贵的珍宝级藏成药，成方于八世纪，始载于《四部医典》，后经历代藏医药学家的传承和不断完善，最终在公元十五世纪改进为现用方剂，组方选用的是生长于高寒、高海拔青藏高原特殊生态环境下珍贵、稀有、天然的药材70余种。十八世纪，以组方药材众多、炮制复杂、疗效显著而珍贵，为王室宫廷、达官贵族使用。❶云南大理瑞品金阁药业有限公司（原云南大理瑞鹤药业有限公司）生产的白族药成药珍熊胆丸（国药准字Z20026795），对胆囊炎、胆结石、脂肪肝和酒精肝的疗效非常显著。该公司生产的另一品种的白族药成药熊胆救心丹（国药准字Z53021588），对心脑血管疾病的疗效，内超市面上许多心脑血管药品的缓解作用，外超全球销量第一的日本汉方药救心丸。❷新疆天山莲药业有限公司生产的维吾尔族成药雪莲口服液（国药准字Z20025166），对肾阳不足、寒湿瘀阻所致风湿性关节炎、类风湿性关节炎及痛经，有独特功效；维吾尔族药成药驱虫斑鸠菊丸（国药准字Z65020018）、驱虫斑鸠菊注射液（国药准字Z20063652），能激活白癜风患者体内酪氨酸酶、双向免疫调节、补充体内多种微量元素和稀有元素、改善皮肤微循环。喀什地区维吾尔医院原实验药厂研制的维吾尔族药成药消白软膏（国药准字Z20026383），以其确切疗效成为白癜风的有效外用成药，填补了我国治疗白癜风外用药品的空白。❸回族药成药在

---

❶ 中央民族大学民族药课题组：《中国少数民族特需商品传统生产工艺和技术保护工程第五期工程——民族药》，中国经济出版社，2013年，第49页。
❷ 云南大理瑞品金阁药业有限公司：《全国民族特需商品（民族药）定点生产企业》，2016年。
❸ 中央民族大学民族药课题组：《中国少数民族特需商品传统生产工艺和技术保护工程第五期工程——民族药》，中国经济出版社，2013年，第170页。

糖尿病、烫伤治疗方面，有上佳表现。❶云南保元堂药业有限责任公司生产的彝族药成药胆胃康胶囊（国药准字Z20025134）为全国独家品种，专治胆汁反流性胃炎、胆囊炎、黄疸、肝胆湿热胁痛和泥沙性胆结石。❷西双版纳版纳药业有限责任公司生产的傣族药成药珠子肝泰胶囊（国药准字Z20026111）对治疗肝炎，西双版纳雨林制药有限责任公司生产的彝族药成药（以中药注册）龙血竭胶囊（国药准字Z53021514）对治疗衄血，云南黄家医圈制药有限公司生产的彝族药成药复方鹿仙草颗粒（国药准字Z20025653）对治疗癌症、彝族药成药蜜桶花颗粒（国药准字Z20027607）对治疗肝炎，云南生物谷药业股份有限公司生产的彝族药成药灯盏细辛胶囊（国药准字Z53021671）对治疗中风，云南永孜堂药业有限公司生产的藏族药成药天麻醒脑胶囊（国药准字Z20027062）对治疗肝肾不足，均有不俗表现。

民族药成药的独特疗效源自三个方面：民族特需、地产药材、民族药独特的炮制工艺和制备技术。

共同地域是民族的自然基础，正如共同血缘是氏族的自然基础一样。不同地域上的民族，其常发病和多发病也不同，这些疾病是聚居在该地域的民族繁衍和发展的重大限制因素。民族药成药是征服地域性常发病和多发病的物质力量，是自然限制的退缩的标志。各种常发病和多发病在特定地域的长期肆虐，对特效药产生了强烈的、持续的、全民族的需要。各民族药成药中有独特疗效的成药多集中在该民族聚居区的常发病和多发病治疗方面，绝非偶然。

民族药成药的奇特疗效往往与该民族繁衍和发展的世居地地产药材紧密相联，每个民族都有自己本土的地产药材，并收载于国家和地方药材标准中，供民族药新药研发。如《云南傣药药材标准》《贵州苗药药材标准》《广西药材标准》《青海藏药材标准》《内蒙古蒙药材标准》《延边朝鲜族药材标准》等。我国目前有17味经国家认证的民族药原产地药材。分辨一种成药是否属于民族药，除民族药基础理论、配方、炮制工艺和制备技术外，一个重要依据是道地药材。

道地药材是民族药成药疗效重要的来源，有时是主要来源。例如，彝族著名医药学家张之道先生研发的彝族成药彝心康胶囊（国药准字Z20025345），治疗心脏疾病效果非常好，其主要成分就是彝族地区道地药材松寄生和回心草。又如，国家道地药材五味子原产地在辽宁，是满族成药木鸡颗粒的主要成分。云南昭通的道地药材天麻，

❶ 2016年7月8日，国家民委民族药成药调研组对中国民族药协会秘书长孙亚丽的采访记录。
❷ 云南保元堂药业有限责任公司：胆胃康胶囊，2015年。

是藏族药成药中天麻醒脑胶囊（二十五味脑衰丸）的主要成分。

民族药成药的疗效还源自独有的炮制工艺和制备技术。《民族药》❶一书首次对我国六大民族药具有典型性的传统工艺和技术作了详细整理和记录。这里仅举示其中两例，以说明炮制工艺和制备技术对民族药成药疗效的作用。

一是藏药坐台炮制工艺。坐台，亦称佐太、祖台，是历代名藏医通过对剧毒水银（藏语：欧）进行特殊炮制加工成无毒、具有奇特疗效的药品，被雪域人民称为藏药中的至宝，誉为"甘露精华之王欧曲坐珠钦莫"，简称坐台。坐台的炮制最能代表藏药传统炮制工艺和技术，其炮制原理是通过对剧毒水银的特殊炮制方法进行去毒，使其具有奇特疗效。"八金""八矿"等矿物药，是炮制水银的重要矿物原料。此外，还有数百种其他辅助药材，经过数百道工序，将毒性水银制为无毒的坐台，整个炮制过程充分体现出藏医对矿物药娴熟的炮制技能和对藏药理论深透的理解和高超的运用。坐台的主料是水银，因有剧毒不能直接入药，使之无毒为药用，必须通过特殊的炮制工艺进行去毒。坐台不仅对脑出血、麻风、痞瘤、炭疽、关节痛风、高血压、心脏病等疑难杂症具有特殊疗效，对增强免疫力和抗衰老也有特殊功效。坐台与其他药物合理配制，不仅可以延长药品有效期，还可以明显提高药物疗效。为此，坐台是七十味珍珠丸、仁青常觉、仁青芒觉等名贵藏族药成药中不可缺少的主要成分。❷

二是蒙成药的朱砂包衣技术。朱砂收入在《中华人民共和国药典》中，又名丹砂、辰砂，鲜红色或暗红色，主要含硫化汞。味甘，性微寒；有毒。功能主治：清心镇惊，安神解毒。用于心悸易惊、失眠多梦、癫痫发狂、小儿惊风、视物昏花、口疮、喉痹、疮疡肿毒。用法用量一般在0.1～0.5克，因其有毒，传统制备蒙药时常用朱砂包衣，不宜大量服用，也不宜少量久服。蒙药朱砂包衣，除可增加药丸的美观度外，更重要的是作为处方中的一种药物有效成分，这与其他中药、化学药品的药物制剂完全不同，为蒙古族药成药所特有。❸

❶ 中央民族大学民族药课题组：《中国少数民族特需商品传统生产工艺和技术保护工程第五期工程——民族药》，中国经济出版社，2013年。

❷ 中央民族大学民族药课题组：《中国少数民族特需商品传统生产工艺和技术保护工程第五期工程——民族药》，中国经济出版社，2013年，第60～66页。

❸ 中央民族大学民族药课题组：《中国少数民族特需商品传统生产工艺和技术保护工程第五期工程——民族药》，中国经济出版社，2013年，第131-133页。

四

民族药成药剂型十分丰富，多达数十种。除普通的膏剂、散剂、丸剂、丹剂外，尚有片剂、汤剂、油剂、酒剂、搽剂、酊剂、合剂、敷剂、锭剂、颗粒剂、雾剂、露剂、贴剂、洗剂、熏剂、香剂、注射剂、胶囊剂、口服液等。同为膏剂，又有水膏、油膏、蜜膏之分；同为丸剂，又有大丸、小丸之别，且剂型种类还在增加之中。

影响民族药成药剂型的因素似乎很多，但其根本因素是疗法和疗效。每一种成药剂型根据疗法需要和提高疗效目的而设计。以外用药和内服药剂型来说，贴剂不可能用于内服，胶囊剂也不可能用于外敷。内服的胶囊剂若用于外敷，需要变型，可将胶囊内的药粉倒在患处。这种剂型的变化不是内科病和外科病的区分，而是追求疗效的必然，因为把胶囊直接置于外伤部，可能没有任何疗效。而外用贴剂药物的黏附物，若用于内服，黏附物会对人体有副作用。片剂和丸剂作为内服药剂型，若用于外敷时，同样需要变型，这不是为了适应不同病症，而是为了提高疗效，因为多数片剂和丸剂仅就剂型来说，是可以直接用于外敷的，只是药性不易于被吸收，没有敷剂的疗效好。

开水冲服是一种常见的内服疗法，剂型多为片剂、丸剂、颗粒剂和胶囊剂。这些剂型设计均便于内服，但内服与内科疾病没有直接联系，许多外科疾病也需要内服药物治疗。这就充分证明，是疗法而不是疾病决定了剂型。

傣医有一种特色疗法，叫睡药，对于一些慢性病如风湿病、妇科病有很好疗效。睡药本身不是剂型，而是疗法，让患者睡在制备好的药物中间，其剂型为熏剂。其他剂型都无法适用睡药疗法。

喀什地区维吾尔医医院在治疗白癜风时采用一种日光浴疗法。使用喀什昆仑维吾尔药业股份有限公司生产的维吾尔族药成药消白软膏（国药准字Z20026383），将膏剂涂抹在白斑处，用手按摩至皮肤全部吸收后，接受日光照晒0.5小时。对于早期病发者则使用拍尔菲云软膏（维药医院制剂），如用贴剂则不能让患部接触紫外线照射。可见，正是日光浴疗法决定了这两种维吾尔族药成药的剂型。与日光浴疗法相配合，同时内服复方驱虫斑鸠菊丸，在维吾尔医学中是作为成熟剂发挥作用的，丸剂的剂型符合内服疗法的需要。同一种疾病在治疗中使用不同的剂型，有力地证明了剂型与疾病没有直接联系，而与疗法和疗效有关。

生产与生活方式是民族药成药剂型的一个影响因素，但不是决定性因素。游牧民族的成药剂型多为丸剂、散剂，鲜有汤剂，而汤剂多为定居的农耕民族成药剂型，说明生产与生活方式对民族药成药剂型确有影响。但同一个民族在同一种生产与生活方式下，成药有不同的剂型，也证明生产与生活方式不是剂型的决定因素。

疗法决定成药剂型，在民族医那里有突出体现。正是民族医的疗法丰富多彩，每种疗法均有独特的剂型，这才造就了民族药成药剂型的多样性。

例如，藏族药成药中的香剂，既为礼佛，又为洁净空气，还为驱散蚊蝇，这种防疫方法决定了香剂是最为适当的剂型。燃尽一支香需要一段时间，其间可以念经礼佛，又可以保持空气不致污浊。佛寺中香客越多，空气越易污浊，越需要更多敬香，在香中置入药物兼收礼佛和防治双重之效。

傣医中的洗浴疗法，对许多慢性疾病有很好的疗效，采用洗剂最适合。还有睡药疗法决定的熏剂、按摩疗法决定的膏剂、包药疗法决定的鲜药剂型等。

苗医中预防疗法对幼儿防止蚊虫叮咬和止痒很有效，要求成药采用搽剂，外洗用药则多采用酊剂。彝医中的"吹药"疗法由鼻腔给药，剂型只能是散剂。

疗法与疗效作为剂型的决定因素，二者本身是统一的。一切疗法及其改进，旨在充分发挥成药的药效；疗效的提高当然有多种途径，但只有在通过疗法改进来提高疗效时，才需要剂型的变型。疗效是剂型改变的动力，疗法是剂型改变的根据。

剂型的改变包括两个方面：一是空间上的改变，二是时间上的改变。空间上的改变是指特定时期，一种成药剂型由于疗法变化而被迫采用新剂型；时间上的改变是指随着时代进步，为追求更高疗效而变革疗法，从而促使改变成药剂型，是剂型改变的主要形式。剂型的现代化属于后一种改变。

应当说，注射剂、胶囊剂、口服液是民族药成药的现代剂型，为传统剂型所无。注射剂的使用可以提高疗速和疗效，尤其静脉注射可使药物直接进入血液循环，注射疗法尤其是不能口服给药的患者（休克、昏迷状态）的福音，但新疗法要求有新剂型。对于胶囊剂的出现，一种见解认为是适应现代社会人员快速流动的需要。实际上，就方便携带来说，很难看出胶囊剂较片剂、丸剂有什么特别优越的地方。胶囊剂作为一种现代剂型，其优点有：胶囊能够隔离外界空气、水分等因素对药物的影响，提高药性稳定性；进入体内后药物在胶囊内不受压力作用，在胃肠中易于分解、溶出与吸收；解决了某些含油量高的药物难以制成丸剂、片剂的问题；更重要的是可延缓药性释放，达到定位崩解释药，使药性作用更为精准。因此，胶囊剂可以提高疗效，是精准疗法的产物。口服液是在汤剂和注射剂基础上产生的新剂型，具有服用剂量小、吸收较快、质量稳定、易于保存等优点，可以提高药性作用速度，同时便于婴幼儿患者接受。可见，剂型现代化仍然以疗法进步和疗效提高为动力。

民族药成药的适应证多为民族聚居区的多发病和常发病。在青藏高原高寒地理环境和气候，以及缺氧、低压、寒冷、高辐射、干燥的条件下，以肉食为主、仰赖游牧方式生存的藏族人民，受到各种疾病的威胁，使肝胆疾病、心脑血管病、偏瘫、瘟病、传染病、肠胃病等常发和多发。藏族药成药中的珍宝药均以这些疾病为适应证。七十味珍珠丸（国药准字Z54020062）对血压失调、脑卒中及其后遗症、癫痫、脑出血、脑震荡、心脏病、高血压及神经性障碍具有显著疗效。仁青常觉（国药准字Z54020057）能治疗404种疾病，是滋补、长寿药物的极品。仁青芒觉（国药准字Z54020055）被誉为"藏药青霉素"，对于胃溃疡的愈合和尿路感染、非淋菌性尿道炎、生殖器疱疹等治疗效果显著，是"国家保密品种"，被列入《国家医疗保险目录》。坐珠达西（国药准字Z54020058）是治疗胃肠类疾病的首选藏族药成药。珊瑚七十味丸（国药准字Z54020114）主治脑血栓、脑出血。珍龙醒脑胶囊（国药准字Z20026000）、智托洁白丸（国药准字Z54020053）主治慢性胃炎、胃溃疡。七十味松石丸（国药准字Z20026822）、"四合一"疏肝胶囊（国药准字Z20028012、20028013、20028014、20028015）、十五味赛尔斗丸（国药准字Z20026038）、二十五味珊瑚丸（国药准字Z54020124）则是治疗肝胆疾病的良药。藏族药成药诺迪康胶囊（国药准字Z10980020），是治疗高原病和心脑血管病的藏药重点产品之一，主要药效成分是生长在青藏高原海拔3300米以上的藏药材大叶红景天。

蒙古族以肉食为主，易于引发心脑血管疾病；游牧、骑马、狩猎和战争，使得蒙古族牧民跌打损伤、骨科病症常发而多发；干燥和寒冷的条件使风湿、类风湿疾病肆虐；风沙、寒冷的条件和食肉饮乳习惯使各种呼吸道疾病、消化道疾病和肝胆疾病横行；动荡不定的生活方式和艰苦的生活环境也导致了各种妇科病的发生。内蒙古蒙药股份有限公司生产的心脑血管类蒙古族药成药有保利尔胶囊（国药准字Z20030129）、珍珠活络二十九味丸（薄膜衣丸）（国药准字Z20025519）、冠心七味片（乌兰温都顺-7）（国药准字Z20064290）、扎冲十三味丸（扎冲-13）（国药准字Z15020409）；风湿胃痛类蒙古族药成药有珍宝丸（额日敦-乌日勒）（国药准字Z15020410）、云香十五味丸（嘎日迪-15）（国药准字Z15020408）；消化系统类蒙古族药成药有阿拉坦五味丸（国药准字Z15020450）、消食十味丸（哈日嘎布日-10）（国药准字Z15020459）；呼吸系统类蒙古族药成药有清咽六味散（高勒图宝日-6）（国药准字Z15020428）、清感九味丸（呼和嘎日迪-9）（国药准字Z15020456）、桔梗八味颗粒（宝日扫日劳-8）（国药准字Z15020422）、清热八味丸（额日赫木-8）（国药准字Z20050116）、玉簪清咽十五味丸（哈斯哈图呼日-15）（国药准字Z20053199）；妇科类蒙古族药成药有暖宫七味丸（苏格木勒-7）（国药准字Z15020399）；眼科类蒙古族药成药有明目十六味丸（国药准字Z20063394）。内蒙古库伦蒙药有限公司是蒙古族药成药生产品种最多的一家蒙药有限公司，所生产的回生第一丹胶囊（国药准字Z19983057）是跌打损伤、闪腰岔气、伤筋动骨的首选蒙古族药成药，是国家二级保护品种。内蒙古民族大学附属医院生产的医院制剂科尔沁接骨丹、科尔沁伤痛贴也瞄准了跌打损伤和骨科病。

维吾尔族聚居的新疆位于祖国西北部，地处亚欧大陆中心，气候干燥，光热丰富，南疆浮尘、沙暴天气较多。北疆气候寒冷，易引发风湿病；南疆以肉食为主，干燥和日温差大，易引发肝病、消化道疾病、心血管疾病、白癜风、银屑病，肉食、烤食多易引发癫痫病，干燥和妇女生育较多易于引发各种妇科病。新疆新维制药厂生产的爱维心口服液（国药准字Z65020005）是治疗心血管疾病的首选维吾尔族药成药。喀什昆仑维吾尔药业股份有限公司生产的玫瑰花口服液（国药准字Z65020019）主治心血管系统疾病，驱虫斑鸠菊丸（国药准字Z65020018）、消白软膏（国药准字Z20026383）分别是治疗白癜风的口服、外用系列维吾尔族药成药。新疆维吾尔药业有限责任公司生产的温肾苏拉甫片（国药准字Z65020174）能温肾除湿，祖卡木颗粒（国药准字Z65020179）、寒喘祖帕颗粒（国药准字Z20063931）主治感冒咳嗽，清热卡森颗粒（国药准字Z65020172）能清肝利胆、健胃消食。新疆和田地区墨玉县维吾尔医医院生产的曲比亲蜜膏、艾皮蜜膏等都是治疗妇科病的重要医院制剂。

西双版纳地处热带和亚热带，大部分地区气候温暖，雨量充沛，部分地区则气候炎热、气温高、湿度大，所以许多热带传染病和流行病发病率高，由于高热、湿润，尤以疟疾为盛。潮湿多雨，使类风湿病、关节骨痛、皮肤病、呼吸道疾病、消化道疾病较为多见。西双版纳的地理地貌复杂，山高路险，易摔伤和骨折等。傣族药成药珠子肝泰胶囊（国药准字Z20026111）能清热利湿、益气健肝，双姜胃痛丸（国药准字Z20026657）能理气止痛、和胃降逆，叶下珠片（国药准字Z20026219）能清热解毒、祛湿退黄，雅叫哈顿散（国药准字Z53021363）能清热解毒、止痛止血，七味榼藤子丸（国药准字Z53021707）能祛暑、和中、解痉止痛。

彝族主要分布在云南全境、四川南部、贵州西北部和广西西部，以大聚居小分散的形式居住在金沙江两岸的哀牢山、凉山和乌蒙山一带。彝族主要聚居在多山多水、森林茂密、灌木丛生、花草遍地的云贵高原亚热带地区。楚雄州境内气候宜人，属亚热带季风气候，但由于山高谷深，气候垂直变化明显，易引发跌打损伤、疟疾、上呼吸道感染、消化道疾病、风湿病、类风湿病、妇科慢性病、骨伤病、心脑血管疾病、癌症等。享誉中外、历久不衰的彝族"云南白药"，治疗心脑血管疾病的灯盏细辛胶囊（国药准字Z53021671），治疗上呼吸道疾病的灵丹草颗粒（国药准字Z53021634），治疗脉管炎、骨髓炎、肝炎的蜜桶花颗粒（国药准字Z20027607），治疗疟疾的青蒿素（国药准字H20064185），治疗癌症的复方鹿仙草颗粒（国药准字Z20025653），治疗衄血的龙血竭胶囊（国药准字Z53021514），均是从彝族医药宝库中发掘出来的，对彝族地区多发病、常发病有独特疗效。

苗族主要生活在云贵高原深山大川中，从事稻作农业和山地经济。特定的生态环境、经济生活、历史和文化条件，在苗族聚居区，风湿性关节炎、类风湿病、皮肤病、呼吸道疾病、跌打损伤、妇科疾病等多发，苗族药成药的适应证正是这些常发病和多发病。例如，都匀黔南布依族苗族自治州中医医院苗医皮肤病专科所生产的苗族药医院制剂活血通脉丹、活血通脉酒，主治风湿病、类风湿病，苗药Ⅱ号清热止痛膏主治湿疹、带状疱疹等病。黔南州中医医院中医药文化陈列馆陈列的苗族药成药酒剂中，骨痛药酒（蒙松酒）（国药准字Z10983080）能祛风定痛、舒筋活络，用于筋骨疼痛、关节不利、四肢麻木。贵阳德昌祥药业有限公司（原贵阳中药厂）生产的苗族药成药中，芪胶升白胶囊（国药准字Z20025027）主治血气亏损证，止嗽化痰丸（国药准字Z51020102）主治痰热阻肺所致的久咳、咯血、痰喘气逆、喘息不眠。半枝莲片（国药准字Z20025024）主治急性咽炎、急性支气管炎，白沙糖浆（国药准字Z20025037）主治慢性支气管炎所致的咳嗽痰多、胸闷气急。

如果说，一方水土养育了一方人，一方水土也塑造了一方人，那么，一方人民可以依靠民族药成药有效地趋利避害，维系着民族的生存和繁衍。

六

自近代西方科学传入中国，至今，西医西药已占据了我国主要的医药市场。中医中药的药理、药效经常受到质疑，遑论民族药成药的现代价值。但自2015年10月5日屠呦呦以发现疟疾的新药物疗法而获得诺贝尔医学奖以来，情况有所变化，中成药和民族药成药的价值重新受到人们的重视。

实际上，屠呦呦在疟疾治疗研究中所发现的青蒿素，在彝族药成药中早有运用，屠呦呦的贡献是用现代技术方法将其提炼出来。彝族药成药中用昆明山海棠治疗类风湿病和红斑狼疮，用灯盏花治疗心脑血管疾病，用灵丹草治疗上呼吸道疾病，用蜜桶花治疗脉管炎、骨髓炎和肝炎，以及用青蒿素治疗疟疾，有着悠久的历史。这说明，只要将民族药成药中的有效药用成分提取出来，就有可能对人类健康作出重要贡献。我国各民族都有自己的成药，这些成药是一个巨大的健康资源宝库，它是中国医药学者从事新药研发必须倚仗的坚实基础。

在西医西药传入中国以前，数千年来我国少数民族就是依靠民族药成药治疗本民族生存和繁衍中的常发病和多发病的。民族药成药的价值在于治病救人。不论人们重视与否，不论"科学"是否承认，傣族慢性病患者还是络绎不绝地去西双版纳傣医院享受睡药带来的好处，维吾尔族白癜风患者仍然靠着内服驱虫斑鸠菊丸、外搽消白软膏消除令人难堪的皮肤白斑，藏族心脑血管病患者还是要服用七十味珍珠丸，而且以能够享用这类珍宝药而自豪，凡是要去西藏的人总是先服红景天口服液以预防高原反应和缺氧，彝族跌打损伤和刀枪外创患者所能想到的首选药物仍然是云南白药，如此等等。科学一时解释不了的东西，只能依靠科学的进一步发展去力求获得解释，而不是废除行之有效的民族药成药，只要能治病，就不应排斥。仅从维系少数民族健康来说，民族药成药的价值就不可轻视，它是少数民族人民的特需商品，在看病难、看病贵的今天，尤其如此。

如果说民族药成药的医院制剂更多带有地方性，更多以少数民族患者为服务对象，那么有国家批准文号的国药的服务对象就是全国乃至国外患者。许多独家品种、医保品种、国家保护品种，是少数民族对中成药的伟大贡献。藏族药成药中的珍珠七十味丸、珊瑚七十味丸、仁青常觉、仁青芒觉、红景天口服液、坐珠达西，蒙古族药成药中的保利尔胶囊、阿拉坦五味丸、清咽六味散、暖宫七味丸、回生第一胶囊，维吾尔族药成药中伊木萨克片、玫瑰花口服液、驱虫斑鸠菊丸、祖卡木颗粒、红宝舒心口服液，傣族药成药中的百解胶囊、神药油、健胃止痛胶囊、尿糖消胶囊，彝族药成药中的拨云锭、紫灯胶囊、灵丹草颗粒、彝心康胶囊、咽舒胶囊、复方鹿仙草颗粒、蜜桶花颗粒、云南白药，苗族药成药中的芪胶升白胶囊、半枝莲片、骨痛药酒等，均为国内驰名的民族药成药品牌。

即使是医院制剂，由于民族医医院用药的独特性和疗法的有效性，也为国内外许多患者所接受。在喀什地区维吾尔医医院，不仅有国内白癜风患者前往就治，而且也有美国、加拿大患者。在西双版纳州傣医院，有来自泰国、缅甸的慢性病患者接受睡药熏蒸。医院制剂同样为国内外患者的康复作出了贡献，其价值毋庸置疑。

民族药成药的生产可谓最大的民族特色产业，从药源基地到药材采收炮制，从成药制备到医院使用，从医学院民族医药人才培养到新药研发部门，从药品质量检测到政府药品监管，从GMP标准化药厂到医院制剂中心，从寺庙曼巴扎仓到民间郎中作坊，构成了一个庞大的民族药产业体系。这个体系将药农、药厂职工、技术人员、医生、药品质检人员、药监部门管理人员、新药研发人员、僧人和民间郎中，均吸收进来，解决了大批人员就业问题，提供了巨额税收。许多民族自治地方将民族药产业作为主导产业，在规划中予以扶持。民族药成药生产和研发无疑是一个重要的投资领域。

在看病难、看病贵的今日，民族药成药的价值日益突显。民族药成药对于生活在偏远地区的少数民族群众来说，极大缓解了看病难、看病贵的问题。医学从来就不只是科学问题，它首先是经济问题。

令人欣喜的是，据2018年9月28日《自然》（Natrue）杂志报道，随着中国等新兴市场经济体的崛起，世界卫生大会（World Health Assembly，WHA）将于2019年推出该组织第11版《全球医学纲要》（International Classification of Diseases, ICD），首次纳入中国传统医学。作为当今医学的主流代表，世界卫生组织（World Health Organization，WHO）对中国传统医药学（包括民族医药学），抱持开放态度绝非偶然。现代医药学提供的医疗保健体系，由于囊括了越来越多的人口，产生了大量问题，公平、效率难以兼顾。同时，在现代医药学体系外，存在着庞大的传统医药学、替代医药学，因此将其纳入《全球医学纲要》是时代的选择。我们出版这部《中国民族药成药目录》，正是适应这一时代的吁求。

2019年10月

民族药成药目录编制方法

本目录收载了13个民族有国家药监部门批准文号、有药品生产证书、由民族制药企业生产的成药品种，共计895种，其中，藏族成药366种，蒙古族成药236种，维吾尔族成药61种，傣族成药22种，彝族成药64种，苗族成药111种，畲族成药5种，壮族成药9种，朝鲜族成药5种，侗族成药8种，土家族成药4种，纳西族成药1种，满族成药3种，均不含医院制剂。上卷收载藏族成药和中药里的民族药成药，下卷收载蒙古族、维吾尔族、傣族、彝族和苗族成药。以中成药名义申报并获批准文号的民族药国药品种，收录于第二章。其他少数民族以上述民族药名义申报的国药品种，则以国家药监部门批准的所属民族的民族药收入本目录。

本目录收载的民族药成药，是按照"十二五"规划末期和"十三五"规划初期国家药品质量标准再提高后的国家药品标准生产的品种。

本目录收载的民族药成药为2016年7月1日仍在生产的品种。对于因国家标准再提高，调查时点停止生产的民族药成药品种，不收入本目录。

本目录收载的成药品种名称统一用汉文和汉语拼音注明。

本目录对于同一品种不同规格的成药品种，如果国家批准文号不同，则各种规格均予收载；同品种多企业生产的民族药成药，因批准文号不同，则分别收载；同品种不同剂型的民族药成药，也分别收载。

本目录对藏族、蒙古族、维吾尔族成药，依据其自身民族医基础理论，按照临床用药分类方法进行分类；藏族成药、蒙古族成药，在病症之下按药品名称中味数多少排列，药品名称中不含味数的按名称首字笔画排列，维吾尔族成药按药品名称首字笔画排列。对傣族、彝族、苗族成药，依据2017年版《中华人民共和国人力资源和社会保障部社保目录》的分类原则进行分类，再按药品名称首字笔画排列。

本目录对于藏族成药的不同生产企业，按照西藏、四川、甘肃、青海、云南顺序排列，其他省区的藏药生产企业按照中国省份排序。蒙古族成药的生产企业排序首先是内蒙古自治区的制药企业，其他省区的蒙药生产企业按照中国省份排序。维吾尔族成药的生产企业排序首先是新疆维吾尔自治区的制药企业，其他省区的生产企业按照中国省份排序。傣族成药的生产企业排序首先是云南省的制药企业，其他省区的生产企业按照中国省份排序。彝族成药的生产企业排序首先是云南省、四川省的制药企业，其他省区按照中国省份排序。苗族成药的生产企业排序首先是贵州省的制药企业，其他省区按照中国省份排序。中国省份排序如下：北京、天津、河北、山西、内蒙古、辽宁、吉林、黑龙江、上海、江苏、浙江、安徽、福建、江西、山东、河南、湖北、湖南、广东、广西、海南、重庆、四川、贵州、云南、西藏、陕西、甘肃、青海、宁夏、新疆、香港、澳门、台湾。

本目录收载每一种成药样品的实物图片，图文并茂。文字说明包括药品名称、批准文号、执行标准、类别、规格、用法用量、剂型、性状、成分、功能主治、注意禁忌、贮藏、生产企业等信息。图片信息包含内外包装和剂型。调查期间停止生产，无药品实物的民族药成药品种，不予收录。

本目录收载的每一种成药品种，采取民族医和中医两种说明方法对药品进行介绍。文字说明以该种民族药获得国家药监部门的批准文件为依据。

前言　论中国民族药成药 ——————————— 1

民族药成药目录编制方法 ——————————— 19

上 卷

第一章　藏族成药

一、隆病方剂

五味甘露滋补丸	2	二十味沉香丸 (甘露)	13
常松八味沉香散	3	二十味沉香丸 (山南)	14
十味黑冰片丸 (甘露)	4	二十味沉香丸 (帝玛尔)	15
十味黑冰片丸 (山南)	5	二十五味阿魏胶囊	16
十味黑冰片丸 (神猴)	6	二十五味阿魏散	17
十味黑冰片丸 (金诃)	7	三十五味沉香丸 (甘露)	18
十味黑冰片丸 (帝玛尔)	8	三十五味沉香丸 (金诃)	19
十五味沉香丸 (甘露)	9	七十味珍珠丸 (甘露)	20
十五味沉香丸 (金哈达)	10	七十味珍珠丸 (金诃)	21
十八味降香丸 (甘露)	11	仁青常觉 (甘露)	22
十八味降香丸 (藏医学院)	12	仁青常觉 (金诃)	23

安神丸（神猴）———————— 24

安神丸（格拉丹东）———————— 25

安神丸（金诃）———————— 26

安神丸（帝玛尔）———————— 27

二、赤巴病方剂

复方酸藤消痔胶囊———————— 28

复方藤果痔疮栓———————— 29

三、培根病方剂

六味枸杞口服液———————— 30

二十一味寒水石散———————— 31

帕朱丸———————— 32

秘诀清凉散（神猴）———————— 33

秘诀清凉散（藏医学院）———————— 34

秘诀清凉散（雄巴拉曲）———————— 35

四、木布病方剂

七味酸藤果丸———————— 36

八味西红花止血散———————— 37

二十五味绿绒蒿丸（柴达木）———————— 38

二十五味绿绒蒿丸（自治区）———————— 39

大月晶丸（甘露）———————— 40

大月晶丸（帝玛尔）———————— 41

大月晶丸（金诃）———————— 42

大月晶丸（金诃）———————— 43

大月晶丸（宁夏多维）———————— 44

坐珠达西（甘露）———————— 45

坐珠达西（金诃）———————— 46

坐珠达西（金诃）———————— 47

帕朱胶囊———————— 48

五、消化不良病方剂

五味石榴丸———————— 49

六味木香丸———————— 50

六味安消散———————— 51

六味能消丸———————— 52

六味能消片———————— 53

六味能消胶囊———————— 54

八味肉桂胶囊———————— 55

十味消食散———————— 56

十一味草果丸———————— 57

十五味黑药丸（藏医学院）———————— 58

十五味黑药丸（甘露）———————— 59

二十九味能消散———————— 60

石榴健胃丸（甘肃奇正）———————— 61

石榴健胃丸（甘南佛阁）———— 62

石榴健胃胶囊 ———— 63

石榴健胃散（藏医学院）———— 64

石榴健胃散（甘露）———— 65

加味白药丸 ———— 66

洁白丸（甘南藏药）———— 67

洁白丸（甘南佛阁）———— 68

洁白丸（金诃）———— 69

洁白片 ———— 70

洁白胶囊 ———— 71

能安均宁胶囊 ———— 72

雪山胃宝丸 ———— 73

雪山胃宝胶囊 ———— 74

六、肿瘤方剂

康力欣胶囊 ———— 75

七、热病方剂

八味檀香丸 ———— 76

二十五味余甘子丸（神猴）———— 77

二十五味余甘子丸（金珠雅砻）———— 78

二十五味余甘子丸（柴达木）———— 79

八、瘟热病方剂

七味螃蟹甲丸 ———— 80

九味青鹏散（神猴）———— 81

九味青鹏散（甘露）———— 82

十味龙胆花胶囊 ———— 83

十味龙胆花颗粒 ———— 84

十二味翼首散 ———— 85

流感丸（格拉丹东）———— 86

流感丸（柴达木）———— 87

流感丸（帝玛尔）———— 88

催汤丸 ———— 89

九、巴日巴达病方剂

五鹏丸 ———— 90

达斯玛保丸（卡加曼）———— 91

达斯玛保丸（久美）———— 92

如意珍宝丸 ———— 93

十、腹绞痛方剂

五味黄连丸 ———— 94

十一、头部病方剂

十一味甘露丸 —————— 95

心脑欣胶囊 —————— 96

红龙镇痛片 —————— 97

珍龙醒脑胶囊 —————— 98

消瘀康胶囊 —————— 99

舒心安神口服液 —————— 100

十二、五官病方剂

六味明目丸 —————— 101

十五味萝蒂明目丸（昌都光宇利民） —————— 102

十五味萝蒂明目丸（柴达木） —————— 103

十五味萝蒂明目丸（柴达木） —————— 104

固本明目颗粒 —————— 105

益肝活血明目丸 —————— 106

十三、心血管病方剂

八味沉香丸（甘露） —————— 107

八味沉香丸（金诃） —————— 108

八味沉香散 —————— 109

常松八味沉香胶囊 —————— 110

九味沉香胶囊 —————— 111

十一味维命胶囊 —————— 112

十一味维命散 —————— 113

珊瑚七十味丸 —————— 114

巴桑母酥油丸（藏医学院） —————— 115

巴桑母酥油丸（甘露） —————— 116

巴桑母酥油丸（格拉丹东） —————— 117

巴桑母酥油丸（帝玛尔） —————— 118

甘露酥油丸 —————— 119

宁心宝胶囊 —————— 120

芎香通脉滴丸 —————— 121

如意珍宝片 —————— 122

如意珍宝胶囊 —————— 123

红景天口服液 —————— 124

利舒康胶囊 —————— 125

降脂化浊胶囊 —————— 126

索罗玛宝颗粒 —————— 127

脂必妥胶囊 —————— 128

益心康泰胶囊 —————— 129

诺迪康胶囊 —————— 130

通心舒胶囊 —————— 131

排毒清脂胶囊 —————— 132

藏降脂胶囊 —————— 133

十四、肺病方剂

二十五味竺黄散（甘露）———— 134

二十五味竺黄散（神猴）———— 135

二十五味竺黄散（金诃）———— 136

二十五味肺病丸（神猴）———— 137

二十五味肺病丸（甘露）———— 138

二十五味肺病丸（甘南佛阁）———— 139

二十五味肺病胶囊 ———— 140

回生甘露丸（甘露）———— 141

回生甘露丸（柴达木）———— 142

回生甘露丸（帝玛尔）———— 143

参蛤平喘胶囊 ———— 144

黄花杜鹃油胶丸 ———— 145

清肺止咳丸（藏医学院）———— 146

清肺止咳丸（青海久美）———— 147

景天清肺胶囊 ———— 148

十五、肝（脾）病方剂

五味金色丸 ———— 149

七味红花殊胜丸（甘露）———— 150

七味红花殊胜丸（藏医学院）———— 151

七味红花殊胜散 ———— 152

七味铁屑丸（藏医学院）———— 153

七味铁屑丸（甘露）———— 154

七味铁屑丸（昌都光宇利民）———— 155

七味铁屑丸（金哈达）———— 156

七味铁屑胶囊 ———— 157

八味西红花清肝热胶囊 ———— 158

八味獐牙菜丸（金诃）———— 159

八味獐牙菜丸（宁夏多维）———— 160

八味獐牙菜胶囊 ———— 161

九味牛黄丸（甘露）———— 162

九味牛黄丸（金诃）———— 163

九味獐牙菜丸（雄巴拉曲）———— 164

九味獐牙菜丸（帝玛尔）———— 165

十味诃子汤散 ———— 166

十味蒂达胶囊 ———— 167

十一味金色丸（神猴）———— 168

十一味金色丸（甘露）———— 169

十一味金色丸（金诃）———— 170

十三味红花丸（昌都光宇利民）———— 171

十三味红花丸（帝玛尔）———— 172

十三味疏肝胶囊 ———— 173

十四味疏肝胶囊 ———— 174

十五味龙胆花丸（金哈达）———— 175

十五味龙胆花丸（神猴）———— 176

十五味龙胆花丸（柴达木）———— 177

十五味龙胆花丸（金诃）———— 178

十五味龙胆花丸（帝玛尔）—————— 179

十五味龙胆花丸（迪庆香格里拉）—————— 180

十五味龙胆花丸（宁夏多维）—————— 181

十五味赛尔斗丸 —————— 182

二十味疏肝胶囊 —————— 183

二十五味松石丸（甘露）—————— 184

二十五味松石丸（藏医学院）—————— 185

二十五味松石丸（昌都光宇利民）—————— 186

二十五味松石丸（金珠雅著）—————— 187

二十五味松石丸（金诃）—————— 188

二十五味松石丸（金诃）—————— 189

二十五味绿绒蒿胶囊 —————— 190

二十五味獐牙菜丸 —————— 191

三十一味松石丸 —————— 192

四十二味疏肝胶囊 —————— 193

七十味松石丸 —————— 194

肝泰舒胶囊 —————— 195

复方蒂达胶囊 —————— 196

秘诀清凉胶囊 —————— 197

熊胆舒肝利胆胶囊 —————— 198

藏茵陈片 —————— 199

藏茵陈胶囊 —————— 200

十六、肾病症方剂

六味壮骨颗粒 —————— 201

七味地骨胶囊 —————— 202

八味小檗皮胶囊 —————— 203

八味小檗皮散 —————— 204

八味石灰华丸 —————— 205

十味手参散（神猴）—————— 206

十味手参散（帝玛尔）—————— 207

十味豆蔻丸（甘露）—————— 208

十味豆蔻丸（甘南佛阁）—————— 209

十味豆蔻丸（帝玛尔）—————— 210

十味诃子丸（神猴）—————— 211

十味诃子丸（久美）—————— 212

十味诃子丸（金诃）—————— 213

十味诃子散 —————— 214

十三味蒺藜丸（神猴）—————— 215

十三味蒺藜丸（藏医学院）—————— 216

十三味蒺藜丸（甘南佛阁）—————— 217

十三味蒺藜丸（格拉丹东）—————— 218

十三味蒺藜丸（柴达木）—————— 219

十三味蒺藜丸（多维）—————— 220

十六味马蔺子丸 —————— 221

十八味诃子丸 —————— 222

十八味诃子利尿丸（神猴）—————— 223

十八味诃子利尿丸（甘露）———————— 224

十八味诃子利尿丸（甘南佛阁）———————— 225

十八味诃子利尿丸（格拉丹东）———————— 226

十八味诃子利尿丸（柴达木）———————— 227

十八味诃子利尿丸（柴达木）———————— 228

十八味诃子利尿丸（迪庆香格里拉）———————— 229

二十八味槟榔丸（东格尔）———————— 230

二十八味槟榔丸（迪庆香格里拉）———————— 231

天麻醒脑胶囊 ———————— 232

手参肾宝胶囊 ———————— 233

石榴日轮丸（藏医学院）———————— 234

石榴日轮丸（昌都光宇利民）———————— 235

石榴日轮丸（甘露）———————— 236

石榴日轮丸（迪庆香格里拉）———————— 237

补肾丸（昌都光宇利民）———————— 238

补肾丸（柴达木）———————— 239

补肾丸（帝玛尔）———————— 240

补肾丸（小蜜丸）（多维）———————— 241

降糖通脉胶囊 ———————— 242

枸杞消渴胶囊 ———————— 243

复方手参丸 ———————— 244

前列宁胶囊 ———————— 245

前列癃闭通胶囊 ———————— 246

桂蒲肾清胶囊 ———————— 247

鹿精培元胶囊 ———————— 248

十七、胃隆病方剂

三味甘露散 ———————— 249

四味止泻木汤散 ———————— 250

十三味青兰散 ———————— 251

仁青芒觉胶囊 ———————— 252

珍宝解毒胶囊 ———————— 253

胃泰胶囊 ———————— 254

智托洁白丸（甘露）———————— 255

智托洁白丸（金诃）———————— 256

十八、妇科病方剂

六味大托叶云实散 ———————— 257

十四味羚牛角丸 ———————— 258

二十五味大汤丸（神猴）———————— 259

二十五味大汤丸（金珠雅砻）———————— 260

二十五味大汤丸（甘露）———————— 261

二十五味大汤丸（东格尔）———————— 262

二十五味鬼臼丸（神猴）———————— 263

二十五味鬼臼丸（藏医学院）———————— 264

二十五味鬼臼丸（甘南佛阁）———————— 265

二十五味鬼臼丸（甘南佛阁）———————— 266

二十五味鬼臼丸（金诃）———————— 267

二十五味鬼臼丸（柴达木）———————— 268

二十五味鬼臼丸（迪庆香格里拉）————— 269

二十五味鬼臼丸（宁夏多维）————— 270

二十六味通经胶囊 ————— 271

二十六味通经散（雄巴拉曲）————— 272

二十六味通经散（甘露）————— 273

妇洁搽剂 ————— 274

红花口服液 ————— 275

红花如意丸 ————— 276

调经祛斑胶囊 ————— 277

萨热大鹏丸 ————— 278

舒更胶囊 ————— 279

十九、咽喉病方剂

五味麝香丸（甘南佛阁）————— 280

五味麝香丸（甘南藏药）————— 281

五味麝香丸（宁夏多维）————— 282

牛尾蒿油软胶囊 ————— 283

景天虫草含片 ————— 284

二十、湿痹症方剂

五味甘露药浴汤散（帝玛尔）————— 285

五味甘露药浴汤散（金诃）————— 286

十味乳香丸（藏医学院）————— 287

十味乳香丸（甘露）————— 288

十味乳香丸（金哈达）————— 289

十味乳香散 ————— 290

十八味欧曲丸（甘露）————— 291

十八味欧曲丸（雄巴拉曲）————— 292

十八味欧曲珍宝丸 ————— 293

十八味党参丸（格拉丹东）————— 294

十八味党参丸（柴达木）————— 295

二十五味儿茶丸（神猴）————— 296

二十五味儿茶丸（甘露）————— 297

二十五味儿茶丸（金诃）————— 298

风湿止痛丸（神猴）————— 299

风湿止痛丸（柴达木）————— 300

风湿塞隆胶囊 ————— 301

伤湿止痛膏 ————— 302

铁棒锤止痛膏（甘肃奇正）————— 303

铁棒锤止痛膏（甘肃奇正）————— 304

消痛贴膏 ————— 305

雪山金罗汉止痛涂膜剂 ————— 306

痛风舒胶囊 ————— 307

塞雪风湿胶囊 ————— 308

二十一、黄水病方剂

五味甘露药浴洗剂 ————— 309

五味甘露药浴颗粒（金诃）———— 310

五味甘露药浴颗粒（久美）———— 311

十五味乳鹏丸（金珠雅蓉）———— 312

十五味乳鹏丸（甘南佛阁）———— 313

二十五味驴血丸（甘露）———— 314

二十五味驴血丸（昌都光宇利民）———— 315

二十五味驴血丸（帝玛尔）———— 316

二十五味驴血丸（格拉丹东）———— 317

五根胶囊 ———— 318

青鹏软膏（甘肃奇正）———— 319

青鹏软膏（金诃）———— 320

二十二、白脉病方剂

萨热十三味鹏鸟丸 ———— 321

十八味杜鹃丸（甘露）———— 322

十八味杜鹃丸（神猴）———— 323

十八味杜鹃丸（宁夏多维）———— 324

二十五味珍珠丸（甘露）———— 325

二十五味珍珠丸（甘露）———— 326

二十五味珍珠丸（藏诺）———— 327

二十五味珍珠丸（藏诺）———— 328

二十五味珍珠丸（昌都光宇利民）———— 329

二十五味珍珠丸（藏医学院）———— 330

二十五味珍珠丸（金珠雅蓉）———— 331

二十五味珍珠丸（神猴）———— 332

二十五味珍珠丸（甘南佛阁）———— 333

二十五味珍珠丸（金诃）———— 334

二十五味珍珠片 ———— 335

二十五味珊瑚丸（昌都光宇利民）———— 336

二十五味珊瑚丸（藏医学院）———— 337

二十五味珊瑚丸（甘露）———— 338

二十五味珊瑚丸（神猴）———— 339

二十五味珊瑚丸（藏诺）———— 340

二十五味珊瑚丸（藏诺）———— 341

二十五味珊瑚丸（金珠雅蓉）———— 342

二十五味珊瑚丸（甘南佛阁）———— 343

二十五味珊瑚丸（金诃）———— 344

二十五味珊瑚胶囊 ———— 345

白脉软膏（西藏奇正）———— 346

白脉软膏（甘肃奇正）———— 347

脑康泰胶囊 ———— 348

二十三、皮肤病方剂

冰黄肤乐软膏 ———— 349

棘豆消痒洗剂 ———— 350

紫丹银屑胶囊 ———— 351

景天祛斑胶囊 ———— 352

二十四、小儿病方剂

三臣胶囊 —————————— 353
三臣散 ———————————— 354
小儿双清颗粒 ——————————— 355
安儿宁颗粒 ——————————— 356
肺热普清散 ——————————— 357

二十五、癫病方剂

二十味肉豆蔻丸（神猴）—————— 358
二十味肉豆蔻丸（金珠雅砻）———— 359
二十味肉豆蔻丸（卡加曼）———— 360

二十六、外伤方剂

独一味颗粒 ——————————— 361
八味秦皮丸 ——————————— 362
秦皮接骨胶囊 ——————————— 363

二十七、中毒症方剂

二十五味马宝丸 —————————— 364
仁青芒觉（甘露）———————— 365
仁青芒觉（金诃）———————— 366
解毒胶囊 ——————————— 367

第二章 中药里的民族药成药

一、畲族成药

小儿七星茶糖浆 —————————— 370
降压袋泡茶 ——————————— 371
清热明目茶 ——————————— 372
维甜美降糖茶 —————————— 373
橄榄晶冲剂 ——————————— 374

二、壮族成药

山绿茶降压胶囊 —————————— 375
玉叶清火胶囊 —————————— 376
伊血安颗粒 ——————————— 377
决明山绿茶 ——————————— 378
金莲胃舒片 ——————————— 379
黄藤素片 ———————————— 380

跌打扭伤灵酊 ———— 381

滇桂艾纳香胶囊 ———— 382

复方扶芳藤合剂 ———— 383

三、朝鲜族成药

贞芪扶正颗粒 ———— 384

固元颗粒 ———— 385

参泽舒肝胶囊 ———— 386

胚宝胶囊 ———— 387

鹿茸精注射液 ———— 388

四、侗族成药

小儿止咳糖浆 ———— 389

风寒感冒颗粒 ———— 390

安乐片 ———— 391

抗宫炎片 ———— 392

金刚藤丸 ———— 393

金刚藤糖浆 ———— 394

洁阴止痒洗液 ———— 395

维血宁合剂 ———— 396

五、土家族成药

小儿感冒颗粒 ———— 397

妇炎康片 ———— 398

肠康片 ———— 399

复方桐叶烧伤油 ———— 400

六、纳西族成药

骨风宁胶囊 ———— 401

七、满族成药

加味八珍益母膏 ———— 402

复方木鸡合剂 ———— 403

复方木鸡颗粒 ———— 404

下 卷

第三章　蒙古族成药 —————————————————— 405

第四章　维吾尔族成药 —————————————————— 643

第五章　傣族成药 —————————————————— 705

第六章　彝族成药 —————————————————— 729

第七章　苗族成药 —————————————————— 795

终审专家组评审决议书 —————————————————— 907

第一章

藏族成药

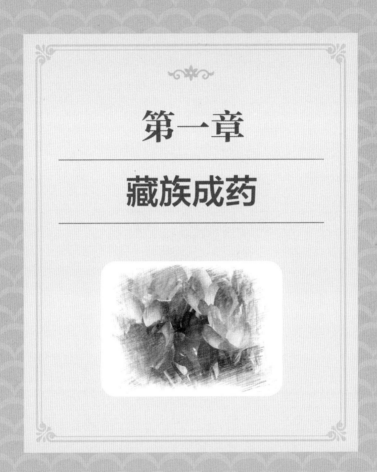

一、隆病方剂

五味甘露滋补丸

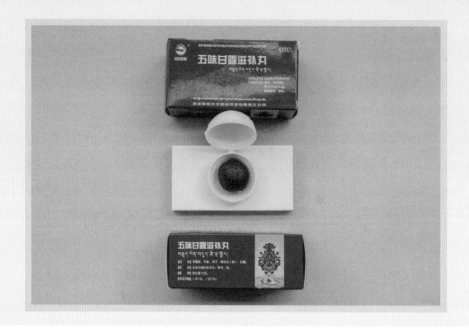

【药品名称】五味甘露滋补丸，Wuwei Ganlu Zibu Wan

【批准文号】国药准字Z54020135

【执行标准】WS$_3$-BC-0267-95

【剂型】丸剂

【规格】每丸重10克

【用法用量】口服。一次1丸，一日1次。

【分类】非处方药（OTC）

【类别】隆病方剂

【性状】本品为棕红色水丸；味甘、涩。

【成分】茅膏菜、手参、诃子、寒水石（制）、红糖。

【功能主治】明目，养荣强壮。用于气血亏虚，眼睛昏花。

【注意禁忌】糖尿病患者禁用；禁食冷饮，禁食酸、辛辣等食品；感冒患者不宜服用；服药2周后或服药期间症状无改善，或症状加重，或出现新的严重症状者，应立即停药并去医院就诊；按照用法用量服用，小儿及孕妇应在医师指导下服用；对本品过敏者禁用，过敏体质者慎用；本品性状发生改变时禁止使用；儿童必须在成人监护下使用；请将本品放在儿童不能接触到的地方；如正在使用其他药品，使用本品前请咨询医师或药师。

【贮藏】密闭，置阴凉干燥处。

【生产企业】西藏昌都光宇利民药业有限责任公司

常松八味沉香散

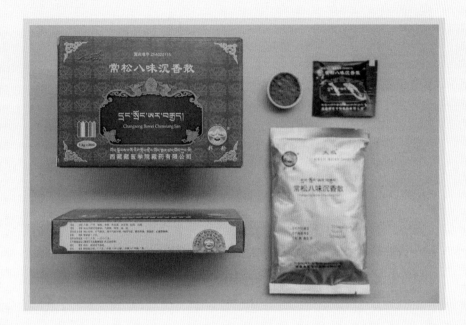

【药品名称】常松八味沉香散，Changsong Bawei Chenxiang San

【批准文号】国药准字Z54020115

【执行标准】WS$_3$-BC-0333-95

【剂型】散剂

【规格】每袋装1.3克

【用法用量】口服。一次1.3克，一日2～3次。

【分类】处方药

【类别】隆病方剂

【性状】棕红色粉末；气微香，味苦、辣、涩。

【成分】沉香、广枣、檀香、降香、肉豆蔻、天竺黄、红花、丛菔。

【功能主治】清心安神，行气降压。用于气血不调、胸闷气促、胸背疼痛，高血压、心血管疾病。

【注意禁忌】尚不明确。

【贮藏】密闭，置阴凉干燥处。

【生产企业】西藏藏医学院藏药有限公司

十味黑冰片丸（甘露）

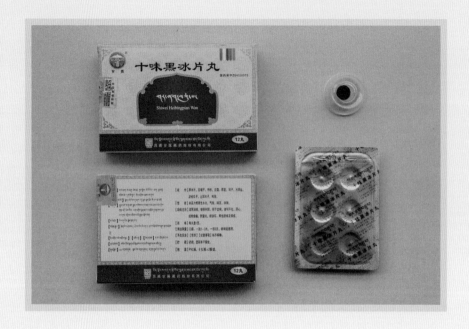

【药品名称】十味黑冰片丸，Shiwei Heibingpian Wan

【批准文号】国药准字Z54020073

【执行标准】WS₃-BC-0215-95

【剂型】丸剂

【规格】每丸重1克

【用法用量】口服，研碎后服用。一日2～3丸，一日2次。

【分类】处方药

【类别】隆病方剂

【性状】本品为棕黑色水丸；气微，味苦、辛辣。

【成分】黑冰片、石榴子、肉桂、豆蔻、荜茇、诃子、光明盐、波棱瓜子、止泻木子等。

【功能主治】温胃消食，破积利胆。用于隆病、食积不化、恶心，培根痞瘤，胆囊炎，胆结石，寒性胆病及黄疸。

【注意禁忌】尚不明确。

【贮藏】密闭，置阴凉干燥处。

【生产企业】西藏甘露藏药股份有限公司

十味黑冰片丸（山南）

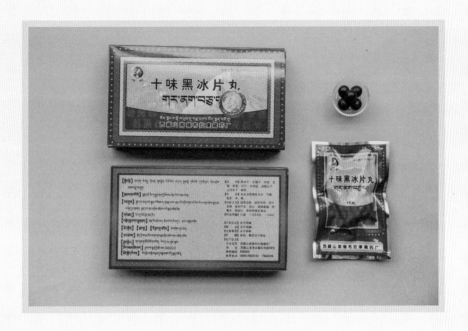

【药品名称】十味黑冰片丸，Shiwei Heibingpian Wan

【批准文号】国药准字Z54020147

【执行标准】WS₃-BC-0215-95

【剂型】丸剂

【规格】每丸重1克

【用法用量】口服。一次2~3克，一日2次。

【分类】处方药

【类别】隆病方剂

【性状】本品为棕黑色水丸；气微，味苦、辛、辣。

【成分】黑冰片、石榴子、肉桂、豆蔻、荜茇、诃子、光明盐、波棱瓜子、止泻木子等。

【功能主治】温胃消食，破积利胆。用于隆病、食积不化、恶心，培根痞瘤，胆囊炎，胆结石，寒性胆病及黄疸。

【注意禁忌】尚不明确。

【贮藏】密封，置阴凉干燥处。

【生产企业】西藏山南雍布拉康藏药厂

十味黑冰片丸（神猴）

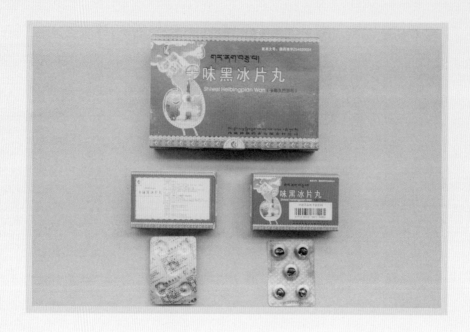

【药品名称】十味黑冰片丸，Shiwei Heibingpian Wan

【批准文号】国药准字Z54020034

【执行标准】WS$_3$-BC-0215-95

【剂型】丸剂

【规格】每丸重1克

【用法用量】口服。一次2～3丸，一日2次。

【分类】处方药

【类别】隆病方剂

【性状】本品为棕黑色水丸；气微，味苦、辛辣。

【成分】黑冰片、石榴子、肉桂、豆蔻、荜茇、诃子、光明盐、波棱瓜子、止泻木子等。

【功能主治】温胃消食，破积利胆。用于隆病、食积不化、恶心，培根痞瘤，胆囊炎，胆结石，寒性胆病及黄疸。

【注意禁忌】尚不明确。

【贮藏】密闭，置阴凉干燥处。

【生产企业】西藏神猴药业有限责任公司

十味黑冰片丸（金诃）

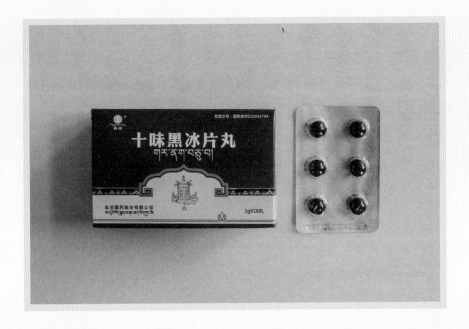

【药品名称】十味黑冰片丸，Shiwei Heibingpian Wan

【批准文号】国药准字Z20063794

【执行标准】YBZ10372006

【剂型】丸剂

【规格】每丸重1克

【用法用量】口服。一次2～3丸，一日2次。

【分类】处方药

【类别】隆病方剂

【性状】本品为棕黑色水丸；气微，味苦、辛辣。

【成分】黑冰片、石榴子、肉桂、豆蔻、荜茇、诃子、光明盐、波棱瓜子、止泻木子等。

【功能主治】温胃消食，破积利胆。用于隆病、食积不化、恶心，培根痞瘤，胆囊炎，胆结石，寒性胆病及黄疸。

【注意禁忌】忌食酸、腐、生冷、油腻食物。

【贮藏】密闭，置阴凉干燥处。

【生产企业】金诃藏药股份有限公司

十味黑冰片丸（帝玛尔）

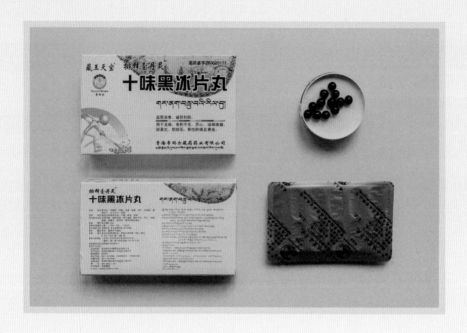

【药品名称】十味黑冰片丸，Shiwei Heibingpian Wan

【批准文号】国药准字Z63020171

【执行标准】WS$_3$-BC-0215-95

【剂型】丸剂

【规格】每丸重0.25克

【用法用量】口服。一次8～12丸，一日2次。

【分类】处方药

【类别】隆病方剂

【性状】本品为棕黑色水丸；气微，味苦、辛辣。

【成分】黑冰片、石榴子、肉桂、豆蔻、荜茇、诃子、光明盐、波棱瓜子、止泻木子等。

【功能主治】温胃消食，破积利胆。用于隆病、食积不化、恶心，培根痞瘤，胆囊炎，胆结石，寒性胆病及黄疸。

【注意禁忌】尚不明确。

【贮藏】密闭，置阴凉干燥处。

【生产企业】青海帝玛尔藏药药业有限公司

十五味沉香丸（甘露）

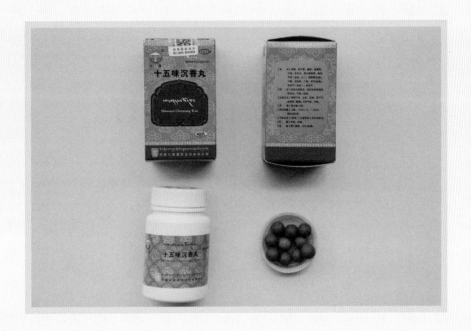

【药品名称】十五味沉香丸，Shiwuwei Chenxiang Wan

【批准文号】国药准字Z54020051

【执行标准】2015年版《中华人民共和国药典》（一部）

【剂型】丸剂

【规格】每丸重0.5克

【用法用量】口服，研碎后服用。一次3～4丸，一日2次。

【分类】非处方药（OTC）

【类别】隆病方剂

【性状】本品为黄褐色、棕红色至棕褐色的水丸；气香，味苦。

【成分】沉香、藏木香、檀香、紫檀香、红花、肉豆蔻、高山辣根菜、悬钩子茎（去皮、心）、宽筋藤（去皮）、干姜、石灰华、广枣、诃子（去核）、毛诃子（去核）、余甘子。

【功能主治】调和气血，止咳，安神。用于气血郁滞、胸痛，干咳气短，失眠。

【注意禁忌】忌烟、酒及食辛辣、油腻食物；服药期间要保持情绪乐观，切忌生气恼怒；感冒发热患者不宜服用；肾病患者慎服，有严重高血压、心脏病、肝病、糖尿病等慢性病者应在医师指导下服用；儿童、孕妇、哺乳期妇女、年老体弱者应在医师指导下服用；服药7天后症状无缓解者，应去医院就诊；对本品过敏者禁用，过敏体质者慎用；本品性状发生改变时禁止使用；儿童必须在成人监护下使用；请将本品放在儿童不能接触到的地方；如正在使用其他药品，使用本品前请咨询医师或药师。

【贮藏】密闭，防潮。

【生产企业】西藏甘露藏药股份有限公司

十五味沉香丸（金哈达）

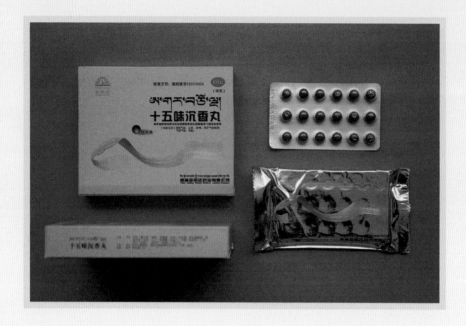

【药品名称】十五味沉香丸，Shiwuwei Chenxiang Wan

【批准文号】国药准字Z20113026

【执行标准】YBZ00302011

【剂型】丸剂

【规格】每丸重0.5克

【用法用量】研碎后开水送服。一次3～4丸，一日2次。

【分类】非处方药（OTC）

【类别】隆病方剂

【性状】本品为黄褐色、棕红色至棕褐色的水丸；气香，味苦。

【成分】沉香、藏木香、檀香、紫檀香、红花、肉豆蔻、高山辣根菜、悬钩子茎（去皮、心）、宽筋藤（去皮）、干姜、石灰华、广枣、诃子（去核）、毛诃子（去核）、余甘子。

【功能主治】调和气血，止咳，安神。用于气血郁滞，干咳气短，失眠。

【注意禁忌】忌烟、酒及食辛辣、油腻食物；服药期间要保持情绪乐观，切忌生气恼怒；感冒发热患者不宜服用；肾病患者慎服，有严重高血压、心脏病、肝病、糖尿病等慢性病者应在医师指导下服用；儿童、孕妇、哺乳期妇女、年老体弱者应在医师指导下服用；服药7天后症状无缓解者，应去医院就诊；对本品过敏者禁用，过敏体质者慎用；本品性状发生改变时禁止使用；儿童必须在成人监护下使用；请将本品放在儿童不能接触到的地方；如正在使用其他药品，使用本品前请咨询医师或药师。

【贮藏】密闭，防潮。

【生产企业】西藏金哈达药业有限公司

十八味降香丸（甘露）

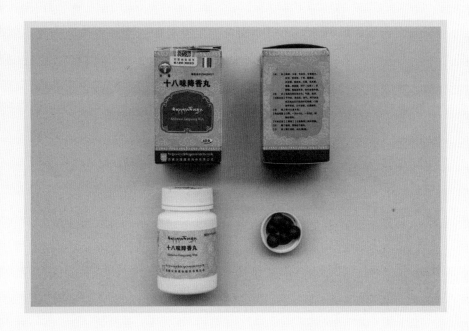

【药品名称】十八味降香丸，Shibawei Jiangxiang Wan

【批准文号】国药准字Z54020027

【执行标准】WS₃-BC-0185-95

【剂型】丸剂

【规格】每10丸重6克

【用法用量】口服，研碎后服用。一次4～5丸，一日3次。

【分类】处方药

【类别】隆病方剂

【性状】本品为棕红色水丸；气微，味苦。

【成分】降香、木香、石灰华、甘青青兰、红花、紫草茸、丁香、藏茜草、肉豆蔻、藏紫草、豆蔻、兔耳草、草果、矮紫堇、诃子（去核）、巴夏嘎、莲座虎耳草、体外培育牛黄。

【功能主治】干坏血，降血压，理气。用于多血症及高血压引起的肝区疼痛，口唇、指甲发绀，口干失音，头晕眼花。

【注意禁忌】尚不明确。

【贮藏】密闭，置阴凉干燥处。

【生产企业】西藏甘露藏药股份有限公司

十八味降香丸（藏医学院）

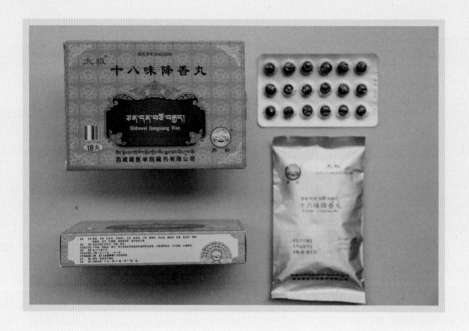

【药品名称】十八味降香丸，Shibawei Jiangxiang Wan

【批准文号】国药准字Z54020098

【执行标准】 WS₃-BC-0185-95

【剂型】丸剂

【规格】每10丸重6克

【用法用量】口服。一次4～5丸，一日3次。

【分类】处方药

【类别】隆病方剂

【性状】本品为棕红色水丸；气微，味苦。

【成分】降香、木香、石灰华、甘青青兰、红花、紫草茸、丁香、藏茜草、肉豆蔻、藏紫草、豆蔻、兔耳草、草果、矮紫堇、诃子、巴夏嘎、莲座虎耳草、体外培育牛黄。

【功能主治】干坏血，降血压，理气。用于多血症及高血压引起的肝区疼痛，口唇、指甲发绀，口干失音，头晕眼花。

【注意禁忌】尚不明确。

【贮藏】密闭，置阴凉干燥处。

【生产企业】西藏藏医学院藏药有限公司

二十味沉香丸（甘露）

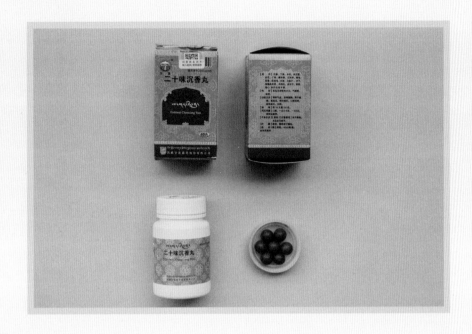

【药品名称】二十味沉香丸，Ershiwei Chenxiang Wan

【批准文号】国药准字Z54020065

【执行标准】WS₃-BC-0165-95

【剂型】丸剂

【规格】每10丸重5.6克

【用法用量】口服，研碎后服用。一次3～4克，一日2次。

【分类】处方药

【类别】隆病方剂

【性状】本品为深棕色水丸；气微香，味苦。

【成分】沉香、丁香、木瓜、肉豆蔻、红花、广枣、藏木香、石灰华、鹿角、乳香、珍珠母、木香、马钱子、诃子、短穗兔耳草、木棉花、余甘子、降香、兔心、体外培育牛黄。

【功能主治】调和气血，安神镇静。用于偏瘫，高血压，神志紊乱，口眼歪斜，肢体麻木，失眠。

【注意禁忌】尚不明确。

【贮藏】密闭，置阴凉干燥处。

【生产企业】西藏甘露藏药股份有限公司

二十味沉香丸（山南）

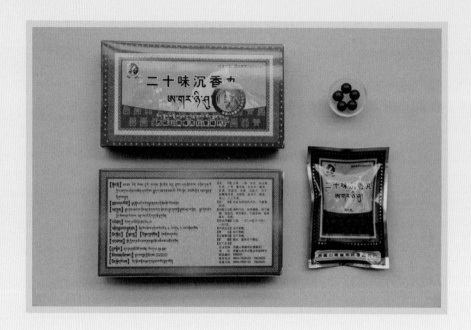

【药品名称】二十味沉香丸，Ershiwei Chenxiang Wan

【批准文号】国药准字Z54020157

【执行标准】WS₃-BC-0165-95

【剂型】丸剂

【规格】每10丸重5.6克

【用法用量】口服。一次3～4克（5～6丸），一日2次。

【分类】处方药

【类别】隆病方剂

【性状】本品为深棕色水丸；气微香，味苦。

【成分】沉香、丁香、木瓜、肉豆蔻、红花、广枣、藏木香、石灰华、鹿角、乳香、珍珠母、木香、马钱子、诃子、短穗兔耳草、木棉花、余甘子、降香、兔心、人工牛黄。

【功能主治】调和气血，安神镇静。用于偏瘫，高血压，神志紊乱，口眼歪斜，肢体麻木，失眠。

【注意禁忌】尚不明确。

【贮藏】密闭，置阴凉干燥处。

【生产企业】西藏山南雍布拉康藏药厂

二十味沉香丸（帝玛尔）

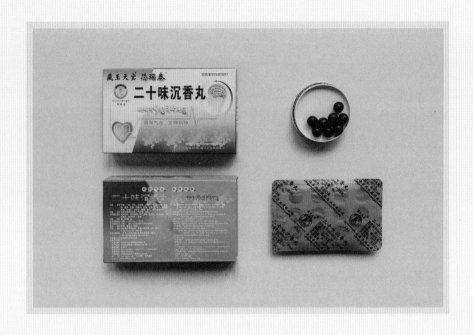

【药品名称】二十味沉香丸，Ershiwei Chenxiang Wan

【批准文号】国药准字Z63020257

【执行标准】

【剂型】丸剂

【规格】每10丸重5.6克

【用法用量】口服。一次3～4克，一日2次。

【分类】处方药

【类别】隆病方剂

【性状】本品为深棕色水丸；气微香，味苦。

【成分】沉香、丁香、木瓜、肉豆蔻、红花、广枣、藏木香、石灰华、鹿角、乳香、珍珠母、木香、马钱子、诃子、短穗兔耳草、木棉花、余甘子、降香、兔心、体外培育牛黄。

【功能主治】调和气血，安神镇静。用于偏瘫，高血压，神志紊乱，口眼歪斜，肢体麻木，失眠。

【注意禁忌】尚不明确。

【贮藏】密闭，置阴凉干燥处。

【生产企业】青海帝玛尔藏药药业有限公司

二十五味阿魏胶囊

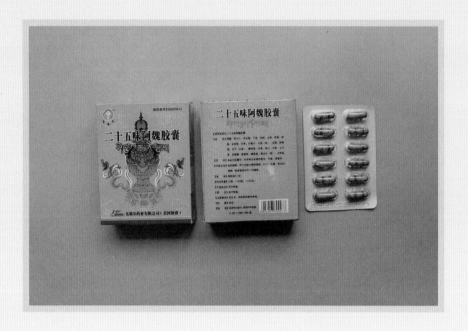

【药品名称】二十五味阿魏胶囊，Ershiwuwei Awei Jiaonang

【批准文号】国药准字Z20025614

【执行标准】WS-10430（ZD-0430）-2002-2012Z

【剂型】胶囊剂

【规格】每粒装0.3克

【用法用量】口服。一次3粒，一日2次。

【分类】处方药

【类别】隆病方剂

【性状】本品为胶囊剂；内容物为灰褐色粉末；气腥，味微辛。

【成分】阿魏、牦牛心、肉豆蔻、丁香、肉桂、山奈、荜茇、胡椒、安息香、乳香、石榴子、大蒜（炭）、豆蔻、铁棒锤、诃子（去核）、藏茴香、沉香、兔心、木香、土木香、宽筋藤、紫草茸、藏菖蒲、黑冰片（炭）、光明盐。

【功能主治】祛风镇静。用于五脏六腑的隆病，肌肤、筋腱、骨头的隆病，维命隆等内外一切隆病。

【注意禁忌】忌食生冷、辛辣等刺激性食物。

【贮藏】密封。

【生产企业】东格尔药业有限公司

二十五味阿魏散

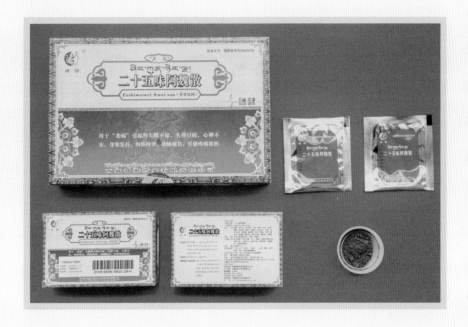

【药品名称】二十五味阿魏散，Ershiwuwei Awei San

【批准文号】国药准字Z20023233

【执行标准】WS-632（Z-177）-2002

【剂型】散剂

【规格】每袋装1.2克

【用法用量】四引（白引、酸引、红引、蒜引）为引，清晨和傍晚服用。一次1.2克，一日2次。

【分类】处方药

【类别】隆病方剂

【性状】本品为灰褐色粉末；气腥，味微辛。

【成分】阿魏、野牛心、肉豆蔻、丁香、肉桂、山奈、荜茇、胡椒、安息香、乳香、石榴子、大蒜（炭）、豆蔻、诃子（去核）、铁棒锤、藏茴香、沉香、猴油、木香、藏木香、宽筋藤、紫草茸、黑冰片（炭）、藏菖蒲、光明盐。

【功能主治】祛风镇静，养心安神。用于隆病引起的失眠不寐，头昏目眩，心神不安，身寒发抖，四肢拘挛，动辄痛甚，骨骼疼痛欲折。

【注意禁忌】孕妇禁用。

【贮藏】密闭，置阴凉干燥处。

【生产企业】西藏神猴药业有限责任公司

三十五味沉香丸（甘露）

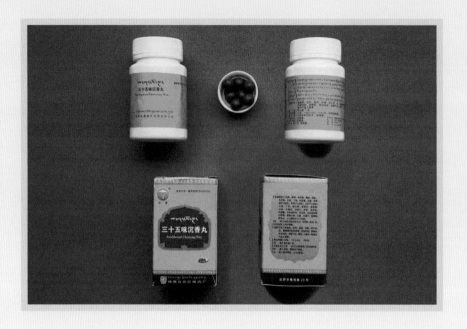

【药品名称】三十五味沉香丸，Sanshiwuwei Chenxiang Wan

【批准文号】国药准字Z54020032

【执行标准】WS₃-BC-0252-95

【剂型】丸剂

【规格】每丸重1克

【用法用量】口服，研碎后服用。一次3～4丸，一日2次。

【分类】处方药

【类别】隆病方剂

【性状】本品为红棕色水丸；气芳香，味甘、苦。

【成分】沉香、香樟、白沉香、檀香、降香、天竺黄、红花、丁香、肉豆蔻、豆蔻、草果、诃子（去核）、毛诃子（去核）、余甘子（去核）、木香、广枣、藏木香、悬钩子木、宽筋藤、山奈、木棉花、马钱子、乳香、安息香、巴夏嘎、小伞虎耳草、兔耳草、多刺绿绒蒿、打箭菊、矮垂头菊、丛菔、石榴子、铁棒锤、野牛心、人工麝香。

【功能主治】清瘟热，祛风，益肺，利痹。用于疠、热、隆相搏引起的疾病，热病初起，肺瘤疾，肺铁布症，咳嗽气逆，痹症，心隆症，疑难的气血上壅等。

【注意禁忌】尚不明确。

【贮藏】密闭，置阴凉干燥处。

【生产企业】西藏甘露藏药股份有限公司

三十五味沉香丸（金诃）

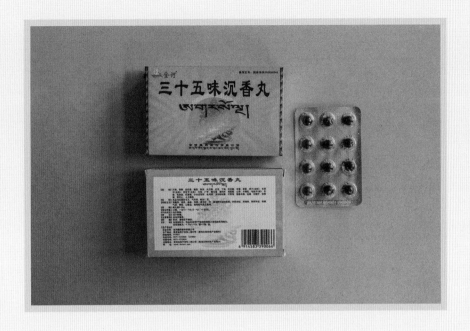

【药品名称】三十五味沉香丸，Sanshiwuwei Chenxiang Wan

【批准文号】国药准字Z63020248

【执行标准】WS$_3$-BC-0252-95

【剂型】丸剂

【规格】每丸重0.25克

【用法用量】口服。一次12～16丸（3～4克），一日2次。

【分类】处方药

【类别】隆病方剂

【性状】本品为红棕色水丸；气芳香，味甘、苦。

【成分】沉香、香樟、白沉香、檀香、降香、天竺黄、红花、丁香、肉豆蔻、豆蔻、草果、诃子（去核）、毛诃子（去核）、余甘子（去核）、木香、广枣、藏木香、悬钩子木、宽筋藤、山柰、木棉花、马钱子（制）、乳香、安息香、巴夏嘎、小伞虎耳草、兔耳草、多刺绿绒蒿、打箭菊、矮垂头菊、丛菔、石榴子、铁棒锤、野牛心、人工麝香。

【功能主治】清瘟热，祛风，益肺，利痹。用于疠、热、隆相搏引起的疾病，热病初起，肺瘤疾，肺铁布症，咳嗽气逆，痹症，心隆症，疑难的气血上壅等。

【注意禁忌】运动员慎用。

【贮藏】密闭，置阴凉干燥处。

【生产企业】金诃藏药股份有限公司

七十味珍珠丸（甘露）

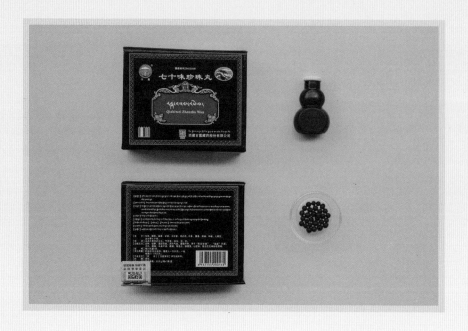

【药品名称】七十味珍珠丸，Qishiwei Zhenzhu Wan

【批准文号】国药准字Z54020081

【执行标准】2015年版《中华人民共和国药典》（一部）

【剂型】丸剂

【规格】每30丸重1克

【用法用量】研碎后开水送服。重病患者一日30丸；一般每隔3～7日30丸。

【分类】处方药

【类别】隆病方剂

【性状】本品为黑色的水丸；气芳香，味甘、涩、苦。

【成分】珍珠、檀香、降香、甘草、天竺黄、西红花、牛黄、麝香、珊瑚、玛瑙、九眼石、坐台等七十味。

【功能主治】安神，镇静，通经活络，调和气血，醒脑开窍。用于"黑白脉病""隆血"不调；中风、瘫痪、半身不遂、癫痫、脑出血、脑震荡、心脏病、高血压及神经性障碍。

【注意禁忌】禁食陈旧、酸性食物。

【贮藏】密封。

【生产企业】西藏甘露藏药股份有限公司

七十味珍珠丸（金诃）

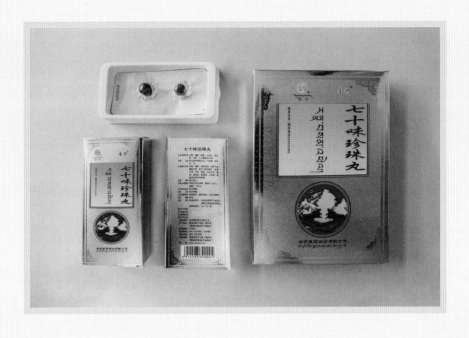

【药品名称】七十味珍珠丸，Qishiwei Zhenzhu Wan

【批准文号】国药准字Z63020062

【执行标准】2010年版《中华人民共和国药典》（一部）

【剂型】丸剂

【规格】每丸重1克

【用法用量】研碎后开水送服。重病患者一日1克；病情轻者，每隔3～7日1克。

【分类】处方药

【类别】隆病方剂

【性状】本品为黑色的水丸；气芳香，味甘、涩、苦。

【成分】珍珠、檀香、降香、九眼石、西红花、牛黄、人工麝香等七十味。

【功能主治】安神，镇静，通经活络，调和气血，醒脑开窍。用于黑白脉病、隆血不调；中风、瘫痪、半身不遂、癫痫、脑出血、脑震荡、心脏病、高血压及神经性障碍。

【注意禁忌】禁食陈旧、酸性食物；运动员慎用。

【贮藏】密封。

【生产企业】金诃藏药股份有限公司

仁青常觉（甘露）

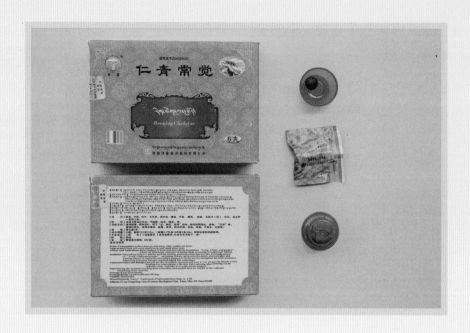

【药品名称】仁青常觉，Renqing Changjue

【批准文号】国药准字Z54020057

【执行标准】2010年版《中华人民共和国药典》（一部）

【剂型】水丸剂

【规格】每丸重1克

【用法用量】口服，研碎后黎明空腹服用。重病患者1日1克（1丸）；一般隔3～7天或10天服1克（1丸）。

【分类】处方药

【类别】隆病方剂

【性状】黑色的水丸；气微香，味甘、微苦、涩。

【成分】降香、沉香、诃子、天竺黄、西红花、檀香、牛黄、麝香、马钱子（制）、松石、坐台等一百四十味。

【功能主治】清热解毒，调和滋补。用于隆、赤巴、培根各病，陈旧性胃肠炎、溃疡，木布病，萎缩性胃炎，各种中毒症；梅毒，麻风，陈旧热病，炭疽，疔痛，黄水病，化脓等。

【注意禁忌】服用前后3天忌食各类肉、酸性食物；服药期间，禁食酸、腐、生冷食物；防止受凉；禁止房事。

【贮藏】密封。

【生产企业】西藏甘露藏药股份有限公司

仁青常觉（金诃）

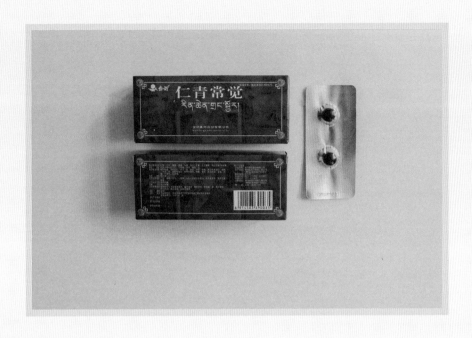

【药品名称】仁青常觉，Renqing Changjue

【批准文号】国药准字Z63020078

【执行标准】2010年版《中华人民共和国药典》（一部）

【剂型】丸剂

【规格】每丸重1克

【用法用量】口服，开水或酒泡，黎明空腹服用。重病患者一日1克；一般隔3～7天或10天服1克。

【分类】处方药

【类别】隆病方剂

【性状】本品为黑色的水丸；气微香，味甘、微苦、涩。

【成分】珍珠、朱砂、檀香、降香、沉香、诃子、牛黄、麝香、西红花等。

【功能主治】清热解毒，调和滋补。用于隆、赤巴、培根各病，陈旧性胃肠炎、溃疡，木布病，萎缩性胃炎，各种中毒症；梅毒，麻风，陈旧热病，炭疽，疔痛，黄水病，化脓等。

【注意禁忌】服用前后3天忌食各类肉、酸性食物；服药期间，禁食酸、腐、生冷食物；防止受凉；禁止房事；运动员慎用。

【贮藏】密封。

【生产企业】金诃藏药股份有限公司

安神丸（神猴）

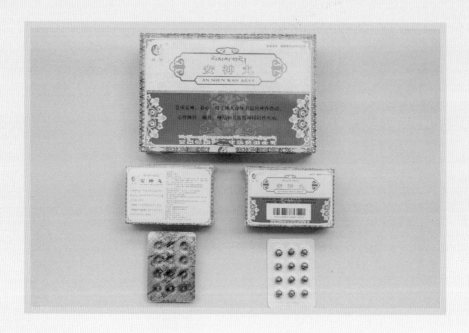

【药品名称】安神丸，Anshen Wan

【批准文号】国药准字Z20023209

【执行标准】WS-598（Z-143）-2002

【剂型】丸剂

【规格】每丸重0.3克

【用法用量】口服，饭后服用。一次2~3丸，一日2次，或遵医嘱。

【分类】处方药

【类别】隆病方剂

【性状】本品为棕色水丸；具蒜臭气，味辛。

【成分】槟榔、沉香、丁香、肉豆蔻、木香、广枣、山奈、荜茇、黑胡椒、紫硇砂、铁棒锤、兔心、野牛心、阿魏、红糖。

【功能主治】息风安神，养心。用于风入命脉引起的神昏谵语、心悸颤抖、癫狂、哑结和其他精神障碍性疾病。

【注意禁忌】孕妇禁用；部分患者如出现心悸、胸闷、四肢麻木、口唇发麻、恶心等症状，应减量或停用。

【贮藏】密闭，置阴凉干燥处。

【生产企业】西藏神猴药业有限责任公司

安神丸（格拉丹东）

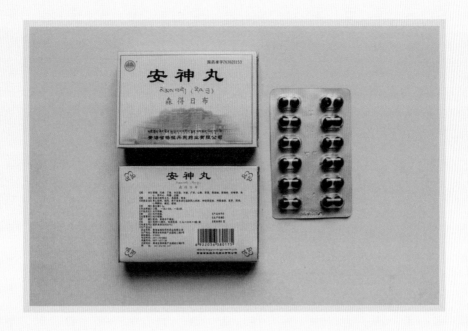

【药品名称】安神丸，Anshen Wan

【批准文号】国药准字Z63020153

【执行标准】WS$_3$-BC-0313-95

【剂型】丸剂

【规格】每丸重0.3克

【用法用量】口服。一次2～3丸，一日2次。

【分类】处方药

【类别】隆病方剂

【性状】棕色水丸；具蒜臭气，味辛。

【成分】槟榔、沉香、丁香、肉豆蔻、木香、广枣、山奈、荜茇、黑胡椒、紫硇砂、铁棒锤、兔心、野牛心、阿魏、红糖。

【功能主治】养心安神，抑风。用于隆失调引起的风入命脉，神经官能症，神昏谵语，多梦，耳鸣，心悸颤抖，癫狂，哑结。

【注意禁忌】尚不明确。

【贮藏】密闭，置阴凉干燥处。

【生产企业】青海省格拉丹东药业有限公司

安神丸（金诃）

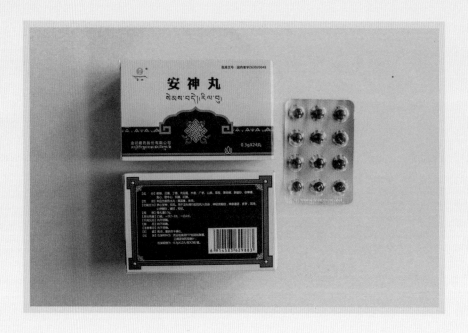

【药品名称】安神丸，Anshen Wan

【批准文号】国药准字Z63020048

【执行标准】WS₃-BC-0313-95

【剂型】丸剂

【规格】每丸重0.3克

【用法用量】口服。一次2～3丸，一日2次。

【分类】处方药

【类别】隆病方剂

【性状】本品为棕色水丸；具蒜臭气，味辛。

【成分】槟榔、沉香、丁香、肉豆蔻、木香、广枣、山奈、荜茇、黑胡椒、紫硇砂、铁棒锤、兔心、野牛心、阿魏、红糖。

【功能主治】养心安神，抑风。用于隆失调引起的风入命脉，神经官能症，神昏谵语，多梦，耳鸣，心悸颤抖，癫狂，哑结。

【注意禁忌】尚不明确。

【贮藏】密闭，置阴凉干燥处。

【生产企业】金诃藏药股份有限公司

安神丸（帝玛尔）

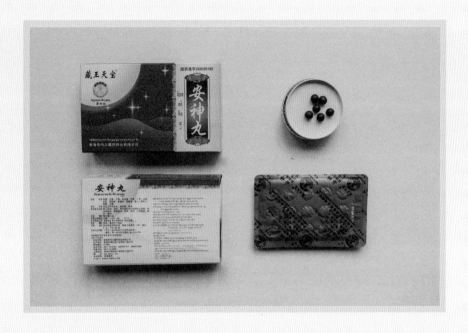

【药品名称】安神丸，Anshen Wan

【批准文号】国药准字Z63020162

【执行标准】

【剂型】丸剂

【规格】每丸重0.3克

【用法用量】口服。一次2～3丸，一日2次。

【分类】处方药

【类别】隆病方剂

【性状】本品为棕色水丸；具蒜臭气，味辛。

【成分】槟榔、沉香、丁香、肉豆蔻、木香、广枣、山柰、荜茇、黑胡椒、紫硇砂、铁棒锤、兔心、野牛心、阿魏、红糖。

【功能主治】养心安神，抑风。用于隆失调引起的风入命脉，神经官能症，神昏谵语，多梦，耳鸣，心悸颤抖，癫狂，哑结。

【注意禁忌】尚不明确。

【贮藏】密闭，置阴凉干燥处。

【生产企业】青海帝玛尔藏药药业有限公司

二、赤巴病方剂

复方酸藤消痔胶囊

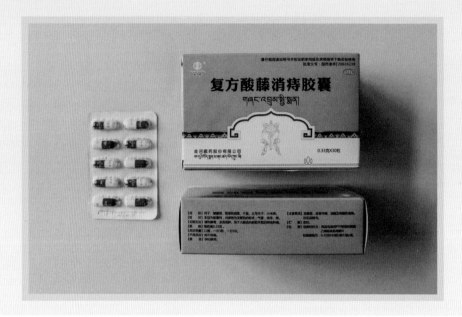

【药品名称】复方酸藤消痔胶囊，Fufang Suanteng Xiaozhi Jiaonang

【批准文号】国药准字Z20026239

【执行标准】WS-10853（ZD-0853）-2002-2012Z

【剂型】胶囊剂

【规格】每粒装0.33克

【用法用量】口服。一次3粒，一日3次。

【分类】非处方药（OTC）

【类别】赤巴病方剂

【性状】本品为胶囊剂，内容物为淡黄色的粉末；气香，味辛、辣。

【成分】诃子、酸藤果、短尾铁线莲、干姜、止泻木子、小米辣。

【功能主治】清热解毒，凉血消肿。用于大肠湿热瘀阻所致的痔疮肿痛。

【注意禁忌】孕妇禁用；忌烟、酒，忌食辛辣、油腻及刺激性食物；用药期间不宜同时服用温热性药物；经期及哺乳期妇女慎用，儿童及年老体弱者应在医师指导下服用；有严重高血压、心脏病、肝病、糖尿病、肾病等慢性病者均应在医师指导下服用；感冒时不宜服用；脾虚大便溏者慎用；内痔出血过多或有原因不明的便血者应去医院就诊；服药3天后症状无缓解者，应去医院就诊；对本品过敏者禁用，过敏体质者慎用；本品性状发生改变时禁止使用；儿童必须在成人监护下使用；请将本品放在儿童不能接触到的地方；如正在服用其他药品，使用本品前请咨询医师或药师。

【贮藏】密封。

【生产企业】金诃藏药股份有限公司

复方藤果痔疮栓

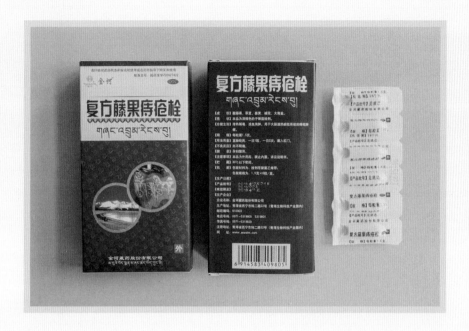

【药品名称】复方藤果痔疮栓，Fufang Tengguo Zhichuang Shuan

【批准文号】国药准字Z20027422

【执行标准】WS-11381（ZD-1381）-2002-2012Z

【剂型】栓剂

【规格】每粒重1.5克

【用法用量】直肠给药，塞入肛门。一次1粒，一日2次。

【分类】非处方药（OTC）

【类别】赤巴病方剂

【性状】本品为深棕色的子弹型栓剂。

【成分】酸藤果、荜茇、姜黄、碱花、大青盐。

【功能主治】清热解毒，凉血消肿。用于大肠湿热瘀阻所致的痔疮肿痛。

【注意禁忌】孕妇禁用；本品为外用药，禁止内服；忌烟、酒，忌食辛辣、油腻及刺激性食物；用药期间不宜同时服用温热性药物；儿童、年老体弱者应在医师指导下使用；有严重肝肾疾患及高血压、糖尿病或血液病者应在医师指导下使用；肛裂患者不宜使用。内痔出血过多或有原因不明的便血者，或内痔脱出不能自行还纳者，均应去医院就诊；放置时最好采取侧卧位，动作宜轻柔，避免出血。置入适当深度以防滑脱；药品宜存放在阴凉干燥处，防止受热变形，若因温度过高等原因致使药栓变软、熔化，冷却凝固后可继续使用，不影响疗效；用药3天后症状无缓解者，应去医院就诊；对本品过敏者禁用，过敏体质者慎用；本品性状发生改变时禁止使用；儿童必须在成人监护下使用；请将本品放在儿童不能接触到的地方；如正在使用其他药品，使用本品前请咨询医师或药师。

【贮藏】30℃以下密闭。

【生产企业】金诃藏药股份有限公司

三、培根病方剂

六味枸杞口服液

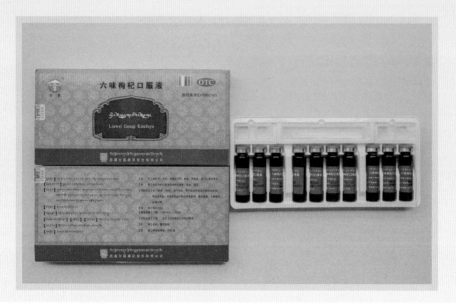

【药品名称】六味枸杞口服液，Liuwei Gouqi Koufuye

【批准文号】国药准字Z10980141

【执行标准】WS$_3$-244（Z-052）-2001（Z）

【剂型】合剂

【规格】每支10毫升

【用法用量】口服。一次10毫升，一日3次。

【分类】非处方药（OTC）

【类别】培根病方剂

【性状】本品为棕红色至棕褐色的液体；味甜、微苦。

【成分】枸杞子、天冬、西藏棱子芹、黄精、茅膏菜、喜马拉雅紫茉莉。

【功能主治】补"旅送"（体质），益气养血。用于培龙型贫血及缺铁性贫血、失血性贫血所致的身体虚弱、面色萎黄、头晕眼花、心悸失眠。

【注意禁忌】糖尿病患者禁用；忌食辛辣、生冷、油腻食物；不宜和感冒类药同时服用；本品宜在饭前或进食同时服用；高血压患者或正在接受其他药物治疗的患者应在医师指导下服用；服药1周后症状无改善者，应停药并去医院就诊；对本品过敏者禁用，过敏体质者慎用；本品性状发生改变时禁止使用；儿童必须在成人监护下使用；请将本品放在儿童不能接触到的地方；如正在使用其他药品，使用本品前请咨询医师或药师。

【贮藏】密封，置阴凉处。

【生产企业】西藏甘露藏药股份有限公司

二十一味寒水石散

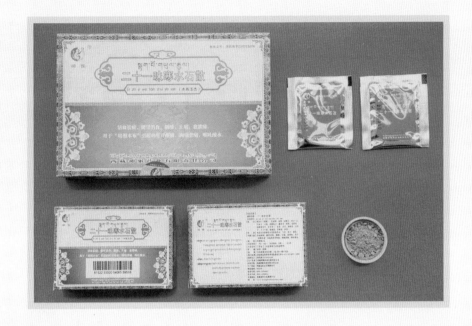

【药品名称】二十一味寒水石散，Ershiyiwei Hanshuishi San

【批准文号】国药准字Z20023206

【执行标准】WS-622（Z-167）-2002

【剂型】散剂

【规格】每袋装2克

【用法用量】口服。一次2~3克（一次1袋或1.5袋），一日3次。

【分类】处方药

【类别】培根病方剂

【性状】本品为淡黄绿色至浅黄色粉末；气香，味辛、微苦。

【成分】寒水石（奶制）、巴夏嘎、荜茇、石榴子、诃子、止泻木子、豆蔻、波棱瓜子、藏木香、榜嘎、芫荽果、莲座虎耳草、甘青青兰、木香、木瓜、渣驯膏、余甘子、人工牛黄、绿绒蒿、沙棘膏、降香。

【功能主治】活血祛瘀，健胃消食，制酸，止痛，愈溃疡；用于"培根木布"引起的肝胃疼痛、胸灼热、背痛、呕吐酸水。

【注意禁忌】尚不明确。

【贮藏】密闭，防潮。

【生产企业】西藏神猴药业有限责任公司

帕朱丸

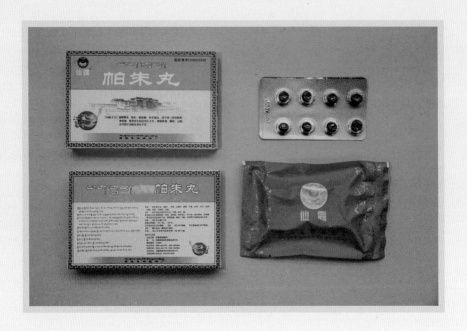

【药品名称】帕朱丸，Pazhu Wan

【批准文号】国药准字Z20023202

【执行标准】WS-585（Z-130）-2002

【剂型】丸剂

【规格】每丸重0.5克

【用法用量】口服。一次2～3丸，一日1次。

【分类】处方药

【类别】培根病方剂

【性状】本品为棕灰色水丸；气微，味辛、酸。

【成分】寒水石（酒制）、肉桂、石榴子、胡椒、干姜、红花、诃子（去核）、豆蔻、荜茇、光明盐、木香。

【功能主治】健胃散寒，除痰，破痞瘤，养荣强壮。用于单一型培根病、胃痞瘤、胃溃疡引起的消化不良、胃脘胀痛、胸灼热、泛酸；亦可用于功能性消化不良。

【注意禁忌】尚不明确。

【贮藏】密封，置阴凉干燥处。

【生产企业】西藏昌都藏药厂

秘诀清凉散（神猴）

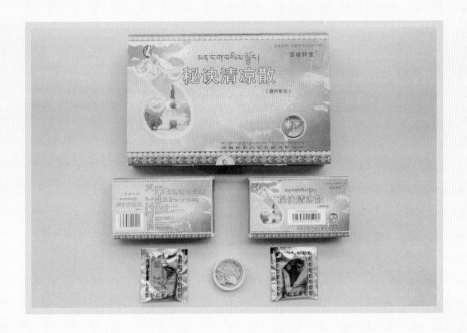

【药品名称】秘诀清凉散，Mijue Qingliang San

【批准文号】国药准字Z20023192

【执行标准】WS-626（Z-171）-2002

【剂型】散剂

【规格】每袋装2克

【用法用量】口服。一次2克（一次1袋），一日2~3次。

【分类】处方药

【类别】培根病方剂

【性状】本品为浅棕色粉末；味苦。

【成分】寒水石（煅制）、檀香、降香、沉香、诃子（去核）、豆蔻、红花、天竺黄、肉豆蔻、草果、余甘子、石榴子、止泻木子、荜茇、木香、甘青青兰、獐牙菜、巴夏嘎、绿绒蒿、波棱瓜子、榜嘎、体外培育牛黄、人工麝香。

【功能主治】清热解毒，凉血热，化培根痰湿。用于病毒性肝炎、酒精性肝炎、肝硬化、肝癌引起的肝区疼痛、肝肿大、皮肤黄染，亦可用于热病余邪。

【注意禁忌】尚不明确。

【贮藏】密闭，置阴凉干燥处。

【生产企业】西藏神猴药业有限责任公司

秘诀清凉散（藏医学院）

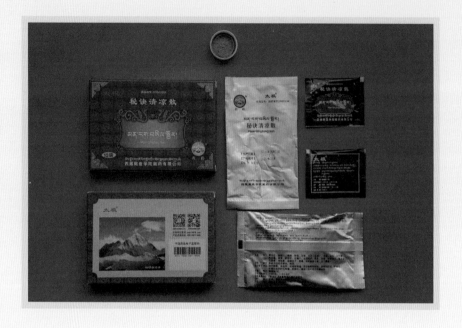

【药品名称】秘诀清凉散，Mijue Qingliang San

【批准文号】国药准字Z20023254

【执行标准】WS-626（Z-171）-2002

【剂型】散剂

【规格】每袋装2克

【用法用量】口服。一次2克，一日2～3次。

【分类】处方药

【类别】培根病方剂

【性状】本品为浅棕色粉末；味苦。

【成分】寒水石（煅制）、檀香、降香、沉香、诃子（去核）、豆蔻、红花、天竺黄、肉豆蔻、草果、余甘子、石榴子、止泻木子、荜茇、木香、甘青青兰、獐牙菜、巴夏嘎、绿绒蒿、波棱瓜子、榜嘎、体外培育牛黄、人工麝香。

【功能主治】清热解毒，凉血热，化培根痰湿。用于病毒性肝炎、酒精性肝炎、肝硬化、肝癌引起的肝区疼痛、肝肿大、皮肤黄染，亦可用于热病余邪。

【注意禁忌】运动员慎用。

【贮藏】密闭，置阴凉干燥处。

【生产企业】西藏藏医学院藏药有限公司

秘诀清凉散（雄巴拉曲）

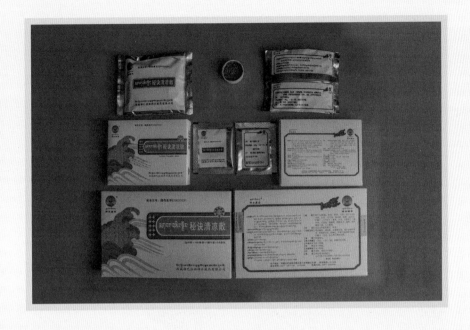

【药品名称】秘诀清凉散，Mijue Qingliang San

【批准文号】国药准字Z20023231

【执行标准】WS-626(Z-171)-2002

【剂型】散剂

【规格】每袋装2克

【用法用量】用温开水冲服。一次2克，一日2～3次。

【分类】处方药

【类别】培根病方剂

【性状】本品为浅棕色粉末；味苦。

【成分】寒水石（煅制）、檀香、降香、沉香、诃子（去核）、豆蔻、红花、天竺黄、肉豆蔻、草果、余甘子、石榴子、止泻木子、荜茇、木香、甘青青兰、獐牙菜、巴夏嘎、绿绒蒿、波棱瓜子、榜嘎、体外培育牛黄、人工麝香。

【功能主治】清热解毒，凉血热，化培根痰湿。用于病毒性肝炎、酒精性肝炎、肝硬化、肝癌引起的肝区疼痛、肝肿大、皮肤黄染，亦可用于热病余邪。

【注意禁忌】尚不明确。

【贮藏】密闭、置阴凉干燥处。

【生产企业】西藏雄巴拉曲神水藏药有限公司

四、木布病方剂

七味酸藤果丸

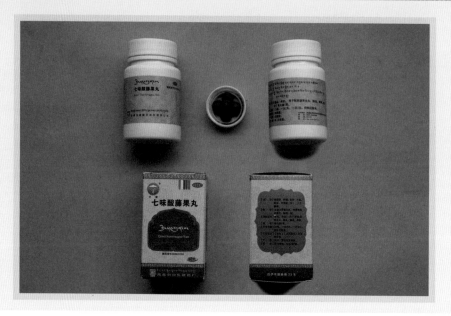

【药品名称】七味酸藤果丸，Qiwei Suantengguo Wan

【批准文号】国药准字Z20023194

【执行标准】WS-596（Z-141）-2002

【剂型】丸剂

【规格】每丸重1克

【用法用量】口服，研碎后服用。一次2丸，一日2次。

【分类】非处方药（OTC）

【类别】木布病方剂

【性状】本品为黑色水丸；具麝香特异香气，味苦、酸。

【成分】酸藤果、阿魏、紫铆、干姜、荜茇、牛尾蒿（炭）、人工麝香。

【功能主治】驱虫，消炎。用于肠道寄生虫病、蛲虫病、蛔虫病、痔疮。

【注意禁忌】脾胃虚弱、食积不化、大便稀溏者不宜服用；服用1周后症状无改善或出现其他不良反应者，应及时就医；养成良好的卫生习惯，饭前便后洗手，勤剪指甲，纠正吮手的不良习惯；患儿衣裤应勤洗换，并用开水洗烫，晾晒被褥；对本品过敏者禁用，过敏体质者慎用；本品性状发生改变时禁止使用；儿童必须在成人监护下使用；请将此药放在儿童不能接触到的地方；如正在使用其他药品，使用本品前请咨询医师或药师。

【贮藏】密闭，置阴凉干燥处。

【生产企业】西藏甘露藏药股份有限公司

八味西红花止血散

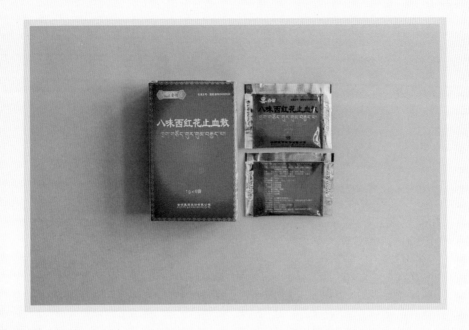

【药品名称】八味西红花止血散，Bawei Xihonghua Zhixue San

【批准文号】国药准字Z63020230

【执行标准】WS$_3$-BC-0244-95

【剂型】散剂

【规格】每袋装10克

【用法用量】口服。一次10克，一日1～2次。

【分类】处方药

【类别】木布病方剂

【性状】本品为棕红色粉末；气香，味苦、微甜。

【成分】西红花、熊胆粉、豌豆花、降香、朱砂、波棱瓜子、短穗兔耳草、石斛。

【功能主治】止血。用于木布破溃，胃溃疡出血，鼻出血，各种外伤和内伤引起的出血。

【注意禁忌】尚不明确。

【贮藏】密闭，防潮。

【生产企业】金诃藏药股份有限公司

二十五味绿绒蒿丸（柴达木）

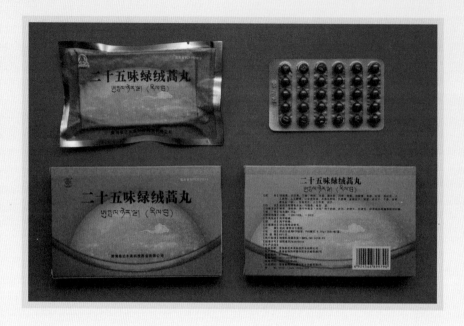

【药品名称】二十五味绿绒蒿丸，Ershiwuwei Lüronghao Wan

【批准文号】国药准字Z63020210

【执行标准】WS₃-BC-0158-95

【剂型】丸剂

【规格】每丸重0.25克

【用法用量】口服。一次8～10丸，一日2次。

【分类】处方药

【类别】木布病方剂

【性状】本品为棕黄色水丸；气微香，味苦、涩。

【成分】绿绒蒿、天竺黄、丁香、肉桂、木香、藏木香、沉香、葡萄、渣驯膏、朱砂、红花、西红花、人工熊胆、人工麝香、小伞虎耳草、木香马兜铃、巴夏嘎、波棱瓜子、荜茇、余甘子、干姜、甘草、寒水石（制）、甘青青兰、人工牛黄、诃子。

【功能主治】解毒，清肝热。用于中毒及"木布"降于胆腑，肝热、肝肿大、肝硬化、肝胃瘀血疼痛等新旧肝病。

【注意禁忌】本品含木香马兜铃药材，该药材含马兜铃酸，马兜铃酸可引起肾脏损害等不良反应；本品为处方药，必须凭医师处方购买，在医师指导下使用，并定期检查肾功能，如发现肾功能异常应立即停药；儿童及老年人慎用，孕妇、婴幼儿及肾功能不全者禁用；运动员慎用。

【贮藏】密闭，置阴凉干燥处。

【生产企业】青海柴达木高科技药业有限公司

二十五味绿绒蒿丸（自治区）

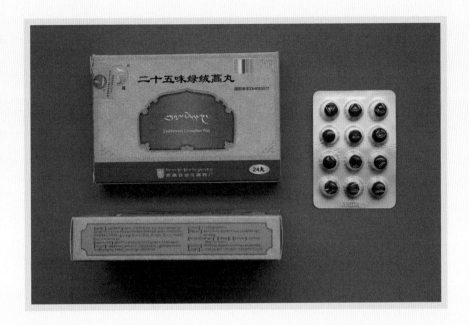

【药品名称】二十五味绿绒蒿丸，Ershiwuwei Lüronghao Wan

【批准文号】国药准字Z54020077

【执行标准】WS$_3$-BC-0158-95

【剂型】丸剂

【规格】每丸重0.5克

【用法用量】口服，研碎后服用。一次4～5丸，一日2次。

【分类】处方药

【类别】木布病方剂

【性状】本品为棕黄色水丸；气微香，味苦，涩。

【成分】绿绒蒿、天竺黄、丁香、肉桂、木香、藏木香、沉香、葡萄、渣驯膏、朱砂、红花、西红花、人工麝香、小伞虎耳草、木香马兜铃、巴夏嘎、波棱瓜子、荜茇、余甘子、干姜、甘草、寒水石（制）、甘青青兰、体外培育牛黄、诃子等。

【功能主治】解毒，清肝热。用于中毒及木布降于胆腑，肝热、肝肿大、肝硬化、肝胃瘀血疼痛等新旧肝病。

【注意禁忌】本品含木香马兜铃药材，该药材含马兜铃酸，马兜铃酸可引起肾脏损害等不良反应；本品为处方药，必须凭医师处方购买，在医师指导下使用，并定期检查肾功能，如发现肾功能异常应立即停药；儿童及老年人慎用，孕妇、婴幼儿及肾功能不全者禁用。

【贮藏】密闭，置阴凉干燥处。

【生产企业】西藏甘露藏药股份有限公司

大月晶丸（甘露）

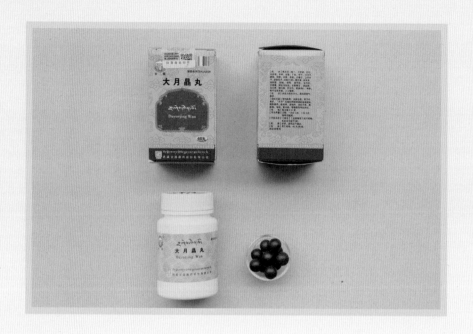

【药品名称】大月晶丸，Dayuejing Wan

【批准文号】国药准字Z54020029

【执行标准】WS$_3$-BC-0262-95

【剂型】丸剂

【规格】每丸重0.6克

【用法用量】口服，研碎后服用。一次3～5克，一日3次。

【分类】处方药

【类别】木布病方剂

【性状】本品为黑色水丸；具特异香气，味苦。

【成分】寒水石（制）、天竺黄、红花、肉豆蔻、草果、豆蔻、丁香、诃子、余甘子、檀香、降香、木香、荜茇、石榴子、止泻木子、波棱瓜子、马钱子（制）、藏木香、安息香、渣驯膏、铁粉、榜嘎、獐牙菜、兔耳草、巴夏嘎、薜生马先蒿、甘青青兰、绿绒蒿、亚大黄、蒲公英、炉甘石、欧曲（制）、体外培育牛黄、人工麝香等。

【功能主治】清热解毒，消食化痞。用于中毒症，木布引起的胃肠溃疡吐血或便血，隐热、陈旧热、波动热，消化不良，急腹痛，虫病，黄水病，痞瘤等各种并发症。

【注意禁忌】尚不明确。

【贮藏】密闭，置阴凉干燥处。

【生产企业】西藏甘露藏药股份有限公司

大月晶丸（帝玛尔）

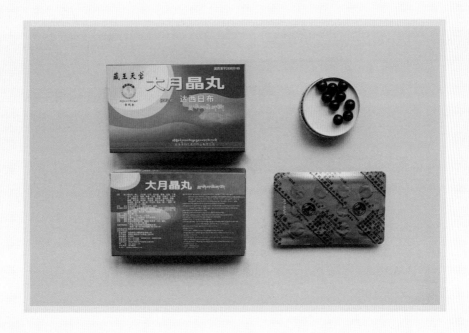

【药品名称】大月晶丸，Dayuejing Wan

【批准文号】国药准字Z63020165

【执行标准】WS$_3$-BC-0315-95

【剂型】丸剂

【规格】每丸重0.6克

【用法用量】口服。一次3～5克，一日3次。

【分类】处方药

【类别】木布病方剂

【性状】本品为黑色水丸；具特异香气，味苦。

【成分】寒水石（制）、天竺黄、红花、肉豆蔻、草果、豆蔻、丁香、诃子、余甘子、檀香、降香、木香、荜茇、石榴子、止泻木子、波棱瓜子、马钱子、藏木香、安息香、渣驯膏、铁粉、榜嘎、獐牙菜、兔耳草、巴夏嘎、藓生马先蒿、甘青青兰、绿绒蒿、亚大黄、蒲公英、炉甘石、欧曲（制）、体外培育牛黄、人工麝香等。

【功能主治】清热解毒，消食化痞。用于中毒症，木布引起的胃肠溃疡吐血或便血，隐热、陈旧热、波动热，消化不良，急腹痛，虫病，黄水病，痞瘤等各种并发症。

【注意禁忌】尚不明确。

【贮藏】密闭，置阴凉干燥处。

【生产企业】青海帝玛尔藏药药业有限公司

大月晶丸（金诃）

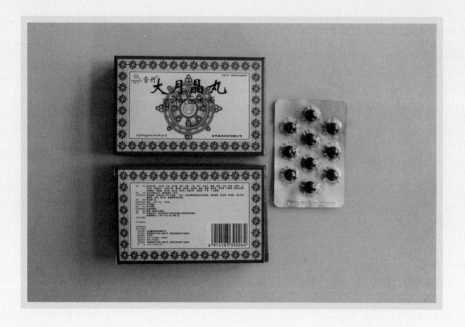

【药品名称】大月晶丸，Dayuejing Wan

【批准文号】国药准字Z63020050

【执行标准】WS₃-BC-0262-95

【剂型】丸剂

【规格】每丸重0.6克

【用法用量】口服。一次3～5克，一日3次。

【分类】处方药

【类别】木布病方剂

【性状】本品为黑色水丸；具特异香气，味苦。

【成分】寒水石（制）、天竺黄、红花、肉豆蔻、草果、豆蔻、丁香、诃子、余甘子、檀香、降香、木香、荜茇、石榴子、止泻木子、波棱瓜子、马钱子（制）、藏木香、安息香、渣驯膏、铁粉、榜嘎、獐牙菜、兔耳草、巴夏嘎、薜生马先蒿、甘青青兰、绿绒蒿、亚大黄、蒲公英、炉甘石、欧曲（制）、熊胆粉、牛黄、人工麝香。

【功能主治】清热解毒，消食化痞。用于中毒症，木布引起的胃肠溃疡吐血或便血，隐热、陈旧热、波动热，消化不良，急腹痛，虫病，黄水病，痞瘤等各种并发症。

【注意禁忌】运动员慎用。

【贮藏】密闭，置阴凉干燥处。

【生产企业】金诃藏药股份有限公司

大月晶丸（金诃）

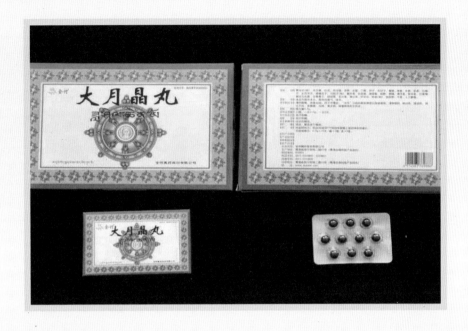

【药品名称】大月晶丸，Dayuejing Wan

【批准文号】国药准字Z63020288

【执行标准】WS₃-BC-0262-95

【剂型】丸剂

【规格】每丸重0.3克

【用法用量】口服。一次3～5克，一日3次。

【分类】处方药

【类别】木布病方剂

【性状】本品为黑色水丸；具特异香气，味苦。

【成分】寒水石（制）、天竺黄、红花、肉豆蔻、草果、豆蔻、丁香、诃子、余甘子、檀香、降香、木香、荜茇、石榴子、止泻木子、波棱瓜子、马钱子（制）、藏木香、安息香、渣驯膏、铁粉、榜嘎、獐牙菜、兔耳草、巴夏嘎、薜生马先蒿、甘青青兰、绿绒蒿、亚大黄、蒲公英、炉甘石、欧曲（制）、牛黄、人工麝香等。

【功能主治】清热解毒，消食化痞。用于中毒症，木布引起的胃肠溃疡吐血或便血，隐热、陈旧热、波动热，消化不良，急腹痛，虫病，黄水病，痞瘤等各种并发症。

【注意禁忌】尚不明确。

【贮藏】密闭，置阴凉干燥处。

【生产企业】金诃藏药股份有限公司

大月晶丸（宁夏多维）

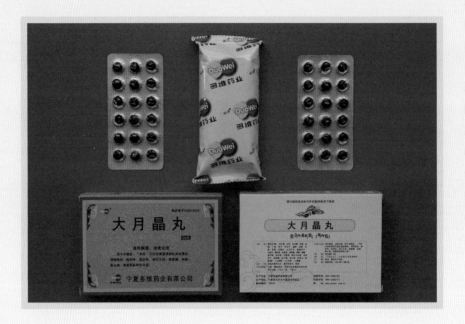

【药品名称】大月晶丸，Dayuejing Wan

【批准文号】国药准字Z20013024

【执行标准】WS$_3$-BC-0262-95

【剂型】丸剂

【规格】每丸重0.6克

【用法用量】口服，嚼碎药丸，用温开水送服或将药丸用开水化服。一次3～5克，一日3次。

【分类】处方药

【类别】木布病方剂

【性状】本品为黑色水丸；具特异香气，味苦。

【成分】寒水石（制）、天竺黄、红花、肉豆蔻、草果、豆蔻、丁香、诃子、余甘子、檀香、降香、木香、荜茇、石榴子、止泻木子、波棱瓜子、马钱子、藏木香、安息香、渣驯膏、铁粉、榜嘎、獐牙菜、兔耳草、巴夏嘎、藓生马先蒿、甘青青兰、绿绒蒿、亚大黄、蒲公英、炉甘石、欧曲（制）、人工熊胆、人工牛黄、人工麝香。

【功能主治】清热解毒，消食化痞。用于中毒症，木布引起的胃肠溃疡吐血或便血，隐热、陈旧热、波动热，消化不良，急腹痛，虫病，黄水病，痞瘤等各种合并症。

【注意禁忌】尚不明确。

【贮藏】密闭，置阴凉干燥处。

【生产企业】宁夏多维药业有限公司

坐珠达西（甘露）

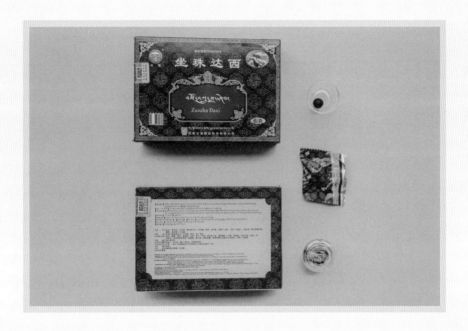

【药品名称】坐珠达西，Zuozhu Daxi

【批准文号】国药准字Z54020058

【执行标准】WS$_3$-BC-0315-95

【剂型】丸剂

【规格】每丸重1克

【用法用量】口服，研碎后服用。一次1丸，每2～3日1丸。

【分类】处方药

【类别】木布病方剂

【性状】本品为黑色的水丸；气芳香，味甘、涩、微苦。

【成分】坐台、寒水石、石灰华、唐古特乌头、肉豆蔻、草果、川木香、马钱子（制）、诃子（去核）、西红花、体外培育牛黄、麝香等三十五味。

【功能主治】疏肝，健胃，清热，愈溃疡，消肿。用于木布病迁延不愈，胃脘嘈杂、灼痛，肝热痛，消化不良，呃逆，吐泻胆汁、坏血和烟汁样物，急腹痛，黄水病，脏腑痞瘤，食物中毒，以及陈旧内科疾病、浮肿、水肿等。

【注意禁忌】忌食酸、腐、生冷、油腻食物。

【贮藏】密封。

【生产企业】西藏甘露藏药股份有限公司

坐珠达西（金诃）

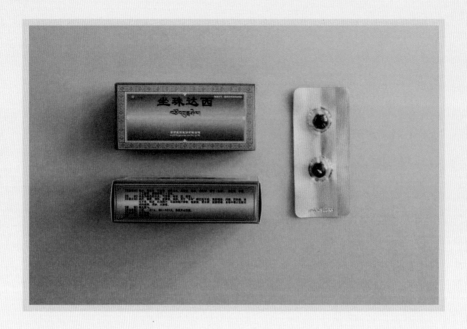

【药品名称】坐珠达西，Zuozhu Daxi

【批准文号】国药准字Z63020068

【执行标准】WS₃-BC-0315-95

【剂型】丸剂

【规格】每丸重1克

【用法用量】口服，清晨开水泡服。一次1丸，每2～3日1丸。

【分类】处方药

【类别】木布病方剂

【性状】本品为黑色的水丸；气芳香，味甘、涩、微苦。

【成分】佐太、寒水石、石灰华、船形乌头、肉豆蔻、草果、川木香、诃子（去核）、西红花、牛黄、人工麝香等三十五味。

【功能主治】疏肝，健胃，清热，愈溃疡，消肿。用于"木布"病迁延不愈，胃脘嘈杂、灼痛，肝热痛，消化不良，呃逆，吐泻胆汁、坏血和烟汁样物，急腹痛，黄水病，脏腑痞瘤，食物中毒，以及陈旧内科疾病、浮肿、水肿等。

【注意禁忌】忌食酸、腐、生冷、油腻食物。

【贮藏】密封。

【生产企业】金诃藏药股份有限公司

坐珠达西（金诃）

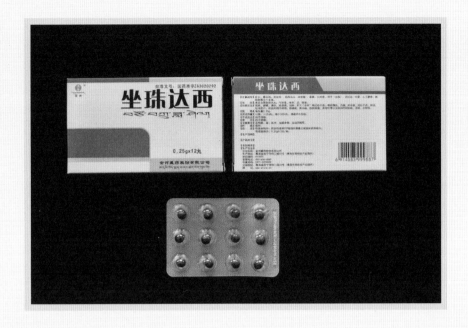

【药品名称】坐珠达西，Zuozhu Daxi

【批准文号】国药准字Z63020292

【执行标准】WS₃-BC-0315-95

【剂型】丸剂

【规格】每丸重0.25克

【用法用量】口服，清晨开水泡服。一次4丸，每2～3日4丸。

【分类】处方药

【类别】木布病方剂

【性状】本品为黑色的水丸；气芳香，味甘、涩、微苦。

【成分】佐太、寒水石、石灰华、船形乌头、肉豆蔻、草果、川木香、诃子（去核）、西红花、牛黄、人工麝香等三十五味。

【功能主治】疏肝，健胃，清热，愈溃疡，消肿。用于木布病迁延不愈，胃脘嘈杂、灼痛，肝热痛，消化不良，呃逆，吐泻胆汁、坏血和烟汁样物，急腹痛，黄水病，脏腑痞瘤，食物中毒，以及陈旧内科疾病、浮肿、水肿等。

【注意禁忌】忌食酸、腐、生冷、油腻食物。

【贮藏】密封。

【生产企业】金诃藏药股份有限公司

帕朱胶囊

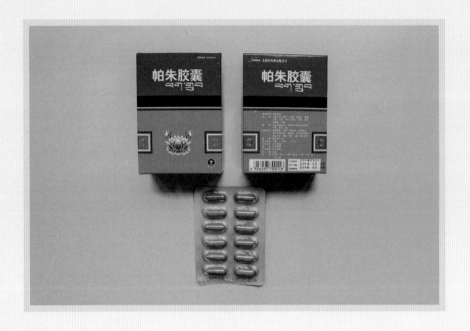

【药品名称】帕朱胶囊，Pazhu Jiaonang

【批准文号】国药准字Z20025670

【执行标准】WS-10476（ZD-0476）-2002-2011Z

【剂型】胶囊剂

【规格】每粒装0.3克

【用法用量】口服。一次3粒，一日1次。

【分类】处方药

【类别】木布病方剂

【性状】本品为胶囊剂；内容物为棕灰色粉末；气微，味辛、酸。

【成分】北寒水石（酒制）、肉桂、石榴子、胡椒、干姜、红花、诃子（去核）、豆蔻、荜茇、光明盐、木香。

【功能主治】健胃散寒，除痰，破痞瘤，养荣强壮。用于剑突痰病、胃痞瘤、木布病引起的消化不良、胃胀、胃灼热、泛酸、胃肝不适。

【注意禁忌】尚不明确。

【贮藏】密封。

【生产企业】东格尔药业有限公司

五、消化不良病方剂

五味石榴丸

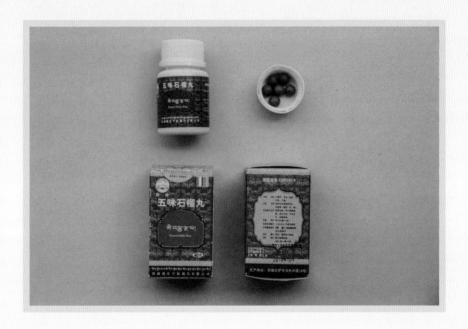

【药品名称】五味石榴丸，Wuwei Shiliu Wan

【批准文号】国药准字Z20023218

【执行标准】WS-600（Z-145）-2002

【剂型】丸剂

【规格】每10丸重2.5克

【用法用量】口服。一次6～8丸，早晨空腹服。

【分类】处方药

【类别】消化不良病方剂

【性状】本品为灰黄色的水丸；气微香，味苦、辛、辣。

【成分】石榴子、桂皮、荜茇、豆蔻、干姜。

【功能主治】温胃消食。用于胃寒腹胀、消化不良、手足发冷、肾腰疼痛。

【注意禁忌】尚不明确。

【贮藏】密闭，置阴凉干燥处。

【生产企业】西藏藏医学院藏药有限公司

六味木香丸

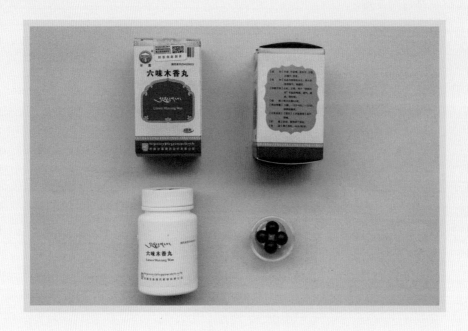

【药品名称】六味木香丸，Liuwei Muxiang Wan

【批准文号】国药准字Z54020033

【执行标准】WS$_3$-BC-0283-95

【剂型】丸剂（水丸）

【规格】每10丸重6.5克

【用法用量】口服，研碎后服用。一次5～6丸，一日3次。

【分类】处方药

【类别】消化不良病方剂

【性状】本品为棕褐色水丸；具木香特异香气，味酸苦。

【成分】木香、巴夏嘎、余甘子、豆蔻、石榴子、荜茇。

【功能主治】止吐，止痛。用于培根木布引起的疼痛、嗳气、腹胀、呕吐等。

【注意禁忌】尚不明确。

【贮藏】密闭，置阴凉干燥处。

【生产企业】西藏甘露藏药股份有限公司

六味安消散

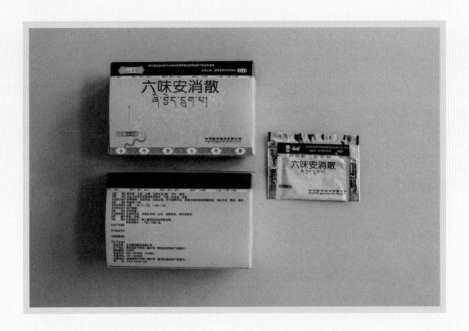

【药品名称】六味安消散，Liuwei Anxiao San

【批准文号】国药准字Z63020052

【执行标准】2010年版《中华人民共和国药典》（一部）

【剂型】散剂

【规格】每1克相当于饮片1克

【用法用量】口服。一次1.5～3克，一日2～3次。

【分类】非处方药（OTC）

【类别】消化不良病方剂

【性状】本品为灰黄色或黄棕色的粉末；气香，味苦涩、微咸。

【成分】藏木香、大黄、山奈、北寒水石（煅）、诃子、碱花。

【功能主治】和胃健脾，消积导滞，活血止痛。用于脾胃不和、积滞内停所致的胃痛胀满、消化不良、便秘、痛经。

【注意禁忌】孕妇忌服；饮食宜清淡，忌酒及食辛辣、生冷、油腻食物；忌愤怒、忧郁，保持心情舒畅；脾胃虚寒者不适用；有严重高血压、心脏病、肝病、糖尿病、肾病等慢性病者，应在医师指导下服用；儿童、经期和哺乳期妇女、年老体弱者应在医师指导下服用；胃痛严重者应及时去医院就诊；严格按用法用量服用，本品不宜长期服用；服药3天后症状无缓解者，应去医院就诊；对本品过敏者禁用，过敏体质者慎用；本品性状发生改变时禁止使用；儿童必须在成人监护下使用；请将本品放在儿童不能接触到的地方；如正在使用其他药品，使用本品前请咨询医师或药师。

【贮藏】密闭，防潮。

【生产企业】金诃藏药股份有限公司

六味能消丸

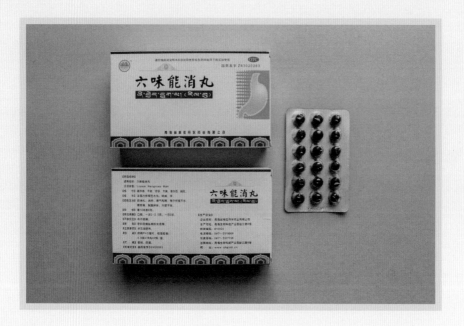

【药品名称】六味能消丸，Liuwei Nengxiao Wan

【批准文号】国药准字Z63020263

【执行标准】WS$_3$-BC-0193-95

【剂型】丸剂

【规格】每10丸重6克

【用法用量】口服。一次2～2.5克，一日2次。

【分类】非处方药（OTC）

【类别】消化不良病方剂

【性状】本品为棕褐色水丸；味咸、辛。

【成分】藏木香、干姜、诃子、大黄、寒水石、碱花。

【功能主治】助消化，消肿，理气和胃。用于积食不化，胃疼痛，胸腹肿胀，大便干燥。

【注意禁忌】孕妇及哺乳期妇女忌用。

【贮藏】密闭，防潮。

【生产企业】青海省格拉丹东药业有限公司

六味能消片

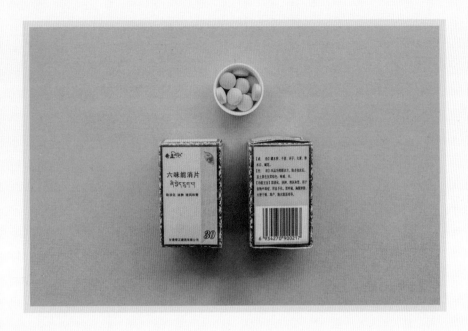

【药品名称】六味能消片，Liuwei Nengxiao Pian

【批准文号】国药准字Z20100068

【执行标准】YBZ01142010

【剂型】片剂

【规格】每片重0.5克

【用法用量】口服。一日3次，每次1～2片。

【分类】处方药

【类别】消化不良病方剂

【性状】本品为薄膜衣片，除去包衣后，显土黄色至黄棕色；味咸、辛。

【成分】藏木香、干姜、诃子、大黄、寒水石、碱花。

【功能主治】助消化，消肿，理气和胃。用于食物中毒症，积食不化，胃疼痛，胸腹肿胀，大便干燥，难产，胞衣脱落难等。

【注意禁忌】忌不易消化食物；感冒发热患者不宜服用；有严重高血压、心脏病、肝病、糖尿病、肾病等慢性病者，应在医师指导下服用；儿童、孕妇、哺乳期妇女应在医师指导下服用；服药4周后症状无缓解者，应去医院就诊；对本品过敏者禁用，过敏体质者慎用；本品性状发生改变时禁止使用；儿童必须在成人监护下使用；请将本品放在儿童不能接触到的地方；如正在使用其他药品，使用本品前请咨询医师或药师。

【贮藏】密闭，防潮。

【生产企业】甘肃奇正藏药有限公司

六味能消胶囊

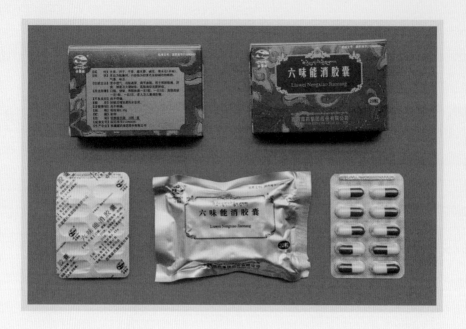

【药品名称】六味能消胶囊，Liuwei Nengxiao Jiaonang

【批准文号】国药准字Z10980090

【执行标准】WS$_3$-241（Z-049）-2001（Z）

【剂型】胶囊剂

【规格】每粒装0.45克

【用法用量】口服。便秘、胃脘胀痛者一次2粒，一日3次；高脂血症者一次1粒，一日3次。老人及儿童遵医嘱。

【分类】处方药

【类别】消化不良病方剂

【性状】本品为胶囊剂，内容物为棕黄色至棕褐色的颗粒；气香，味苦。

【成分】大黄、诃子、干姜、藏木香、碱花、寒水石（平制）。

【功能主治】宽中理气，润肠通便，调节血脂。用于胃脘胀痛、厌食、纳差及大便秘结；高脂血症及肥胖症。

【注意禁忌】妊娠及哺乳期妇女忌用。

【贮藏】密封。

【生产企业】西藏藏药集团股份有限公司

八味肉桂胶囊

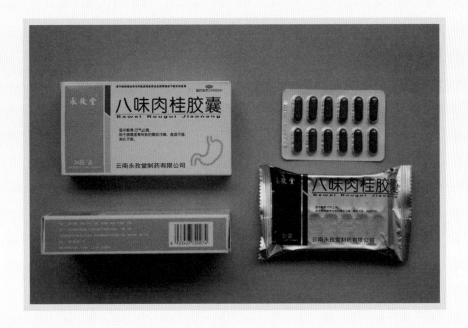

【药品名称】八味肉桂胶囊，Bawei Rougui Jiaonang

【批准文号】国药准字Z20025291

【执行标准】WS-10239（ZD-0239）-2002-2011Z

【剂型】胶囊剂

【规格】每粒装0.4克

【用法用量】口服。一次4粒，一日3次，饭后服用。

【分类】非处方药（OTC）

【类别】消化不良病方剂

【性状】本品为硬胶囊，内容物为黄色至黄棕色的粉末；气香、味辛。

【成分】肉桂、木香、白芍、豆蔻、高良姜、荜茇、小茴香、甘草。

【功能主治】温中散寒，行气止痛。用于脾胃虚寒所致的胃脘冷痛、食欲不振、消化不良。

【注意禁忌】孕妇禁用；饮食宜清淡，忌烟、酒及食辛辣、生冷、油腻食物；胃阴虚者不宜用，主要表现为口干欲饮、大便干结、小便短少；有严重高血压、心脏病、肝病、糖尿病、肾病等慢性病者，应在医师指导下服用；服药3天后症状未缓解者，应去医院就诊；儿童、年老体弱者应在医师指导下服用；对本品过敏者禁用，过敏体质者慎用；本品性状发生改变时禁止使用；儿童必须在成人的监护下使用；请将本品放在儿童不能接触到的地方；如正在使用其他药品，使用本品前请咨询医师或药师。

【贮藏】密封。

【生产企业】云南永孜堂制药有限公司

十味消食散

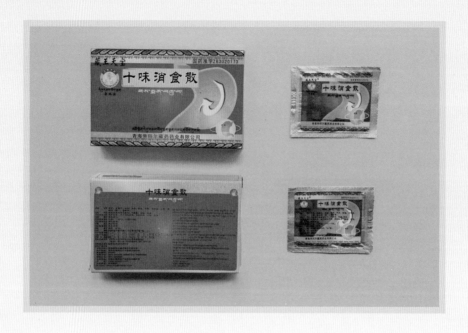

【药品名称】十味消食散，Shiwei Xiaoshi San

【批准文号】国药准字Z63020173

【剂型】散剂

【规格】每袋装1克

【用法用量】口服。一次1克，一日2～3次。

【分类】处方药

【类别】消化不良病方剂

【性状】本品为浅棕褐色粉末；气微香，味苦、微咸。

【成分】诃子、石榴子、肉桂、豆蔻、荜茇、胡椒、光明盐、山奈、寒水石（制）、渣驯膏。

【功能主治】健胃消食。用于消化不良、胃脘胀满、泛酸、吐泻。

【注意禁忌】尚不明确。

【贮藏】密闭，防潮。

【生产企业】青海帝玛尔藏药药业有限公司

十一味草果丸

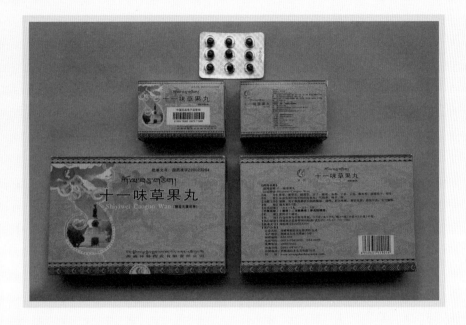

【药品名称】十一味草果丸，Shiyiwei Caoguo Wan

【批准文号】国药准字Z20023204

【执行标准】WS-631(Z-176)-2002

【剂型】丸剂

【规格】每丸重0.5克

【用法用量】口服。一次4~5丸，一日2~3次。

【分类】处方药

【类别】消化不良病方剂

【性状】本品为灰红色至棕红色水丸；气微香，味辛、涩。

【成分】草果、紫草茸、藏茜草、诃子、麻黄、木香、丁香、豆蔻、藏木香、波棱瓜子、荜茇。

【功能主治】健脾。用于寒热脾症引起的腹胀、肠鸣、肝区疼痛、唇舌发紫、消化不良、矢气频频。

【注意禁忌】尚不明确。

【贮藏】置阴凉干燥处。

【生产企业】西藏神猴药业有限责任公司

十五味黑药丸（藏医学院）

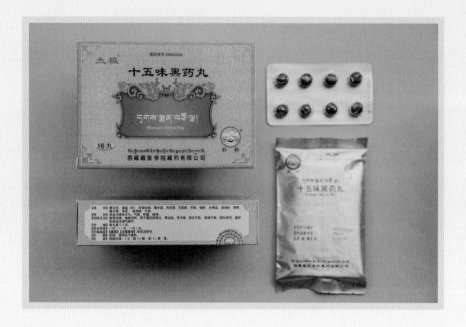

【药品名称】十五味黑药丸，Shiwuwei Heiyao Wan

【批准文号】国药准字Z54020093

【执行标准】WS$_3$-BC-0199-95

【剂型】丸剂

【规格】每丸重0.8克

【用法用量】口服。一次2～3丸，一日2次。

【分类】处方药

【类别】消化不良病方剂

【性状】本品为黑色水丸；气微，味酸、咸、辣。

【成分】寒水石、食盐（炒）、烈香杜鹃、肉豆蔻、藏木通、芫荽果、芒硝、硇砂、光明盐、紫硇砂、榜嘎、藏木香、荜茇、黑胡椒、干姜。

【功能主治】散寒消食，破瘀消积。用于慢性肠胃炎，胃出血，胃冷痛，消化不良，食欲不振，呕吐，泄泻，腹部有痞块及嗳气频作。

【注意禁忌】尚不明确。

【贮藏】密闭，置阴凉干燥处。

【生产企业】西藏藏医学院藏药有限公司

十五味黑药丸（甘露）

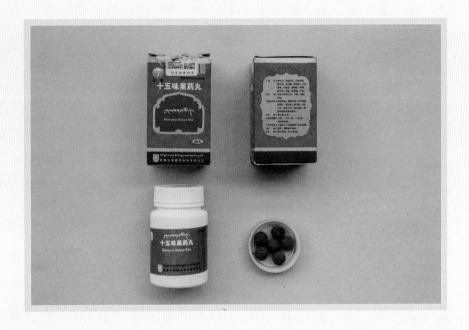

【药品名称】十五味黑药丸，Shiwuwei Heiyao Wan

【批准文号】国药准字Z54020056

执行标准：WS$_3$-BC-0199-95

【剂型】丸剂

【规格】每丸重0.8克

【用法用量】口服，研碎后服用。一次2～3丸，一日2次。

【分类】处方药

【类别】消化不良病方剂

【性状】本品为黑色水丸；气微，味酸、咸、辣。

【成分】寒水石、食盐（炒）、烈香杜鹃、藏木通、肉豆蔻、芫荽果、芒硝、硇砂、光明盐、紫硇砂、榜嘎、藏木香、荜茇、黑胡椒、干姜。

【功能主治】散寒消食，破瘀消积。用于慢性肠胃炎，胃出血，胃冷痛，消化不良，食欲不振，呕吐，泄泻，腹部有痞块及嗳气频作。

【注意禁忌】尚不明确。

【贮藏】密闭，置阴凉干燥处。

【生产企业】西藏甘露藏药股份有限公司

二十九味能消散

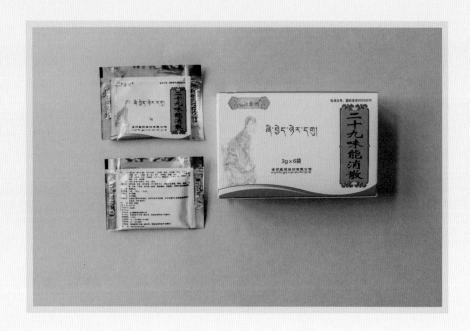

【药品名称】二十九味能消散，Ershijiuwei Nengxiao San

【批准文号】国药准字Z63020075

【执行标准】WS₃-BC-0140-95

【剂型】散剂

【规格】每袋装30克

【用法用量】口服。一次30克，一日2次。

【分类】处方药

【类别】消化不良病方剂

【性状】本品为淡黄白色粉末；味辛，微咸。

【成分】藏木香、寒水石（煅）、诃子（去核）、小米辣、碱花、肉豆蔻、荜茇、决明子、白豆蔻、骨碎补、胡椒、萝卜（炭）、草果、光明盐、阿魏、硇砂、山奈、贝齿（炭）、大黄、宽筋藤、红花、铁棒锤、石灰（制）、鹫粪（炒）、木香马兜铃、黄葵子、紫硇砂、乳香、渣驯膏。

【功能主治】祛寒化痞，消食，调肝益肾。用于食积不化，胃肠肝区疼痛，肾病，肠病，中毒，肝病，子宫病，黄水散入脉道，胃肠痞病，胆痞病，风寒引起的痞瘤等。

【注意禁忌】本品含木香马兜铃药材，木香马兜铃药材含马兜铃酸，马兜铃酸可引起肾脏损害等不良反应；本品为处方药，必须凭医师处方购买，在医师指导下使用，并定期检查肾功能，如发现肾功能异常应立即停药；儿童及老年人慎用，孕妇、婴幼儿及肾功能不全者禁用。

【贮藏】密闭，防潮。

【生产企业】金诃藏药股份有限公司

石榴健胃丸（甘肃奇正）

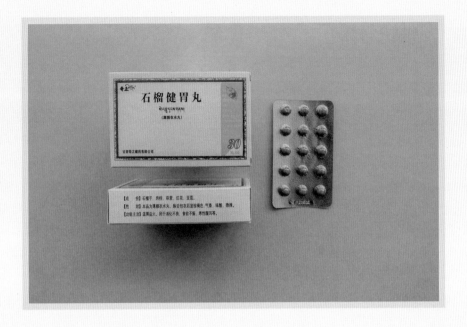

【药品名称】石榴健胃丸，Shiliu Jianwei Wan

【批准文号】国药准字Z62020660

【执行标准】WS₃-BC-0299-95

【剂型】丸剂

【规格】每丸重0.2克

【用法用量】口服。一次2～3丸，一日2～3次。

【分类】处方药

【类别】消化不良病方剂

【性状】本品为薄膜衣水丸，除去包衣后显棕褐色；气香，味酸、微辣。

【成分】石榴子、肉桂、荜茇、红花、豆蔻。

【功能主治】温胃益火。用于消化不良、食欲不振、寒性腹泻等。

【注意禁忌】尚不明确。

【贮藏】密闭，防潮。

【生产企业】甘肃奇正藏药有限公司

石榴健胃丸（甘南佛阁）

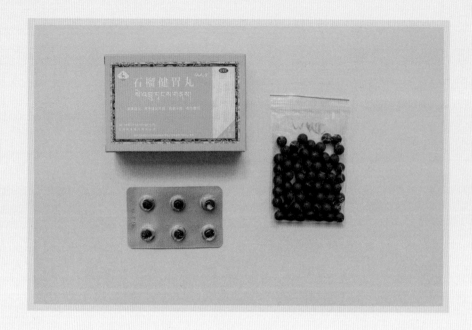

【药品名称】石榴健胃丸，Shiliu Jianwei Wan

【批准文号】国药准字Z62020661

【执行标准】WS$_3$-BC-0299-95

【剂型】丸剂

【规格】每10丸重6克

【用法用量】口服。一次2～3丸，一日2～3次。

【分类】非处方药（OTC）

【类别】消化不良病方剂

【性状】本品为棕褐色水丸；气香，味酸、微辣。

【成分】石榴子、肉桂、荜茇、红花、豆蔻。

【功能主治】温胃益火。用于消化不良、食欲不振、寒性腹泻。

【注意禁忌】孕妇忌用。忌食生冷、油腻、不易消化食物；不适用于阴虚火旺者，症见口干、舌少津，或有手足心热、大便干等；合并有感冒、肺炎等热性病患者均应在医师指导下服用；小儿用法用量，请咨询医师或药师；服药7天后症状无改善者，或出现其他症状时，应立即停用并到医院诊治；对本品过敏者禁用，过敏体质者慎用；本品性状发生改变时禁止使用；儿童必须在成人监护下使用；请将本品放在儿童不能接触到的地方；如正在使用其他药品，使用本品前请咨询医师或药师。

【贮藏】密闭，置阴凉干燥处（不超过20℃）。

【生产企业】甘南佛阁藏药有限公司

石榴健胃胶囊

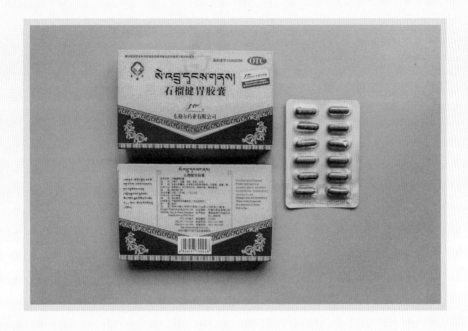

【药品名称】石榴健胃胶囊，Shiliu Jianwei Jiaonang

【批准文号】国药准字Z20025786

【执行标准】WS-10572（ZD-0572）-2002-2011Z

【剂型】胶囊剂

【规格】每粒装0.3克

【用法用量】口服。一次3粒，一日2～3次。

【分类】非处方药（OTC）

【类别】消化不良病方剂

【性状】本品为胶囊剂，内容物为浅红棕色粉末；气味香，味酸、辣。

【成分】石榴子、豆蔻、肉桂、荜茇、红花。

【功能主治】温胃益火。用于消化不良、食欲不振、寒性腹泻。

【注意禁忌】孕妇禁用；饮食宜清淡，忌烟、酒及食辛辣、生冷、油腻食物；不宜在服药期间同时服用滋补性中药；胃阴虚者不宜用，其表现为口干欲饮、大便干结、小便短少；有严重高血压、心脏病、肝病、糖尿病、肾病等慢性病者，应在医师指导下服用；服药7天后症状未缓解者，应去医院就诊；严格按用法用量服用；儿童、年老体弱者应在医师指导下服用；对本品过敏者禁用，过敏体质者慎用；本品性状发生改变时禁止使用；儿童必须在成人的监护下使用；请将本品放在儿童不能接触到的地方；如正在使用其他药品，使用本品前请咨询医师或药师。

【贮藏】密封。

【生产企业】东格尔药业有限公司

石榴健胃散（藏医学院）

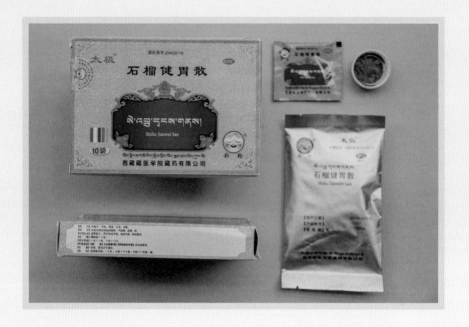

【药品名称】石榴健胃散，Shiliu Jianwei San

【批准文号】国药准字Z54020118

【执行标准】2010年版《中华人民共和国药典》（一部）

【剂型】散剂

【规格】每袋装1.2克

【用法用量】口服。一次1.2克，一日1～3次。

【分类】非处方药（OTC）

【类别】消化不良病方剂

【性状】本品为浅红棕色的粉末；气微香，味酸、辣。

【成分】石榴子、肉桂、荜茇、红花、豆蔻。

【功能主治】温胃益火。用于消化不良、食欲不振、寒性腹泻。

【注意禁忌】孕妇忌服；忌食生冷、油腻、不易消化食物；不适用于阴虚火旺者，症见口干、舌少津，或有手足心热、大便干等；合并有感冒、肺炎等热性病患者均应在医师指导下服用；小儿用法用量，请咨询医师或药师；服药7天后症状无改善者，或出现其他症状时，应立即停并到医院诊治；对本品过敏者禁用，过敏体质者慎用；本品性状发生改变时禁止服用；儿童必须在成人监护下使用；请将本品放在儿童不能接触到的地方；如正在使用其他药品，使用本品前请咨询医师或药师。

【贮藏】密闭，置阴凉干燥处。

【生产企业】西藏藏医学院藏药有限公司

石榴健胃散（甘露）

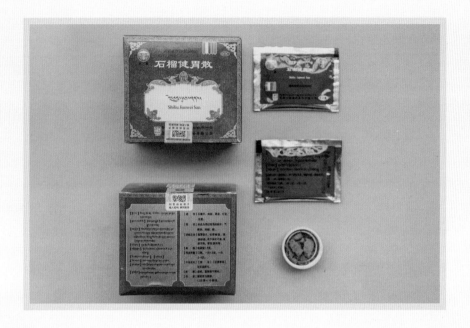

【药品名称】石榴健胃散，Shiliu Jianwei San

【批准文号】国药准字Z54020030

【执行标准】2010年版《中华人民共和国药典》（一部）

【剂型】散剂

【规格】每袋装1.2克

【用法用量】口服。一次1.2克，一日1～3次。

【分类】非处方药（OTC）

【类别】消化不良病方剂

【性状】本品为浅红棕色的粉末；气微香，味酸、辣。

【成分】石榴子、肉桂、荜茇、红花、豆蔻。

【功能主治】温胃益火。用于消化不良、食欲不振、寒性腹泻。

【注意禁忌】孕妇忌服；忌食生冷、油腻、不易消化食物；不适用于阴虚火旺者，症见口干、舌少津，或有手足心热、食欲不振、脘腹作胀、大便干等；合并有感冒、肺炎等热性病患者均应在医师指导下服用；小儿用法用量，请咨询医师或药师；服药7天后症状无改善者，或出现其他症状时，应立即停用并到医院诊治；对本品过敏者禁用，过敏体质者慎用；本品性状发生改变时禁止服用；儿童必须在成人监护下使用；请将本品放在儿童不能接触到的地方；如正在服用其他药品，使用本品前请咨询医师或药师。

【贮藏】密封，置阴凉干燥处。

【生产企业】西藏甘露藏药股份有限公司

加味白药丸

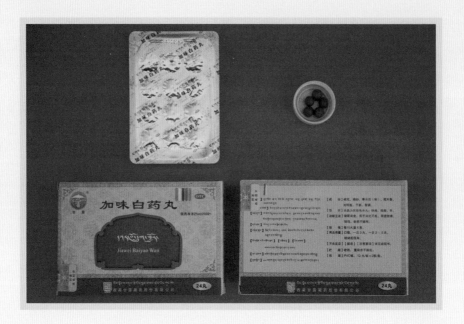

【药品名称】加味白药丸，Jiawei Baiyao Wan

【批准文号】国药准字Z54020021

【执行标准】WS₃-BC-0308-95

【剂型】丸剂

【规格】每10丸重5克

【用法用量】口服，研碎后服用。一次3丸，一日2～3次。

【分类】非处方药（OTC）

【类别】消化不良病方剂

【性状】本品为灰白色水丸；味咸、微酸、辛。

【成分】碱花、硼砂、寒水石（制）、藏木香、光明盐、干姜、鹫粪。

【功能主治】健胃消食。用于消化不良、胃腹胀痛、肠鸣、食欲不振。

【注意禁忌】孕妇禁用；忌食生冷、油腻、不易消化食物；不适用于脾胃阴虚者，主要表现为口干、舌红少津、大便干；服药7天后症状无改善者，或出现其他症状时，应立即停药并到医院就诊；小儿及年老体弱者应在医师指导下服用；对本品过敏者禁用，过敏体质者慎用；本品性状发生改变时禁止使用；儿童必须在成人监护下使用；请将本品放在儿童不能接触到的地方；如正在使用其他药品，使用本品前请咨询医师或药师。

【贮藏】密闭，置阴凉干燥处。

【生产企业】西藏甘露藏药股份有限公司

洁白丸（甘南藏药）

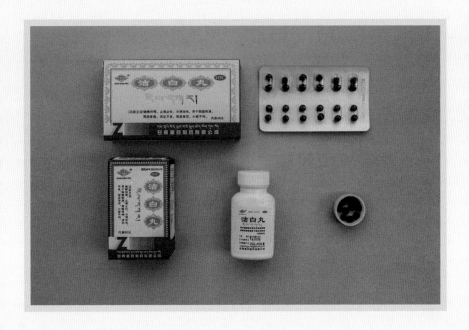

【药品名称】洁白丸，Jiebai Wan
【批准文号】国药准字Z62020479
【执行标准】2015年版《中华人民共和国药典》（一部）
【剂型】丸剂
【规格】每丸重0.2克
【用法用量】嚼碎吞服。一次0.8克，一日2～3次。
【类别】非处方药（OTC）
【分类】消化不良病方剂
【性状】本品为暗褐色的水蜜丸；气香，味涩、苦、辛。
【成分】诃子（煨）、寒水石（平制）、翼首草、五灵脂膏、土木香、石榴子、木瓜、沉香、丁香、石灰华、红花、肉豆蔻、草豆蔻、草果仁。
【功能主治】健脾和胃，止痛止吐，分清泌浊。用于胸腹胀满，胃脘疼痛，消化不良、呕逆泄泻、小便不利。
【注意禁忌】饮食宜清淡，忌酒及食辛辣、生冷、油腻食物；忌愤怒、忧郁，保持心情舒畅；不宜与含有人参的药物同时服用；有严重高血压、心脏病、肝病、糖尿病、肾病等慢性病者应在医师指导下服用；儿童、孕妇、哺乳期妇女、妇女月经量多者、年老体弱者应在医师指导下服用；胃痛或吐泻严重者应及时去医院就诊；服药3天后症状无缓解者，应去医院就诊；对本品过敏者禁用，过敏体质者慎用；本品性状发生改变时禁止使用；儿童必须在成人监护下使用；请将本品放在儿童不能接触到的地方；如正在使用其他药品，使用本品前请咨询医师或药师。
【贮藏】密封。
【生产企业】甘南藏药制药有限公司

洁白丸（甘南佛阁）

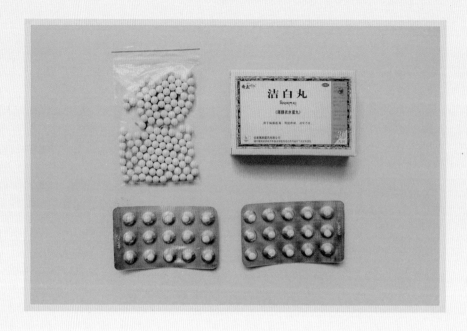

【药品名称】洁白丸，Jiebai Wan

【批准文号】国药准字Z20003252

【执行标准】2015年版《中华人民共和国药典》（一部）

【剂型】水丸剂

【规格】每4丸重0.8克

【用法用量】嚼碎吞服。一次0.8克，一日2～3次。

【分类】非处方药（OTC）

【类别】消化不良病方剂

【性状】本品为薄膜包衣水丸，除去包衣后显暗褐色；气香，味涩、苦、辛。

【成分】诃子（煨）、寒水石（平制）、翼首草、五灵脂膏、土木香、石榴子、木瓜、沉香、丁香、石灰华、红花、肉豆蔻、草豆蔻、草果仁。

【功能主治】健脾和胃，止痛止吐，分清泌浊。用于胸腹胀满、胃脘疼痛、消化不良、呕逆泄泻、小便不利。

【注意禁忌】饮食宜清淡，忌酒及食辛辣、生冷、油腻食物；忌愤怒、忧郁，保持心情舒畅；不宜与含有人参的药物同时服用；有严重高血压、心脏病、肝病、糖尿病、肾病等慢性病者，应在医师指导下服用；儿童、孕妇、哺乳期妇女、妇女月经量多者、年老体弱者应在医师指导下服用；胃痛或吐泻严重者应及时去医院就诊；服药3天后症状无缓解者，应去医院就诊；对本品过敏者禁用，过敏体质者慎用；本品性状发生改变时禁止使用；儿童必须在成人监护下使用；请将本品放在儿童不能接触到的地方；如正在使用其他药品，使用本品前请咨询医师或药师。

【贮藏】密封。

【生产企业】甘南佛阁藏药有限公司

洁白丸（金诃）

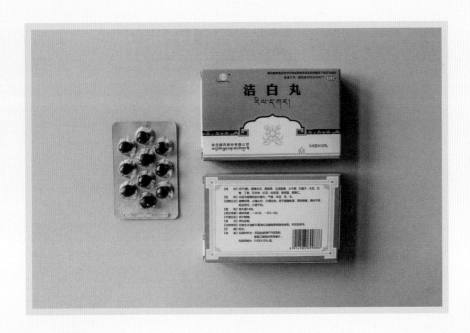

【药品名称】洁白丸，Jiebai Wan

【批准文号】国药准字Z63020077

【执行标准】2010年版《中华人民共和国药典》（一部）

【剂型】丸剂

【规格】每丸重0.8克

【用法用量】嚼碎吞服。一次1丸，一日2～3次。

【分类】非处方药（OTC）

【类别】消化不良病方剂

【性状】本品为暗褐色的水蜜丸；气香，味涩、苦、辛。

【成分】诃子（煨）、南寒水石、翼首草、五灵脂膏、土木香、石榴子、木瓜、沉香、丁香、石灰华、红花、肉豆蔻、草豆蔻、草果仁。

【功能主治】健脾和胃，止痛止吐，分清泌浊。用于胸腹胀满、胃脘疼痛、消化不良、呕逆泄泻、小便不利。

【注意禁忌】孕妇禁用；饮食宜清淡，忌酒及食辛辣、生冷、油腻食物；忌愤怒、忧郁，保持心情舒畅；不宜与含有人参的药物同时服用；有严重高血压、心脏病、肝病、糖尿病、肾病等慢性病者，应在医师指导下服用；儿童、孕妇、哺乳期妇女、妇女月经量多者、年老体弱者应在医师指导下服用；胃痛或吐泻严重者应及时去医院就诊；服药3天后症状无缓解者，应去医院就诊；对本品过敏者禁用，过敏体质者慎用；本品性状发生改变时禁止使用；儿童必须在成人监护下使用；请将本品放在儿童不能接触到的地方；如正在使用其他药品，使用本品前请咨询医师或药师。

【贮藏】密封。

【生产企业】金诃藏药股份有限公司

洁白片

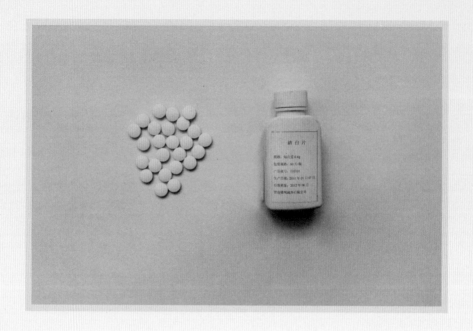

【药品名称】洁白片，Jiebai Pian

【批准文号】国药准字Z20100072

【执行标准】YBZ01182010

【剂型】片剂

【规格】每片重0.4克

【用法用量】 口服。一次2粒，一日2～3次。首次服用加倍，服4～6粒（儿童酌减）。

【分类】非处方药（OTC）

【类别】消化不良病方剂

【性状】本品为薄膜衣片，除去包衣后显暗褐色；气香，味涩、苦、辛。

【成分】诃子（煨）、南寒水石、翼首草、五灵脂膏、土木香、石榴子、木瓜、沉香、丁香、石灰华、红花、肉豆蔻、草豆蔻、草果仁。

【功能主治】健脾和胃，止痛止吐，分清泌浊。用于胸腹胀满、胃脘疼痛、消化不良、呕逆泄泻、小便不利。

【注意禁忌】孕妇禁用；饮食宜清淡，忌酒及食辛辣、生冷、油腻食物；忌愤怒、忧郁，保持心情舒畅；不宜与含有人参的药物同时服用；有严重高血压、心脏病、肝病、糖尿病、肾病等慢性病者，应在医师指导下服用；儿童、孕妇、哺乳期妇女、妇女月经量多者、年老体弱者应在医师指导下服用；胃痛或吐泻严重者应及时去医院就诊；服药3天后症状无缓解者，应去医院就诊；对本品过敏者禁用，过敏体质者慎用；本品性状发生改变时禁止使用；儿童必须在成人监护下使用；请将本品放在儿童不能接触到的地方；如正在使用其他药品，使用本品前请咨询医师或药师。

【贮藏】密封。

【生产企业】甘南佛阁藏药有限公司

洁白胶囊

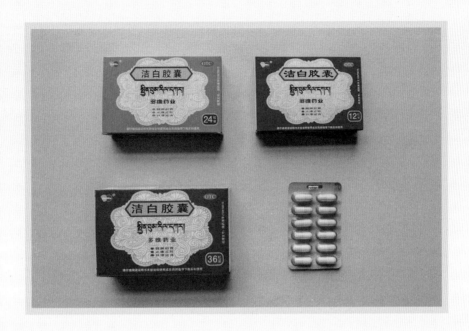

【药品名称】洁白胶囊，Jiebai Jiaonang

【批准文号】国药准字Z10970015

【执行标准】WS$_3$-175（Z-165）-98（Z）

【剂型】胶囊剂

【规格】每粒装0.4克

【用法用量】口服。一次2粒，一日2～3次。

【分类】非处方药（OTC）

【类别】消化不良病方剂

【性状】本品为胶囊剂，内容物为暗褐色的细小颗粒；气香，味涩、苦、辛。

【成分】诃子（煨）、肉豆蔻、草果仁、草豆蔻、沉香、丁香、五灵脂膏、红花、石榴子、木瓜、土木香、寒水石（平制）、翼首草、石灰华，辅料为炼蜜。

【功能主治】健脾和胃，止痛止吐，分清泌浊。用于胸腹胀满、消化不良、呕逆泄泻、小便不利。

【注意禁忌】忌食生冷、油腻、不易消化食物；不适用于脾胃阴虚者，主要表现为口干、舌红少津、大便干；小儿、年老体弱者请在医师的指导下服用；服药3天后症状无减轻或加重者，应立即停药并到医院就诊；肝肾阴虚头晕血压高者不宜服本药；孕妇及妇女月经量多者不宜服本药；不宜与含有人参的药同时服用；对本品过敏者禁用，过敏体质者慎用；儿童必须在成人监护下使用；药品性状发生改变时禁止服用；请将此药品放在儿童不能接触到的地方；如正在服用其他药品，使用本品前请咨询医师或药师。

【贮藏】密封，防潮。

【生产企业】宁夏多维药业有限公司

能安均宁胶囊

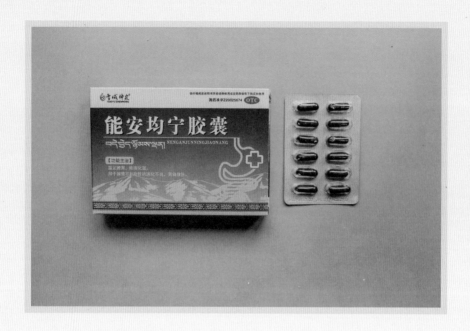

【药品名称】能安均宁胶囊，Neng'an Junning Jiaonang

【批准文号】国药准字Z20025674

【执行标准】WS-10480（ZD-0480）-2002-2012Z

【剂型】胶囊剂

【规格】每粒装0.3g

【用法用量】口服。一次5粒，一日1～2次。

【分类】非处方药（OTC）

【类别】消化不良病方剂

【性状】本品为胶囊剂；内容物为灰白色粉末；气微香，味辣，涩。

【成分】北寒水石（制）、石榴子、天竺黄、红花、丁香、肉豆蔻、豆蔻、草果、诃子、肉桂、烈香杜鹃、炉甘石、山柰、荜茇、胡椒、硼砂、萝卜、土木香。

【功能主治】健运脾胃，除痰化湿。用于脾胃不和所致的消化不良、胃痛、腹胀。

【注意禁忌】孕妇禁用；饮食宜清淡，忌烟、酒及食辛辣、生冷、油腻食物；忌情绪激动及生闷气；胃阴虚者不宜用，主要表现为口干欲饮、大便干结、小便短少；有严重高血压、心脏病、肝病、糖尿病、肾病等慢性病者，应在医师指导下服用；服药3天后症状未缓解者，应去医院就诊；严格按用法用量服用，儿童、年老体弱者应在医师指导下服用；对本品过敏者禁用，过敏体质者慎用；本品性状发生改变时禁止使用；儿童必须在成人的监护下使用；请将本品放在儿童不能接触到的地方；如正在使用其他药品，使用本品前请咨询医师或药师。

【贮藏】密封。

【生产企业】东格尔药业有限公司

雪山胃宝丸

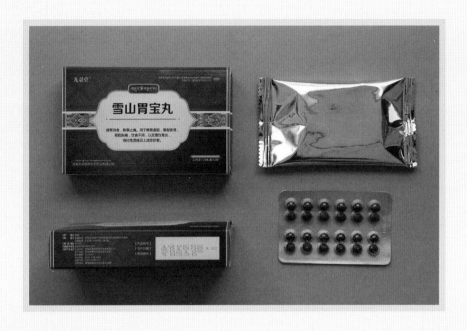

【药品名称】雪山胃宝丸，Xueshan Weibao Wan

【批准文号】国药准字Z20055133

【执行标准】WS-10105(ZD-0105)-2002-2012Z

【剂型】丸剂

【规格】每丸重0.25克

【用法用量】嚼碎服。一次4丸，一日3次；或遵医嘱。

【分类】非处方药（OTC）

【类别】消化不良病方剂

【性状】本品为灰褐色的水丸；气微，味咸。

【成分】南寒水石、荜茇、木香、石榴皮、山楂、土木香、烈香杜鹃、木瓜。

【功能主治】健胃消食，散寒止痛。用于脾胃虚弱、寒凝食滞所致的胃脘胀痛、饮食不消，以及慢性胃炎、消化性溃疡见上述症状者。

【注意禁忌】孕妇禁用；饮食宜清淡、忌烟、酒及食辛辣、生冷、油腻食物；忌情绪激动及生闷气；胃阴虚者不宜用，主要表现为口干欲饮、大便干结、小便短少；有严重高血压、心脏病、肝病、糖尿病、肾病等慢性病者，应在医师指导下服用；服药3天后症状无缓解者，应去医院就诊；严格按用法用量服用，儿童、年老体弱者应在医师指导下服用；对本品过敏者禁用，过敏体质者慎用；本品性状发生改变时禁止使用；儿童必须在成人的监护下使用；请将本品放在儿童不能接触到的地方；如正在使用其他药品，使用本品前请咨询医师或药师。

【贮藏】密封。

【生产企业】青海未来格萨尔王药业有限公司

雪山胃宝胶囊

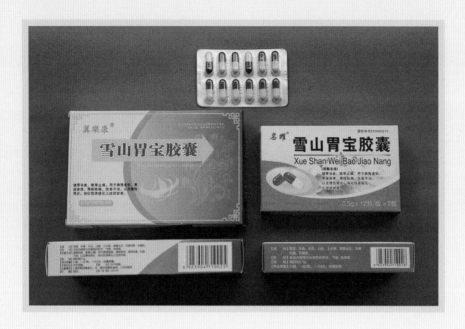

【药品名称】雪山胃宝胶囊，Xueshan Weibao Jiaonang

【批准文号】国药准字Z20090215

【执行标准】YBZ04082009

【剂型】胶囊剂

【规格】每粒装0.5克

【用法用量】口服。一次2粒，一日3次；或遵医嘱。

【分类】处方药

【类别】消化不良病方剂

【性状】本品内容物为灰褐色的粉末；气微，味微咸。

【成分】荜茇、木香、木瓜、山楂、土木香、南寒水石、烈香杜鹃、石榴皮。

【功能主治】健胃消食，散寒止痛。用于脾胃虚弱、寒凝食滞所致的胃脘胀痛、饮食不消，以及慢性胃炎、消化性溃疡见上述症状者。

【注意禁忌】服药期间慎食生、冷、硬及刺激性食物；孕妇慎用。

【贮藏】密封。

【生产企业】青海未来格萨尔王药业有限公司

六、肿瘤方剂

康力欣胶囊

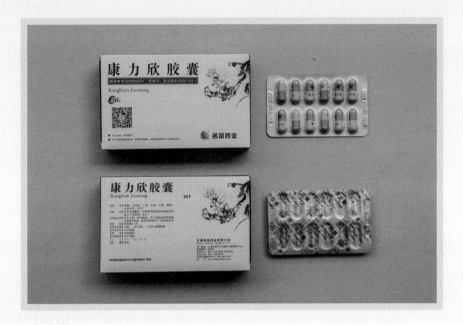

【药品名称】康力欣胶囊，Kanglixin Jiaonang

【批准文号】国药准字Z20025075

【执行标准】WS-10069（ZD-0069）-2002

【剂型】胶囊剂

【规格】每粒装0.5克

【用法用量】口服。一次2～3粒，一日3次；或遵医嘱。

【分类】处方药

【类别】肿瘤方剂

【性状】本品为胶囊剂，内容物为棕黄色至棕褐色的粉末；气香特异，味辛。

【成分】阿魏、九香虫、丁香、木香、大黄、姜黄、冬虫夏草、诃子。

【功能主治】扶正祛邪，软坚散结。用于消化道恶性肿瘤、乳腺恶性肿瘤、肺恶性肿瘤见于气血瘀阻证者。

【注意禁忌】孕妇禁服。

【贮藏】密封。

【生产企业】云南名扬药业有限公司

七、热病方剂

八味檀香丸

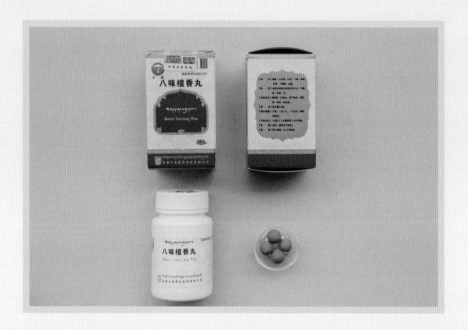

【药品名称】八味檀香丸，Bawei Tanxiang Wan

【批准文号】国药准字Z20023197

【执行标准】WS-605（Z-150）-2002

【剂型】丸剂

【规格】每丸重0.5克

【用法用量】口服，研碎后服用。一次4丸，一日2次。

【分类】处方药

【类别】热病方剂

【性状】本品为黄棕色至棕红色水丸；气微香，味甜、甘。

【成分】檀香、天竺黄、红花、丁香、葡萄、甘草、力嘎都、丛菔。

【功能主治】清肺热，化脓血。用于肺热、肺脓肿、咯血、肺结核。

【注意禁忌】尚不明确。

【贮藏】密闭，置阴凉干燥处。

【生产企业】西藏甘露藏药股份有限公司

二十五味余甘子丸（神猴）

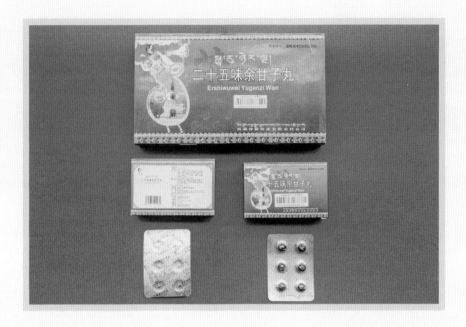

【药品名称】二十五味余甘子丸，Ershiwuwei Yuganzi Wan

【批准文号】国药准字Z20023253

【执行标准】WS-577（Z-122）-2002

【剂型】丸剂

【规格】每丸重0.5克

【用法用量】口服。一次3～4粒，一日2～3次。

【分类】处方药

【类别】热病方剂

【性状】本品为棕黑色水丸；味苦，微酸。

【成分】余甘子、巴夏嘎、甘青青兰、芫荽、兔耳草、渣驯膏、绿绒蒿、翼首草、红花、降香、藏茜草、木香马兜铃、紫草茸、石斛、藏紫草、力嘎都、小伞虎耳草、诃子、毛诃子、波棱瓜子、木香、藏木香、悬钩子木、宽筋藤、沙棘膏、人工牛黄。

【功能主治】清热凉血，降压，愈溃疡。用于高血压，多血症引起的胸背满闷、疼痛，胃溃疡引起的脘腹疼痛、胸灼热、呕吐胆汁和咖啡样物，亦可用于其他血热引起的声哑目赤、口渴、口唇发紫。

【注意禁忌】木品含木香马兜铃药材，该药材含马兜铃酸，马兜铃酸可引起肾脏损害等不良反应；本品为处方药，必须凭执业医师处方购买，在医师指导下使用，并定期检查肾功能，如发现肾功能异常应立即停药；儿童及老年人慎用，孕妇、婴幼儿及肾功能不全者禁用。

【贮藏】密封，防潮。

【生产企业】西藏神猴药业有限责任公司

二十五味余甘子丸（金珠雅砻）

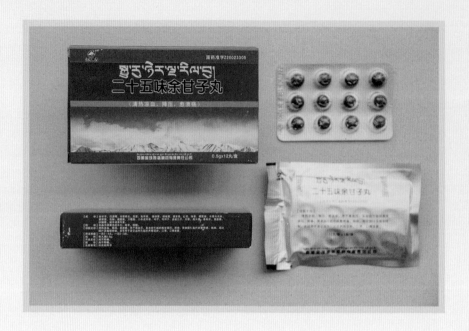

【药品名称】二十五味余甘子丸，Ershiwuwei Yuganzi Wan

【批准文号】国药准字Z20023305

【执行标准】WS-577（Z-122）-2002

【剂型】丸剂

【规格】每丸重0.5克

【用法用量】口服。一次3～4丸，一日2～3次。

【分类】处方药

【类别】热病方剂

【性状】本品为棕黑色的水丸；味苦，微酸。

【成分】余甘子、巴夏嘎、甘青青兰、芜荽、兔耳草、渣驯膏、绿绒蒿、翼首草、红花、降香、藏茜草、木香马兜铃、紫草茸、石斛、藏紫草、力嘎都、小伞虎耳草、诃子、毛诃子、波棱瓜子、木香、藏木香、悬钩子木、宽筋藤、沙棘膏、体外培育牛黄。

【功能主治】清热凉血，降压，愈溃疡。用于高血压，多血症引起的胸背满闷、疼痛，胃溃疡引起的脘腹疼痛、胸灼热、呕吐胆汁和咖啡样物，亦可用于其他血热引起的失音目赤、口渴、口唇发紫。

【注意禁忌】本品含木香马兜铃药材，该药材含马兜铃酸，马兜铃酸可引起肾脏损害等不良反应；本品为处方药，必须凭医师处方购买，在医师指导下使用，并定期检查肾功能，如发现肾功能异常应立即停药；儿童及老年人慎用，孕妇、婴幼儿及肾功能不全者禁用。

【贮藏】密封，防潮。

【生产企业】西藏金珠雅砻藏药有限责任公司

二十五味余甘子丸（柴达木）

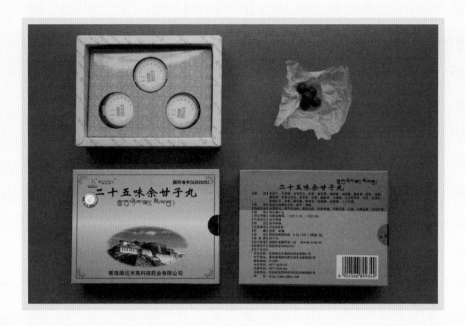

【药品名称】二十五味余甘子丸，Ershiwuwei Yuganzi Wan

【批准文号】国药准字Z63020252

【执行标准】WS$_3$-BC-0146-95

【剂型】丸剂

【规格】每丸重0.5克

【用法用量】泡服或嚼服。一次2～3丸，一日2～3次。

【分类】处方药

【类别】热病方剂

【性状】本品为棕黑色水丸；味苦、微酸。

【成分】余甘子、巴夏嘎、甘青青兰、芫荽、兔耳草、渣驯膏、绿绒蒿、翼首草、红花、降香、藏茜草、木香马兜铃、紫草茸、石斛、藏紫草、力嘎都、小伞虎耳草、诃子、毛诃子、波棱瓜子、木香、藏木香、悬钩子木、宽筋藤、沙棘膏、人工牛黄。

【功能主治】凉血降压。用于多血症、高血压、肝胆疼痛、失音目赤、口渴、口唇发紫、月经不调。

【注意禁忌】本品含有木香马兜铃药材，该药材含有马兜铃酸，马兜铃酸可引起肾脏损害等不良反应；本品为处方药，必须凭医师处方购买，在医师指导下使用，并定期检查肾功能，如发现肾功能异常应立即停药；儿童及老年人慎用；孕妇、婴幼儿及肾功能不全者禁用；运动员慎用。

【贮藏】密闭，防潮。

【生产企业】青海柴达木高科技药业有限公司

八、瘟热病方剂

七味螃蟹甲丸

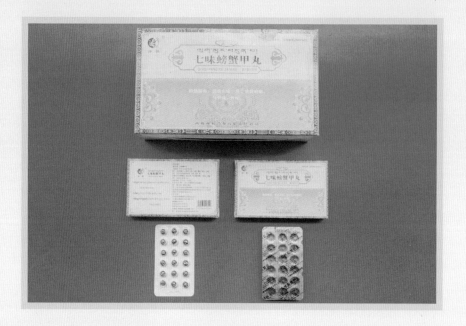

【药品名称】七味螃蟹甲丸，Qiwei Pangxiejia Wan

【批准文号】国药准字Z20023211

【执行标准】WS-586（Z-131）-2002

【剂型】丸剂

【规格】每10丸重2.5克

【用法用量】一次10丸，一日2次。

【分类】处方药

【类别】瘟热病方剂

【性状】本品为棕黄色水丸；气微，味甜、涩。

【成分】螃蟹甲、石灰华、甘草、丛菔、檀香、诃子、丁香。

【功能主治】清热解毒，消炎止咳。用于感冒咳嗽、气管炎、失音。

【注意禁忌】尚不明确。

【贮藏】密闭，置阴凉干燥处。

【生产企业】西藏神猴药业有限责任公司

九味青鹏散（神猴）

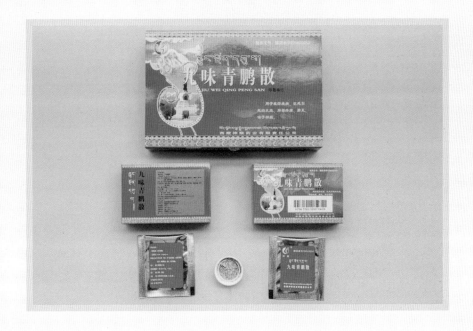

【药品名称】九味青鹏散，Jiuwei Qingpeng San

【批准文号】国药准字Z20023252

【执行标准】WS-618（Z-163）-2002

【剂型】散剂

【规格】每袋装0.5克

【用法用量】一次0.5～0.75克，一日2次。

【分类】处方药

【类别】瘟热病方剂

【性状】本品为浅黄色的粉末；气臭，味苦、涩。

【成分】铁棒锤幼苗、诃子（去核）、藏木香、安息香、翼首草、力嘎都、兔耳草、丛菔、镰形棘豆。

【功能主治】清热止痛，制疠。用于瘟疠疾病、流感引起的发热、肺部疼痛、肺炎、咽喉肿痛。

【注意禁忌】孕妇禁用；部分患者出现心悸、胸闷、四肢麻木、口唇发麻、恶心等症状，应减量或停用。

【贮藏】密闭，防潮。

【生产企业】西藏神猴药业有限责任公司

九味青鹏散（甘露）

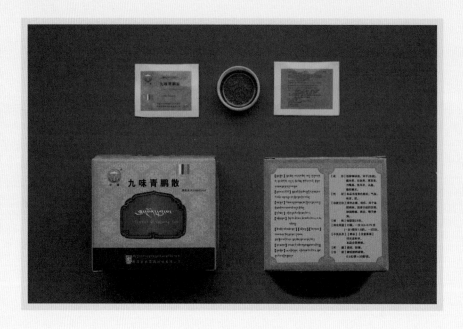

【药品名称】九味青鹏散，Jiuwei Qingpeng San

【批准文号】国药准字Z20023191

【执行标准】WS-618（Z-163）-2002

【剂型】散剂

【规格】每袋装10克

【用法用量】口服。一次0.5～0.75克，一日2次。

【分类】处方药

【类别】瘟热病方剂

【性状】本品为浅黄色粉末；气臭，味苦、涩。

【成分】铁棒锤幼苗、诃子（去核）、藏木香、安息香、翼首草、力嘎都、兔耳草、丛菔、镰形棘豆。

【功能主治】清热止痛，制瘟。用于温瘟疾病、流感引起的发热、肺部疼痛、肺炎、咽喉肿痛。

【注意禁忌】孕妇禁用；部分患者如出现心悸、胸闷、四肢麻木、口唇发麻、恶心等症状，应减量或停用。

【贮藏】密闭，防潮。

【生产企业】西藏甘露藏药股份有限公司

十味龙胆花胶囊

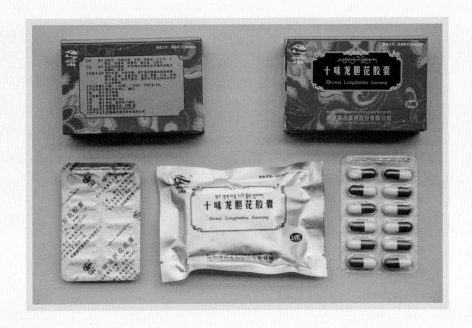

【药品名称】十味龙胆花胶囊，Shiwei Longdanhua Jiaonang

【批准文号】国药准字Z20010046

【执行标准】WS₃-159（Z-021）-2004（Z）

【剂型】胶囊剂

【规格】每粒装0.45克

【用法用量】口服。一次3粒，一日3次，7～14天为1个疗程。

【分类】处方药

【类别】瘟热病方剂

【性状】本品为胶囊剂，内容物为棕黄色至棕褐色的粉末或颗粒；味苦。

【成分】龙胆花、烈香杜鹃、甘草、矮紫堇、川贝母、小檗皮、鸡蛋参、螃蟹甲、藏木香、马尿泡。

【功能主治】清热化痰，止咳平喘。用于痰热壅肺所致的咳嗽、喘鸣、痰黄，或兼发热、流涕、咽痛、口渴、尿黄、便干等症；急性气管炎、慢性支气管炎急性发作见以上证候者。

【注意禁忌】尚不明确。

【贮藏】密封，置阴凉干燥处。

【生产企业】西藏藏药集团股份有限公司

十味龙胆花颗粒

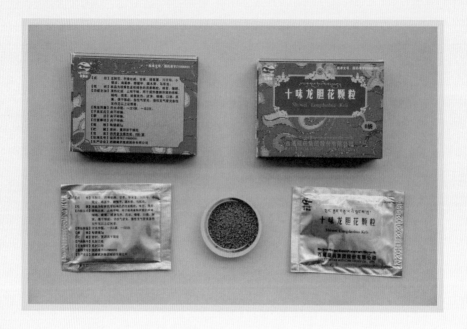

【药品名称】十味龙胆花颗粒，Shiwei Longdanhua Keli

【批准文号】国药准字Z10980091

【执行标准】WS$_3$-245（Z-053）-2001（Z）-2009

【剂型】颗粒剂

【规格】每袋装3克

【用法用量】开水冲服。一次1袋，一日3次。

【分类】处方药

【类别】瘟热病方剂

【性状】本品为棕黄色至棕褐色的混悬颗粒；味苦，微甜。

【成分】龙胆花、烈香杜鹃、甘草、矮紫堇、川贝母、小檗皮、鸡蛋参、螃蟹甲、藏木香、马尿泡。

【功能主治】清热化痰，止咳平喘。用于痰热壅肺所致的咳嗽、喘鸣、痰黄，或兼发热、流涕、咽痛、口渴、尿黄、便干等症；急性气管炎、慢性支气管炎急性发作见以上证候者。

【注意禁忌】尚不明确。

【贮藏】密封，置阴凉干燥处。

【生产企业】西藏藏药集团股份有限公司

十二味翼首散

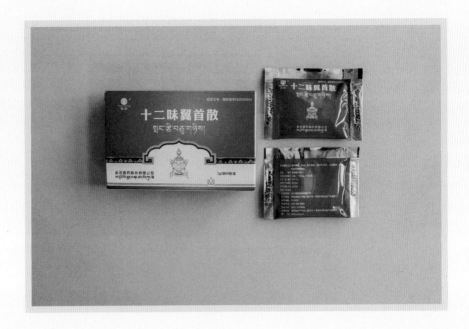

【药品名称】十二味翼首散，Shierwei Yishou San

【批准文号】国药准字Z63020053

【执行标准】2010年版《中华人民共和国药典》（一部）

【剂型】散剂

【规格】每袋装10克

【用法用量】口服。一次1克，一日2次。

【分类】处方药

【类别】瘟热病方剂

【性状】本品为灰棕色的粉末；气香，味苦，有麻舌感。

【成分】翼首草、榜嘎、节裂角茴香、天竺黄、红花、檀香、安息香、莪大夏、铁棒锤叶、五灵脂膏、人工牛黄、人工麝香。

【功能主治】清热解毒，防疫。用于瘟疫、流行性感冒、乙型脑炎、痢疾、热病发热等病症。

【注意禁忌】尚不明确。

【贮藏】密封。

【生产企业】金诃藏药股份有限公司

流感丸（格拉丹东）

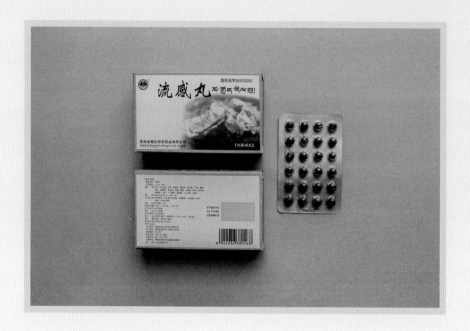

【药品名称】流感丸，Liugan Wan

【批准文号】国药准字Z63020262

【执行标准】WS$_3$-BC-0327-95

【剂型】丸剂

【规格】每丸重0.25克

【用法用量】口服。一次4～8丸，一日2～3次。

【分类】处方药

【类别】瘟热病方剂

【性状】本品为棕色水丸；味辛、苦。

【成分】诃子、亚大黄、木香、獐牙菜、藏木香、垂头菊、丁香、镰形棘豆、酸藤果、角茴香、阿魏、榜嘎、大戟膏、草乌、安息香、藏菖蒲、龙骨、人工麝香、宽筋藤、人工牛黄、豆蔻。

【功能主治】清热解毒。用于流行性感冒，流清鼻涕，头痛咳嗽，周身酸痛；炎症发热等。

【注意禁忌】尚不明确。

【贮藏】密闭，置阴凉干燥处。

【生产企业】青海省格拉丹东药业有限公司

流感丸（柴达木）

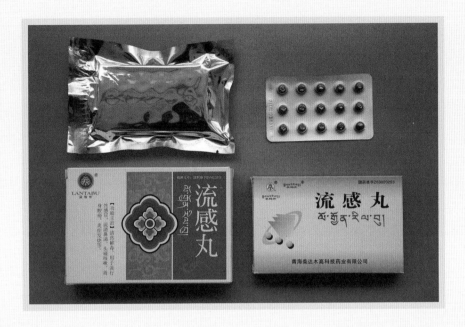

【药品名称】流感丸，Liugan Wan

【批准文号】国药准字Z63020253

【执行标准】WS₃-BC-0327-95

【剂型】丸剂

【规格】每丸重0.25克

【用法用量】泡服或嚼服。一次4～8丸，一日2～3次。

【分类】处方药

【类别】瘟热病方剂

【性状】本品为棕色水丸；味辛、苦。

【成分】诃子、亚大黄、木香、獐牙菜、藏木香、垂头菊、丁香、镰形棘豆、酸藤果、角茴香、阿魏、榜嘎、大戟膏、草乌、安息香、藏菖蒲、龙骨、人工麝香、宽筋藤、人工牛黄、豆蔻。

【功能主治】清热解毒。用于流行性感冒，流清鼻涕，头痛咳嗽，周身酸痛；炎症发热等。

【注意禁忌】运动员慎用。

【贮藏】密闭，置阴凉干燥处。

【生产企业】青海柴达木高科技药业有限公司

流感丸（帝玛尔）

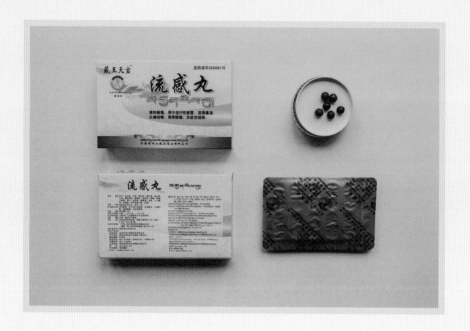

【药品名称】流感丸，Liugan Wan

【批准文号】国药准字Z63020170

【执行标准】WS$_3$-BC-0327-95

【剂型】丸剂

【规格】每丸重0.25克

【用法用量】泡服或嚼服。一次4～8丸，一日2～3次。

【分类】处方药

【类别】瘟热病方剂

【性状】本品为棕色水丸；味辛、苦。

【成分】诃子、亚大黄、木香、獐牙菜、藏木香、垂头菊、丁香、镰形棘豆、酸藤果、角茴香、阿魏、榜嘎、大戟膏、草乌、安息香、藏菖蒲、龙骨、人工麝香、宽筋藤、人工牛黄、豆蔻。

【功能主治】清热解毒。用于流行性感冒，流清鼻涕，头痛咳嗽，周身酸痛；炎症发热等。

【注意禁忌】运动员慎用。

【贮藏】密闭，置阴凉干燥处。

【生产企业】青海帝玛尔藏药药业有限公司

催汤丸

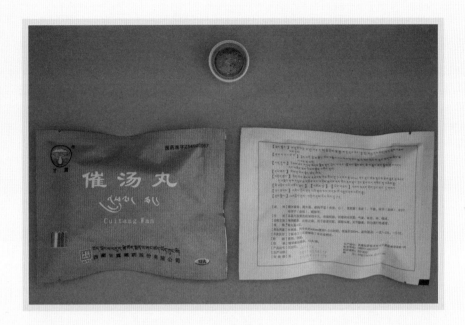

【药品名称】催汤丸，Cuitang Wan

【批准文号】国药准字Z54020067

【执行标准】2010版《中华人民共和国药典》（一部）

【剂型】丸剂

【规格】每丸重4克

【用法用量】水煎服，用冷水约400毫升浸泡1～2小时后，煎至约300毫升，趁热服汤。一次1～2丸，一日3次。

【分类】处方药

【类别】瘟热病方剂

【性状】本品为灰黄色的浓缩水丸，表面粗糙，纤维碎末明显；气香，味苦、辛、微咸。

【成分】藏木香膏、藏木香、悬钩子茎（去皮、心）、宽筋藤（去皮）、干姜、诃子（去核）、余甘子、毛诃子（去核）、螃蟹甲。

【功能主治】清热解表，止咳止痛。用于感冒初起，咳嗽头痛，关节酸痛；防治流行性感冒。

【注意禁忌】肾病患者慎用。

【贮藏】密闭，防潮。

【生产企业】西藏甘露藏药股份有限公司

九、巴日巴达病方剂

五鹏丸

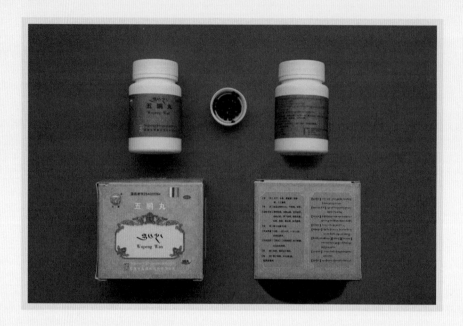

【药品名称】五鹏丸，Wupeng Wan

【批准文号】国药准字Z54020064

【执行标准】WS$_3$-BC-0278-95

【剂型】丸剂

【规格】每10丸重0.5克

【用法用量】口服，研碎后服用。一次3～4丸，一日1～2次。

【分类】非处方药（OTC）

【类别】巴日巴达病方剂

【性状】本品为黑色水丸；气微香，味苦。

【成分】诃子、木香、藏菖蒲、铁棒锤、人工麝香。

【功能主治】清热解毒，消肿止痛，祛风逐湿，杀虫止痒。用于虫病、疠病刺痛、白喉、炭疽、黄水病、麻风病等。

【注意禁忌】尚不明确。

【贮藏】密闭，置阴凉干燥处。

【生产企业】西藏甘露藏药股份有限公司

达斯玛保丸（卡加曼）

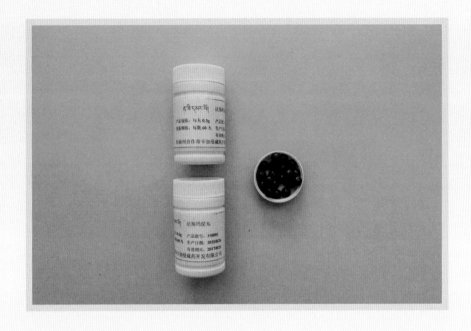

【药品名称】达斯玛保丸，Dasi Mabao Wan

【批准文号】国药准字Z19993163

【执行标准】WS₃-BC-0309-95

【剂型】丸剂

【规格】每丸重0.3克

【用法用量】口服。一次4丸，一日1～2次。

【分类】处方药

【类别】巴日巴达病方剂

【性状】本品为红棕色水丸；具特异香气，味苦。

【成分】铁棒锤、紫草茸、藏茜草、镰形棘豆、多刺绿绒蒿、兔耳草、翼首草、诃子、金腰子、木香、藏木香、榜嘎、止泻木子、安息香、人工麝香。

【功能主治】清热解毒，消炎杀疬。用于脑膜炎、流行性感冒、肺炎、咽炎、疮疡、各种瘟疠疾病。

【注意禁忌】运动员慎用。

【贮藏】密闭，置阴凉干燥处。

【生产企业】甘南州合作市卡加曼藏药开发有限公司

达斯玛保丸（久美）

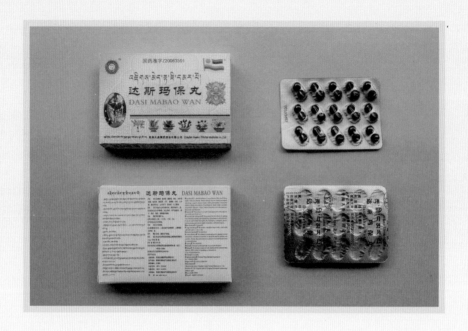

【药品名称】达斯玛保丸，Dasimabao Wan

【批准文号】国药准字Z20063501

【执行标准】YBZ08132006

【剂型】丸剂

【规格】每丸重0.3克

【用法用量】口服。一次4丸，一日1～2次。

【分类】处方药

【类别】巴日巴达病方剂

【性状】本品为红棕色的水丸；具特异香气，味苦。

【成分】铁棒锤、紫草茸、藏茜草、棘豆、多刺绿绒蒿、兔耳草、翼首草、诃子、金腰子、木香、土木香、唐古特乌头、止泻木子、安息香、人工麝香。

【功能主治】清热解毒，消炎杀疬。用于脑膜炎、流行性感冒、肺炎、咽炎、疮疡、各种瘟疬疾病。

【注意禁忌】孕妇、心脏功能不全者禁用；儿童慎服；忌食辛辣食物，忌酒。

【贮藏】密闭，置阴凉干燥处。

【生产企业】青海久美藏药药业有限公司

如意珍宝丸

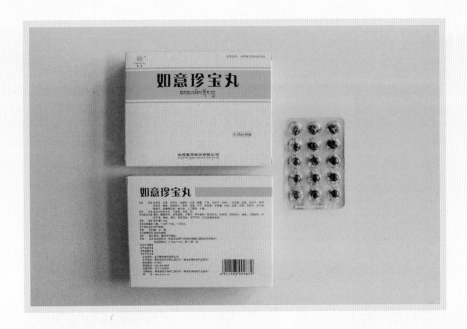

【药品名称】如意珍宝丸，Ruyi Zhenbao Wan

【批准文号】国药准字Z63020064

【执行标准】WS$_3$-BC-0314-95

【剂型】丸剂

【规格】每丸重0.5克

【用法用量】口服。一次8～10丸，一日2次。

【分类】处方药

【类别】巴日巴达病方剂

【性状】本品为棕色水丸；气微香，味苦、甘。

【成分】珍珠母、沉香、石灰华、金礞石、红花、螃蟹、丁香、毛诃子（去核）、肉豆蔻、豆蔻、余甘子、草果、香旱芹、檀香、黑种草子、降香、荜茇、诃子、高良姜、甘草膏、肉桂、乳香、木香、决明子、水牛角、黄葵子、短穗兔耳草、藏木香、人工麝香、牛黄。

【功能主治】清热，醒脑开窍，舒筋通络，干黄水。用于瘟热、陈旧热症、白脉病，四肢麻木，瘫痪，口眼歪斜，神志不清，痹症，痛风，肢体强直，关节不利。对白脉病有良效。

【注意禁忌】酸、冷、酒；运动员慎用。

【贮藏】密闭，置阴凉干燥处。

【生产企业】金诃藏药股份有限公司

十、腹绞痛方剂

五味黄连丸

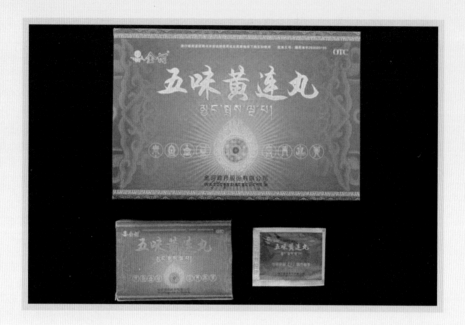

【药品名称】五味黄连丸，Wuwei Huanglian Wan

【批准文号】国药准字Z63020195

【执行标准】WS$_3$-BC-0273-95

【剂型】丸剂

【规格】每袋装1克

【用法用量】口服。一次1～2克，一日2～3次。

【分类】非处方药（OTC）

【类别】腹绞痛方剂

【性状】本品为红褐色水丸；气微香，味苦。

【成分】黄连、红花、诃子、渣驯膏、人工麝香。

【功能主治】消炎，止泻，止痛。用于胃肠炎、久泻腹痛、胆偏盛引起的厌食。

【注意禁忌】孕妇禁用；服药期间忌食生冷、辛辣油腻之物；服药3天后症状未改善，或症状加重，或出现新的症状者，应立即停药并去医院就诊；有慢性结肠炎、溃疡性结肠炎便脓血等慢性病史者，患泄泻后应在医师指导下使用；小儿用法用量，请咨询医师或药师；对本品过敏者禁用，过敏体质者慎用；本品性状发生改变时禁止使用；儿童必须在成人监护下使用；请将本品放在儿童不能接触到的地方；如正在使用其他药品，使用本品前请咨询医师或药师。

【贮藏】密闭，置阴凉干燥处。

【生产企业】金诃藏药股份有限公司

十一、头部病方剂

十一味甘露丸

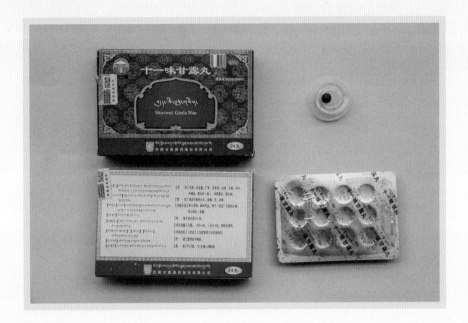

【药品名称】十一味甘露丸，Shiyiwei Ganlu Wan

【批准文号】国药准字Z54020075

【执行标准】WS₃-BC-0167-95

【剂型】丸剂

【规格】每丸重0.3克

【用法用量】口服，研碎后服用。一次3～4丸，一日2～3次。

【分类】非处方药（OTC）

【类别】头部病方剂

【性状】本品为黄色水丸；味酸、苦、涩麻。

【成分】沉香、肉豆蔻、广枣、石灰华、乳香、木香、诃子、木棉花、寒水石（制）、甘青青兰、藏木香。

【功能主治】养心安神，调和气血。用于培隆引起的头昏、恶心呕吐、泛酸。

【注意禁忌】孕妇禁用；忌烟、酒，忌食辛辣食物；有严重的高血压、心脏病、糖尿病、肝病、肾病等慢性病者，应在医师指导下服用；服药3天后症状无缓解者，应去医院就诊；儿童、年老体弱者应在医师指导下服用；对本品过敏者禁用，过敏体质者慎用；本品性状发生改变时禁止使用；儿童必须在成人监护下使用；请将本品放在儿童不能接触到的地方；如正在使用其他药品，使用本品前请咨询医师或药师。

【贮藏】置阴凉干燥处。

【生产企业】西藏甘露藏药股份有限公司

心脑欣胶囊

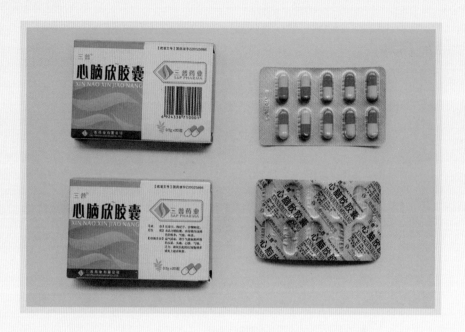

【药品名称】心脑欣胶囊，Xinnaoxin Jiaonang

【批准文号】国药准字Z20025866

【执行标准】2015年版《中华人民共和国药典》（一部）

【剂型】胶囊剂

【规格】每粒装0.5克

【用法用量】口服。一次2粒，一日2次，饭后服。

【分类】处方药

【类别】头部病方剂

【性状】本品为硬胶囊，内容物为浅褐色的粉末；气微，味淡。

【成分】红景天、枸杞子、沙棘鲜浆。

【功能主治】益气活血。用于气虚血瘀所致的头晕、头痛、心悸、气喘、乏力；缺氧引起的红细胞增多症见上述证候者。

【注意禁忌】尚不明确。

【贮藏】密封。

【生产企业】三普药业有限公司

红龙镇痛片

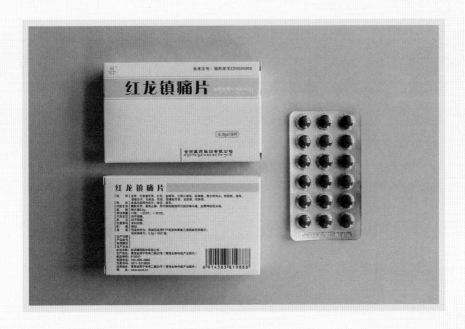

【药品名称】红龙镇痛片，Honglong Zhentong Pian

【批准文号】国药准字Z20025900

【执行标准】WS-10659（ZD-0659）-2002-2012Z

【剂型】片剂

【规格】每片重0.3克

【用法用量】口服。一次3片，一日2次。

【分类】处方药

【类别】头部病方剂

【性状】本品为绿褐色的片；味苦，麻舌。

【成分】龙骨、印度獐牙菜、红花、金腰子、川西小黄菊、铁棒锤、唐古特乌头、泉华、波棱瓜子、马尿泡、石花、短穗兔耳草、安息香、珍珠母等。

【功能主治】醒脑开窍，通络止痛。用于瘀阻脑络所引起的偏头痛、血管神经性头痛。

【注意禁忌】孕妇忌服。

【贮藏】密闭。

【生产企业】金诃藏药股份有限公司

珍龙醒脑胶囊

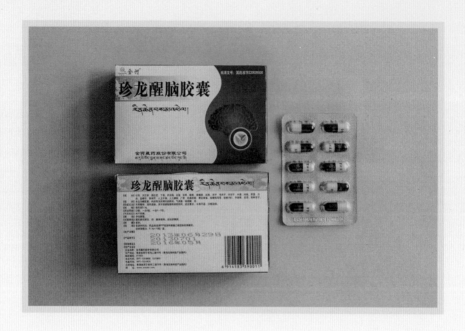

【药品名称】珍龙醒脑胶囊，Zhenlong Xingnao Jiaonang

【批准文号】国药准字Z20026000

【执行标准】WS-10708（ZD-0708）-2002-2011Z

【剂型】胶囊剂

【规格】每粒装0.3克

【用法用量】口服。一次2粒，一日1～2次。

【分类】处方药

【类别】头部病方剂

【性状】本品为胶囊剂，内容物为灰褐色的粉末；气清香，味微酸、甘。

【成分】珍珠、天竺黄、西红花、丁香、肉豆蔻、豆蔻、草果、檀香、紫檀香、沉香、诃子、毛诃子、余甘子、木香、肉桂、荜茇、方海、金礞石、香旱芹、人工牛黄、人工麝香、广枣、烈香杜鹃、塞北紫堇、短穗兔耳草、铁粉（制）、冬葵果、甘草、黑种草子。

【功能主治】开窍醒神，清热通络。用于痰瘀阻络所致的中风，症见语言蹇涩、半身不遂、口眼歪斜。

【注意禁忌】孕妇禁服。

【贮藏】密封。

【生产企业】金诃藏药股份有限公司

消瘀康胶囊

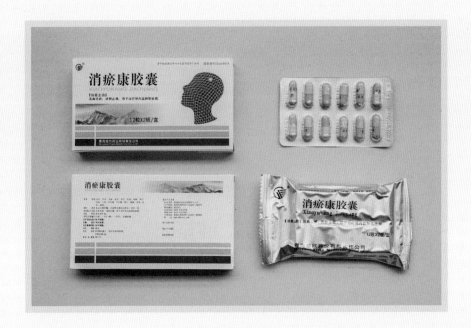

【药品名称】消瘀康胶囊，Xiaoyukang Jiaonang

【批准文号】国药准字Z20026074

【执行标准】《中国药典》、2015年版《中华人民共和国药典》（一部）

【剂型】胶囊剂

【规格】每粒装0.4克

【用法用量】口服。一次3～4粒，一日3次；或遵医嘱。

【分类】处方药

【类别】头部病方剂

【性状】本品为硬胶囊，内容物为褐色的粉末；味甘、苦。

【成分】当归、苏木、木香、赤芍、泽兰、乳香、地黄、泽泻、没药、川芎、川木通、川牛膝、桃仁、续断、甘草、红花、香附。

【功能主治】活血化瘀，消肿止痛。用于治疗颅内血肿吸收期。

【注意禁忌】孕妇忌服。

【贮藏】密封。

【生产企业】青海益欣药业有限责任公司

舒心安神口服液

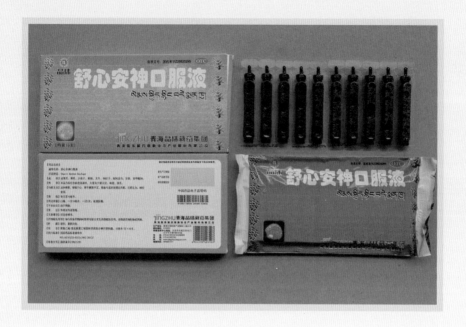

【药品名称】舒心安神口服液，Shuxin Anshen Koufuye

【批准文号】国药准字Z20025295

【执行标准】WS-10243（ZD-0243）-2002-2012Z

【剂型】合剂

【规格】每支装10毫升

【用法用量】口服。一次10毫升，一日3次；或遵医嘱。

【分类】非处方药（OTC）

【类别】头部病方剂

【性状】本品为棕红色的澄清液体，久置有少量沉淀；味甜，微苦。

【成分】迷果芹、黄芪、沙苑子、黄精、天冬、枸杞子、制何首乌、甘草、苯甲酸钠。

【功能主治】滋补脾肾，健脑宁心。用于脾肾不足、精血亏虚所致健忘失眠、困乏无力、神经衰弱。

【注意禁忌】外感发热者禁服；忌烟、酒，忌食辛辣、油腻食物；服药期间要保持情绪乐观，切忌生气恼怒；有严重的高血压、心脏病、糖尿病、肝病、肾病等慢性病者，应在医师指导下服用；服药7天后症状无缓解者，应去医院就诊；儿童、孕妇、年老体弱者应在医师指导下服用；对本品过敏者禁用，过敏体质者慎用；药品性状发生改变时禁止使用；儿童必须在成人监护下使用；请将此药品放在儿童不能接触到的地方；正在使用其他药品，使用本品前请咨询医师或药师 。

【贮藏】密封，置阴凉处。

【生产企业】青海晶珠藏药高新技术产业股份有限公司

十二、五官病方剂

六味明目丸

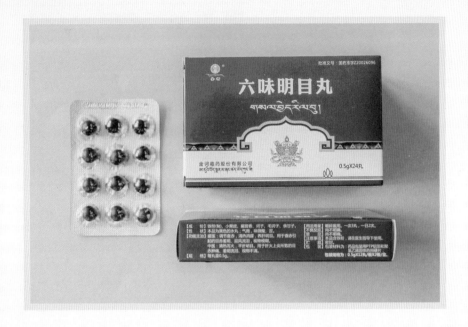

【药品名称】六味明目丸，Liuwei Mingmu Wan

【批准文号】国药准字Z20026096

【执行标准】WS-10787（ZD-0787）-2002-2012Z

【剂型】丸剂

【规格】每丸重0.5克

【用法用量】嚼碎服用。一次3丸，一日2次。

【分类】处方药

【类别】五官病方剂（眼病）

【性状】本品为黑色的水丸；气微，味微酸、涩。

【成分】铁粉（制）、小檗皮、藏茴香、诃子、毛诃子、余甘子。

【功能主治】

藏医：调节查赤，清热消朦，养肝明目。用于查赤引起的目赤羞明、迎风流泪，视物模糊。

中医：清热泻火，平肝明目。用于肝火上炎所致的目赤肿痛、羞明流泪、视物不清。

【注意禁忌】本品含铁粉，请在医生指导下使用。

【贮藏】密封。

【生产企业】金诃藏药股份有限公司

十五味萝蒂明目丸（昌都光宇利民）

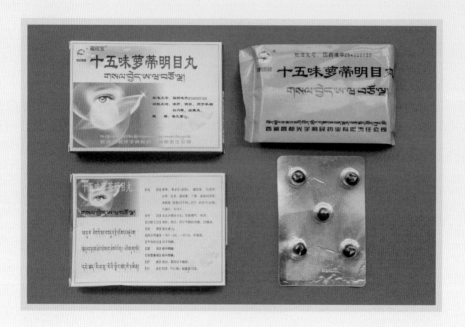

【药品名称】十五味萝蒂明目丸，Shiwuwei Luodi Mingmu Wan

【批准文号】国药准字Z54020133

【执行标准】WS₃-BC-0198-95

【剂型】丸剂

【规格】每丸重1克

【用法用量】一次2～3丸，一日1次，早晨服。

【分类】处方药

【类别】五官病方剂

【性状】本品为黑色水丸；有铁锈气，味苦。

【成分】萝蒂、寒水石（奶制）、藏茴香、石灰华、甘草、红花、渣驯膏、丁香、金钱白花蛇、绿绒蒿、铁屑（诃子制）、诃子、余甘子（去核）、代赭石、毛诃子。

【功能主治】清肝，明目。用于早期白内障、结膜炎。

【注意禁忌】尚不明确。

【贮藏】密闭，置阴凉干燥处。

【生产企业】西藏昌都光宇利民药业有限责任公司

十五味萝蒂明目丸（柴达木）

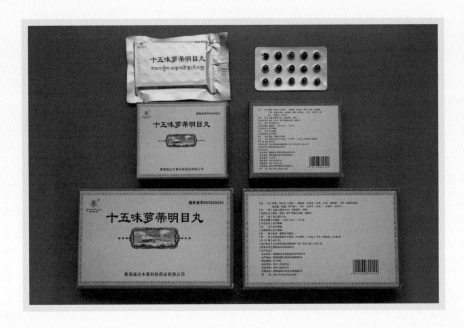

【药品名称】十五味萝蒂明目丸，Shiwuwei Luodi Mingmu Wan

【批准文号】国药准字Z63020255

【执行标准】WS₃-BC-0198-95

【剂型】丸剂

【规格】每丸重0.25克

【用法用量】一次8～12丸，一日1次，早晨服。

【分类】处方药

【类别】五官病方剂

【性状】本品为黑色水丸；有铁锈气，味苦。

【成分】萝蒂、寒水石（奶制）、藏茴香、石灰华、甘草、红花、渣驯膏、丁香、金钱白花蛇、绿绒蒿、铁屑（诃子制）、诃子、余甘子（去核）、代赭石、毛诃子。

【功能主治】清肝，明目。用于早期白内障、结膜炎。

【注意禁忌】尚不明确。

【贮藏】密闭，置阴凉干燥处。

【生产企业】青海柴达木高科技药业有限公司

十五味萝蒂明目丸（柴达木）

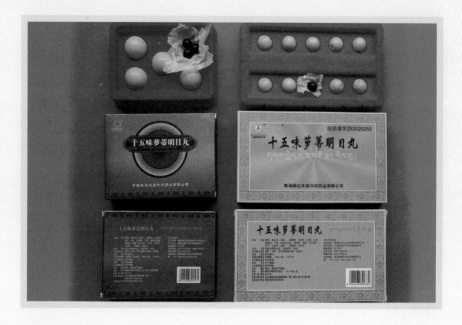

【药品名称】十五味萝蒂明目丸，Shiwuwei Luodi Mingmu Wan

【批准文号】国药准字Z63020255

【执行标准】$WS_3-BC-0198-95$

【剂型】丸剂

【规格】每丸重1克

【用法用量】早晨用温开水冲服。一次2～3丸，一日1次。

【分类】处方药

【类别】五官病方剂

【性状】本品为黑色水丸；有铁锈气，味苦。

【成分】萝蒂、寒水石（奶制）、藏茴香、石灰华、甘草、红花、渣驯膏、丁香、金钱白花蛇、绿绒蒿、铁屑（诃子制）、诃子、余甘子（去核）、代赭石、毛诃子。

【功能主治】清肝，明目。用于早期白内障、结膜炎。

【注意禁忌】尚不明确。

【贮藏】密闭，置阴凉干燥处。

【生产企业】青海柴达木高科技药业有限公司

固本明目颗粒

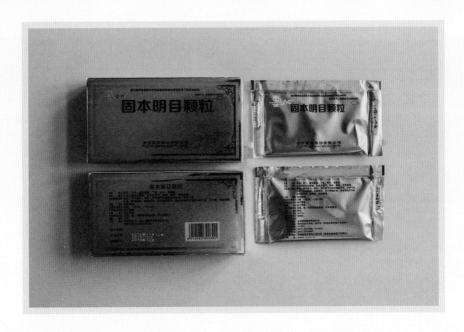

【药品名称】固本明目颗粒，Guben Mingmu Keli

【批准文号】国药准字Z20025680

【执行标准】WS-10485（ZD-0485）-2002-2012Z

【剂型】颗粒剂

【规格】每袋装5克

【用法用量】口服。一次5克，一日2～3次。

【分类】非处方药（OTC）

【类别】五官病方剂

【性状】本品为黄色的颗粒；具冰片香气，味甜、微苦，具清凉感。

【成分】红花、诃子、塞北紫堇、丁香、冰片等。

【功能主治】

藏医：调节溃气，明目。用于溃气引起的视物不明、目赤干涩。

中医：平肝健脾，化瘀明目。用于脾虚肝旺、瘀血阻络所引起的目赤干涩，白内障、视物模糊。

【注意禁忌】忌烟、酒，忌食辛辣、刺激性食物；糖尿病患者及有严重的高血压、心脏病、肝病、肾病等慢性病者，应在医师指导下服用；孕妇、哺乳期妇女及脾虚便溏者应在医师指导下服用；本品适用于早期圆翳内障（老年性白内障）；如为高血压或眼底病变引起者，则病情较重，应及时去医院就诊；如视力下降、视物变形、目赤加重，应及时去医院就诊；服药2周后症状无缓解者，应去医院就诊；对本品过敏者禁用，过敏体质者慎用；本品性状发生改变时禁止使用；请将本品放在儿童不能接触到的地方；如正在使用其他药品，使用本品前请咨询医师或药师。

【贮藏】密封。

【生产企业】金诃藏药股份有限公司

益肝活血明目丸

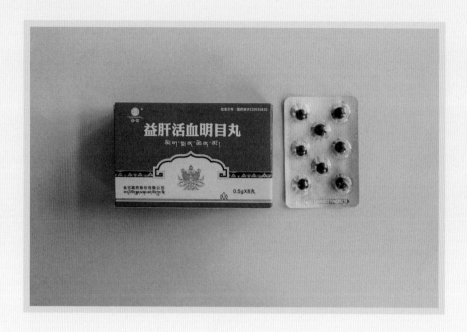

【药品名称】益肝活血明目丸，Yigan Huoxue Mingmu Wan

【批准文号】国药准字Z20026820

【执行标准】WS-11183（ZD-1183）-2002-2012Z

【剂型】丸剂

【规格】每丸重0.5克

【用法用量】口服。一次2丸，一日2次。

【分类】处方药

【类别】五官病方剂（眼病）

【成分】北寒水石、天竺黄、红花、丁香、诃子、毛诃子、余甘子、甘草、金钱白花蛇、木贼、葛缕子、绿绒蒿、岩精膏、铁粉（制）、文石。

【功能主治】养肝益气，活血明目。用于肝阴不足引起的视物不清，视疲劳，青少年视力下降。

【注意禁忌】尚不明确。

【贮藏】密封。

【生产企业】金诃藏药股份有限公司

十三、心血管病方剂

八味沉香丸（甘露）

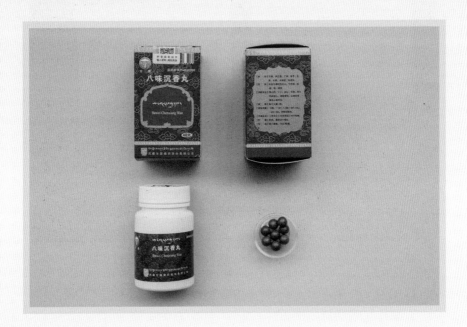

【药品名称】八味沉香丸，Bawei Chenxiang Wan

【批准文号】国药准字Z54020068

【执行标准】WS₃-BC-0235-95

【剂型】丸剂

【规格】每10丸重3克

【用法用量】口服，研碎后服用。一次1～1.5克（一次3～5丸），一日2～3次。

【分类】处方药

【类别】心血管病方剂

【性状】本品为黄棕色水丸；气芳香，味咸、涩、微苦。

【成分】沉香、肉豆蔻、广枣、诃子、乳香、木香、木棉花、石灰华。

【功能主治】清心热，宁心，安神，开窍。用于热病攻心引起的神昏谵语，心前区疼痛及心脏外伤。

【注意禁忌】尚不明确。

【贮藏】密闭，置阴凉干燥处。

【生产企业】西藏甘露藏药股份有限公司

八味沉香丸（金诃）

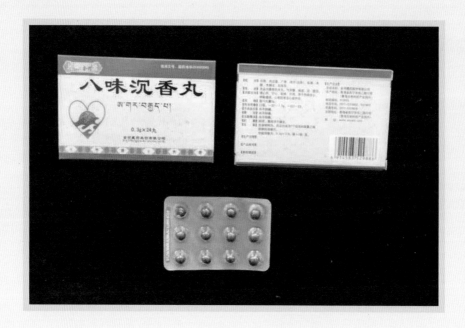

【药品名称】八味沉香丸，Bawei Chenxiang Wan

【批准文号】国药准字Z63020049

【执行标准】WS$_3$-BC-0235-95

【剂型】丸剂

【规格】每丸重0.3g

【用法用量】口服。一次1～1.5克，一日2～3次。

【分类】处方药

【类别】心血管病方剂

【性状】本品为黄棕色水丸；气芳香，味咸、涩、微苦。

【成分】沉香、肉豆蔻、广枣、诃子（去核）、乳香、川木香、木棉花、石灰华。

【功能主治】清心热，宁心，安神，开窍。用于热病攻心引起的神昏谵语，心前区疼痛及心脏外伤。

【注意禁忌】忌食油腻、生、冷、酸、腐、辛辣、刺激性食物。

【贮藏】密闭，置阴凉干燥处。

【生产企业】金诃藏药股份有限公司

八味沉香散

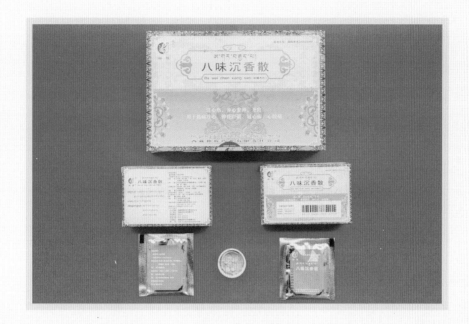

【药品名称】八味沉香散，Bawei chenxiang san

【批准文号】国药准字Z20023300

【执行标准】WS-604（Z-149）-2002

【剂型】散剂

【规格】每袋装2克

【用法用量】一次2克（一次1袋），一日2～3次。

【分类】处方药

【类别】心血管病方剂

【性状】本品为黄棕色至黄褐色粉末；气芳香，味咸、涩、微苦。

【成分】沉香、肉豆蔻、广枣、诃子、乳香、木香、木棉花、石灰华。

【功能主治】清心热，养心安神，开窍。用于热病攻心引起的神昏谵语，冠心病，心绞痛。

【注意禁忌】尚不明确。

【贮藏】密闭，防潮。

【生产企业】西藏神猴药业有限责任公司

常松八味沉香胶囊

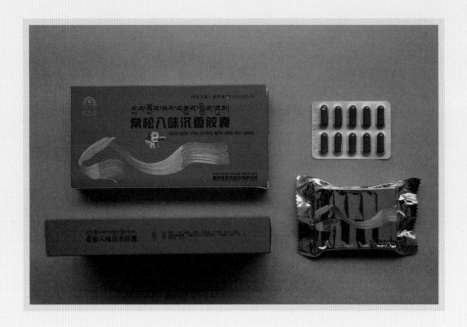

【药品名称】常松八味沉香胶囊，Changsong Bawei Chenxiang Jiaonang

【批准文号】国药准字Z20110041

【执行标准】YBZ00782011

【剂型】胶囊剂

【规格】每粒装0.325克

【用法用量】口服。一次4粒，一日2～3次。

【分类】处方药

【类别】心血管病方剂

【性状】本品为硬胶囊，内容物为棕红色的粉末；气微香，味苦、辣、涩。

【成分】沉香、广枣、檀香、降香、肉豆蔻、天竺黄、红花、丛菔。

【功能主治】清心安神，行气降压。用于气血不调，胸闷气促，胸背疼痛；高血压，心血管疾病。

【注意禁忌】尚不明确。

【贮藏】密闭，置阴凉干燥处。

【生产企业】西藏金哈达药业有限公司

九味沉香胶囊

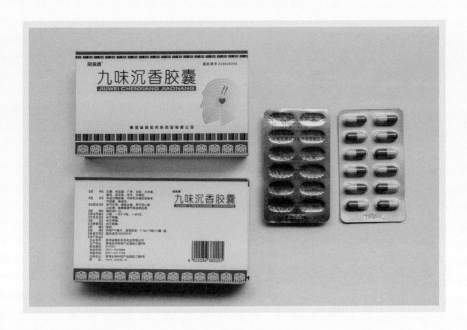

【药品名称】九味沉香胶囊，Jiuwei Chenxiang Jiaonang

【批准文号】国药准字Z20026240

【执行标准】WS-10854（ZD-0854）-2002-2012Z

【剂型】胶囊剂

【规格】每粒装0.3克

【用法用量】口服。一次3～4粒，一日3次。

【分类】处方药

【类别】心血管病方剂

【性状】本品为硬胶囊，内容物为褐色的粉末；气微香，味微苦。

【成分】沉香、肉豆蔻、广枣、当归、川木香、黄芪、西洋参、诃子、木棉花。

【功能主治】益气行滞，通络止痛。用于冠心病、心绞痛、脑梗死属气滞血瘀证者。

【注意禁忌】尚不明确。

【贮藏】密封。

【生产企业】青海省格拉丹东药业有限公司

十一味维命胶囊

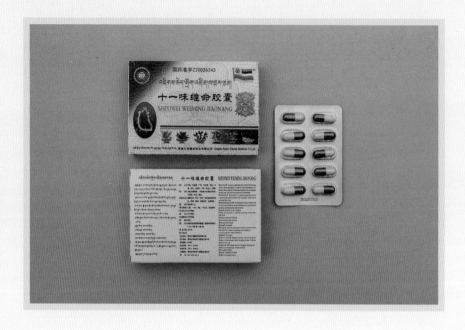

【药品名称】十一味维命胶囊，Shiyiwei Weiming Jiaonang

【批准文号】国药准字Z20026343

【执行标准】《国家中成药标准汇编：中成药地方标准上升国家药品标准部分》（内科心系分册）

【剂型】胶囊剂

【规格】每粒装0.3克

【用法用量】口服。一次2～3粒，一日2次，饭后服用。

【分类】处方药

【类别】心血管病方剂

【性状】本品为胶囊剂，内容物为淡黄色的粉末；气特异，味辛、微涩。

【成分】沉香、肉豆蔻、广枣、天竺黄、乳香、木香、诃子、木棉花、丁香、牦牛心、阿魏。

【功能主治】镇静安神。用于索隆病引起的神志紊乱、惊悸、哑结、失眠多梦、头晕目眩。

【注意禁忌】尚不明确。

【贮藏】密封。

【生产企业】青海久美藏药药业有限公司

十一味维命散

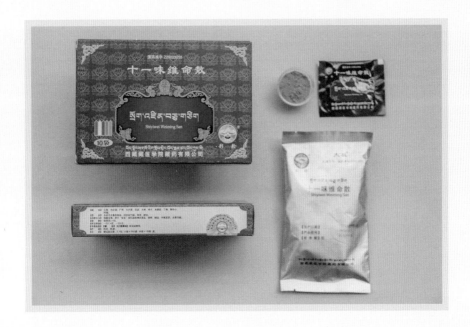

【药品名称】十一味维命散，Shiyiwei Weiming San

【批准文号】国药准字Z20023255

【执行标准】WS-583（Z-128）-2002

【剂型】散剂

【规格】每袋装2.4克

【用法用量】一次2.4克，一日2次。

【分类】处方药

【类别】心血管病方剂

【性状】本品为淡黄色粉末；具特异气味，味辛、微涩。

【成分】沉香、肉豆蔻、广枣、天竺黄、乳香、木香、诃子、木棉花、丁香、野牛心、阿魏。

【功能主治】镇静安神。用于索隆病引起的神志紊乱、惊悸、哑结、失眠多梦、头晕目眩。

【注意禁忌】尚不明确。

【贮藏】密闭，防潮。

【生产企业】西藏藏医学院藏药有限公司

珊瑚七十味丸

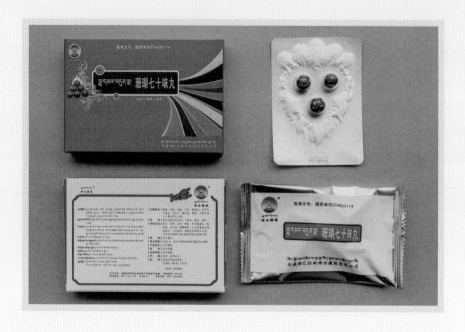

【药品名称】珊瑚七十味丸，Shanhu Qishiwei Wan

【批准文号】国药准字Z54020114

【执行标准】ZZ-8432

【剂型】丸剂

【规格】每丸重1克

【用法用量】将药丸碾碎成细粉用温开水冲服。每次1丸。

【分类】处方药

【类别】心血管病方剂

【性状】本品为棕红色水丸；气微香、味苦、微甘。

【成分】珊瑚、珍珠、玛瑙、当归、藏党参、红景天、雪莲花、余甘子、藏红花、黄精、牛黄、人工麝香等七十味。

【功能主治】镇心，安神，定惊，调血。用于脑血栓、脑出血、冠心病、肢体瘫痪、心动过速或过缓、高血压、脊髓灰质炎、癫痫及各种神经炎等。尤其对大脑神经和心脏性疾病有特殊功效。

【注意禁忌】尚不明确。

【贮藏】密闭，置阴凉处。

【生产企业】西藏雄巴拉曲神水藏药有限公司

巴桑母酥油丸（藏医学院）

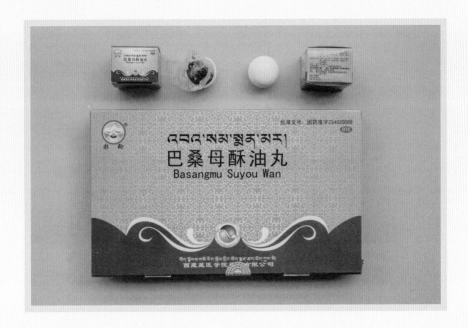

【药品名称】巴桑母酥油丸，Basangmu Suyou Wan

【批准文号】国药准字Z54020088

【执行标准】WS₃-BC-0294-95

【剂型】丸剂

【规格】每丸重9克

【用法用量】口服。一次1丸，冬春季每晚服用1丸。

【分类】非处方药（OTC）

【类别】心血管病方剂

【性状】本品为浅棕红色酥油丸；气微香、味甘、酸、咸、涩。

【成分】诃子、毛诃子、余甘子、黄精、天冬、西藏棱子芹、蒺藜、喜马拉雅紫茉莉。

【功能主治】益肾，养心安神，强筋骨。用于心悸失眠，脾胃不和，老年虚弱，经络不利，肢体僵直。

【注意禁忌】孕妇忌服；高血压、胆病患者禁用；忌食油腻食物；感冒患者不宜服用；凡阴虚阳亢、血分有热、胃火炽盛、肺有痰热、外感热病者慎服；本品宜饭前服用；按照用法用量服用，小儿应在医师指导下服用；服药2周后或服药期间症状无明显改善，或症状加重，或出现新的症状者，应立即停药并去医院就诊；对本品过敏者禁用，过敏体质者慎用；本品性状发生改变时禁止使用；儿童必须在成人监护下使用；请将本品放在儿童不能接触到的地方；如正在使用其他药品，使用本品前请咨询医师或药师。

【贮藏】密闭，置阴凉干燥处。

【生产企业】西藏藏医学院藏药有限公司

巴桑母酥油丸（甘露）

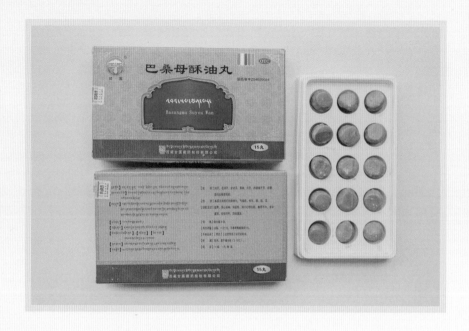

【药品名称】巴桑母酥油丸，Basangmu Suyou Wan

【批准文号】国药准字Z54020024

【执行标准】WS₃-BC-0294-95

【剂型】丸剂

【规格】每丸重9克

【用法用量】口服。一次1丸，冬春季每晚服用1丸。

【分类】非处方药（OTC）

【类别】心血管病方剂

【性状】本品为浅棕红色酥油丸；气微香，味甘、酸、咸、涩。

【成分】诃子、毛诃子、余甘子、黄精、天冬、西藏棱子芹、蒺藜、喜马拉雅紫茉莉。

【功能主治】益肾，养心安神，强筋骨。用于心悸失眠，脾胃不和，老年虚弱，经络不利，肢体僵直。

【注意禁忌】孕妇忌服；高血压、胆病患者禁用；忌食油腻食物；感冒患者不宜服用；凡阴虚阳亢、血分有热、胃火炽盛、肺有痰热、外感热病者慎服；本品宜饭前服用；按照用法用量服用，小儿应在医师指导下服用；服药2周后或服药期间症状无明显改善，或症状加重，或出现新的症状者，应立即停药并去医院就诊；对本品过敏者禁用，过敏体质者慎用；本品性状发生改变时禁止使用；儿童必须在成人监护下使用；请将本品放在儿童不能接触到的地方；如正在使用其他药品，使用本品前请咨询医师或药师。

【贮藏】密封，置阴凉干燥处（2～10℃）。

【生产企业】西藏甘露藏药股份有限公司

巴桑母酥油丸（格拉丹东）

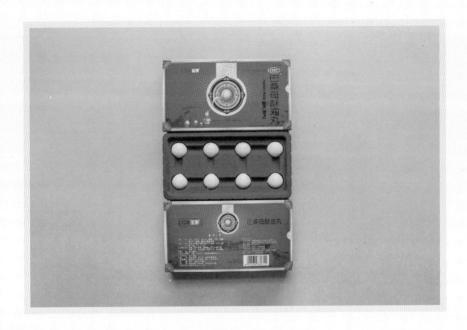

【药品名称】巴桑母酥油丸，Basangmu Suyou Wan

【批准文号】国药准字Z63020185

【执行标准】WS₃-BC-0294-95

【剂型】丸剂

【规格】每丸重9克

【用法用量】口服。一次1丸，冬春季每晚服用1丸。

【分类】处方药

【类别】心血管病方剂

【性状】本品为浅棕红色酥油丸；气微香，味甘、酸、咸、涩。

【成分】诃子、毛诃子、余甘子、黄精、天冬、西藏棱子芹、蒺藜、喜马拉雅紫茉莉。

【功能主治】益肾，养心安神，强筋骨。用于心悸失眠，脾胃不和，老年虚弱，经络不利，肢体僵直。

【注意禁忌】孕妇忌服；高血压、胆病患者禁用。

【贮藏】密闭，置阴凉干燥处。

【生产企业】青海省格拉丹东药业有限公司

巴桑母酥油丸（帝玛尔）

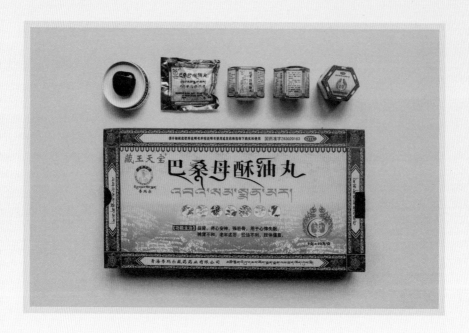

【药品名称】巴桑母酥油丸，Basangmu Suyou Wan

【批准文号】国药准字Z63020163

【执行标准】WS₃-BC-0294-95

【剂型】丸剂

【规格】每丸重9克

【用法用量】用少量的开水送服。每日1丸。

【分类】非处方药（OTC）

【类别】心血管病方剂

【性状】本品为浅棕红色酥油丸；气微香，味甘、酸、咸、涩。

【成分】诃子、毛诃子、余甘子、黄精、天冬、西藏棱子芹、蒺藜、喜马拉雅紫茉莉。

【功能主治】益肾，养心安神，强筋骨。用于心悸失眠，脾胃不和，老年虚弱，经络不利，肢体僵直。

【注意禁忌】孕妇禁服；高血压、胆病患者禁用；忌食油腻食物；感冒患者不宜服用；凡阴虚阳亢、血分有热、胃火炽盛、肺有痰热、外感热病者慎服；本品不宜饭前服用；按照用法用量服用，小儿应在医师指导下服用；服药2周后或服药期间症状无明显改善，或症状加重，或出现新的症状者，应立即停药去医院就诊；对本品过敏者禁用，过敏体质者慎用；药品性状发生改变时禁止使用；儿童必须在成人监护下使用；请将此药品放在儿童不能接触到的地方；如正在使用其他药品，使用本品前请咨询医师或药师。

【贮藏】密闭，置阴凉干燥处。

【生产企业】青海帝玛尔藏药药业有限公司

甘露酥油丸

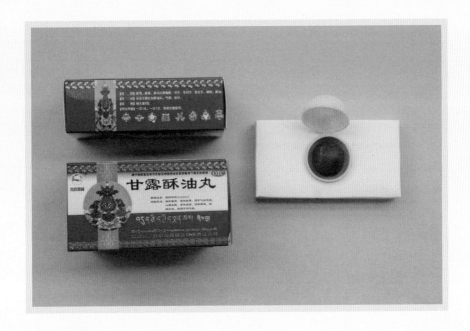

【药品名称】甘露酥油丸，Ganlu Suyou Wan

【批准文号】国药准字Z54020127

【执行标准】WS$_3$-BC-0296-95

【剂型】丸剂

【规格】每丸重9克

【用法用量】口服。一次1丸，一日1次，清晨空腹服用。

【分类】非处方药（OTC）

【类别】心血管病方剂

【性状】本品为黄红色酥油丸；气香，味甘。

【成分】家鸡、麻雀、喜马拉雅鼹蜥、诃子、毛诃子、余甘子，辅料为酥油。

【功能主治】滋补强身，延年益寿。用于气血亏虚，心悸失眠，老年虚弱，肢体僵直，经络不利，虚损不足之症。

【注意禁忌】服药期间禁止房事，禁食生冷、变质食物；凡脾胃虚弱引起的呕吐泄泻、腹胀便溏、咳嗽痰多者慎用；感冒患者不宜服用；按照用法用量服用，小儿、高血压、糖尿病患者应在医师指导下服用；服药2周后或服药期间症状无改善，或症状加重，或出现新的严重症状者，应立即停药并去医院就诊；对本品过敏者禁用，过敏体质者慎用；本品性状发生改变时禁止使用；儿童必须在成人监护下使用；请将本品放在儿童不能接触到的地方；如正在使用其他药品，使用本品前请咨询医师或药师。

【贮藏】密闭，置阴凉干燥处。

【生产企业】西藏昌都光宇利民药业有限责任公司

宁心宝胶囊

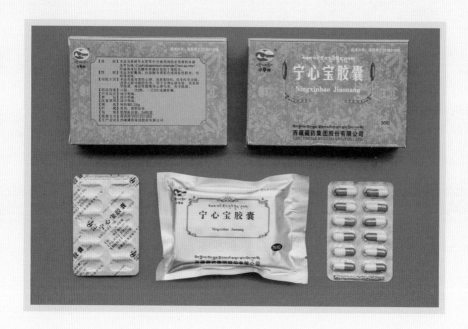

【药品名称】宁心宝胶囊，Ningxinbao Jiaonang

【批准文号】国药准字Z51021005

【执行标准】WS$_3$-B-2120-96

【剂型】胶囊剂

【规格】每粒装0.25g

【用法用量】口服。一次2粒，一日3次；或遵医嘱。

【分类】处方药

【类别】心血管病方剂

【性状】本品为胶囊剂，内容物为黄棕色或深棕色粉末；有特殊臭味。

【成分】本品为新鲜冬虫夏草中分离得到的麦角菌科真菌虫草头孢，经液体深层发酵所得菌丝体的干燥粉末。

【功能主治】提高窦性心律，改善窦房结、房室传导功能，改善心脏功能。用于多种心律失常，房室传导阻滞。

【注意禁忌】尚不明确。

【贮藏】密闭，置阴凉处。

【生产企业】西藏藏药集团股份有限公司

芎香通脉滴丸

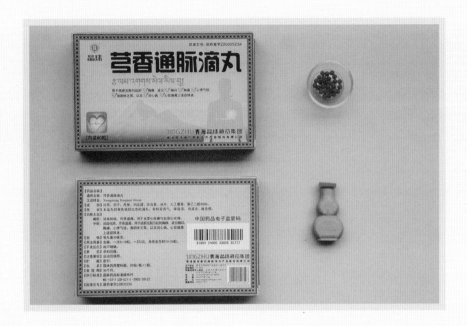

【药品名称】芎香通脉滴丸，Xiongxiang Tongmai Diwan

【批准文号】国药准字Z20025234

【执行标准】WS-10211（ZD-0211）-2002-2012Z

【剂型】滴丸剂

【规格】每丸重30毫克

【用法用量】含服。一次5～10粒，一日2次；急性发作时10～20粒。

【分类】处方药

【类别】心血管病方剂

【性状】本品为棕黄色或棕红色的滴丸；有特异香气，味微苦，有清凉、麻舌感。

【成分】川芎、诃子、丹参、肉豆蔻、苏合香、冰片、人工麝香、聚乙二醇6000。

【功能主治】

藏医：活血祛痰，芳香温通。用于龙型心绞痛与血型心绞痛。

中医：活血化痰，芳香温通。用于痰瘀互阻引起的胸痹，症见胸闷、胸痛、心悸气短、身困体乏等，以及冠心病、心绞痛见上述证候者。

【贮藏】密封。

【生产企业】青海晶珠藏药高新技术产业股份有限公司

如意珍宝片

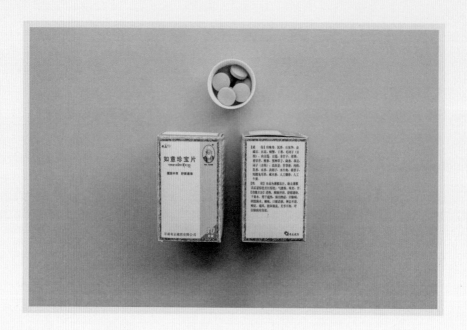

【药品名称】如意珍宝片，Ruyi Zhenbao Pian

【批准文号】国药准字Z20100061

【执行标准】YBZ01012010

【剂型】片剂

【规格】每片重0.5克

【用法用量】口服。一次4～5片，一日2次。

【分类】处方药

【类别】心血管病方剂

【性状】本品为薄膜衣片，除去薄膜衣后显棕色至红棕色；气微香，味苦、甘。

【成分】珍珠母、沉香、石灰华、金礞石、红花、螃蟹、丁香、毛诃子（去核）、肉豆蔻、豆蔻、余甘子、草果、香旱芹、檀香、黑种草子、降香、荜茇、诃子、高良姜、甘草膏、肉桂、乳香、木香、决明子、水牛角、黄葵子、短穗兔耳草、藏木香、人工麝香、牛黄。

【功能主治】清热，醒脑开窍，舒筋通络，干黄水。用于瘟热、陈旧热症、白脉病，四肢麻木，瘫痪，口眼歪斜，痹症，肢体强直，关节不利。对白脉病有良效。

【注意禁忌】忌食酸、冷食物，忌酒；运动员慎用；孕妇慎用。

【贮藏】密闭，置阴凉干燥处。

【生产企业】甘肃奇正藏药有限公司

如意珍宝胶囊

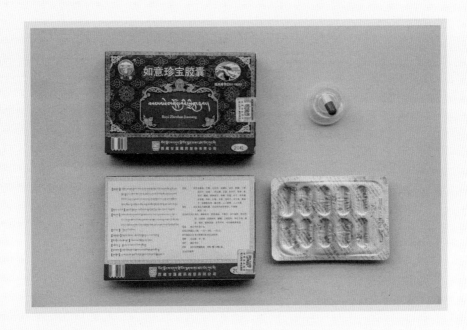

【药品名称】如意珍宝胶囊，Ruyi Zhenbao Jiaonang

【批准文号】国药准字Z20110031

【执行标准】YBZ00652011

【剂型】胶囊剂

【规格】每粒装0.4克

【用法用量】口服。一次5～6粒，一日2次。

【分类】处方药

【类别】心血管病方剂

【性状】本品为硬胶囊，内容为棕色粉末；气微香，味苦、甘。

【成分】珍珠母、沉香、石灰华、金礞石、红花、螃蟹、丁香、毛诃子（去核）、肉豆蔻、豆蔻、余甘子、草果、香旱芹、檀香、黑种草子、降香、荜茇、诃子、高良姜、甘草膏、肉桂、乳香、木香、决明子、水牛角、黄葵子、短穗兔耳草、藏木香、人工麝香、人工牛黄。

【功能主治】清热，醒脑开窍，舒筋通络，干黄水。用于瘟热、陈旧热症、白脉病，四肢麻木，瘫痪，口眼歪斜，神志不清，痹症，痛风，肢体强直，关节不利。对白脉病有良效。

【注意禁忌】酸、冷、酒；运动员慎用；孕妇慎用。

【贮藏】密封，置阴凉干燥处。

【生产企业】西藏甘露藏药股份有限公司

红景天口服液

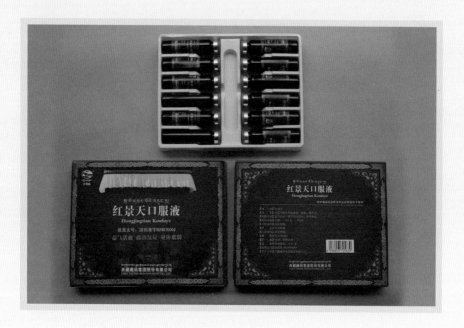

【药品名称】红景天口服液，Hongjingtian Koufuye

【批准文号】国药准字B20070002

【执行标准】WS-6004（B-0004）-2014Z

【剂型】合剂

【规格】每支装10毫升

【用法用量】口服。一次1支，一日2次。

【分类】处方药

【类别】心血管病方剂

【性状】本品为棕红色的液体；味甜、微苦涩。

【成分】红景天。

【功能主治】益气活血。用于高原反应，身体虚弱。

【注意禁忌】尚不明确。

【贮藏】密封，置阴凉处。

【生产企业】西藏藏药集团股份有限公司

利舒康胶囊

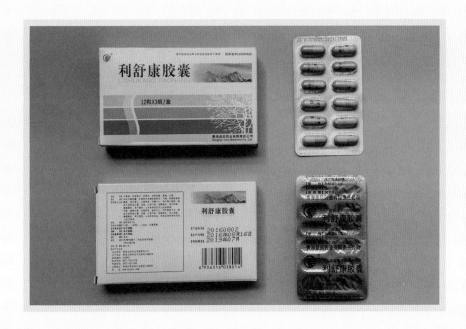

【药品名称】利舒康胶囊，Lishukang Jiaonang

【批准文号】国药准字Z20025932

【执行标准】WS-10677-（ZD-0677）-2002-2012Z

【剂型】胶囊剂

【规格】每粒装0.5克

【用法用量】口服。一次2粒，一日3次；或遵医嘱。

【分类】处方药

【类别】心血管病方剂

【性状】本品为硬胶囊，内容物为棕褐色的粉末；气微，味微苦后甜。

【成分】佛手参、甘青青兰、红景天、烈香杜鹃、黄柏、甘草。

【功能主治】

藏医：温升胃火，生精养血，养隆宁心。用于胃火衰败、隆血亏虚所致头晕、目眩、心悸气短、动辄喘乏、食少纳差、腰膝酸软、易于疲劳，以及高原反应见上述证候者。

中医：健脾补肾，生精养血，益肺宁心。用于脾肾不足、精血亏虚所致头晕、目眩、心悸气短、动辄喘乏、食少纳差、腰膝酸软、易于疲劳，以及高原反应、高原红细胞增多症见上述证候者。

【注意禁忌】尚不明确。

【贮藏】密封。

【生产企业】青海益欣药业有限责任公司

降脂化浊胶囊

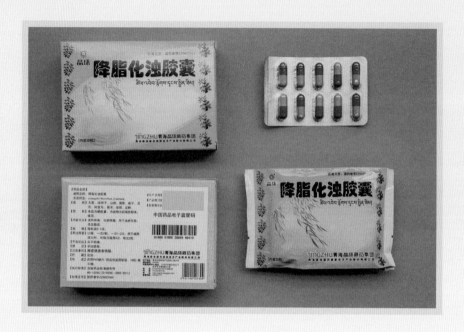

【药品名称】降脂化浊胶囊，Jiangzhi Huazhuo Jiaonang

【批准文号】国药准字Z20025364

【执行标准】WS-10296（ZD-0296）-2002-2011Z

【剂型】胶囊剂

【规格】每粒装0.5克

【用法用量】口服。一次2粒，一日1～2次；用于减肥清火时，可每日服用3次，每次2粒。

【分类】处方药

【类别】心血管病方剂

【性状】本品为硬胶囊，内容物为棕褐色粉末；味苦。

【成分】大黄、决明子、山楂、茵陈、栀子、泽泻、何首乌、莪术、柴胡、淀粉。

【功能主治】清热排毒，化瘀降脂。用于浊瘀互阻之高脂血症。

【注意禁忌】孕妇禁服；脾虚便溏者慎服。

【贮藏】密封。

【生产企业】青海晶珠藏药高新技术产业股份有限公司

索罗玛宝颗粒

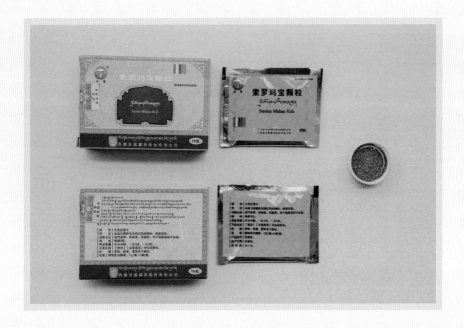

【药品名称】索罗玛宝颗粒，Suoluo Mabao Keli

【批准文号】国药准字Z20020028

【执行标准】WS$_3$-687（Z-098）-2009Z

【剂型】颗粒剂

【规格】每袋装3克

【用法用量】开水冲服。一次3克，一日3次。

【分类】处方药

【类别】心血管病方剂（抗缺氧）

【性状】本品为黄棕色至棕红色的颗粒；味微苦涩。

【成分】大花红景天。

【功能主治】益气安神，抗缺氧，抗疲劳。用于高原适应不全症。

【注意禁忌】目前尚无本品用于孕妇、儿童的临床实验资料。

【贮藏】密封，防潮，置阴凉干燥处。

【生产企业】西藏甘露藏药股份有限公司

脂必妥胶囊

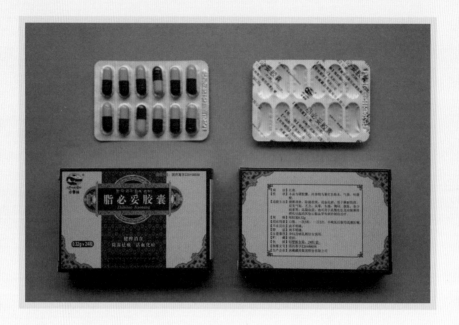

【药品名称】脂必妥胶囊，Zhibituo Jiaonang

【批准文号】国药准字Z20100038

【执行标准】YBZ00572010

【剂型】胶囊剂

【规格】每粒装0.32克

【用法用量】口服。一次3粒，一日2次，早、晚饭后服用或遵医嘱。

【分类】处方药

【类别】心血管病方剂

【性状】本品为硬胶囊，内容物为紫红色粉末；气微，味微酸。

【成分】红曲。

【功能主治】健脾消食，除湿祛痰，活血化瘀。用于脾瘀阻滞证，症见气短、乏力、头晕、头痛、胸闷、腹胀、食少纳呆等；高脂血症；也可用于高脂血症及动脉粥样硬化引起的其他心脑血管疾病的辅助治疗。

【注意禁忌】孕妇及哺乳期妇女慎用。

【贮藏】密封。

【生产企业】西藏藏药集团股份有限公司

益心康泰胶囊

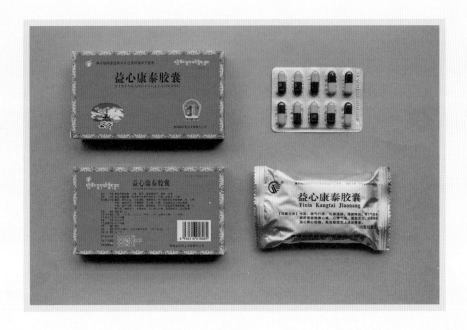

【药品名称】益心康泰胶囊，Yixin Kangtai Jiaonang

【批准文号】国药准字Z20025113

【执行标准】WS-10104（ZD-0104）-2002-2012Z

【剂型】胶囊剂

【规格】每粒装0.5克

【用法用量】口服。一次2粒，一日3次，1～2月为1个疗程，必要时可服2～3个疗程。

【分类】处方药

【类别】心血管病方剂

【性状】本品为硬胶囊，内容物为棕褐色的粉末；气微，味微苦后甜。

【成分】唐古特铁线莲、大黄、黄芪、多腺悬钩子、锁阳、甘草。

【功能主治】

藏医：养阴补血，化瘀通脉，清腑降浊。用于查隆紊乱所致胸痹心痛、心悸气短、倦怠乏力、大便秘结、冠心病、心绞痛；高脂血症见上述证候者。

中医：益气行滞，化瘀通脉，通腑降浊。用于气虚血瘀所滞致胸痹心痛、心悸气短、倦怠乏力、大便秘结；冠心病、心绞痛、高脂血症见上述证候者。

【注意禁忌】孕妇忌用。

【贮藏】密封。

【生产企业】青海益欣药业有限责任公司

诺迪康胶囊

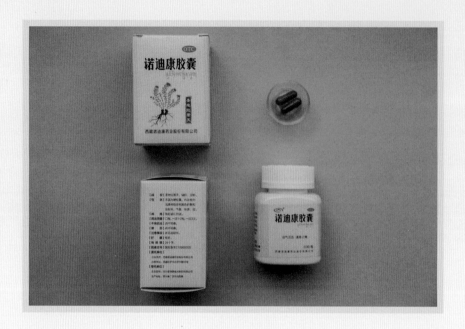

【药品名称】诺迪康胶囊，Nuodikang Jiaonang

【批准文号】国药准字Z10980020

【执行标准】2015年版《中华人民共和国药典》（一部）

【剂型】胶囊剂

【规格】每粒装0.28克

【用法用量】口服。一次1～2粒，一日3次。

【分类】非处方药（OTC）

【类别】心血管病方剂

【性状】本品为硬胶囊，内容物为浅黄棕色至棕黑色的颗粒及粉末；气香，味苦、涩。

【成分】圣地红景天，辅料为淀粉。

【功能主治】益气活血，通脉止痛。用于气虚血瘀所致胸闷、心悸气短、神疲乏力、少气懒言、头晕目眩。

【注意禁忌】忌食辛辣、生冷、油腻食物；孕妇慎用，感冒发热患者不宜服用；本品宜饭前服用；有严重的高血压、心脏病、肝病、糖尿病、肾病等慢性病者，应在医师指导下服用；儿童应在医师指导下服用；服药2周后症状无缓解者，应去医院就诊；对本品过敏者禁用，过敏体质者慎用；本品性状发生改变时禁止使用；儿童必须在成人监护下使用；请将本品放在儿童不能接触到的地方；如正在使用其他药品，使用本品前请咨询医师或药师。

【贮藏】密封。

【生产企业】西藏诺迪康药业股份有限公司

通心舒胶囊

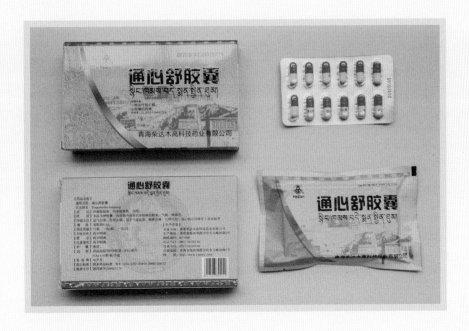

【药品名称】通心舒胶囊，Tongxinshu Jiaonang

【批准文号】国药准字Z20025779

【执行标准】WS-10567（ZD-0567）-2002-2012Z

【剂型】胶囊剂

【规格】每粒装0.3克

【用法用量】口服。一次2粒，一日3次。

【分类】处方药

【类别】心血管病方剂

【性状】本品为硬胶囊，内容物为棕黄色至棕褐色粉末；气微，味微苦。

【成分】沙棘提取物、丹参提取物、川芎。

【功能主治】益气行滞，化瘀止痛。用于气虚血滞引起的胸痹心痛、心悸气短；冠心病、心绞痛见上述证候者。

【注意禁忌】尚不明确。

【贮藏】密封。

【生产企业】青海柴达木高科技药业有限公司

排毒清脂胶囊

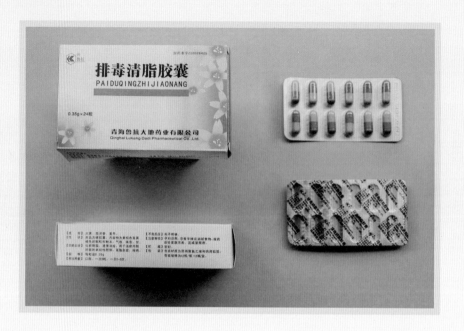

【药品名称】排毒清脂胶囊，Paidu Qingzhi Jiaonang

【批准文号】国药准字Z20026425

【执行标准】WS-10974（ZD-1974）-2002-2011Z

【剂型】胶囊剂

【规格】每粒装0.35克

【用法用量】口服。一次2粒，一日2～3次。

【分类】处方药

【类别】心血管病方剂

【性状】本品为硬胶囊，内容物为黄棕色至黄褐色的颗粒和粉末；气微，味苦、甘。

【成分】大黄、西洋参、麦冬。

【功能主治】化瘀降脂，通便消痤。用于浊瘀内阻所致的单纯性肥胖、高脂血症、痤疮。

【注意禁忌】孕妇禁用；忌食辛辣及油腻食物；服药后轻度腹泻者，宜减量服用。

【贮藏】密封。

【生产企业】青海鲁抗大地药业有限公司

藏降脂胶囊

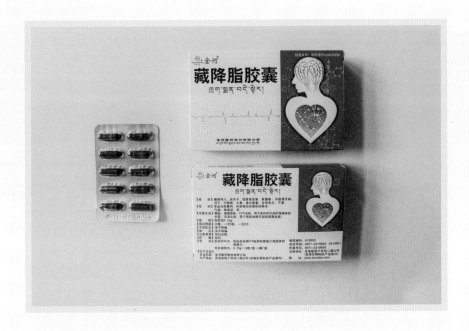

【药品名称】藏降脂胶囊，Zangjiangzhi Jiaonang

【批准文号】国药准字Z20026250

【执行标准】WS-10864（ZD-0864）-2002-2012Z

【剂型】胶囊剂

【规格】每粒装0.25克

【用法用量】口服。一次5粒，一日2次。

【分类】处方药

【类别】心血管病方剂

【性状】本品为胶囊剂，内容物为棕褐色的粉末；气微，味微涩、苦。

【成分】藏锦鸡儿、余甘子、短管兔耳草、紫檀香、印度獐牙菜、诃子、沙棘膏、大黄、塞北紫堇、甘青青兰、干姜。

【功能主治】

藏医：通道血脉，行气凉血。用于血热所引起的高脂血症。

中医：活血化痰。用于痰瘀血阻引起的高脂血症。

【注意禁忌】孕妇忌服。

【贮藏】密封。

【生产企业】金诃藏药股份有限公司

十四、肺病方剂

二十五味竺黄散（甘露）

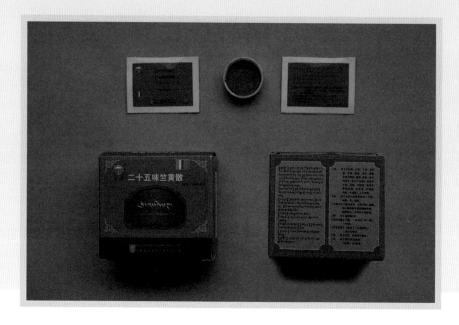

【药品名称】二十五味竺黄散，Ershiwuwei Zhuhuang San

【批准文号】国药准字Z20023210

【执行标准】WS-578（Z-123）-2002

【剂型】散剂

【规格】每袋装2克

【用法用量】口服。一次2克（一次1袋），一日3次。

【分类】处方药

【类别】肺病方剂

【性状】本品为红棕色粉末；气香，味酸、苦、微甜。

【成分】天竺黄、红花、丁香、肉豆蔻、豆蔻、草果、甘草、葡萄、木香马兜铃、檀香、降香、诃子、毛诃子、余甘子（去核）、香旱芹、木香、丛菔、力嘎都、兔耳草、卵瓣蚤缀、肉果草、沙棘膏、角蒿、牛尾蒿、人工牛黄。

【功能主治】解热消炎，止咳平喘，排脓。用于肺热病引起的胸胁热痛、痰带脓血，亦可用于重感冒。

【注意禁忌】本品含木香马兜铃药材，该药材含马兜铃酸，马兜铃酸可引起肾脏损害等不良反应；本品为处方药，必须凭医师处方购买，在医师指导下使用，并定期检查肾功能，如发现肾功能异常应立即停药；儿童及老年人慎用；孕妇、婴幼儿及肾功能不全者禁用。

【贮藏】密闭，置阴凉干燥处。

【生产企业】西藏甘露藏药股份有限公司

二十五味竺黄散（神猴）

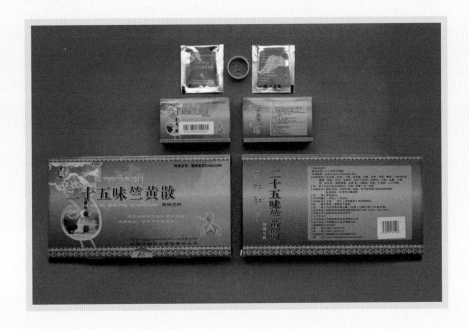

【药品名称】二十五味竺黄散，Ershiwuwei Zhuhuang San

【批准文号】国药准字Z20023259

【执行标准】WS-578(Z-123)-2002

【剂型】散剂

【规格】每袋装2克

【用法用量】一次2克，一日3次。

【分类】处方药

【类别】肺病方剂

【性状】本品为红棕色粉末；气香，味酸、苦、微甜。

【成分】天竺黄、红花、丁香、肉豆蔻、豆蔻、草果、甘草、葡萄、木香马兜铃、檀香、降香、诃子、毛诃子、余甘子（去核）、香旱芹、木香、丛菔、力嘎都、兔耳草、卵瓣蚤缀、肉果草、沙棘膏、角蒿、牛毛蒿、人工牛黄。

【功能主治】解热消炎，止咳平喘，排脓。用于肺热病引起的胸胁热痛、痰带脓血，亦可用于重感冒。

【注意禁忌】本品含木香马兜铃药材，该药材含马兜铃酸，马兜铃酸可引起肾脏损害等不良反应；本品为处方药，必须凭执业医师处方购买，在医师指导下使用，并定期检查肾功能，如发现肾功能异常应立即停药；儿童及老年人慎用；孕妇、婴幼儿及肾功能不全者禁用。

【贮藏】密闭，置阴凉干燥处。

【生产企业】西藏神猴药业有限责任公司

二十五味竺黄散（金诃）

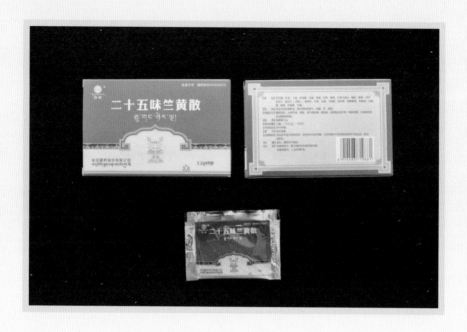

【药品名称】二十五味竺黄散，Ershiwuwei Zhuhuang San

【批准文号】国药准字Z63020076

【执行标准】WS$_3$-BC-0151-95

【剂型】散剂

【规格】每袋装1.2克

【用法用量】口服。一次1.2克，一日3次。

【分类】处方药

【类别】肺病方剂

【性状】本品为红棕色粉末；具木香特异香气，味酸、苦、微甜。

【成分】天竺黄、红花、丁香、肉豆蔻、豆蔻、草果、甘草、葡萄、木香马兜铃、檀香、降香、诃子、毛诃子、余甘子（去核）、香旱芹、木香、丛菔、力嘎都、兔耳草、卵瓣蚤缀、肉果草、沙棘膏、角蒿、牛尾蒿、人工牛黄。

【功能主治】解热消炎，止咳平喘，排脓。用于肺疼痛，肺脓肿，重感冒迁延不愈、胸胁热痛、久咳咯血等。

【注意禁忌】本品含木香马兜铃药材，该药材含马兜铃酸，马兜铃酸可引起肾脏损害等不良反应；本品为处方药，必须凭医师处方购买，在医师指导下使用，并定期检查肾功能，如发现肾功能异常应立即停药；儿童及老年人慎用；孕妇、婴幼儿及肾功能不全者禁用。

【贮藏】密闭，置阴凉干燥处。

【生产企业】金诃藏药股份有限公司

二十五味肺病丸（神猴）

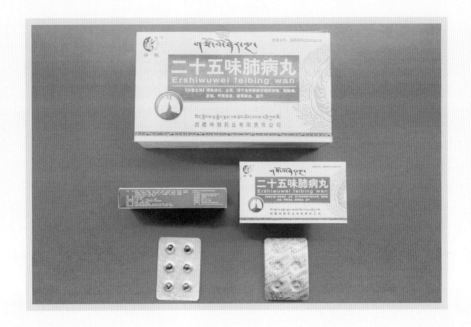

【药品名称】二十五味肺病丸，Ershiwuwei Feibing Wan

【批准文号】国药准字Z20023278

【执行标准】WS-623（Z-168）-2002

【剂型】丸剂

【规格】每10丸重5克

【用法用量】一次2～3丸，一日2次，早、晚服。

【分类】处方药

【类别】肺病方剂

【性状】本品为褐色水丸；气香、味苦。

【成分】檀香、悬钩子木、石灰华、山柰、红花、葡萄、獐牙菜、甘草、兔耳草、沙棘膏、巴夏嘎、香旱芹、榜嘎、白花龙胆、诃子、肉果草、毛诃子、无茎芥、余甘子、甘肃蚤缀、藏木香、铁棒锤（根、叶）、宽筋藤、人工牛黄、力嘎都。

【功能主治】清热消炎，止咳。用于各种肺病引起的咳嗽、胸胁痛、发热、呼吸急促、痰带脓血、盗汗。

【注意禁忌】孕妇禁用；部分患者如出现心慌、心悸、四肢麻木、口唇发麻、恶心等症状，应减量或停用。

【贮藏】密闭，置阴凉干燥处。

【生产企业】西藏神猴药业有限责任公司

二十五味肺病丸（甘露）

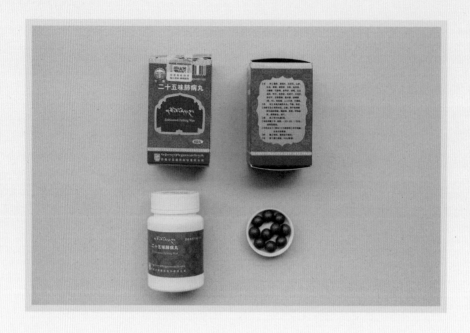

【药品名称】二十五味肺病丸，Ershiwuwei Feibing Wan

【批准文号】国药准字Z54020028

【执行标准】WS$_3$-BC-0156-95

【剂型】丸剂

【规格】每10丸重5克

【用法用量】研碎后服用。一次2～3丸，一日2次，早、晚服用。

【分类】处方药

【类别】肺病方剂

【性状】本品为褐色水丸；气香，味苦。

【成分】檀香、悬钩子木、石灰华、山柰、红花、葡萄、獐芽菜、甘草、兔耳草、沙棘膏、巴夏嘎、香旱芹、榜嘎、白花龙胆、诃子、肉果草、毛诃子、无茎芥、余甘子、甘肃蚤缀、藏木香、铁棒锤（根、叶）、宽筋藤、人工牛黄、力嘎都。

【功能主治】清热消炎，止咳。用于各种肺病引起的咳嗽、胸胁痛、发热、呼吸急促、痰带脓血、盗汗。

【注意禁忌】尚不明确。

【贮藏】密闭，置阴凉干燥处。

【生产企业】西藏甘露藏药股份有限公司

二十五味肺病丸（甘南佛阁）

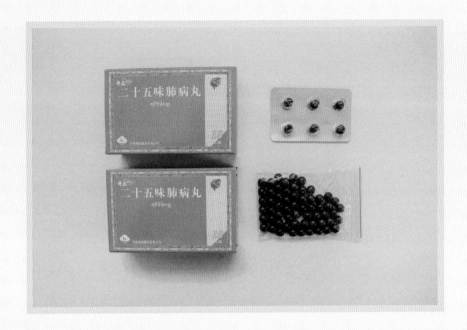

【药品名称】二十五味肺病丸，Ershiwuwei Feibing Wan

【批准文号】国药准字Z62020621

【执行标准】WS₃-BC-0156-95

【剂型】水丸

【规格】每丸重0.5克

【用法用量】一次2～3丸，一日2次，早、晚服用。

【分类】处方药

【类别】肺病方剂

【性状】本品为褐色水丸；气香，味苦。

【成分】檀香、悬钩子木、石灰华、山奈、红花、葡萄、獐牙菜、甘草、兔耳草、沙棘膏、巴夏嘎、香旱芹、榜嘎、白花龙胆、诃子、肉果草、毛诃子、无茎芥、余甘子、甘肃蚤缀、藏木香、铁棒锤（根、叶）、宽筋藤、人工牛黄、力嘎都。

【功能主治】清热消炎，止咳。用于各种肺病引起的咳嗽、胸胁痛、发热、呼吸急促、痰带脓血、盗汗。

【注意禁忌】尚不明确。

【贮藏】密闭，置阴凉干燥处（不超过20℃）。

【生产企业】甘南佛阁藏药有限公司

二十五味肺病胶囊

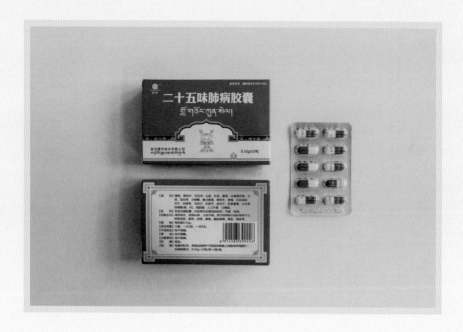

【药品名称】二十五味肺病胶囊，Ershiwuwei Feibing Jiaonang

【批准文号】国药准字Z20027421

【执行标准】WS-11380（ZD-1380）-2002-2012Z

【剂型】胶囊剂

【规格】每粒装0.33克

【用法用量】口服。一次3粒，一日3次。

【分类】处方药

【类别】肺病方剂

【性状】本品为硬胶囊，内容物为灰褐色的粉末；气微，味苦。

【成分】檀香、悬钩子木、石灰华、山奈、红花、葡萄、印度獐牙菜、甘草、兔耳草、沙棘膏、塞北紫堇、香旱芹、榜嘎、白花龙胆、诃子、肉果草、毛诃子、无茎芥、余甘子、甘肃蚤缀、土木香、铁棒锤（根、叶）、宽筋藤、人工牛黄、力嘎都。

【功能主治】清热消炎，宣肺化痰，止咳平喘。用于肺邪病引起的咳痰不止、呼吸急促、肺热、发热、鼻塞、胸胁疼痛、咯血、倦怠等。

【注意禁忌】尚不明确。

【贮藏】密封。

【生产企业】金诃藏药股份有限公司

回生甘露丸（甘露）

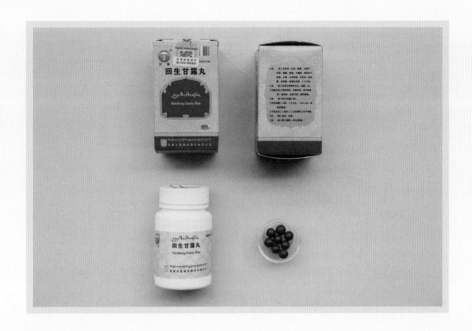

【药品名称】回生甘露丸，Huisheng Ganlu Wan

【批准文号】国药准字Z20023196

【执行标准】WS-602（Z-147）-2002

【剂型】丸剂

【规格】每10丸重2.5克

【用法用量】口服，研碎后服用。一次8丸，一日2～3次。

【分类】非处方药（OTC）

【类别】肺病方剂

【性状】本品为棕褐色水丸；味酸、甘。

【成分】石灰华、红花、檀香、石榴子、甘草、葡萄、蚤缀、力嘎都、香旱芹子、肉桂、木香、沙棘果膏、肉果草、绿绒蒿、兔耳草、短穗兔耳草、人工牛黄。

【功能主治】滋阴养肺，制菌排脓。用于肺脓肿、肺结核、体虚气喘、新旧肺病。

【注意禁忌】尚不明确。

【贮藏】密闭，防潮。

【生产企业】西藏甘露藏药股份有限公司

回生甘露丸（柴达木）

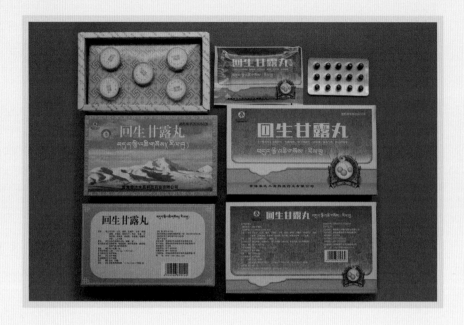

【药品名称】回生甘露丸，Huisheng Ganlu Wan

【批准文号】国药准字Z63020228

【执行标准】WS$_3$-BC-0310-95

【剂型】丸剂

【规格】每10丸重2.5克

【用法用量】口服。一次1～2克，一日1～2次。

【分类】处方药

【类别】肺病方剂

【性状】本品为棕褐色水丸；味酸、甘。

【成分】石灰华、红花、檀香、石榴子、甘草、葡萄、蚤缀、力嘎都、香旱芹子、肉桂、木香、沙棘果膏、肉草果、绿绒蒿、兔耳草、短穗兔耳草、人工牛黄。

【功能主治】滋阴养肺，制菌排脓。用于肺脓肿、肺结核、体虚气喘、新旧肺病等。

【注意禁忌】尚不明确。

【贮藏】密闭，防潮。

【生产企业】青海柴达木高科技药业有限公司

回生甘露丸（帝玛尔）

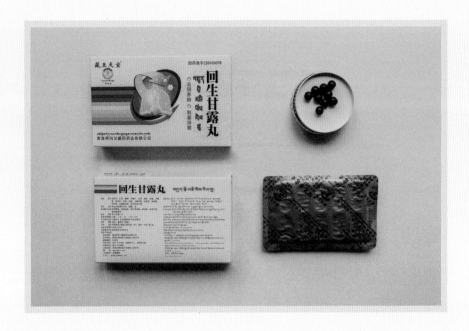

【药品名称】回生甘露丸，Huisheng Ganlu Wan

【批准文号】国药准字Z20103078

【执行标准】YBZ01122010

【剂型】丸剂

【规格】每10丸重2.5克

【用法用量】口服。一次1～2克，一日1～2次。

【分类】处方药

【类别】肺病方剂

【性状】本品为棕褐水丸；味酸、甘。

【成分】石灰华、红花、檀香、石榴子、甘草、葡萄、蚤缀、力嘎都、香旱芹子、肉桂、木香、沙棘果膏、肉草果、绿绒蒿、兔耳草、短穗兔耳草、人工牛黄。

【功能主治】滋阴养肺，制菌排脓。用于肺脓肿、肺结核、体虚气喘、新旧肺病等。

【注意禁忌】尚不明确

【贮藏】密闭，置阴凉干燥处。

【生产企业】青海帝玛尔藏药药业有限公司

参蛤平喘胶囊

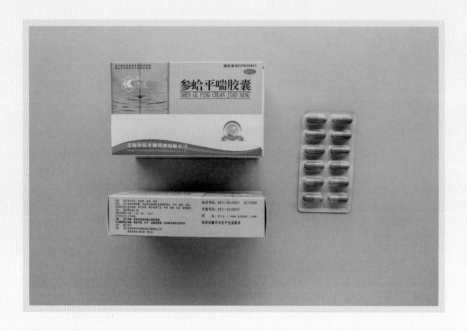

【药品名称】参蛤平喘胶囊，Shenha Pingchuan Jiaonang

【批准文号】国药准字Z20025863

【执行标准】WS-10625（ZD-0625）-2002-2012Z

【剂型】胶囊剂

【规格】每粒装0.3克

【用法用量】口服。一次2～4粒，一日3次。

【分类】非处方药（OTC）

【类别】肺病方剂

【性状】本品为硬胶囊，内容物为黄褐色至褐色的粉末；气辛，味甜、微苦。

【成分】异叶青兰、西洋参、蛤蚧、陈皮。

【功能主治】滋补肺肾，纳气平喘。用于肺肾不足所致的气喘、咳嗽、痰多、腰膝酸软。

【注意禁忌】忌烟、酒，忌食辛辣、生冷、油腻食物；本品宜饭前服用；有支气管扩张、肺脓肿、肺心病、肺结核患者，出现咳嗽时应去医院就诊；高血压、心脏病、肝病、糖尿病、肾病等慢性病患者应在医师指导下服用；儿童、孕妇应在医师指导下服用；服药2周后症状无缓解者，应去医院就诊；对本品过敏者禁用，过敏体质者慎用；本品性状发生改变时禁止使用；儿童必须在成人的监护下使用；请将本品放在儿童不能接触到的地方；如正在使用其他药品，使用本品前请咨询医师或药师。

【贮藏】密封。

【生产企业】青海鲁抗大地药业有限公司

黄花杜鹃油胶丸

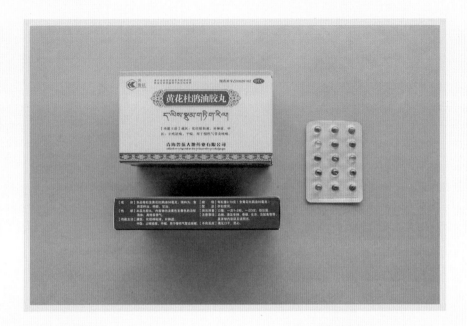

【药品名称】黄花杜鹃油胶丸，Huanghua Dujuanyou Jiaowan

【批准文号】国药准字Z20026102

【执行标准】WS-10792（ZD-0792）-2002-2009-2012Z

【剂型】丸剂

【规格】每粒重0.19克（含黄花杜鹃油50毫克）

【用法用量】口服。一次1~2粒，一日3次，饭后服。

【分类】非处方药（OTC）

【类别】肺病方剂

【性状】本品为胶丸，内容物为淡黄色至黄色的油状液体；具特异香气。

【成分】本品每丸含烈香杜鹃挥发油50毫克，辅料为食用菜籽油、明胶、甘油。

【功能主治】

藏医：化培根黏液，补肺虚。用于慢性气管炎咳嗽。

中医：止咳祛痰，平喘。用于慢性气管炎咳嗽。

【注意禁忌】忌烟、酒，忌食辛辣、香燥、生冷、油腻食物；不宜在服药期间同时服用滋补性中药；本品不宜嚼服；有支气管扩张、肺心病、肺结核患者，出现咳嗽时应去医院就诊；儿童、年老体弱者应在医师指导下服用；服药3天后症状无缓解者，应去医院就诊；孕妇禁用；如在使用其他药品，使用本品前请咨询医师或药师。

【贮藏】密封。

【生产企业】青海鲁抗大地药业有限公司

清肺止咳丸（藏医学院）

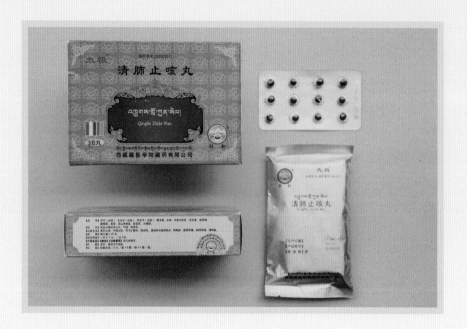

【药品名称】清肺止咳丸，Qingfei Zhike Wan

【批准文号】国药准字Z20023217

【执行标准】WS-592（Z-137）-2002

【剂型】丸剂

【规格】每丸重0.25克

【用法用量】一次4～5丸，一日3次。

【分类】处方药

【类别】肺病方剂

【性状】本品为紫红色水丸；气微，味微苦。

【成分】诃子（去核）、毛诃子（去核）、余甘子（去核）、藏木香、木香、木香马兜铃、天竺黄、紫草茸、藏茜草、紫草、高山辣根菜、翼首草、力嘎都。

【功能主治】清热止咳，利肺化痰。用于扩散热、陈旧热、波动热引起的肺炎、肺脓肿，感冒咳嗽、胸部疼痛、咯脓血。

【注意禁忌】本品含药材木香马兜铃，该药材中含马兜铃酸，马兜铃酸可引起肾脏损害等不良反应；儿童及老年人慎用；孕妇、婴幼儿及肾功能不全者禁用；本品为处方药，必须凭医师处方购买，在医师指导下使用，并定期检查肾功能，如发现肾功能异常应立即停药。

【贮藏】密闭，置阴凉干燥处。

【生产企业】西藏藏医学院藏药有限公司

清肺止咳丸（青海久美）

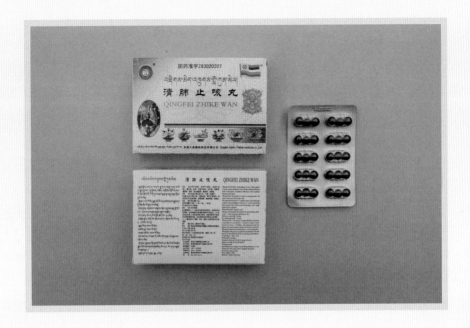

【药品名称】清肺止咳丸，Qingfei Zhike Wan

【批准文号】国药准字Z63020207

【执行标准】部颁标准藏药第一册

【剂型】丸剂

【规格】每丸重0.25克

【用法用量】口服。一次4～5丸，一日3次。

【分类】处方药

【类别】肺病方剂

【性状】本品为紫红色水丸；气微、味微苦。

【成分】诃子（去核）、毛诃子（去核）、余甘子（去核）、藏木香、木香、木香马兜铃、天竺黄、紫草茸、藏茜草、紫草、高山辣根菜、翼首草、力嘎都。

【功能主治】清热止咳，利肺化痰。用于扩散热，陈旧热、波动热引起的肺病、感冒咳嗽、胸部疼痛、咯脓血。

【注意禁忌】忌食辛辣、油腻食物；支气管扩张、肺脓肿、肺心病、肺结核患者应在医师指导下服用；服用1周后症状无改善者，应停止服用，去医院就诊；服药期间，若患者出现高热，体温超过38℃，或出现喘促气急者，或咳嗽加重、痰量明显增多者，应到医院就诊；儿童、孕妇、体质虚弱及脾胃虚寒者慎用；对本品过敏者禁用，过敏体质者慎用；药品性状发生改变时禁止服用；儿童必须在成人监护下使用；请将此药品放在儿童不能接触到的地方；如正在服用其他药品，使用本品前请咨询医师或药师。

【贮藏】密闭，置阴凉干燥处。

【生产企业】青海久美藏药药业有限公司

景天清肺胶囊

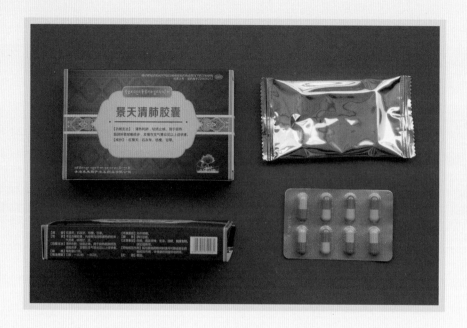

【药品名称】景天清肺胶囊，Jingtian Qingfei Jiaonang

【批准文号】国药准字Z20026252

【执行标准】WS-10866(ZD-0866)-2002-2012Z

【剂型】胶囊剂

【规格】每粒装0.5克

【用法用量】口服。一次2粒，一日2次。

【分类】非处方药（OTC）

【类别】肺病方剂

【性状】本品为硬胶囊，内容物为浅棕黄色的粉末；气芳香，味微甘、涩。

【成分】红景天、石灰华、桔梗、甘草。

【功能主治】清热利肺，祛痰止咳。用于痰热阻肺所致咳嗽痰多，以及慢性支气管炎见以上症状者。

【注意禁忌】孕妇禁用；忌烟、酒，忌食辛辣、生冷、油腻、酸腐食物；不宜在服药期间同时服用滋补性中药；有支气管扩张、肺脓肿、肺心病、肺结核患者，出现咳嗽时应去医院就诊；儿童、年老体弱者应在医师指导下服用；服药3天后症状无缓解者，应去医院就诊；对本品过敏者禁用，过敏体质者慎用；本品性状发生改变时禁止使用；儿童必须在成人监护下使用；请将本品放在儿童不能接触到的地方；如正在使用其他药品，使用本品前请咨询医师或药师。

【贮藏】密封。

【生产企业】青海未来格萨尔王药业有限公司

十五、肝（脾）病方剂

五味金色丸

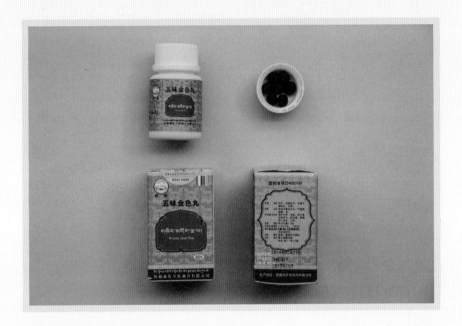

【药品名称】五味金色丸，Wuwei Jinse Wan

【批准文号】国药准字Z54020101

【执行标准】WS$_3$-BC-0271-95

【剂型】丸剂

【规格】每10丸重2.5克

【用法用量】一次2～3丸，一日2次。

【分类】处方药

【类别】肝（脾）病方剂

【性状】本品为黑色水丸；气微香，味酸、苦。

【成分】诃子、波棱瓜子、石榴子、黑冰片、木香。

【功能主治】清热利胆，消食。用于黄疸型肝炎，胆区痛，胃痛，恶心呕吐，口苦。

【注意禁忌】尚不明确。

【贮藏】密闭，置阴凉干燥处。

【生产企业】西藏藏医学院藏药有限公司

七味红花殊胜丸（甘露）

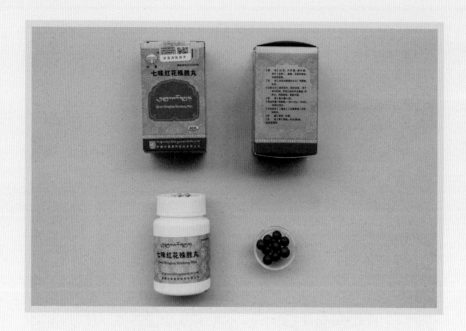

【药品名称】七味红花殊胜丸，Qiwei Honghua Shusheng Wan

【批准文号】国药准字Z54020069

【执行标准】WS$_3$-BC-0218-95

【剂型】丸剂

【规格】每丸重0.3克

【用法用量】研碎后服用。一次4～6丸，一日2次，早、晚服用。

【分类】处方药

【类别】肝（脾）病方剂

【性状】本品为黄褐色水丸；气微香，味苦。

【成分】红花、天竺黄、獐牙菜、诃子、麻黄、木香马兜铃、五脉绿绒蒿。

【功能主治】清热消炎，保肝退黄。用于新旧肝病、劳伤引起的肝血增盛、肝肿大、巩膜黄染、食欲不振。

【注意禁忌】本品含木香马兜铃药材，该药材含马兜铃酸，马兜铃酸可引起肾病损害等不良反应；本品为处方药，必须凭医师处方购买，在医师指导下使用，并定期检查肾功能，如发现肾功能异常应立即停药；儿童及老年人慎用；孕妇、婴幼儿及肾功能不全者禁用。

【贮藏】密闭，防潮。

【生产企业】西藏甘露藏药股份有限公司

七味红花殊胜丸（藏医学院）

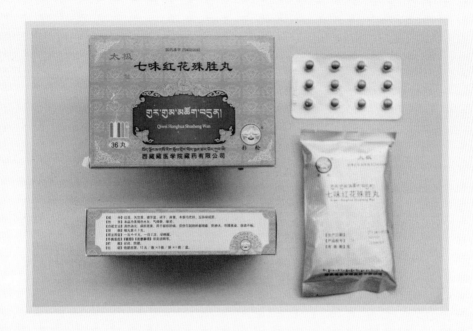

【药品名称】七味红花殊胜丸，Qiwei Honghua Shusheng Wan

【批准文号】国药准字Z54020092

【执行标准】WS$_3$-BC-0218-95

【剂型】丸剂

【规格】每丸重0.3克

【用法用量】一次4～6丸，一日2次，早、晚服用。

【分类】处方药

【类别】肝（脾）病方剂

【性状】本品为黄褐色水丸；气微香，味苦。

【成分】红花、天竺黄、獐牙菜、诃子、麻黄、木香马兜铃、五脉绿绒蒿。

【功能主治】清热消炎，保肝退黄。用于新旧肝病、劳伤引起的肝血增盛、肝肿大、巩膜黄染、食欲不振。

【注意禁忌】本品含药材木香马兜铃，该药材中含马兜铃酸，马兜铃酸可引起肾脏损害等不良反应；儿童及老年人慎用；孕妇、婴幼儿及肾功能不全者禁用；本品为处方药，必须凭医师处方购买，在医师指导下使用，并定期检查肾功能，如发现肾功能异常应立即停药；运动员慎用。

【贮藏】密闭，防潮。

【生产企业】西藏藏医学院藏药有限公司

七味红花殊胜散

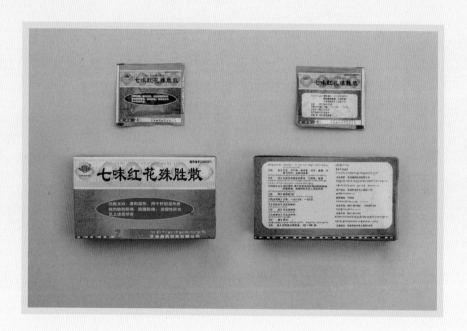

【药品名称】七味红花殊胜散，Qiwei Honghuashusheng San

【批准文号】国药准字Z20026573

【执行标准】WS-11068（ZD-1068）-2002

【剂型】散剂

【规格】每袋装3克

【用法用量】口服。一次2～3克，一日2次。

【分类】非处方药（OTC）

【类别】肝（脾）病方剂

【性状】本品为灰黄色的粉末；气微香，味苦。

【成分】红花、天竺黄、獐牙菜、诃子、麻黄、木香马兜铃、五脉绿绒蒿。

【功能主治】清利湿热，保肝退黄。用于新旧肝病、劳伤引起的肝血增盛、肝肿大、巩膜黄染、食欲不振。

【注意禁忌】肾脏病患者、孕妇、新生儿禁用；本品含有马兜铃科植物木香马兜铃，不宜长期使用；应在医生指导下服用，定期复查肾功能。

【贮藏】密封。

【生产企业】甘南藏药制药有限公司

七味铁屑丸（藏医学院）

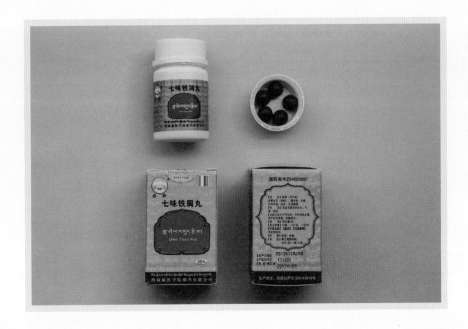

【药品名称】七味铁屑丸，Qiwei Tiexie Wan

【批准文号】国药准字Z54020097

【执行标准】2010年版《中华人民共和国药典》（一部）

【剂型】丸剂

【规格】每丸重1克

【用法用量】口服。一次1克，一日2次。

【分类】处方药

【类别】肝（脾）病方剂

【性状】本品为黑色的水丸；气香，味苦。

【成分】铁屑（诃子制）、北寒水石（奶制）、藏木香、木香、甘青青兰、红花、五灵脂膏。

【功能主治】行气活血，平肝清热止痛。用于肝区疼痛、肝脏肿大。

【注意禁忌】尚不明确。

【贮藏】密闭，防潮。

【生产企业】西藏藏医学院藏药有限公司

七味铁屑丸（甘露）

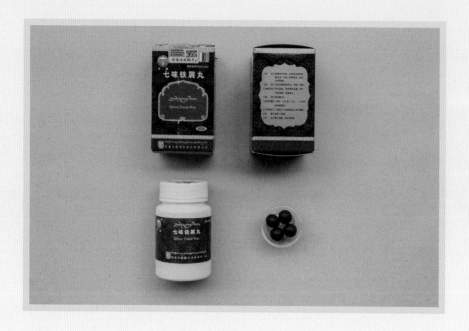

【药品名称】七味铁屑丸，Qiwei Tiexie Wan

【批准文号】国药准字Z54020026

【执行标准】2010年版《中华人民共和国药典》（一部）

【剂型】丸剂

【规格】每丸重1克

【用法用量】口服，研碎后服用。一次1克（1丸），一日2次。

【分类】处方药

【类别】肝（脾）病方剂

【性状】本品为黑色的水丸；气香，味苦。

【成分】铁屑（诃子制）、北寒水石（奶制）、藏木香、木香、甘青青兰、红花、五灵脂膏。

【功能主治】行气活血，平肝清热止痛。用于肝区疼痛、肝脏肿大。

【注意禁忌】尚不明确。

【贮藏】密闭，防潮。

【生产企业】西藏甘露藏药股份有限公司

七味铁屑丸（昌都光宇利民）

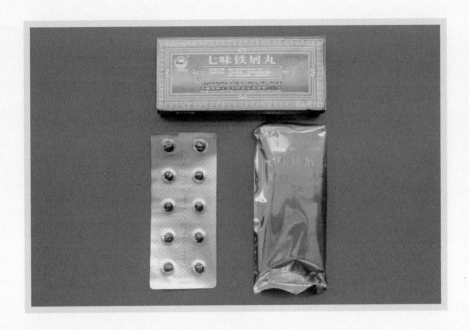

【药品名称】七味铁屑丸，Qiwei Tiexie Wan

【批准文号】国药准字Z54020128

【执行标准】2010年版《中华人民共和国药典》（一部）

【剂型】丸剂

【规格】每丸重1克

【用法用量】口服。一次1克（一次1丸），一日2次。

【分类】处方药

【类别】肝（脾）病方剂

【性状】本品为黑色的水丸；气香，味苦。

【成分】铁屑（诃子制）、北寒水石（奶制）、藏木香、木香、甘青青兰、红花、五灵脂膏。

【功能主治】行气活血，平肝清热止痛。用于肝区疼痛、肝脏肿大。

【注意禁忌】尚不明确。

【贮藏】密闭，防潮。

【生产企业】西藏昌都光宇利民药业有限责任公司

七味铁屑丸（金哈达）

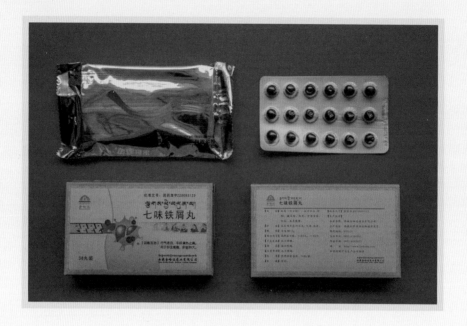

【药品名称】七味铁屑丸，Qiwei Tiexie Wan

【批准文号】国药准字Z20093125

【执行标准】YBZ02492009

【剂型】丸剂

【规格】每丸重0.5克

【用法用量】口服。一次2丸，一日2次。

【分类】处方药

【类别】肝（脾）病方剂

【性状】本品为黑色的水丸；气香，味苦。

【成分】铁屑（诃子制）、北寒水石（奶制）、藏木香、木香、甘青青兰、红花、五灵脂膏。

【功能主治】行气活血，平肝清热止痛。用于肝区疼痛、肝脏肿大。

【注意禁忌】尚不明确。

【贮藏】密封。

【生产企业】西藏金哈达药业有限公司

七味铁屑胶囊

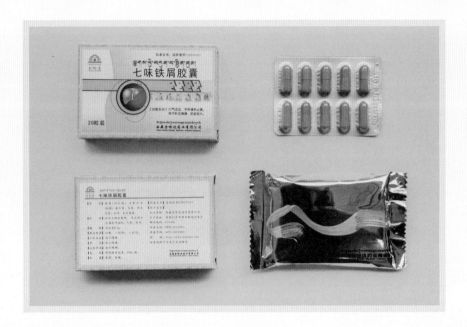

【药品名称】七味铁屑胶囊，Qiwei Tiexie Jiaonang

【批准文号】国药准字Z20090301

【执行标准】YBZ05092009

【剂型】胶囊剂

【规格】每粒装0.5克

【用法用量】口服。一次2粒，一日2次。

【分类】处方药

【类别】肝（脾）病方剂

【性状】本品为硬胶囊剂，内容物为灰褐色的粉末；气香，味苦。

【成分】铁屑（诃子制）、北寒水石（奶制）、藏木香、木香、甘青青兰、红花、五灵脂膏。

【功能主治】行气活血，平肝清热止痛。用于肝区疼痛、肝脏肿大。

【注意禁忌】尚不明确。

【贮藏】密闭，防潮。

【生产企业】西藏金哈达药业有限公司

八味西红花清肝热胶囊

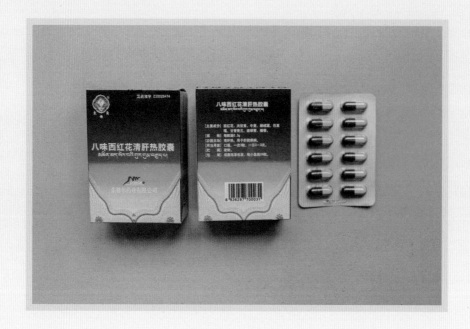

【药品名称】八味西红花清肝热胶囊，Bawei Xihonghua Qingganre Jiaonang

【批准文号】国药准字Z20026474

【执行标准】WS-11011（ZD-10110）-2002

【剂型】胶囊剂

【规格】每粒装0.3克

【用法用量】口服。一次3粒，一日2～3次。

【分类】处方药

【类别】肝（脾）病方剂

【性状】本品为胶囊剂；内容物为棕红色粉末；气微香，味苦。

【成分】西红花、天竺黄、人工牛黄、绿绒蒿、巴夏嘎、甘青青兰、渣驯膏、檀香。

【功能主治】清肝热。用于肝胆疾病。

【注意禁忌】尚不明确。

【贮藏】密封。

【生产企业】东格尔药业有限公司

八味獐牙菜丸（金诃）

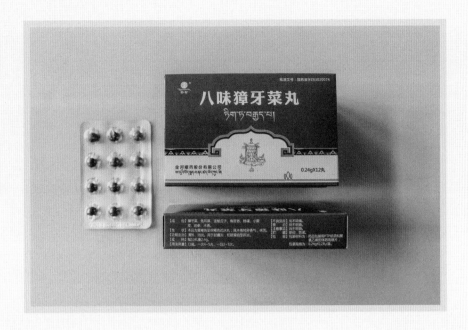

【药品名称】八味獐牙菜丸，Bawei Zhangyacai Wan

【批准文号】国药准字Z63020074

【执行标准】WS₃-BC-0241-95

【剂型】丸剂

【规格】每10丸重2.4克

【用法用量】口服。一次4～5丸，一日2～3次。

【分类】处方药

【类别】肝（脾）病方剂

【性状】本品为深褐色水丸；具木香特异香气，味苦。

【成分】獐牙菜、兔耳草、波棱瓜子、角茴香、榜嘎、小檗皮、岩参、木香。

【功能主治】清热，消炎。用于胆囊炎、初期黄疸型肝炎。

【注意禁忌】尚不明确。

【贮藏】密闭，防潮。

【生产企业】金诃藏药股份有限公司

八味獐牙菜丸（宁夏多维）

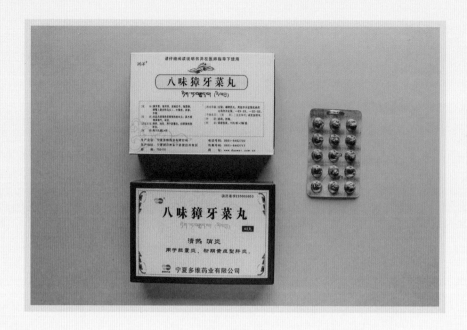

【药品名称】八味獐牙菜丸，Bawei Zhangyacai Wan

【批准文号】国药准字Z20003053

【执行标准】WS₃-BC-0241-95

【剂型】丸剂

【规格】每10丸重2.4克

【用法用量】口服，嚼碎药丸，用温开水送服或将药丸用温开水化服。一次4～5丸，一日2～3次。

【分类】处方药

【类别】肝（脾）病方剂

【性状】本品为黄褐色至棕褐色的水丸；具木香特异香气，味苦。

【成分】獐牙菜、兔耳草、波棱瓜子、角茴香、榜嘎（唐古特乌头）、小檗皮、岩参、木香。

【功能主治】清热，消炎。用于胆囊炎、初期黄疸型肝炎。

【注意禁忌】尚不明确。

【贮藏】密闭，防潮。

【生产企业】宁夏多维药业有限公司

八味獐牙菜胶囊

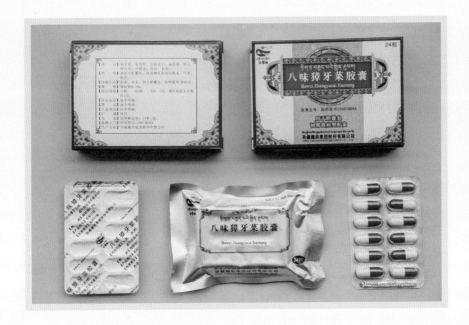

【药品名称】八味獐牙菜胶囊，Bawei Zhangyacai Jiaonang

【批准文号】国药准字Z20070004

【执行标准】YBZ23572005

【剂型】胶囊剂

【规格】每粒装0.36克

【用法用量】口服。一次3粒，一日2～3次，或午饭前及半夜各1次。

【分类】处方药

【类别】肝（脾）病方剂

【性状】本品为胶囊剂，内容物为黄绿色粉末；气香，味苦。

【成分】獐牙菜、兔耳草、波棱瓜子、角茴香、唐古特乌头、小檗皮、岩参、木香。

【功能主治】清热，消炎。用于胆囊炎、初期黄疸型肝炎。

【注意禁忌】尚不明确。

【贮藏】密封。

【生产企业】西藏藏药集团股份有限公司

九味牛黄丸（甘露）

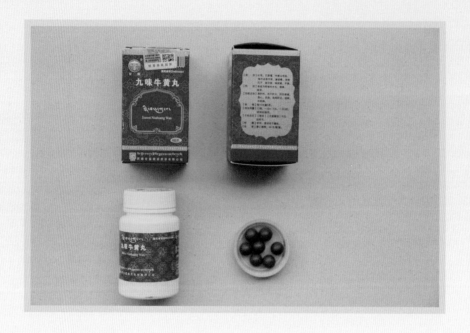

【药品名称】九味牛黄丸，Jiuwei Niuhuang Wan

【批准文号】国药准字Z54020054

【执行标准】WS₃-BC-0245-95

【剂型】丸剂

【规格】每10丸重5克

【用法用量】口服，研碎后服用。一次4-5丸，一日3次。

【分类】处方药

【类别】肝（脾）病方剂

【性状】本品为棕褐色水丸；气微香，味苦。

【成分】红花、巴夏嘎、木香马兜铃、体外培育牛黄、渣驯膏、波棱瓜子、獐牙菜、绿绒蒿、木香。

【功能主治】清肝热。用于肝大、肝区疼痛、恶心、目赤；各种肝炎，培根，木布病。

【注意禁忌】本品含木香马兜铃药材，该药材含马兜铃酸，马兜铃酸可引起肾脏损害等不良反应；本品为处方药，必须凭医师处方购买，在医师指导下使用，并定期检查肾功能，如发现肾功能异常应立即停药；儿童及老年人慎用；孕妇、婴幼儿及肾功能不全者禁用。

【贮藏】密闭，置阴凉干燥处。

【生产企业】西藏甘露藏药股份有限公司

九味牛黄丸（金诃）

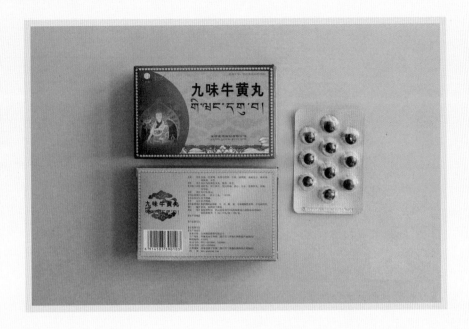

【药品名称】九味牛黄丸，Jiuwei Niuhuang Wan

【批准文号】国药准字Z63020051

【执行标准】WS$_3$-BC-0245-95

【剂型】丸剂

【规格】每10丸重5克

【用法用量】口服。一次4～5丸，一日3次。

【分类】处方药

【类别】肝（脾）病方剂

【性状】本品为棕褐色水丸；气微香，味苦。

【成分】红花、巴夏嘎、木香马兜铃、牛黄、渣驯膏、波棱瓜子、獐牙菜、绿绒蒿、木香。

【功能主治】清肝热。用于肝大、肝区疼痛、恶心、目赤；各种肝炎，培根，木布病。

【注意禁忌】服药期间忌食酸、腐、生冷、油腻食物；本品含木香马兜铃药材，该药材含马兜铃酸，马兜铃酸可引起肾脏损害等不良反应；本品为处方药，必须凭医师处方购买，在医师指导下使用，并定期检查肾功能，如发现肾功能异常应立即停药；儿童及老年人慎用；孕妇、婴幼儿及肾功能不全者禁用。

【贮藏】密闭，置阴凉干燥处。

【生产企业】金诃藏药股份有限公司

九味獐牙菜丸（雄巴拉曲）

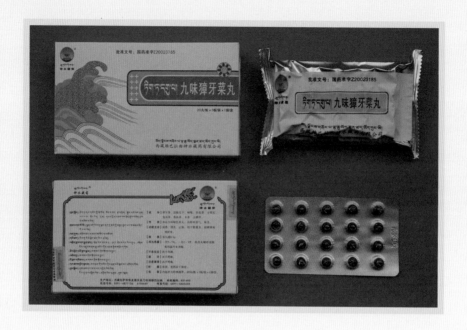

【药品名称】九味獐牙菜丸，Jiuwei Zhangyacai Wan

【批准文号】国药准字Z20023185

【执行标准】WS-635(Z-180)-2002

【剂型】丸剂

【规格】每丸重0.3克

【用法用量】将药丸碾碎成细粉用温开水冲服。一次5～7丸，一日2～3次。

【分类】处方药

【类别】肝（脾）病方剂

【性状】本品为深绿色水丸；具特异香气，味苦。

【成分】獐牙菜、波棱瓜子、榜嘎、苦荬菜、小檗皮、兔耳草、角茴香、木香、金腰子。

【功能主治】清热，消炎，止痛。用于胆囊炎、初期黄疸型肝炎。

【注意禁忌】尚不明确。

【贮藏】密闭，置阴凉干燥处。

【生产企业】西藏雄巴拉曲神水藏药有限公司

九味獐牙菜丸（帝玛尔）

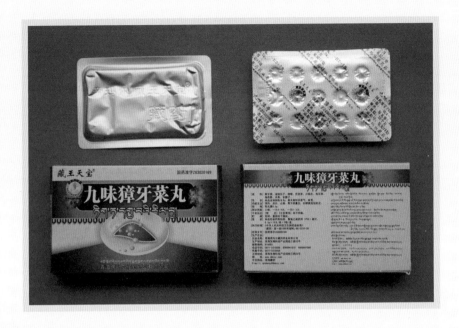

【药品名称】九味獐牙菜丸，Jiuwei Zhangyacai Wan

【批准文号】国药准字Z63020169

【执行标准】WS$_3$-BC-0250-95

【剂型】丸剂

【规格】每丸重0.3克

【用法用量】口服。一次4～5丸，一日2～3次。

【分类】处方药

【类别】肝（脾）病方剂

【性状】本品为深绿色水丸；具木香特异香气，味苦。

【成分】獐牙菜、波棱瓜子、榜嘎、苦荬菜、小檗皮、兔耳草、角茴香、木香、金腰子。

【功能主治】清热，消炎，止痛。用于胆囊炎、初期黄疸型肝炎。

【注意禁忌】尚不明确。

【贮藏】密闭，置阴凉干燥处。

【生产企业】青海帝玛尔藏药药业有限公司

十味诃子汤散

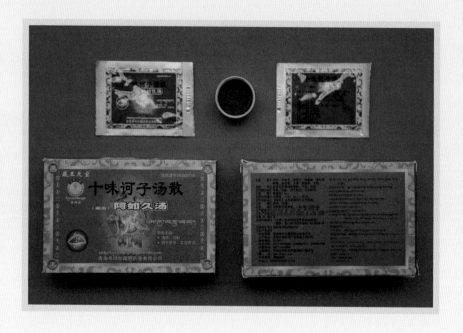

【药品名称】十味诃子汤散，Shiwei Hezi Tangsan

【批准文号】国药准字Z63020174

【执行标准】WS$_3$-BC-0209-95

【剂型】散剂

【规格】每袋装1.6克

【用法用量】水煎服。一次1.6克，一日2次。

【分类】处方药

【类别】肝（脾）病方剂

【性状】本品为灰黄绿色粗粉；气微，味苦。

【成分】诃子、毛诃子、余甘子、宽筋藤、獐牙菜、榜嘎、兔耳草、大黄、腊肠果、大戟。

【功能主治】清热，泻肝。用于肝炎。

【注意禁忌】尚不明确。

【贮藏】密闭，防潮。

【生产企业】青海帝玛尔藏药药业有限公司

十味蒂达胶囊

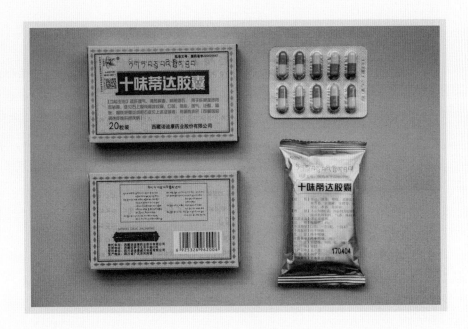

【药品名称】十味蒂达胶囊，Shiwei Dida Jiaonang

【批准文号】国药准字Z20020047

【执行标准】WS$_3$-243（Z-051）-2003（Z）

【剂型】胶囊剂

【规格】每粒装0.45克

【用法用量】口服。一次2粒，一日3次。

【分类】处方药

【类别】肝（脾）病方剂

【性状】本品为硬胶囊，内容物为棕黄色至褐色的颗粒；气微，味极苦。

【成分】蒂达、洪连、榜嘎、波棱瓜子、角茴香、苦荬菜、金腰子、小檗皮、木香等。

【功能主治】疏肝理气，清热解毒，利胆溶石。用于肝胆湿热所致胁痛，症见右上腹钝痛或绞痛、口苦、恶心、嗳气、泛酸、腹胀；慢性胆囊炎或胆石症见上述证候者；热源性赤巴（即藏医称谓热症性肝胆疾病）。

【注意禁忌】尚不明确。

【贮藏】密封。

【生产企业】西藏诺迪康药业股份有限公司

十一味金色丸（神猴）

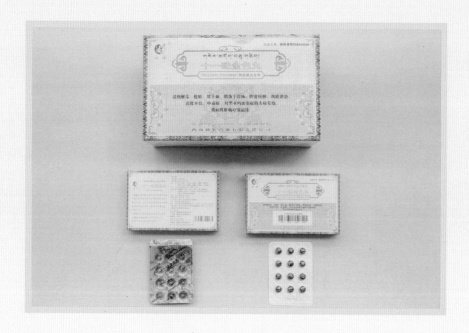

【药品名称】十一味金色丸，Shiyiwei Jinse Wan

【批准文号】国药准字Z54020040

【执行标准】WS$_3$-BC-0168-95

【剂型】丸剂

【规格】每丸重0.26～0.28克

【用法用量】一次3～4丸，一日2次。

【分类】处方药

【类别】肝（脾）病方剂

【性状】本品为黑灰色水丸；气微香，味苦。

【成分】诃子（去核）、黑冰片、石榴子、渣驯膏、波棱瓜子、榜嘎、角茴香、酸藤果、蔷薇花、铁棒锤、人工麝香。

【功能主治】清热解毒，化瘀。用于血、胆落于肠胃，胆囊痞肿，巩膜黄染，消化不良，中毒症。对黑亚玛虫引起的头痛发热、黄疸型肝病疗效较好。

【注意禁忌】尚不明确。

【贮藏】密闭，置阴凉干燥处。

【生产企业】西藏神猴药业有限责任公司

十一味金色丸（甘露）

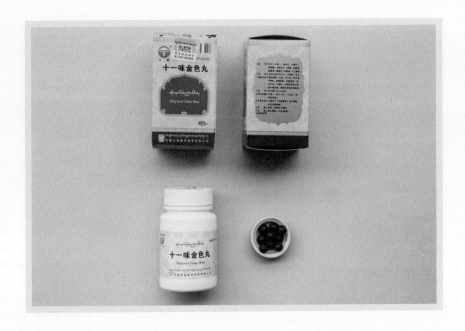

【药品名称】十一味金色丸，Shiyiwei Jinse Wan

【批准文号】国药准字Z54020025

【执行标准】WS₃-BC-0168-95

【剂型】丸剂

【规格】每丸重0.26～0.28克

【用法用量】口服，研碎后服用。一次3～4丸，一日2次。

【分类】处方药

【类别】肝（脾）病方剂

【性状】本品为黑灰色水丸；气微香，味苦。

【成分】诃子（去核）、黑冰片、石榴子、渣驯膏、波棱瓜子、榜嘎、角茴香、酸藤果、蔷薇花、铁棒锤、人工麝香。

【功能主治】清热解毒，化瘀。用于血、胆落于胃肠，胆囊痞肿，巩膜黄染，消化不良，中毒症。对黑亚玛虫引起的头痛发热、黄疸型肝病疗效较好。

【注意禁忌】尚不明确。

【贮藏】密闭，置阴凉干燥处。

【生产企业】西藏甘露藏药股份有限公司

十一味金色丸（金诃）

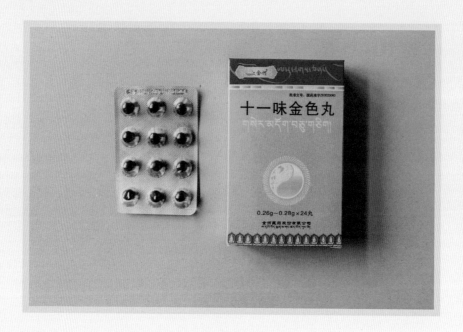

【药品名称】十一味金色丸，Shiyiwei Jinse Wan

【批准文号】国药准字Z63020080

【执行标准】WS₃-BC-0168-95

【剂型】丸剂

【规格】每丸重0.26～0.28克

【用法用量】一次3～4丸，一日2次。

【分类】处方药

【类别】肝（脾）病方剂

【性状】本品为黑灰色水丸；气微香，味苦。

【成分】诃子（去核）、黑冰片、石榴子、渣驯膏、波棱瓜子、榜嘎、角茴香、酸藤果、蔷薇花、铁棒锤、人工麝香。

【功能主治】清热解毒，化瘀。用于血、胆落于胃肠，胆囊痞肿，巩膜黄染，消化不良，中毒症。对黑亚玛虫引起的头痛发热、黄疸型肝病疗效较好。

【注意禁忌】尚不明确。

【贮藏】密闭，置阴凉干燥处。

【生产企业】金诃藏药股份有限公司

十三味红花丸（昌都光宇利民）

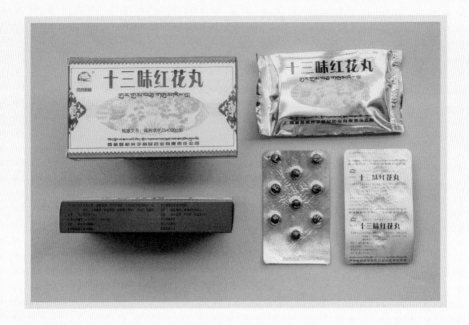

【药品名称】十三味红花丸，Shisanwei Honghua Wan

【批准文号】国药准字Z54020130

【执行标准】WS$_3$-BC-0190-95

【剂型】丸剂

【规格】每丸重0.5克

【用法用量】一次2～3丸，一日2～3次。

【分类】处方药

【类别】肝（脾）病方剂

【性状】本品为红棕色水丸；气微香，味苦、酸、涩。

【成分】红花、丁香、体外培育牛黄、水牛角、银朱、降香、人工麝香、大托叶云实、榜嘎、木香、诃子、毛诃子、余甘子。

【功能主治】补肝益肾，解毒通淋。用于肝萎症，外伤引起的肾脏肿大，肝热证，小便癃闭，热性水肿，化合毒中毒症，亚玛虫病等。

【注意禁忌】尚不明确。

【贮藏】密闭，置阴凉干燥处。

【生产企业】西藏昌都光宇利民药业有限责任公司

十三味红花丸（帝玛尔）

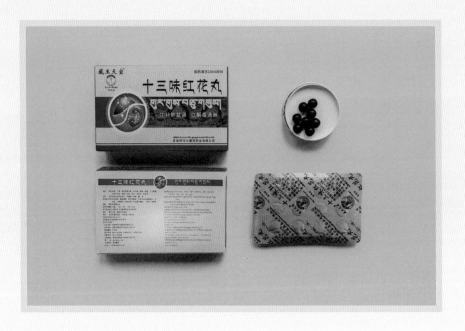

【药品名称】十三味红花丸，Shisanwei Honghua Wan

【批准文号】国药准字Z20103079

【执行标准】YBZ00012011

【剂型】丸剂

【规格】每丸重0.5克

【用法用量】口服。一次2～3丸，一日2～3次。

【分类】处方药

【类别】肝（脾）病方剂

【性状】本品为红棕色水丸；气微香，味苦、酸、涩。

【成分】红花、丁香、体外培育牛黄、水牛角、银朱、降香、人工麝香、大托叶云实、榜嘎、木香、诃子、毛诃子、余甘子。

【功能主治】补肝益肾，解毒通淋。用于肝萎症，外伤引起的肾脏肿大，肝热证，小便癃闭，热性水肿，化合毒中毒症，亚玛虫病等。

【注意禁忌】尚不明确

【贮藏】密闭，置阴凉干燥处。

【生产企业】青海帝玛尔藏药药业有限公司

十三味疏肝胶囊

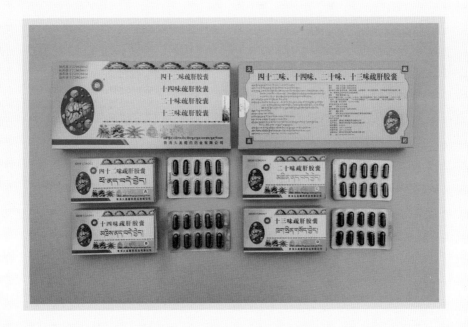

【药品名称】十三味疏肝胶囊，Shisanwei Shugan Jiaonang

【批准文号】国药准字Z20028015

【执行标准】《国家中成药标准汇编：中成药地方标准上升国家药品标准部分》（内科肝胆分册）

【剂型】胶囊剂

【规格】每粒装0.3克

【用法用量】口服。一次2粒，一日1次，晚上9时空腹服用，与"四十二味疏肝胶囊""十四味疏肝胶囊""二十味疏肝胶囊"配合使用。32天为1个疗程。

【分类】处方药

【类别】肝（脾）病方剂

【性状】本品为胶囊剂，内容物为黄绿色的粉末；气香，味苦。

【成分】牛黄、人工牛黄、西红花、绿绒蒿、马兜铃、印度獐牙菜、渣驯膏、川木香、红花、塞北紫堇、波棱瓜子、佐太、蔗糖等。

【功能主治】清热利湿，疏肝理脾，化瘀散结。用于肝胆湿热、气滞血瘀所致的胁痛、脘胀；急、慢性乙型肝炎见上述证候者。

【注意禁忌】肝肾功能不全者、肾脏病患者、造血系统疾病患者、孕妇、哺乳期妇女及新生儿禁用；本品含佐太、渣驯膏及马兜铃科植物马兜铃，不宜长期服用；本品为处方药，须在医生指导下使用；儿童一般不宜使用；老人慎用；服用本品应定期检查血、尿中汞离子浓度，检查肝、肾功能，超过规定限度者停用。

【贮藏】密封。

【生产企业】青海久美藏药药业有限公司

十四味疏肝胶囊

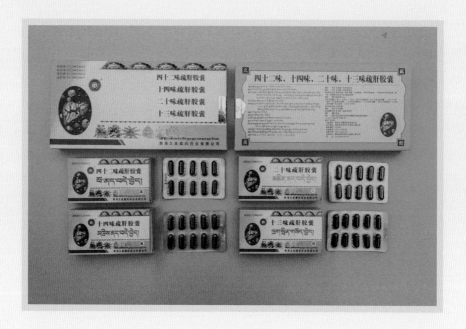

【药品名称】十四味疏肝胶囊，Shisiwei Shugan Jiaonang

【批准文号】国药准字Z20028013

【执行标准】《国家中成药标准汇编：中成药地方标准上升国家药品标准部分》（内科肝胆分册）

【剂型】胶囊剂

【规格】每粒装0.3克

【用法用量】 口服。一次2粒，一日1次，上午11时服用；与"四十二味疏肝胶囊""二十味疏肝胶囊""十三味疏肝胶囊"配合使用。32天为1个疗程。

【分类】处方药

【类别】肝（脾）病方剂

【性状】本品为胶囊剂，内容物为灰绿色的粉末；气香，味苦。

【成分】红花、塞北紫堇、绿绒蒿、硝石、银灰、甘青乌头、波棱瓜子、西红花、天竺黄、黑冰片、渣驯膏、川木香、白花秦艽等。

【功能主治】清热利湿，疏肝理脾，化瘀散结。用于肝胆湿热、气滞血瘀所致的胁痛、脘胀；急、慢性乙型肝炎见上述证候者。

【注意禁忌】肝肾功能不全者、肾脏病患者、造血系统疾病患者、孕妇、哺乳期妇女及新生儿禁用；本品含渣驯膏、银灰，不宜长期服用；本品为处方药，须在医生指导下使用；儿童一般不宜使用；老人慎用；服用本品应定期检查血、尿中汞离子浓度，检查肝、肾功能，超过规定限度者停用。

【贮藏】密封。

【生产企业】青海久美藏药药业有限公司

十五味龙胆花丸（金哈达）

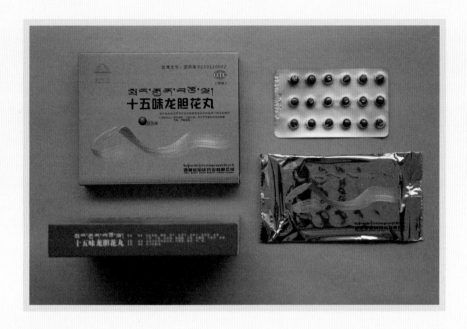

【药品名称】十五味龙胆花丸，Shiwuwei Longdanhua Wan

【批准文号】国药准字Z20120002

【执行标准】YBZ00042012

【剂型】丸剂

【规格】每10丸重3克

【用法用量】捣碎口服。一次6～8丸，一日3次。

【分类】非处方药（OTC）

【类别】肝（脾）病方剂

【性状】本品为棕灰色的水丸；气微香，味甘、辛、苦。

【成分】白花龙胆、檀香、诃子、毛诃子、余甘子、石灰华、木香、广枣、丁香、肉豆蔻、宽筋藤、沉香、巴夏嘎、无茎芥、甘草。

【功能主治】清热理肺，止咳化痰。用于支气管炎所致的咳嗽气喘、声嘶失音。

【注意禁忌】孕妇禁服；忌烟、酒，忌食辛辣、生冷、油腻食物；不宜在服药期间同时服用滋补性中药；有支气管扩张、肺脓肿、肺心病、肺结核的患者，出现咳嗽时应去医院就诊；服药3天后症状无缓解者，应去医院就诊；严格按用法用量服用，儿童、年老体弱者应在医师指导下服用；对本品过敏者禁用，过敏体质者慎用；本品性状发生改变时禁止使用；儿童必须在成人监护下使用；请将本品放在儿童不能接触到的地方；如正在使用其他药品，使用本品前请咨询医师或药师。

【贮藏】密闭，置阴凉干燥处（不超过20℃）。

【生产企业】西藏金哈达药业有限公司

十五味龙胆花丸（神猴）

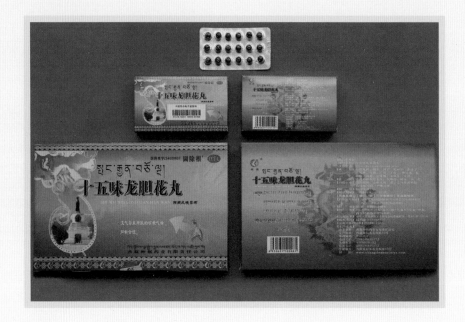

【药品名称】十五味龙胆花丸，Shiwuwei Longdanhua Wan

【批准文号】国药准字Z54020037

【执行标准】WS₃-BC-0195-95

【剂型】丸剂

【规格】每10丸重3克

【用法用量】一次6～8丸，一日3次。

【分类】非处方药（OTC）

【类别】肝（脾）病方剂

【性状】本品为棕灰色水丸；气微香，味甘、辛、苦。

【成分】白花龙胆、檀香、诃子、毛诃子、余甘子、石灰华、木香、广枣、丁香、肉豆蔻、宽筋藤、沉香、巴夏嘎、无茎芥、甘草。

【功能主治】清热理肺，止咳化痰。用于支气管炎所致的咳嗽气喘、声嘶失音。

【注意禁忌】孕妇禁用；忌烟、酒，忌食辛辣、生冷、油腻食物；不宜在服药期间同时服用滋补性中药；有支气管扩张、肺脓肿、肺心病、肺结核的患者，出现咳嗽时应去医院就诊；服药3天后症状无缓解者，应去医院就诊；严格按用法用量服用，儿童、年老体弱者应在医师指导下服用；对本品过敏者禁用，过敏体质者慎用；本品性状发生改变时禁止使用；儿童必须在成人监护下使用；请将本品放在儿童不能接触到的地方；如正在使用其他药品，使用本品前请咨询医师或药师。

【贮藏】密闭，置阴凉干燥处。

【生产企业】西藏神猴药业有限责任公司

十五味龙胆花丸（柴达木）

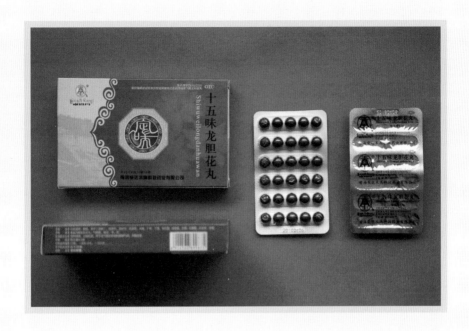

【药品名称】十五味龙胆花丸，　Shiwuwei Longdanhua Wan

【批准文号】国药准字Z63020229

【执行标准】WS$_3$-BC-0195-95

【剂型】丸剂

【规格】每丸重0.3克

【用法用量】口服。一次6～8丸，一日3次。

【分类】非处方药（OTC）

【类别】肝（脾）病方剂

【性状】本品为棕灰色水丸；气微香，味甘、辛、苦。

【成分】白花龙胆、檀香、诃子（去核）、毛诃子、余甘子、石灰华、木香、广枣、丁香、肉豆蔻、宽筋藤、沉香、巴夏嘎、无茎芥、甘草。

【功能主治】清热理肺，止咳化痰，用于支气管炎所致的咳嗽气喘、声嘶失音。

【注意禁忌】孕妇禁服；忌烟、酒，忌食辛辣、生冷、油腻食物；不宜在服药期间同时服用滋补性中药；有支气管扩张、肺脓肿、肺心病、肺结核的患者，出现咳嗽时应去医院就诊；服药3天后症状无缓解者，应去医院就诊；严格按用法用量服用，儿童、年老体弱者应在医师指导下服用；对本品过敏者禁用，过敏体质者慎用；本品性状发生改变时禁止使用；儿童必须在成人监护下使用；请将本品放在儿童不能接触到的地方；如正在使用其他药品，使用本品前请咨询医师或药师。

【贮藏】密闭，置阴凉干燥处。

【生产企业】青海柴达木高科技药业有限公司

十五味龙胆花丸（金诃）

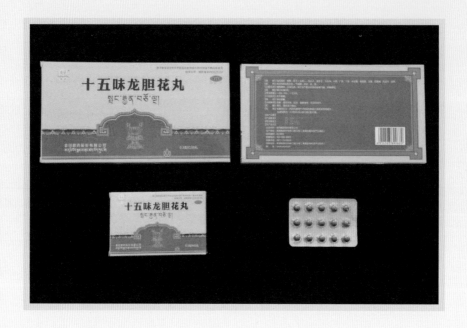

【药品名称】十五味龙胆花丸，Shiwuwei Longdanhua Wan

【批准文号】国药准字Z63020193

【执行标准】WS$_3$-BC-0195-95

【剂型】丸剂

【规格】每丸重0.3克

【用法用量】一次6～8丸，一日3次。

【分类】非处方药（OTC）

【类别】肝（脾）病方剂

【性状】本品为棕灰色水丸；气微香，味甘、辛、苦。

【成分】白花龙胆、檀香、诃子、毛诃子、余甘子、石灰华、木香、广枣、丁香、肉豆蔻、宽筋藤、沉香、巴夏嘎、无茎芥、甘草。

【功能主治】清热理肺，止咳化痰。用于支气管炎和肺气肿所致的咳嗽气喘、声嘶失音。

【注意禁忌】孕妇禁用；忌烟、酒，忌食辛辣、生冷、油腻食物；不宜在服药期间同时服用滋补性中药；有支气管扩张、肺脓肿、肺心病、肺结核的患者，出现咳嗽时应去医院就诊；服药3天后症状无缓解者，应去医院就诊；严格按用法用量服用，儿童、年老体弱者应在医师指导下服用；对本品过敏者禁用，过敏体质者慎用；本品性状发生改变时禁止使用；儿童必须在成人监护下使用；请将本品放在儿童不能接触到的地方；如正在使用其他药品，使用本品前请咨询医师或药师。

【贮藏】密闭，置阴凉干燥处。

【生产企业】金诃藏药股份有限公司

十五味龙胆花丸（帝玛尔）

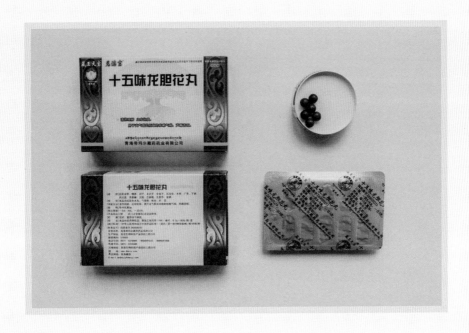

【药品名称】十五味龙胆花丸，ShiwuweiLongdanhua Wan

【批准文号】国药准字Z63020233

【执行标准】WS₃-BC-0195-95

【剂型】丸剂

【规格】每10丸重3克

【用法用量】口服。一次6～8丸，一日3次。

【分类】非处方药（OTC）

【类别】肝（脾）病方剂

【性状】本品为棕灰色水丸；气微香，味甘、辛、苦。

【成分】白花龙胆、檀香、诃子（去核）、毛诃子、余甘子、石灰华、木香、广枣、丁香、肉豆蔻、宽筋藤、沉香、巴夏嘎、无茎芥、甘草。

【功能主治】清热理肺，止咳化痰。用于支气管炎所致的咳嗽气喘、声嘶失音。

【注意禁忌】孕妇禁服；忌烟、酒，忌食辛辣、生冷、油腻食物；不宜在服药期间同时服用滋补性中药；有支气管扩张、肺脓肿、肺心病、肺结核的患者，出现咳嗽时应去医院就诊；服药3天后症状无缓解者，应去医院就诊；严格按用法用量服用，儿童、年老体弱者应在医师指导下服用；对本品过敏者禁用，过敏体质者慎用；本品性状发生改变时禁止使用；儿童必须在成人监护下使用；请将本品放在儿童不能接触到的地方；如正在使用其他药品，使用本品前请咨询医师或药师。

【贮藏】密闭，置阴凉干燥处。

【生产企业】青海帝玛尔藏药药业有限公司

十五味龙胆花丸（迪庆香格里拉）

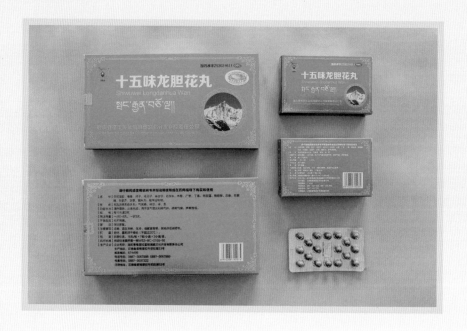

【药品名称】十五味龙胆花丸，Shiwuwei Longdanhua Wan

【批准文号】国药准字Z53021611

【执行标准】WS$_3$-BC-0195-95

【剂型】丸剂

【规格】每10丸重3克

【用法用量】一次6～8丸，一日3次。

【分类】非处方药（OTC）

【类别】肝（脾）病方剂

【性状】本品为棕灰色水丸；气微香，味甘、辛、苦。

【成分】白花龙胆、檀香、诃子、毛诃子、余甘子、石灰华、木香、广枣、丁香、肉豆蔻、宽筋藤、沉香、巴夏嘎、无茎芥、甘草，辅料为羧甲基淀粉钠。

【功能主治】清热理肺，止咳化痰。用于支气管炎和肺气肿所致的咳嗽气喘、声嘶失音。

【注意禁忌】孕妇禁服；忌烟、酒，忌食辛辣、生冷、油腻食物；不宜在服药期间同时服用滋补性中药；有支气管扩张、肺脓肿、肺心病、肺结核的患者，出现咳嗽时应去医院就诊；服药3天后症状无缓解者，应去医院就诊；严格按照用法用量服用，儿童、年老体弱者应在医师指导下服用；对本品过敏者禁用，过敏体质者慎用；本品性状发生改变时禁止使用；儿童必须在成人监护下使用；请将本品放在儿童不能接触到的地方；如与其他药物同时使用，可能会发生药物相互作用，详情请咨询医师或药师。

【贮藏】密闭，置阴凉干燥处（不超过20℃）。

【生产企业】迪庆香格里拉蓝琉璃藏文化开发有限责任公司

十五味龙胆花丸（宁夏多维）

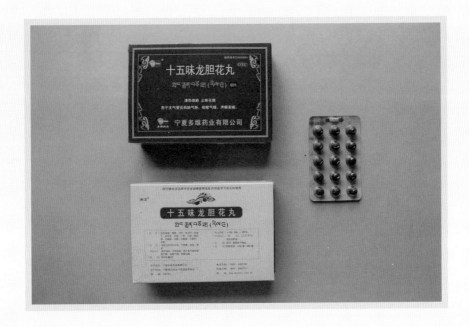

【药品名称】十五味龙胆花丸，Shiwuwei Longdanhua Wan

【批准文号】国药准字Z20003051

【执行标准】WS$_3$-BC-0195-95

【剂型】水丸

【规格】每10丸重3克

【用法用量】一次6～8丸，一日3次。

【分类】非处方药（OTC）

【类别】肝（脾）病方剂

【性状】本品为棕灰色水丸；气微香，味甘、辛、苦。

【成分】白花龙胆、檀香、诃子、毛诃子、余甘子、石灰华、木香、广枣、丁香、肉豆蔻、宽筋藤、沉香、巴夏嘎、无茎芥、甘草。

【功能主治】清热理肺，止咳化痰。用于支气管炎和肺气肿所致的咳嗽气喘、声嘶失音。

【注意禁忌】孕妇禁服；忌烟、酒，忌食辛辣、生冷、油腻食物；不宜在服药期间同时服用滋补性中药；有支气管扩张、肺脓肿、肺心病、肺结核的患者，出现咳嗽时应去医院就诊；服药3天后症状无缓解者，应去医院就诊；严格按用法用量服用，儿童、年老体弱者应在医师指导下服用；对本品过敏者禁用，过敏体质者慎用；药品性状发生改变时禁止服用；儿童必须在成人监护下使用；请将此药品放在儿童不能接触到的地方；如正在服用其他药品，使用本品前请咨询医师或药师。

【贮藏】密闭，置阴凉干燥处。

【生产企业】宁夏多维药业有限公司

十五味赛尔斗丸

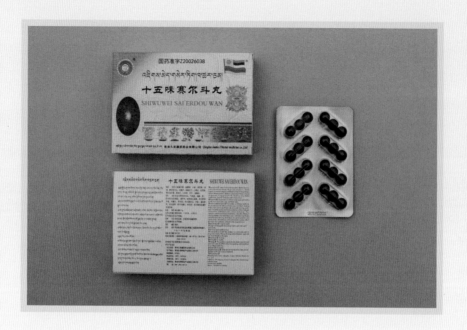

【药品名称】十五味赛尔斗丸，Shiwuwei Saierdou Wan

【批准文号】国药准字Z20026038

【执行标准】《国家中成药标准汇编：中成药地方标准上升国家药品标准部分》（内科肝胆分册）

【剂型】丸剂

【规格】每丸重0.5克

【用法用量】嚼碎吞服。一次3丸，一日3次。

【分类】处方药

【类别】肝（脾）病方剂

【性状】本品为黑色的水丸；气微香，味酸、苦。

【成分】印度獐牙菜、金腰子、硝石、角茴香、洪连、唐古特乌头、石榴子、波棱瓜子、小檗皮、五灵脂、矮丛凤毛菊、黑冰片、川木香、诃子、金精石。

【功能主治】

藏医：清肝热，疏胆排石退黄。用于肝胆热证、胆囊炎、胆石症、胆总管结石。

中医：清利肝胆，排石退黄。用于胆囊炎、胆石症、胆总管结石属肝胆湿热者。

【注意禁忌】孕妇忌服；忌食蛋类和油腻食物。

【贮藏】密封。

【生产企业】青海久美藏药药业有限公司

二十味疏肝胶囊

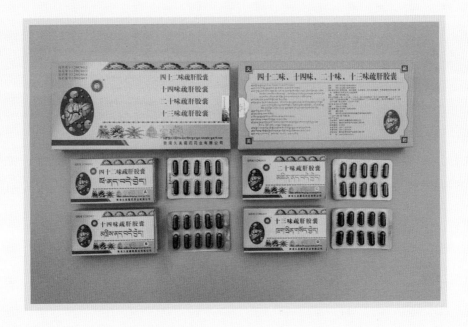

【药品名称】二十味疏肝胶囊，Ershiwei Shugan Jiaonang

【批准文号】国药准字Z20028014

【执行标准】《国家中成药标准汇编：中成药地方标准上升国家药品标准部分》（内科肝胆分册）

【剂型】胶囊剂

【规格】每粒装0.3克

【用法用量】口服。一次2粒，一日1次，下午4时空腹服用，与"四十二味疏肝胶囊""十四味疏肝胶囊""十三味疏肝胶囊"配合使用。32天为1个疗程。

【分类】处方药

【类别】肝（脾）病方剂

【性状】本品为胶囊剂，内容物为黄绿色的粉末；气香，味苦。

【成分】印度獐牙菜、红花、诃子、毛诃子、余甘子、洪连、石榴、水柏枝、松石、绿绒蒿、西红花、甘青乌头、白花秦艽、赛北紫堇、甘青青兰、渣驯膏、芫荽、铜灰、止泻木子、波棱瓜子。

【功能主治】清热利湿，疏肝理脾，化瘀散结。用于肝胆湿热、气滞血瘀所致的胁痛、脘胀；急、慢性乙型肝炎见上述证候者。

【注意禁忌】肝肾功能不全者、肾脏病患者、造血系统疾病患者、孕妇、哺乳期妇女及新生儿禁用；本品含渣驯膏，不宜长期服用；本品为处方药，须在医生指导下使用；儿童一般不宜使用；老人慎用。

【贮藏】密封。

【生产企业】青海久美藏药药业有限公司

二十五味松石丸（甘露）

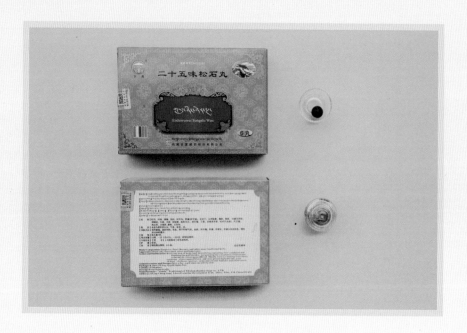

【药品名称】二十五味松石丸，Ershiwuwei Songshi Wan

【批准文号】国药准字Z54020082

【执行标准】2015年版《中华人民共和国药典》（一部）

【剂型】水丸剂

【规格】每丸重1克

【用法用量】口服，研碎后服用。一次1克（1丸），一日1次。

【分类】处方药

【类别】肝（脾）病方剂

【性状】本品为黑色的水丸；气香，味苦、涩。

【成分】松石、珍珠、珊瑚、朱砂、诃子肉、铁屑（诃子制）、余甘子、五灵脂膏、檀香、降香、木香马兜铃、鸭嘴花、牛黄、木香、绿绒蒿、船形乌头、肉豆蔻、丁香、伞梗虎耳草、毛诃子（去核）、天竺黄、西红花、木棉花、人工麝香、石灰华。

【功能主治】清热解毒，疏肝利胆，化瘀。用于肝郁气滞，血瘀，肝中毒，肝痛，肝硬化，肝渗水，以及各种急、慢性肝炎和胆囊炎。

【注意禁忌】本品含木香马兜铃药材，该药材含马兜铃酸，马兜铃酸可引起肾脏损害等不良反应；本品为处方药，必须凭医师处方购买，在医师指导下使用，并定期检查肾功能，如发现肾功能异常应立即停药；儿童及老年人慎用；孕妇、婴幼儿及肾功能不全者禁用。

【贮藏】密封。

【生产企业】西藏甘露藏药股份有限公司

二十五味松石丸 <small>（藏医学院）</small>

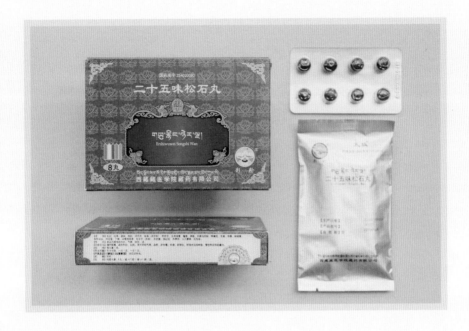

【药品名称】二十五味松石丸，Ershiwuwei Songshi Wan

【批准文号】国药准字Z54020090

【执行标准】2010年版《中华人民共和国药典》（一部）

【剂型】丸剂

【规格】每丸重1克

【用法用量】开水泡服。一次1克，一日1次。

【分类】处方药

【类别】肝（脾）病方剂

【性状】本品为黑色的水丸；气香，味苦、涩。

【成分】松石、珍珠、珊瑚、朱砂、诃子肉、铁屑（诃子制）、余甘子、五灵脂膏、檀香、降香、木香马兜铃、鸭嘴花、牛黄、木香、绿绒蒿、船形乌头、肉豆蔻、丁香、伞梗虎耳草、毛诃子（去核）、天竺黄、西红花、木棉花、人工麝香、石灰华。

【功能主治】消热解毒，疏肝利胆，化瘀。用于肝郁气滞，血瘀，肝中毒，肝痛，肝硬化，肝渗水，以及各种急、慢性肝炎和胆囊炎。

【注意禁忌】本品含药材木香马兜铃，该药材中含马兜铃酸，马兜铃酸可引起肾脏损害等不良反应；本品为处方药，必须凭医师处方购买，在医师指导下使用，并定期检查肾功能，如发现肾功能异常应立即停药；儿童及老年人慎用；孕妇、婴幼儿及肾功能不全者禁用；运动员慎用。

【贮藏】密封。

【生产企业】西藏藏医学院藏药有限公司

二十五味松石丸（昌都光宇利民）

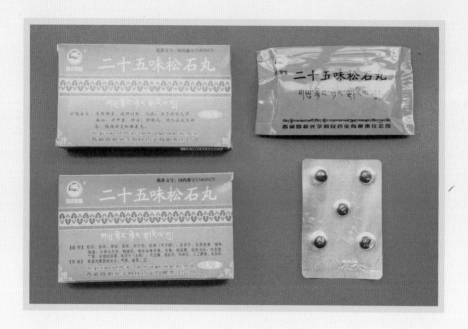

【药品名称】二十五味松石丸，Ershiwuwei Songshi Wan

【批准文号】国药准字Z54020125

【执行标准】2010年版《中华人民共和国药典》（一部）

【剂型】丸剂

【规格】每丸重1克

【用法用量】 开水泡服。一次1克（一次1丸），一日1次。

【分类】处方药

【类别】肝（脾）病方剂

【性状】本品为黑色的水丸；气香，味苦、涩。

【成分】松石、珍珠、珊瑚、朱砂、诃子肉、铁屑（诃子制）、余甘子、五灵脂膏、檀香、降香、木香马兜铃、鸭嘴花、体外培育牛黄、木香、绿绒蒿、船形乌头、肉豆蔻、丁香、伞梗虎耳草、毛诃子（去核）、天竺黄、西红花、木棉花、人工麝香、石灰华。

【功能主治】清热解毒，疏肝利胆，化瘀。用于肝郁气滞，血瘀，肝中毒，肝痛，肝硬化，肝渗水，以及各种急、慢性肝炎和胆囊炎。

【注意禁忌】本品含木香马兜铃药材，该药材含马兜铃酸，马兜铃酸可引起肾脏损害等不良反应；本品为处方药，必须凭医师处方购买，在医师指导下使用，并定期检查肾功能，如发现肾功能异常应立即停药；儿童及老年人慎用；孕妇、婴幼儿及肾功能不全者禁用。

【贮藏】密封。

【生产企业】西藏昌都光宇利民药业有限责任公司

二十五味松石丸（金珠雅砻）

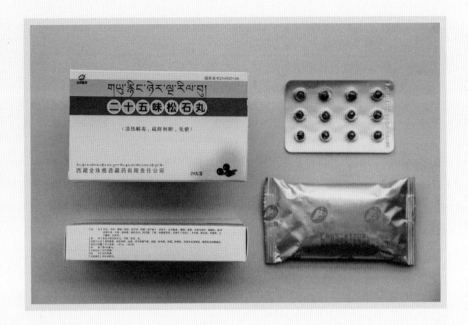

【药品名称】二十五味松石丸，Ershiwuwei Songshi Wan

【批准文号】国药准字Z54020106

【执行标准】2015年版《中华人民共和国药典》（一部）

【剂型】丸剂

【规格】每4丸重1克

【用法用量】开水泡服。一次1克，一日1次。

【分类】处方药

【类别】肝（脾）病方剂

【性状】本品为黑色的水丸；气香，味苦、涩。

【成分】松石、珍珠、珊瑚、朱砂、诃子肉、铁屑（诃子制）、余甘子、五灵脂膏、檀香、降香、木香马兜铃、鸭嘴花、体外培育牛黄、木香、绿绒蒿、船形乌头、肉豆蔻、丁香、伞梗虎耳草、毛诃子（去核）、天竺黄、西红花、木棉花、人工麝香、石灰华。

【功能主治】清热解毒，疏肝利胆，化瘀。用于肝郁气滞，血瘀，肝中毒，肝痛，肝硬化，肝渗水，以及各种急、慢性肝炎和胆囊炎。

【注意禁忌】本品含木香马兜铃药材，该药材含马兜铃酸，马兜铃酸可引起肾脏损害等不良反应；本品为处方药，必须凭医师处方购买，在医师指导下使用，并定期检查肾功能，如发现肾功能异常应立即停药；儿童及老年人慎用；孕妇、婴幼儿及肾功能不全者禁用。

【贮藏】密封。

【生产企业】西藏金珠雅砻藏药有限责任公司

二十五味松石丸（金诃）

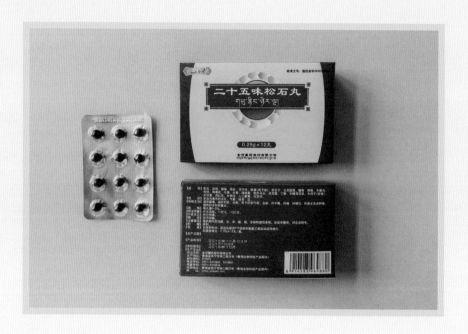

【药品名称】二十五味松石丸，Ershiwuwei Songshi Wan

【批准文号】国药准字Z63020246

【执行标准】2015年版《中华人民共和国药典》（一部）

【剂型】丸剂

【规格】每丸重0.25克

【用法用量】开水泡服。一次1克，一日1次。

【分类】处方药

【类别】肝（脾）病方剂

【性状】本品为黑色的水丸；气香，味苦、涩。

【成分】松石、珍珠、珊瑚、朱砂、诃子肉、铁屑（诃子制）、余甘子、五灵脂膏、檀香、降香、木香马兜铃、鸭嘴花、牛黄、木香、绿绒蒿、船形乌头、肉豆蔻、丁香、伞梗虎耳草、毛诃子（去核）、天竺黄、西红花、木棉花、人工麝香、石灰华。

【功能主治】清热解毒，疏肝利胆，化瘀。用于肝郁气滞，血瘀，肝中毒，肝痛，肝硬化，肝渗水，以及各种急、慢性肝炎和胆囊炎。

【注意禁忌】服药期间忌食油腻、生、冷、酸、腐、辛辣、刺激性食物；本品含木香马兜铃药材，该药材含马兜铃酸，马兜铃酸可引起肾脏损害等不良反应；本品为处方药，必须凭医师处方购买，在医师指导下使用，并定期检查肾功能，如发现肾功能异常应立即停药；儿童及老年人慎用；孕妇、婴幼儿及肾功能不全者禁用；运动员慎用。

【贮藏】密封。

【生产企业】金诃藏药股份有限公司

二十五味松石丸（金诃）

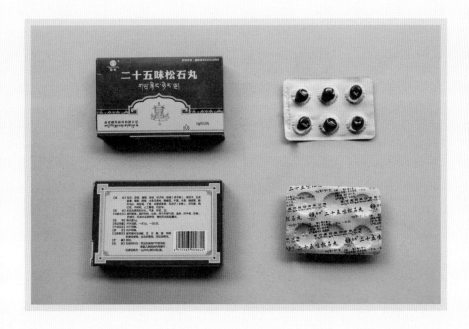

【药品名称】二十五味松石丸，Ershiwuwei Songshi Wan

【批准文号】国药准字Z63020060

【执行标准】2015年版《中华人民共和国药典》（一部）

【剂型】丸剂

【规格】每丸重1克

【用法用量】开水泡服。一次1克，一日1次。

【分类】处方药

【类别】肝（脾）病方剂

【性状】本品为黑色的水丸；气香，味苦、涩。

【成分】松石、珍珠、珊瑚、朱砂、诃子肉、铁屑（诃子制）、余甘子、五灵脂膏、檀香、降香、木香马兜铃、鸭嘴花、牛黄、木香、绿绒蒿、船形乌头、肉豆蔻、丁香、伞梗虎耳草、毛诃子（去核）、天竺黄、西红花、木棉花、人工麝香、石灰华。

【功能主治】清热解毒，疏肝利胆，化瘀。用于肝郁气滞，血瘀，肝中毒，肝痛，肝硬化，肝渗水，以及各种急、慢性肝炎和胆囊炎。

【注意禁忌】服药期间忌食油腻、生、冷、酸、腐、辛辣、刺激性食物；本品含木香马兜铃药材，该药材含马兜铃酸，马兜铃酸可引起肾脏损害等不良反应；本品为处方药，必须凭医师处方购买，在医师指导下使用，并定期检查肾功能，如发现肾功能异常应立即停药；儿童及老年人慎用；孕妇、婴幼儿及肾功能不全者禁用；运动员慎用。

【贮藏】密封。

【生产企业】金诃藏药股份有限公司

二十五味绿绒蒿胶囊

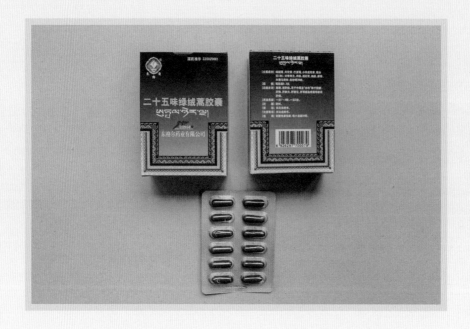

【药品名称】二十五味绿绒蒿胶囊，Ershiwuwei Lüronghao Jiaonang

【批准文号】国药准字Z20025681

【执行标准】WS-10486（ZD-0486）-2002

【剂型】胶囊剂

【规格】每粒装0.3克

【用法用量】一次7～8粒，一日2次。

【分类】处方药

【类别】肝（脾）病方剂

【性状】本品为胶囊剂；内容物为灰褐色粉末；气腥，味微辛。

【成分】绿绒蒿、天竺黄、丁香、肉桂、木香、藏木香、沉香、葡萄、渣驯膏、朱砂、红花、西红花、人工麝香、小伞虎耳草、巴夏嘎、波棱瓜子、木香马兜铃、荜茇、余甘子、干姜、甘草、寒水石（制）、人工牛黄、诃子等。

【功能主治】解毒，清肝热。用于中毒及木布降于胆腑，肝热、肝肿大、肝硬化、肝胃瘀血疼痛等新旧肝病。

【注意禁忌】肝肾功能不全者、有造血系统疾病患者、孕妇、儿童禁用；本品为处方药，必须在医师指导下使用；本品含朱砂，不宜长期使用；本品含木香马兜铃科植物木香马兜铃，该药材含马兜铃酸，马兜铃酸有引起肾脏损害等不良反应的报道，用药时间不得超过2周；老人慎用；服用本品超过1周者，应检查血、尿汞离子浓度，定期检查肝、肾功能，超过规定限度者立即停药；运动员慎用。

【贮藏】密封。

【生产企业】东格尔药业有限公司

二十五味獐牙菜丸

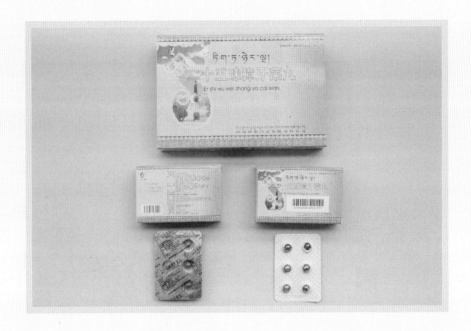

【药品名称】二十五味獐牙菜丸，Ershiwuwei Zhangyacai Wan

【批准文号】国药准字Z20023289

【执行标准】WS-633（Z-178）-2002

【剂型】丸剂

【规格】每丸重0.5克

【用法用量】一次3～4丸，一日1～2次。

【分类】处方药

【类别】肝（脾）病方剂

【性状】本品为黄绿色水丸；气微香，味苦。

【成分】印度獐牙菜、小伞虎耳草、花锚、红花、石灰华、肉豆蔻、草果、荜茇、葡萄、石榴子、小檗皮、渣驯膏、榜嘎、蚤缀、圆柏枝、巴夏嘎、兔耳草、丁香、木香、秦艽花、甘草、波棱瓜子、诃子、止泻木子、豆蔻。

【功能主治】清热消炎，疏肝利胆；用于各种赤巴病和隆病合并症引起的胆囊炎、黄疸型肝炎、肝肿大、肝区疼痛，以及其他胆热、胆寒证。

【注意禁忌】尚不明确。

【贮藏】密闭，置阴凉干燥处。

【生产企业】西藏神猴药业有限责任公司

三十一味松石丸

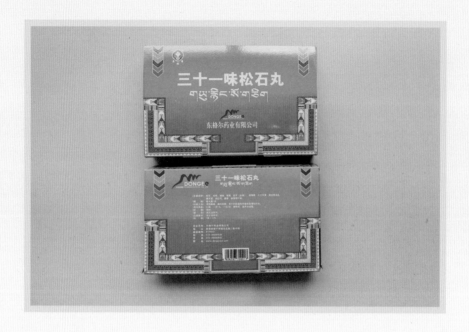

【药品名称】三十一味松石丸，Sanshiyiwei Songshi Wan

【批准文号】国药准字Z20025710

【执行标准】WS-10510（ZD-0510）-2002

【剂型】丸剂

【规格】每丸重1克

【用法用量】口服，嚼碎后，以温开水送服。一次1丸，一日2次。

【分类】处方药

【类别】肝（脾）病方剂

【性状】本品为黑色水丸；气香，味苦，涩。

【成分】松石、珍珠、珊瑚、银珠、诃子（去核）、铁粉（制）、余甘子、岩精膏、檀香、紫檀香、川木通、塞北紫堇、人工牛黄、木香、五脉绿绒蒿、唐古特乌头、肉豆蔻、丁香、獐牙菜、毛诃子（去核）、天竺黄、红花、西红花、木棉花、人工麝香、石花、骨碎补、甘青青兰、麻黄、佐太、草豆蔻。

【功能主治】清热解毒，疏肝利胆。用于肝胆湿热所致的急、慢性肝炎。

【注意禁忌】肝肾功能不全者、造血系统疾病患者、孕妇及哺乳期妇女、儿童禁用；本品含银朱、佐太，不宜长期服用；服用本品超过1周者，应检查血、尿中汞等离子浓度，检查肝、肾功能，超过规定限度者立即停用。

【贮藏】密封。

【生产企业】东格尔药业有限公司

四十二味疏肝胶囊

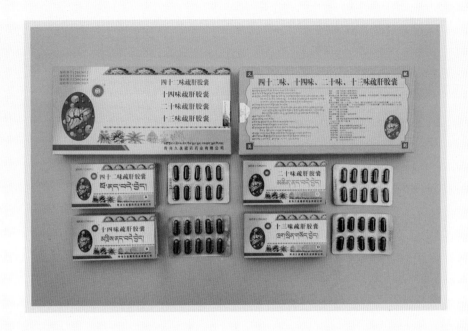

【药品名称】四十二味疏肝胶囊，Sishierwei Shugan Jiaonang

【批准文号】国药准字Z20028012

【执行标准】《国家中成药标准汇编：中成药地方标准上升国家药品标准部分》（内科心系分册）

【剂型】胶囊剂

【规格】每粒装0.3克

【用法用量】口服。一次2粒，一日1次。早晨6时空腹服用，与"十四味疏肝胶囊""二十味疏肝胶囊""十三味疏肝胶囊"配合使用。32天为1个疗程。

【分类】处方药

【类别】肝（脾）病方剂

【性状】本品为胶囊剂，内容物为棕色至棕褐色的粉末；气香，味苦。

【成分】诃子、铁粉、佐太、金精石、肉豆蔻、天竺黄、西红花、白豆蔻、丁香、草果、川木香、杜果核、白檀香、紫檀香、沉香、唐古特乌头、白花秦艽等。

【功能主治】清热利湿，疏肝理脾，化瘀散结。用于肝胆湿热、气滞血瘀所致的胁痛、脘胀；急、慢性乙型肝炎见上述证候者。

【注意禁忌】肝肾功能不全者、肾脏病患者、造血系统疾病患者、孕妇、哺乳期妇女及新生儿禁用；本品含佐太、银朱、渣驯膏，不宜长期服用；本品为处方药，须在医生指导下使用；儿童一般不宜使用；老人慎用；服用本品应定期检查血、尿中汞离子浓度，检查肝、肾功能，超过规定限度者停用。

【贮藏】密封。

【生产企业】青海久美藏药药业有限公司

七十味松石丸

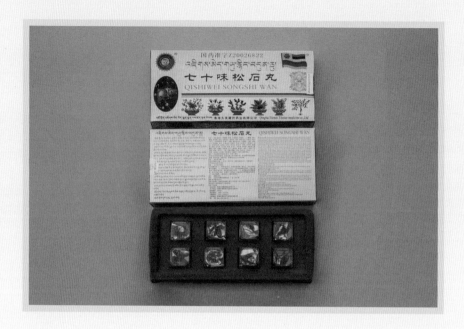

【药品名称】七十味松石丸，Qishiwei Songshi Wan

【批准文号】国药准字Z20026822

【执行标准】《国家中成药标准汇编：中成药地方标准上升国家药品标准部分》（内科心系分册）。

【剂型】丸剂

【规格】每丸重1克

【用法用量】口服，浸泡在温开水中。一次1丸，每日2次，早、晚服用。

【分类】处方药

【类别】肝（脾）病方剂

【性状】本品为绿色的水丸；气香、味苦。

【成分】绿松石、岩精膏、珍珠、白花秦艽、紫硇砂、人工麝香、赛北紫堇、肉豆蔻、商陆、甘青青兰、兔耳草、银灰、美丽乌头、木棉花、朱砂、印度獐牙菜、石榴子、铁粉、唐古特乌头、白檀香、天然牛黄、波棱瓜子、草决明、石花、孔雀瓴炭、骨碎补、佐太、止泻木子、青金石、肉桂、大托叶云实、光明盐、金灰、西红花、余甘子、木香、马兜铃、紫檀香、珊瑚、白芸香、白豆蔻、冬葵、毛诃子、角茴香、蔓菁膏、沉香、白硇砂、延胡索、诃子、绿绒蒿、黄葵子、铜灰、小檗皮、天竺黄、麻黄、白芥子、丁香、花瓣、螃蟹、花丝、草红花、海金砂、人工牛黄、安息香、红豆蔻、异叶青兰、碜藤子、喜马拉雅紫茉莉等。

【功能主治】疏肝利胆，祛瘀止痛。用于肝郁气滞、湿热瘀阻所致的胸胁胀痛、呕吐呃逆、食欲不振；急、慢性肝炎见上述证候者。

【注意禁忌】肝肾功能不全者、造血系统疾病患者、新生儿、孕妇及哺乳期妇女禁用；本品含朱砂、佐太、马兜铃科植物马兜铃，不宜长期服用；本品为处方药，须在医生指导下使用；服用本品应定期检查血、尿中汞离子浓度，检查肝、肾功能，超过规定限度者停用；儿童及老人一般不宜使用。

【贮藏】密闭、防潮、避光。

【生产企业】青海久美藏药药业有限公司

肝泰舒胶囊

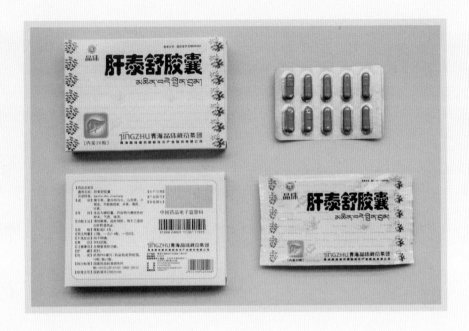

【药品名称】肝泰舒胶囊，Gantaishu Jiaonang

【批准文号】国药准字Z20025143

【执行标准】WS-10133（ZD-0133）-2002-2012Z

【剂型】胶囊剂

【规格】每粒装0.4克

【用法用量】口服。一次2～4粒，一日3次。

【分类】处方药

【类别】肝（脾）病方剂

【性状】本品为硬胶囊，内容物为黄棕色的粉末；气香，味苦。

【成分】獐牙菜、唐古特乌头、山苦荬、小檗皮、节裂角茴香、木香、黄芪、甘草。

【功能主治】清热解毒，疏肝利胆。用于乙型肝炎肝胆湿热证。

【注意禁忌】孕妇忌服；定期复查肝功能。

【贮藏】密封。

【生产企业】青海晶珠藏药高新技术产业股份有限公司

复方蒂达胶囊

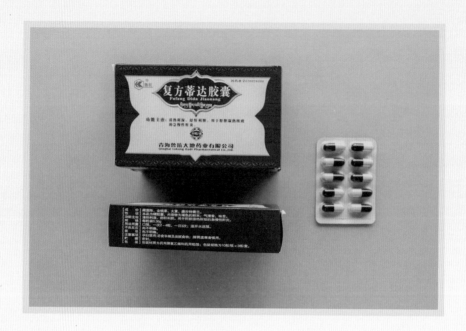

【药品名称】复方蒂达胶囊，Fufang Dida Jiaonang

【批准文号】国药准字Z20026344

【执行标准】WS-10929（ZD-0929）-2002-2011Z

【剂型】胶囊剂

【规格】每粒装0.35克

【用法用量】口服，用温开水送服。一次2～4粒，一日3次。

【分类】处方药

【类别】肝（脾）病方剂

【性状】本品为硬胶囊，内容物为褐色的粉末；气清香，味苦。

【成分】藏茵陈、金钱草、大黄、唐古特青兰。

【功能主治】清热利湿，疏肝利胆。用于肝胆湿热所致的急、慢性肝炎。

【注意禁忌】孕妇禁用；忌食辛辣及油腻食物；脾胃虚寒者慎用。

【贮藏】密封。

【生产企业】青海鲁抗大地药业有限公司

秘诀清凉胶囊

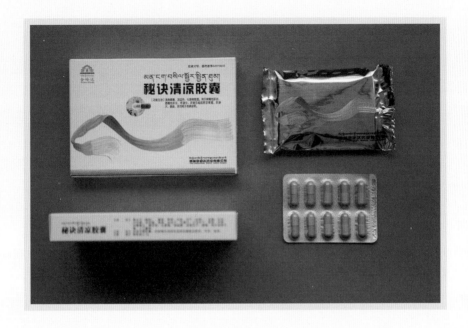

【药品名称】秘诀清凉胶囊，Mijue Qingliang Jiaonang

【批准文号】国药准字Z20110010

【执行标准】YBZ00242011

【剂型】胶囊剂

【规格】每粒装0.4克

【用法用量】口服。一次5粒，一日2～3次。

【分类】处方药

【类别】肝（脾）病方剂

【性状】本品为硬胶囊，内容物为浅棕色至棕色颗粒及粉末；气辛，味苦。

【成分】寒水石（煅制）、檀香、降香、沉香、诃子（去核）、豆蔻、红花、天竺黄、肉豆蔻、草果、余甘子、石榴子、止泻木子、荜茇、木香、甘青青兰、獐牙菜、巴夏嘎、绿绒蒿、波棱瓜子、榜嘎、体外培育牛黄、人工麝香。

【功能主治】清热解毒，凉血热，化培根痰湿。用于病毒性肝炎、酒精性肝炎、肝硬化、肝癌引起的肝区疼痛、肝肿大、黄染，亦可用于热病余邪。

【注意禁忌】本品含有人工麝香（普拉睾酮），运动员慎用。

【贮藏】密闭，置阴凉干燥处（不超过20℃）。

【生产企业】西藏金哈达药业有限公司

熊胆舒肝利胆胶囊

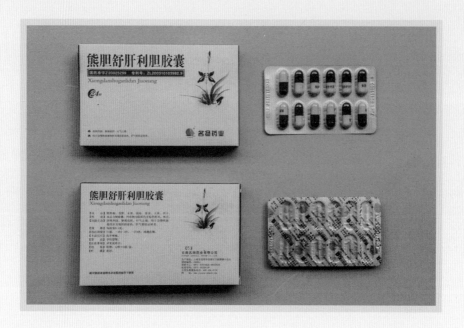

【药品名称】熊胆舒肝利胆胶囊，Xiongdan Shugan Lidan Jiaonang

【批准文号】国药准字Z20025299

【执行标准】WS-10246（ZD-0246）-2002-2012Z

【剂型】胶囊剂

【规格】每粒装0.5克

【用法用量】口服。一次2～3粒，一日3次；或遵医嘱。

【分类】处方药

【类别】肝（脾）病方剂

【性状】本品为硬胶囊，内容物为棕黄色至棕色粉末；味苦。

【成分】熊胆粉、龙胆、木香、茵陈、姜黄、大黄、诃子。

【功能主治】清热利湿，解毒疏肝，行气止痛。用于急、慢性病毒性肝炎属肝胆湿、肝气郁结证者。

【注意禁忌】孕妇禁服，哺乳期妇女慎用；脾胃虚寒者不宜；忌食辛辣油腻食品，戒酒；定期复查肝功能。

【贮藏】密封。

【生产企业】云南名扬药业有限公司

藏茵陈片

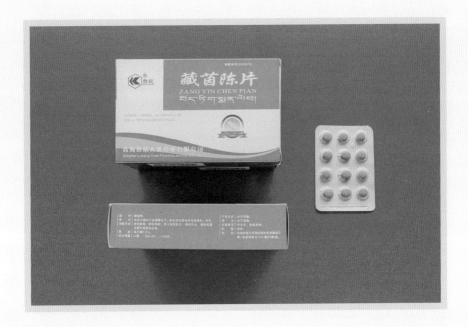

【药品名称】藏茵陈片，Zangyinchen Pian

【批准文号】国药准字Z20026730

【执行标准】WS-11151（ZD-1151）-2002-2012Z

【剂型】片剂

【规格】基片重0.25克

【用法用量】口服。一次5～6片，一日3次。

【分类】处方药

【类别】肝（脾）病方剂

【性状】本品为糖衣片或薄膜衣片，除去包衣显褐色或绿褐色；味苦。

【成分】藏茵陈。

【功能主治】清热解毒，疏肝利胆。用于急性肝炎、慢性肝炎、慢性胆囊炎属肝胆湿热证者。

【注意禁忌】忌食生冷、油腻食物。

【贮藏】密封。

【生产企业】青海鲁抗大地药业有限公司

藏茵陈胶囊

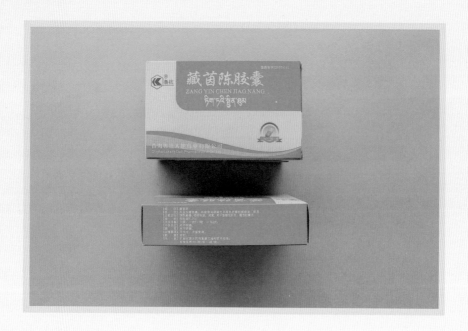

【药品名称】藏茵陈胶囊，Zangyinchen Jiaonang

【批准文号】国药准字Z20025591

【执行标准】WS-10411（ZD-0411）-2002-2012Z

【剂型】胶囊剂

【规格】每粒装0.35克

【用法用量】口服。一次2～3粒，一日3次。

【分类】处方药

【类别】肝（脾）病方剂

【性状】本品为硬胶囊，内容物为绿褐色至褐色的颗粒或粉末；味苦。

【成分】藏茵陈。

【功能主治】清热解毒，疏肝利胆，退黄。用于急、慢性肝炎，慢性胆囊炎。

【注意禁忌】忌食生冷、油腻食物。

【贮藏】密封。

【生产企业】青海鲁抗大地药业有限公司

十六、肾病症方剂

六味壮骨颗粒

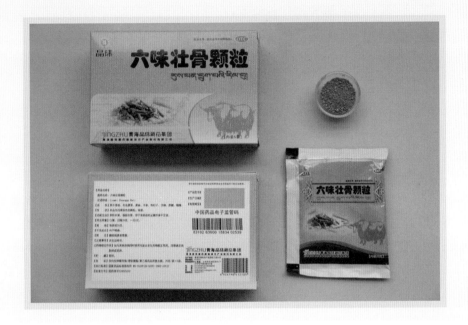

【药品名称】六味壮骨颗粒，Liuwei Zhuanggu Keli

【批准文号】国药准字Z20025232

【执行标准】WS-10209（ZD-0209）-2002-2012Z

【剂型】颗粒剂

【规格】每袋装20克

【用法用量】口服。日服20克，一日3次。

【分类】非处方药（OTC）

【类别】肾病症方剂

【性状】本品为浅黄棕色的颗粒；味甜。

【成分】牦牛骨粉、冬虫夏草、蕨麻、手参、枸杞子、沙棘、蔗糖、糊精。

【功能主治】养肝补肾，强筋壮骨。用于骨质疏松症属肝肾不足证者。

【注意禁忌】糖尿病患者禁服；忌食生冷、油腻食物；孕妇慎用；感冒时不宜服用；有严重的高血压、心脏病、肝病、肾病等慢性病者，应在医师指导下服用；服药2周后症状无缓解者，应去医院就诊；对本品过敏者禁用，过敏体质慎用；药品性状发生改变时禁止服用；请将此药品放在儿童不能接触到的地方；如正在服用其他药品，使用本品前请咨询医师或药师。

【贮藏】密封。

【生产企业】青海晶珠藏药高新技术产业股份有限公司

七味地骨胶囊

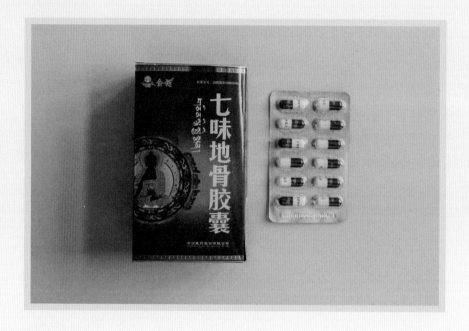

【药品名称】七味地骨胶囊，Qiwei Digu Jiaonang

【批准文号】国药准字Z20026346

【执行标准】WS-10931（ZD-0931）-2002-2012Z

【剂型】胶囊剂

【规格】每粒装0.3克

【用法用量】口服。一次4粒，一日4次。

【分类】处方药

【类别】肾病症方剂

【性状】本品为胶囊剂，内容物为灰白色至淡黄色的粉末；气腥，味微咸、苦。

【成分】郁金、地骨皮、紫苏子、龟甲（制）、地龙、水蛭、冬虫夏草。

【功能主治】滋阴润燥，化瘀通络。用于阴虚血瘀所引起的消渴；2型糖尿病见上述证候者。

【注意禁忌】孕妇忌服；忌食辛辣食物；有出血倾向者忌用；糖尿病患者在服药期间要定期检查血糖。

【贮藏】密封。

【生产企业】金诃藏药股份有限公司

八味小檗皮胶囊

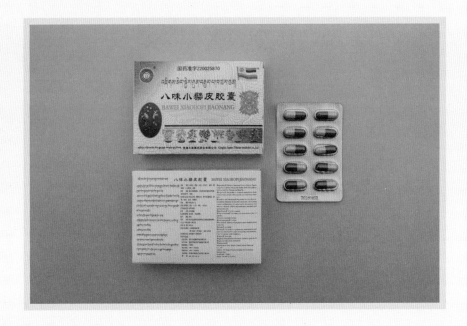

【药品名称】八味小檗皮胶囊，Bawei Xiaobopi Jiaonang

【批准文号】国药准字Z20025870

【执行标准】《国家中成药标准汇编：中成药地方标准上升国家药品标准部分》（内科心系分册）

【剂型】胶囊剂

【规格】每粒装0.3克

【用法用量】口服。一次3～4粒，一日2次。

【分类】处方药

【类别】肾病症方剂

【性状】本品为胶囊剂，内容物为棕黄色的粉末；具特异香气，味苦。

【成分】小檗皮、荜茇、红花、余甘子、甘草、人工麝香、京墨等。

【功能主治】消炎止痛，固精止血。用于尿路感染引起的尿痛、血尿，以及白浊、滑精等。

【注意禁忌】运动员、孕妇慎用。

【贮藏】密封。

【生产企业】青海久美藏药药业有限公司

八味小檗皮散

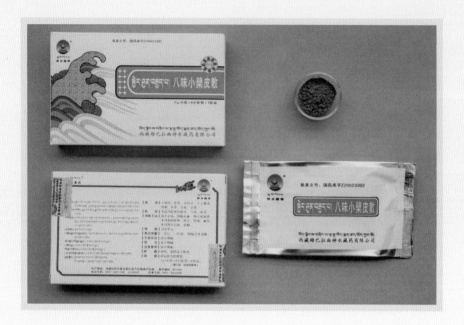

【药品名称】八味小檗皮散，Bawei Xiaobopi San

【批准文号】国药准字Z20023302

【执行标准】WS-593（Z-138）-2002

【剂型】散剂

【规格】每袋装2克

【用法用量】用温开水冲服。一次2克，一日2次。

【分类】处方药

【类别】肾病症方剂

【性状】本品为棕黄色粉末；气香，味苦。

【成分】小檗皮、荜茇、余甘子、人工麝香、甘草、红花、京墨等。

【注意禁忌】消炎止痛，固精止血。用于尿路感染引起的尿频、尿急、尿痛、血尿，亦可用于白浊、滑精。

【贮藏】密闭，置阴凉干燥处。

【生产企业】西藏雄巴拉曲神水藏药有限公司

八味石灰华丸

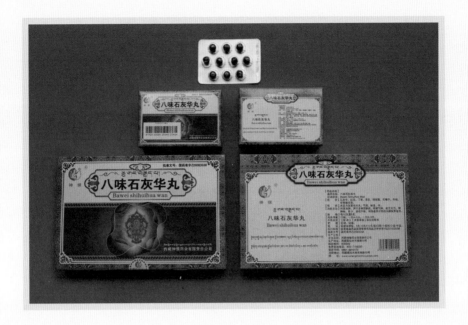

【药品名称】八味石灰华丸，Bawei Shihuihua Wan

【批准文号】国药准字Z20083038

【执行标准】YBZ01032008

【剂型】丸剂

【规格】每10丸重5克

【用法用量】口服。一次4～5丸，一日2～3次。

【分类】处方药

【类别】肾病症方剂

【性状】本品为灰黄色水丸；气微，味涩、辛。

【成分】石灰华、红花、丁香、荜茇、绿绒蒿、石榴子、肉桂、甘肃棘豆膏。

【功能主治】利尿消肿。用于多种浮肿病、咳嗽气喘、疲乏无力、腿肿胀、尿少、食欲不振，特别是用于热性水肿效果甚佳。

【注意禁忌】尚不明确。

【贮藏】密闭，防潮。

【生产企业】西藏神猴药业有限责任公司

十味手参散（神猴）

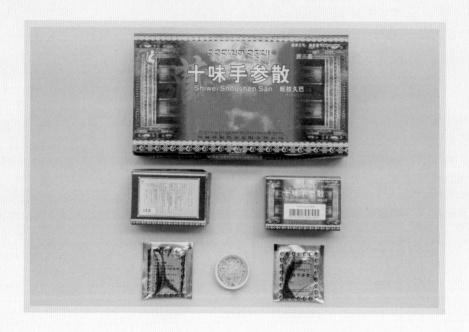

【药品名称】十味手参散，Shiwei Shoushen San

【批准文号】国药准字Z20023232

【执行标准】WS-580（Z-125）-2002

【剂型】散剂

【规格】每袋装2克

【用法用量】口服。一次1~1.2克，一日3~4次。

【分类】非处方药（OTC）

【类别】肾病症方剂

【性状】本品为浅黄棕色的粉末；气芳香，味甘、酸、苦。

【成分】手参、刀豆、石榴子、豆蔻、荜茇、桂皮、天冬、红花、人工麝香等。

【功能主治】补肾，固精。用于肾虚所致的腰酸、小便清长。

【注意禁忌】儿童、孕妇禁用；忌食辛辣、生冷、油腻食物；感冒发热患者不宜服用；本品宜饭前服用；高血压、心脏病、肝病、糖尿病、肾病等慢性病患者应在医师指导下服用；服药2周后症状无缓解者，应去医院就诊；年老体弱者应在医师指导下服用；对本品过敏者禁用，过敏体质者慎用；本品性状发生改变时禁止使用；请将本品放在儿童不能接触到的地方；如正在使用其他药品，使用本品前请咨询医师或药师。

【贮藏】密闭，防潮。

【生产企业】西藏神猴药业有限责任公司

十味手参散（帝玛尔）

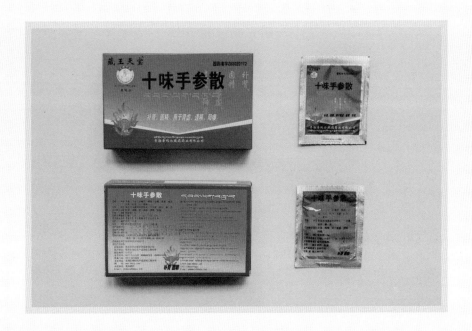

【药品名称】十味手参散，Shiwei Shoushen San

【批准文号】国药准字Z63020172

【剂型】丸剂

【规格】每袋装1.2克

【用法用量】口服。一次1～1.2克，一日3～4次。

【分类】处方药

【类别】肾病症方剂

【性状】本品为浅黄棕色的粉末；气芳香，味甘、酸、苦。

【成分】手参、刀豆、石榴子、豆蔻、荜茇、桂皮、天冬、红花、人工麝香等。

【功能主治】补肾，固精。用于肾虚遗精、阳痿。

【注意禁忌】儿童、孕妇禁用；忌食辛辣、生冷、油腻食物；感冒发热患者不宜服用；本品宜饭前服用；高血压、心脏病、肝病、糖尿病、肾病等慢性病患者应在医师指导下服用；服药2周后症状无缓解者，应去医院就诊；年老体弱者应在医师指导下服用；对本品过敏者禁用，过敏体质者慎用；本品性状发生改变时禁止使用；请将本品放在儿童不能接触到的地方；如正在使用其他药品，使用本品前请咨询医师或药师。

【贮藏】密闭，防潮。

【生产企业】青海帝玛尔藏药药业有限公司

十味豆蔻丸（甘露）

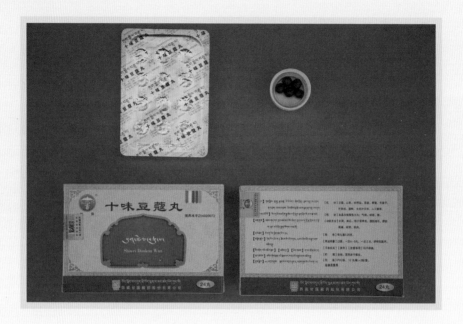

【药品名称】十味豆蔻丸，Shiwei Doukou Wan

【批准文号】国药准字Z54020072

【执行标准】WS₃-BC-0207-95

【剂型】丸剂

【规格】每丸重0.25克

【用法用量】口服，研碎后服用。一次4～5丸，一日2次。

【分类】处方药

【类别】肾病症方剂

【性状】本品为褐黄色水丸；气微，味甜、辣。

【成分】豆蔻、山柰、光明盐、荜茇、螃蟹、冬葵子、杜果核、蒲桃、大托叶云实、人工麝香。

【功能主治】补肾，排石。用于肾寒证，膀胱结石，腰部疼痛，尿频、尿闭。

【注意禁忌】尚不明确。

【贮藏】密闭，置阴凉干燥处。

【生产企业】西藏甘露藏药股份有限公司

十味豆蔻丸（甘南佛阁）

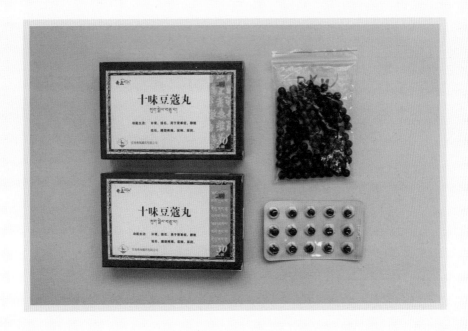

【药品名称】十味豆蔻丸，Shiwei Doukou Wan

【批准文号】国药准字Z62020659

【执行标准】WS$_3$-BC-0207-95

【剂型】丸剂

【规格】每丸重0.25克

【用法用量】口服，研碎后服用。一次4～5丸，一日2次。

【分类】处方药

【类别】肾病症方剂

【性状】本品为褐黄色水丸；气微，味甜、辣。

【成分】豆蔻、山柰、光明盐、荜茇、螃蟹、冬葵果、杜果核、蒲桃、大托叶云实、人工麝香。

【功能主治】补肾，排石。用于肾寒证，膀胱结石，腰部疼痛，尿频、尿闭。

【注意禁忌】忌食油腻、生冷、酸腐、辛辣、刺激性食物。

【贮藏】密封，置阴凉干燥处（不超过20℃）。

【生产企业】甘南佛阁藏药有限公司

十味豆蔻丸（帝玛尔）

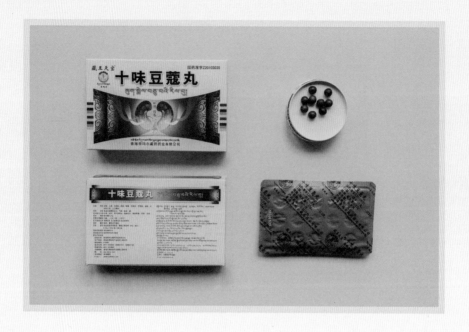

【药品名称】十味豆蔻丸，Shiwei Doukou Wan

【批准文号】国药准字Z20103035

【执行标准】YBZ00692010

【剂型】丸剂

【规格】每丸重0.25克

【用法用量】口服。一次4～5丸，一日2次。

【分类】处方药

【类别】肾病症方剂

【性状】本品为褐黄色水丸；气微，味甜、辣。

【成分】豆蔻、山奈、光明盐、荜茇、螃蟹、冬葵果、杠果核、蒲桃、大托叶云实、人工麝香。

【功能主治】补肾，排石。用于肾寒证，膀胱结石，腰部疼痛，尿频、尿闭。

【注意禁忌】尚不明确。

【贮藏】密闭，置阴凉干燥处。

【生产企业】青海帝玛尔藏药药业有限公司

十味诃子丸（神猴）

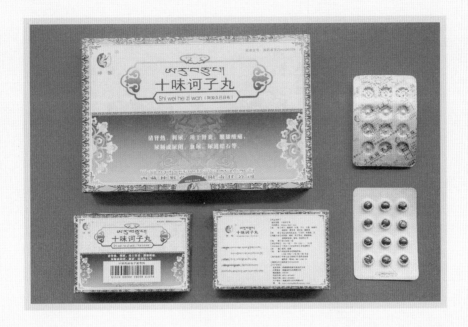

【药品名称】十味诃子丸，Shiwei Hezi Wan

【批准文号】国药准字Z54020039

【执行标准】WS₃-BC-0208-95

【剂型】丸剂

【规格】每10丸重2.5克

【用法用量】一次2～3克（一次8～12丸），一日2次。

【分类】处方药

【类别】肾病症方剂

【性状】本品为棕灰色水丸；气芳香，味微酸苦。

【成分】诃子、藏茜草、红花、刀豆、豆蔻、山矾叶、渣驯膏、紫草茸、獐牙菜、圆柏膏。

【功能主治】清肾热，利尿。用于肾炎、腰膝酸痛、尿频或尿闭、血尿、尿道结石等。

【注意禁忌】尚不明确。

【贮藏】密闭，防潮。

【生产企业】西藏神猴药业有限责任公司

十味诃子丸（久美）

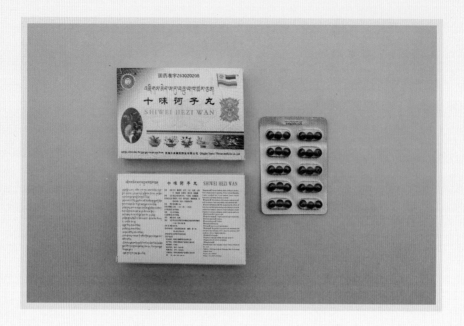

【药品名称】十味诃子丸，Shiwei Hezi Wan

【批准文号】国药准字Z63020208

【执行标准】部颁标准藏药第一册

【剂型】丸剂

【规格】每丸重0.25克

【用法用量】口服。一次3～4丸，一日3次。

【分类】处方药

【类别】肾病症方剂

【性状】本品为棕灰色水丸；气芳香，味微酸苦。

【成分】诃子、藏茜草、红花、刀豆、豆蔻、山矾叶、渣驯膏、紫草茸、獐牙菜、圆柏膏。

【功能主治】清肾热，利尿。用于肾炎、腰膝酸痛、尿频或尿闭、血尿、尿道结石等。

【注意禁忌】尚不明确。

【贮藏】密闭，防潮。

【生产企业】青海久美藏药药业有限公司

十味诃子丸（金诃）

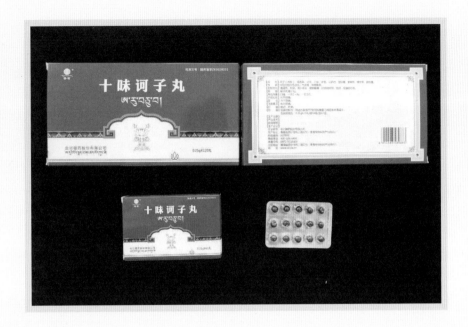

【药品名称】十味诃子丸，Shiwei Hezi Wan

【批准文号】国药准字Z63020055

【执行标准】WS$_3$-BC-0280-95

【剂型】丸剂

【规格】每10丸重2.5克

【用法用量】口服。一次2～3克，一日2次。

【分类】处方药

【类别】肾病症方剂

【性状】本品为棕灰色水丸；气芳香，味微酸苦。

【成分】诃子（去核）、藏茜草、红花、刀豆、豆蔻、山矾叶、渣驯膏、紫草茸、獐牙菜、圆柏膏。

【功能主治】清肾热，利尿。用于肾炎、腰膝酸痛、尿频或尿闭、血尿、尿道结石等。

【注意禁忌】尚不明确。

【贮藏】密闭，防潮。

【生产企业】金诃藏药股份有限公司

十味诃子散

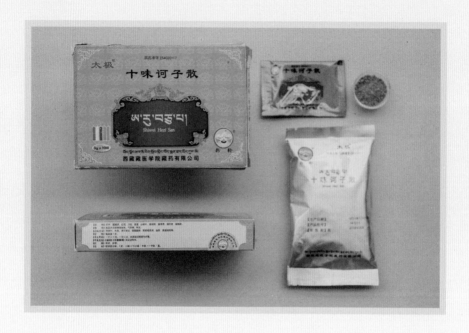

【药品名称】十味诃子散，Shiwei Hezi San

【批准文号】国药准字Z54020117

【执行标准】WS₃-BC-0210-95

【剂型】散剂

【规格】每袋装3克

【用法用量】加适量白糖混匀内服。一次2～3克，一日2次。

【分类】处方药

【类别】肾病症方剂

【性状】本品为淡棕褐色粉末；气芳香，味苦。

【成分】诃子、藏茜草、红花、刀豆、豆蔻、山矾叶、渣驯膏、紫草茸、獐牙菜、圆柏膏。

【功能主治】清肾热，利尿。用于肾炎、腰膝酸痛、尿频或尿闭、血尿、尿道结石等。

【注意禁忌】尚不明确。

【贮藏】密闭，防潮。

【生产企业】西藏藏医学院藏药有限公司

十三味菥蓂丸（神猴）

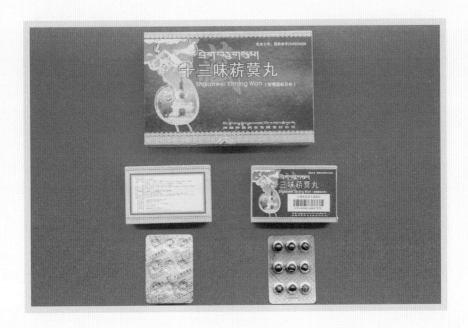

【药品名称】十三味菥蓂丸，Shisanwei Ximing Wan

【批准文号】国药准字Z54020036

【执行标准】WS₃-BC-0193-95

【剂型】丸剂

【规格】每丸重0.6克

【用法用量】一次2～3丸，一日2～3次。

【分类】处方药

【类别】肾病症方剂

【性状】本品为红棕色水丸；味微苦，微酸。

【成分】菥蓂子、杜果核、蒲桃、大托叶云实、紫草茸、茜草、山矾叶、圆柏枝、诃子、豆蔻、刀豆、波棱瓜子、巴夏嘎。

【功能主治】清热，通淋，消炎止痛。用于淋病、睾丸肿大、膀胱炎、腰痛等。

【注意禁忌】尚不明确。

【贮藏】密闭，置阴凉干燥处。

【生产企业】西藏神猴药业有限责任公司

十三味菥蓂丸（藏医学院）

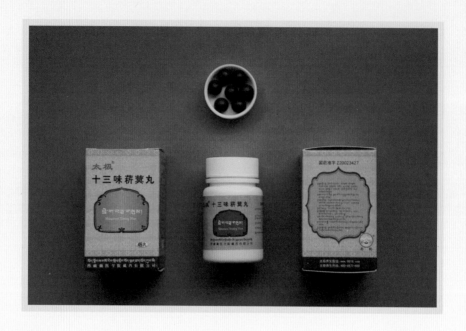

【药品名称】十三味菥蓂丸，Shisanwei Ximing Wan

【批准文号】国药准字Z 20023427

【执行标准】WS-625（Z-170）-2002

【剂型】丸剂

【规格】每丸重0.6克

【用法用量】一次2～3丸，一日2～3次。

【分类】处方药

【类别】肾病症方剂

【性状】本品为红棕色水丸；味微苦、微酸。

【成分】菥蓂子、杜果核、蒲桃、大托叶云实、紫草茸、茜草、山矾叶、圆柏枝、诃子、豆蔻、刀豆、波棱瓜子、巴夏嘎。

【功能主治】清热，通淋，消炎止痛。用于淋病、睾丸肿大、膀胱炎、腰痛。

【注意禁忌】尚不明确。

【贮藏】密闭，置阴凉干燥处。

【生产企业】西藏藏医学院藏药有限公司

十三味菥蓂丸（甘南佛阁）

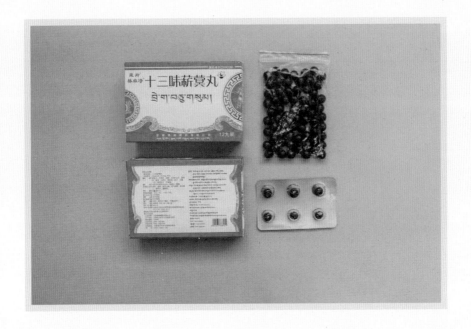

【药品名称】十三味菥蓂丸，Shisanwei Ximing Wan

【批准文号】国药准字Z20043080

【执行标准】WS₃-BC-0193-95-1

【剂型】丸剂

【规格】每丸重0.6克

【用法用量】一次2～3丸，一日2～3次。

【分类】处方药

【类别】肾病症方剂

【性状】本品为红棕色的水丸；味微苦，微酸。

【成分】菥蓂子、杜果核、蒲桃、大托叶云实、紫草茸、茜草、山矾叶、圆柏枝、诃子、豆蔻、刀豆、波棱瓜子、巴夏嘎。

【功能主治】清热，通淋，消炎止痛。用于淋病、睾丸肿大、膀胱炎、腰痛等。

【注意禁忌】尚不明确。

【贮藏】密闭，置阴凉干燥处（不超过20℃）。

【生产企业】甘南佛阁藏药有限公司

十三味菥蓂丸（格拉丹东）

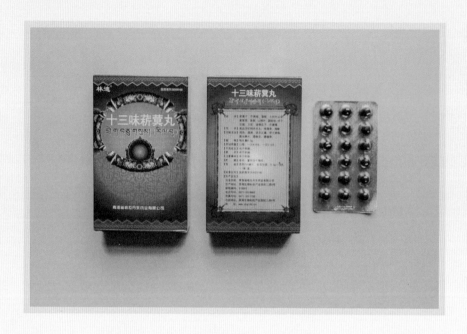

【药品名称】十三味菥蓂丸，Shisanwei Ximing Wan

【批准文号】国药准字Z63020160

【执行标准】WS$_3$-BC-0193-95

【剂型】丸剂

【规格】每丸重0.3克

【用法用量】口服。一次4～6丸，一日2～3次。

【分类】处方药

【类别】肾病症方剂

【性状】本品为红棕色水丸；味微苦，微酸。

【成分】菥蓂子、杜果核、蒲桃、大托叶云实、紫草茸、茜草、山矾叶、圆柏枝、诃子、豆蔻、刀豆、波棱瓜子、巴夏嘎。

【功能主治】清热，通淋，消炎止痛。用于淋病、睾丸肿大、膀胱炎、腰痛等。

【注意禁忌】尚不明确。

【贮藏】密闭，置阴凉干燥处。

【生产企业】青海省格拉丹东药业有限公司

十三味菥蓂丸（柴达木）

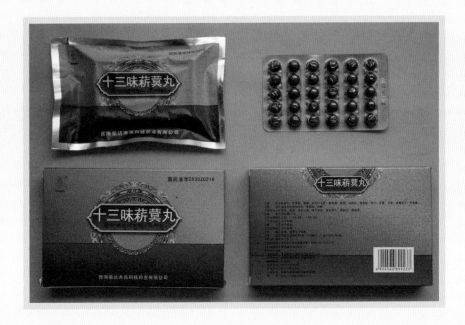

【药品名称】十三味菥蓂丸，Shisanwei Ximing Wan

【批准文号】国药准字Z63020216

【执行标准】WS$_3$-BC-0193-95

【剂型】丸剂

【规格】每丸重0.3克

【用法用量】口服。一次4～6丸，一日2～3次。

【分类】处方药

【类别】肾病症方剂

【性状】本品为红棕色水丸；味微苦，微酸。

【成分】菥蓂子、杧果核、蒲桃、大托叶云实、紫草茸、茜草、山矾叶、圆柏枝、诃子、豆蔻、刀豆、波棱瓜子、巴夏嘎。

【功能主治】清热，通淋，消炎止痛。用于淋病、睾丸肿大、膀胱炎、腰痛等。

【注意禁忌】尚不明确。

【贮藏】密闭，置阴凉干燥处。

【生产企业】青海柴达木高科技药业有限公司

十三味菥蓂丸（多维）

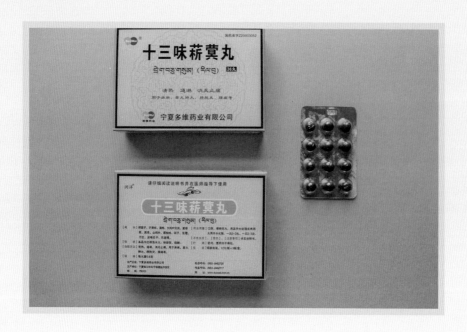

【药品名称】十三味菥蓂丸，Shisanwei Ximing Wan

【批准文号】国药准字Z20003052

【执行标准】WS₃-BC-0193-95

【剂型】丸剂

【规格】每丸重0.6克

【用法用量】口服，嚼碎药丸，用温开水送服或将药丸用温开水化服。一次2～3丸，一日2～3次。

【分类】处方药

【类别】肾病症方剂

【性状】本品为红棕色水丸；味微苦、微酸。

【成分】菥蓂子、杜果核、蒲桃、大托叶云实、紫草茸、茜草、山矾叶、圆柏枝、诃子、豆蔻、刀豆、波棱瓜子、巴夏嘎。

【功能主治】清热，通淋，消炎止痛。用于淋病、睾丸肿大、膀胱炎、腰痛等。

【注意禁忌】尚不明确。

【贮藏】密闭，置阴凉干燥处。

【生产企业】宁夏多维药业有限公司

十六味马蔺子丸

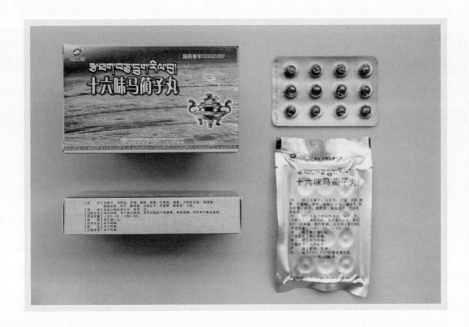

【药品名称】十六味马蔺子丸，Shiliuwei Malinzi Wan

【批准文号】国药准字Z20023287

【执行标准】WS-624（Z-169）-2002

【剂型】丸剂

【规格】每丸重0.4克

【用法用量】口服。一次3～4丸，一日2～3次。

【分类】处方药

【类别】肾病症方剂

【性状】本品为棕灰色水丸；味苦、涩。

【成分】马蔺子、马尿泡、豆蔻、薪蓂、螃蟹、杧果核、蒲桃、大托叶云实、紫草茸、圆柏枝膏、诃子、藏茜草、波棱瓜子、巴夏嘎、藏紫草、刀豆。

【功能主治】清热消肿。用于睾丸肿痛、肾炎引起的下肢肿痛，寒性肾病，亦可用于睾丸结核。

【注意禁忌】尚不明确。

【贮藏】密闭，防潮。

【生产企业】西藏金珠雅砻藏药有限责任公司

十八味诃子丸

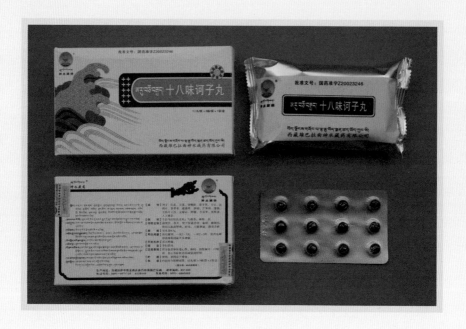

【药品名称】十八味诃子丸，Shibawei Hezi Wan

【批准文号】国药准字Z20023246

【执行标准】WS-628(Z-173)-2002

【剂型】丸剂

【规格】每丸重0.5克

【用法用量】将药丸碾碎成细粉用温开水冲服。一次2～3丸，一日2～3次，饭后服用。

【分类】处方药

【类别】肾病症方剂

【性状】本品为红棕色水丸；气微香，味酸、苦。

【成分】诃子、红花、豆蔻、渣驯膏、獐牙菜、刀豆、山矾叶、紫草茸、藏茜草、刺柏、杜果核、蒲桃、大托叶云实、金礞石、螃蟹、冬葵果、铁棒锤、人工麝香。

【功能主治】清肾热，消炎。用于尿路感染引起的血尿，腰扭伤、肾病引起的腰痛、胯痛、大腿刺痛、脚背浮肿。

【注意禁忌】孕妇禁用；部分患者如出现心悸、胸闷、四肢麻木、口唇发麻、恶心等症状，应减量或停用。

【贮藏】密封，置阴凉干燥处。

【生产企业】西藏雄巴拉曲神水藏药有限公司

十八味诃子利尿丸（神猴）

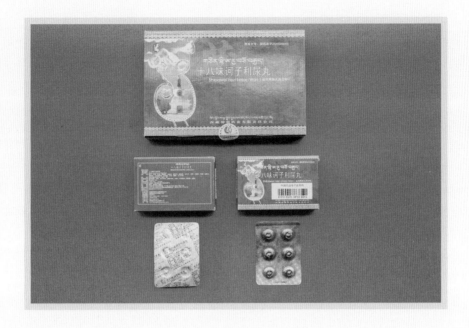

【药品名称】十八味诃子利尿丸，Shibawei Hezi Liniao Wan

【批准文号】国药准字Z54020043

【执行标准】WS$_3$-BC-0182-95

【剂型】丸剂

【规格】每丸重0.5克

【用法用量】口服。一次2～3丸，一日2次。

【分类】处方药

【类别】肾病症方剂

【性状】本品为深黄色水丸，味苦，涩。

【成分】诃子、红花、豆蔻、渣驯膏、山矾叶、紫草茸、藏茜草、余甘子、姜黄、小檗皮、蒺藜、金礞石、刺柏膏、小伞虎耳草、巴夏嘎、刀豆、人工牛黄等。

【功能主治】益肾固精，利尿。用于肾病，腰肾疼痛，尿频，小便浑浊，糖尿病，遗精。

【注意禁忌】尚不明确。

【贮藏】密闭，置阴凉干燥处。

【生产企业】西藏神猴药业有限责任公司

十八味诃子利尿丸（甘露）

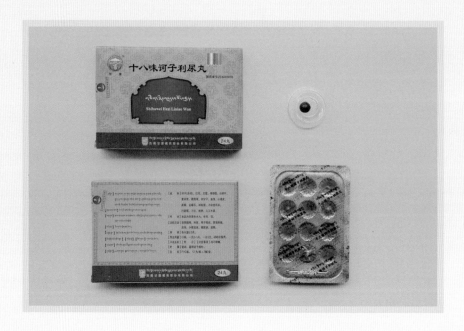

【药品名称】十八味诃子利尿丸，Shibawei Hezi Liniao Wan

【批准文号】国药准字Z54020076

【执行标准】WS₃-BC-0182-95

【剂型】丸剂

【规格】每丸重0.5克

【用法用量】口服，研碎后服用。一次2～3丸，一日2次。

【分类】处方药

【类别】肾病症方剂

【性状】本品为深黄色水丸；味苦、涩。

【成分】诃子（去核）、红花、豆蔻、渣驯膏、山矾叶、紫草茸、藏茜草、余甘子、姜黄、小檗皮、蒺藜、金礞石、刺柏膏、小伞虎耳草、巴夏嘎、刀豆、人工牛黄等。

【功能主治】益肾固精，利尿。用于肾病，腰肾疼痛，尿频，小便浑浊，糖尿病，遗精。

【注意禁忌】尚不明确。

【贮藏】密闭，置阴凉干燥处。

【生产企业】西藏甘露藏药股份有限公司

十八味诃子利尿丸（甘南佛阁）

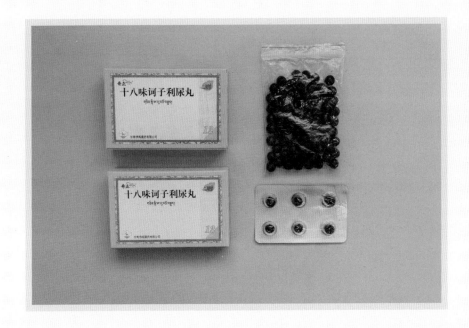

【药品名称】十八味诃子利尿丸，Shibawei Hezi Liniao Wan

【批准文号】国药准字Z20043806

【执行标准】WS$_3$-B-0820-91-3

【剂型】丸剂

【规格】每丸重0.5克

【用法用量】口服。一次2～3丸，一日2次。

【分类】处方药

【类别】肾病症方剂

【性状】本品为深黄色水丸；味苦，涩。

【成分】诃子、红花、豆蔻、渣驯膏、山矾叶、紫草茸、藏茜草、余甘子、姜黄、小檗皮、蒺藜、金礞石、刺柏膏、小伞虎耳草、巴夏嘎、刀豆、人工牛黄等。

【功能主治】益肾固精，利尿。用于肾病，腰肾疼痛，尿频，小便浑浊，糖尿病，遗精。

【注意禁忌】尚不明确。

【贮藏】密闭，置阴凉干燥处（不超过20℃）。

【生产企业】甘南佛阁藏药有限公司

十八味诃子利尿丸（格拉丹东）

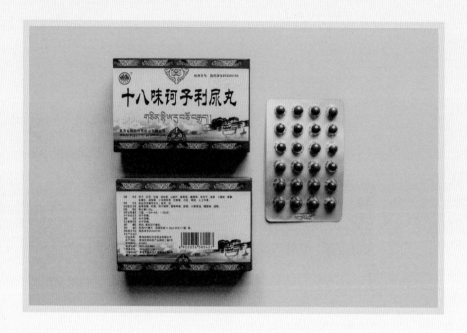

【药品名称】十八味诃子利尿丸，Shibawei Hezi Liniao Wan

【批准文号】国药准字Z63020159

【执行标准】WS$_3$-BC-0182-95

【剂型】丸剂

【规格】每丸重0.25克

【用法用量】口服。一次4～6丸，一日2次。

【分类】处方药

【类别】肾病症方剂

【性状】本品为深黄色水丸；味苦、涩。

【成分】诃子、红花、豆蔻、渣驯膏、山矾叶、紫草茸、藏茜草、余甘子、姜黄、小檗皮、蒺藜、金礞石、刺柏膏、小伞虎耳草、巴夏嘎、刀豆、人工牛黄等。

【功能主治】益肾固精，利尿。用于肾病，腰肾疼痛，尿频，小便浑浊，糖尿病，遗精。

【注意禁忌】尚不明确。

【贮藏】密闭，置阴凉干燥处。

【生产企业】青海省格拉丹东药业有限公司

十八味诃子利尿丸（柴达木）

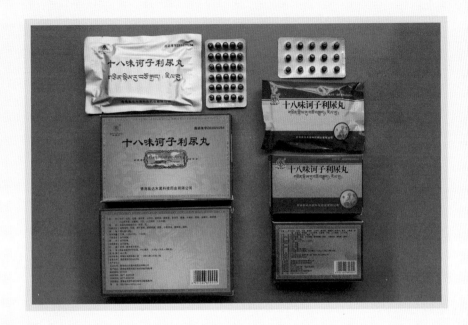

【药品名称】十八味诃子利尿丸，Shibawei Hezi Liniao Wan

【批准文号】国药准字Z63020254

【执行标准】WS₃-BC-0182-95

【剂型】丸剂

【规格】每丸重0.25克

【用法用量】口服。一次4～6丸，一日2次。

【分类】处方药

【类别】肾病症方剂

【性状】本品为深黄色水丸；味苦、涩。

【成分】诃子、红花、豆蔻、渣驯膏、山矾叶、紫草茸、藏茜草、余甘子、姜黄、小檗皮、蒺藜、金礞石、刺柏膏、小伞虎耳草、巴夏嘎、刀豆、人工熊胆、人工牛黄。

【功能主治】益肾固精，利尿。用于肾病，腰肾疼痛，尿频，小便浑浊，糖尿病，遗精。

【注意禁忌】尚不明确。

【贮藏】密闭，置阴凉干燥处。

【生产企业】青海柴达木高科技药业有限公司

十八味诃子利尿丸（柴达木）

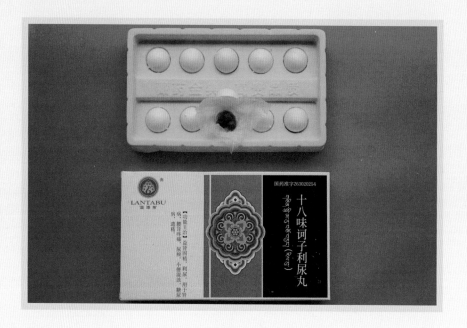

【药品名称】十八味诃子利尿丸，Shibawei Hezi Liniao Wan

【批准文号】国药准字Z63020254

【执行标准】WS₃-BC-0182-95

【剂型】丸剂

【规格】每丸重0.5克

【用法用量】泡服或嚼服。一次2～3丸，一日2次。

【分类】处方药

【类别】肾病症方剂

【性状】本品为深黄色水丸；味苦、涩。

【成分】诃子、红花、豆蔻、渣驯膏、山矾叶、紫草茸、藏茜草、余甘子、姜黄、小檗皮、蒺藜、金礞石、刺柏膏、小伞虎耳草、巴夏嘎、刀豆、人工熊胆、人工牛黄。

【功能主治】益肾固精，利尿。用于肾病，腰肾疼痛，尿频，小便浑浊，糖尿病、遗精。

【注意禁忌】尚不明确。

【贮藏】密闭，置阴凉干燥处。

【生产企业】青海柴达木高科技药业有限公司

十八味诃子利尿丸（迪庆香格里拉）

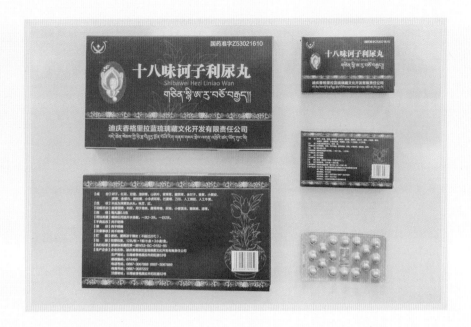

【药品名称】十八味诃子利尿丸，Shibawei Hezi Liniao Wan

【批准文号】国药准字Z53021610

【执行标准】WS₃-BC-0182-95

【剂型】丸剂

【规格】每丸重0.5克

【用法用量】嚼碎后用温开水吞服。一次2～3丸，一日2次。

【分类】处方药

【类别】肾病症方剂

【性状】本品为深黄色水丸；味苦、涩。

【成分】诃子、红花、豆蔻、渣驯膏、山矾叶、紫草茸、藏茜草、余甘子、姜黄、小檗皮、蒺藜、金礞石、刺柏膏、小伞虎耳草、巴夏嘎、刀豆、人工熊胆、人工牛黄。

【功能主治】益肾固精，利尿。用于肾病，腰肾疼痛，尿频，小便浑浊，糖尿病，遗精。

【注意禁忌】尚不明确。

【贮藏】密闭，置阴凉干燥处（不超过20℃）。

【生产企业】迪庆香格里拉蓝琉璃藏文化开发有限责任公司

二十八味槟榔丸（东格尔）

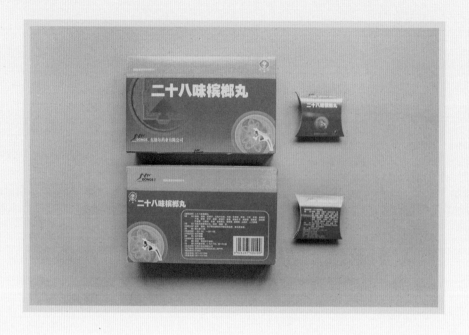

【药品名称】二十八味槟榔丸，Ershibawei Binlang Wan

【批准文号】国药准字Z63020219

【执行标准】WS₃-BC-0138-95

【剂型】丸剂

【规格】每丸重0.3克

【用法用量】一次4～5丸，一日2～3次。

【分类】处方药

【类别】肾病症方剂

【性状】本品为棕黄色水丸；味苦，微酸、涩。

【成分】槟榔、蒲桃、石榴子、大托叶云实、肉桂、杧果核、荜茇、刀豆、豆蔻、金礞石、干姜、螃蟹、诃子、蒺藜、菥蓂子、姜黄、波棱瓜子、渣驯膏、圆柏膏、绿绒蒿、巴夏嘎、小檗皮、冬葵、甘青青兰、紫草茸、藏茜草、山矾叶、人工麝香。

【功能主治】温肾，通淋。用于寒性腰髋关节痛及脓血尿、睾丸肿胀等。

【注意禁忌】运动员慎用。

【贮藏】密闭，置阴凉干燥处。

【生产企业】东格尔药业有限公司

二十八味槟榔丸（迪庆香格里拉）

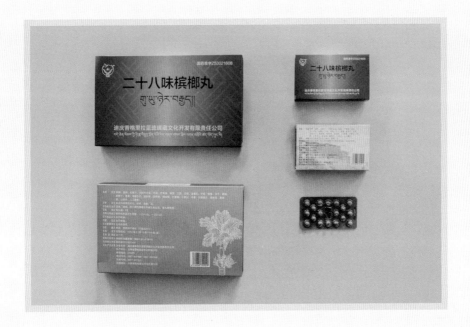

【药品名称】二十八味槟榔丸，Ershibawei Binlang Wan

【批准文号】国药准字Z53021608

【执行标准】WS$_3$-BC-0138-95

【剂型】丸剂

【规格】每丸重0.3克

【用法用量】嚼碎后用温开水吞服。一次4～5丸，一日2～3次。

【分类】处方药

【类别】肾病症方剂

【性状】本品为棕黄色水丸；味苦，微酸、涩。

【成分】槟榔、蒲桃、石榴子、大托叶云实、肉桂、杠果核、荜茇、刀豆、豆蔻、金礞石、干姜、螃蟹、诃子、蒺藜、薪蓂子、姜黄、波棱瓜子、渣驯膏、圆柏膏、绿绒蒿、巴夏嘎、小檗皮、冬葵、甘青青兰、紫草茸、藏茜草、山矾叶、人工麝香。

【功能主治】温肾，通淋。用于寒性腰髋关节痛及脓血尿、睾丸肿胀等。

【注意禁忌】运动员慎用。

【贮藏】密闭，置阴凉干燥处（不超过20℃）。

【生产企业】迪庆香格里拉蓝琉璃藏文化开发有限责任公司

天麻醒脑胶囊

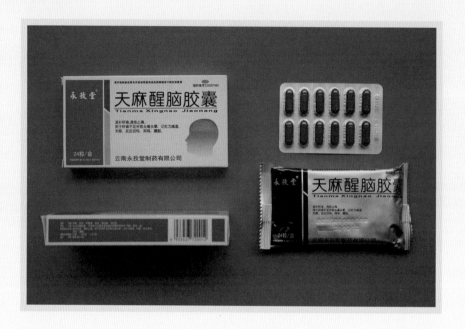

【药品名称】天麻醒脑胶囊，Tianma Xingnao Jiaonang

【批准文号】国药准字Z20027062

【执行标准】2015年版《中华人民共和国药典》（一部）

【剂型】胶囊剂

【规格】每粒装0.4克

【用法用量】口服。一次2粒，一日3次。

【分类】非处方药（OTC）

【类别】肾病症方剂

【性状】本品为硬胶囊，内容物为淡黄色至棕黄色的颗粒和粉末；气腥，味辛、咸。

【成分】天麻、地龙、石菖蒲、远志、熟地黄、肉苁蓉。

【功能主治】滋补肝肾，通络止痛。用于肝肾不足所致头痛头晕、记忆力减退、失眠、反应迟钝、耳鸣、腰酸。

【注意禁忌】儿童、孕妇、哺乳期妇女禁用；忌烟、酒，忌食辛辣食物；有高血压头痛及不明原因的头痛者，必须去医院就诊；有心脏病、糖尿病、肝病、肾病等慢性病的患者应在医师指导下服用；本品不宜长期服用，服药3天后症状无缓解者，应去医院就诊；严格按用法用量服用，年老体弱者应在医师指导下服用；对本品过敏者禁用，过敏体质者慎用；本品性状发生改变时禁止使用；请将本品放在儿童不能接触到的地方；如正在使用其他药品，使用本品前请咨询医师或药师。

【贮藏】密封。

【生产企业】云南永孜堂制药有限公司

手参肾宝胶囊

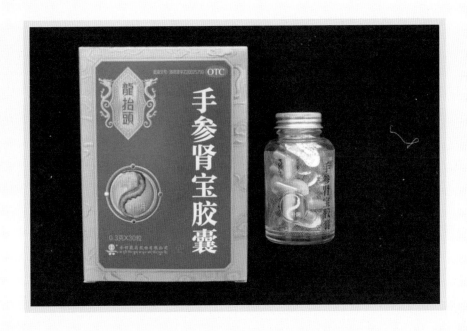

【药品名称】手参肾宝胶囊，Shoushen Shenbao Jiaonang

【批准文号】国药准字Z20025759

【执行标准】WS-10550（ZD-0550）-2002

【剂型】胶囊剂

【规格】每粒装0.3克

【用法用量】口服。一次1～2粒，一日1次。

【分类】非处方药（OTC）

【类别】肾病症方剂

【性状】本品为胶囊剂，内容物为淡黄色至黄色粉末；气异香，味甘、涩、微苦。

【成分】手参、黄精、天冬、烈香杜鹃、冬虫夏草。

【功能主治】温肾补阴。用于肾虚所致的腰膝酸软、眩晕乏力。

【注意禁忌】忌食辛辣、生冷、油腻食物；感冒发热患者不宜服用；本品宜饭前服用；高血压、心脏病、糖尿病、肝病、肾病等慢性病患者应在医师指导下服用；儿童、孕妇应在医师指导下服用；服药2周后症状无缓解者，应去医院就诊；对本品过敏者禁用，过敏体质者慎用；本品性状发生改变时禁止使用；儿童必须在成人监护下使用；请将本品放在儿童不能接触到的地方；如正在使用其他药品，使用本品前请咨询医师或药师。

【贮藏】密封。

【生产企业】金诃藏药股份有限公司

石榴日轮丸（藏医学院）

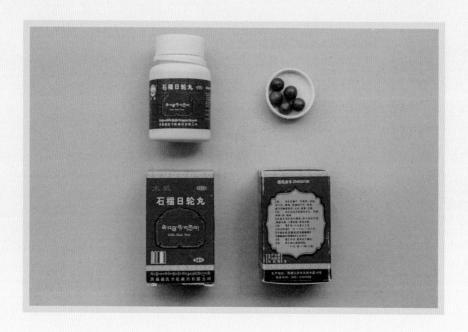

【药品名称】石榴日轮丸，Shiliu Rilun Wan

【批准文号】国药准字Z54020100

【执行标准】WS₃-BC-0297-95

【剂型】丸剂

【规格】每10丸重6.5克

【用法用量】一次3～4丸，一日3次。

【分类】非处方药（OTC）

【类别】肾病症方剂

【性状】本品为棕黄色水丸；气微，味酸、甜、微辣。

【成分】石榴子、冬葵果、肉桂、天冬、黄精、西藏棱子芹、荜茇、喜马拉雅紫茉莉、红花、蒺藜、豆蔻。

【功能主治】温补胃肾。用于消化不良、腰腿冷痛、小便频数、脚背浮肿。

【注意禁忌】孕妇忌服；儿童禁用；忌食生冷、油腻食物；感冒患者不宜服用；高血压、心脏病、糖尿病等慢性病患者应在医师指导下服用；本品宜饭前服用；按照用法用量服用，年老体弱者应在医师指导下服用；服用2周后或服药期间症状无改善，或症状加重，或出现新的严重症状者，应立即停药并去医院就诊；对本品过敏者禁用，过敏体质者慎用；本品性状发生改变时禁止使用；请将本品放在儿童不能接触到的地方；如正在使用其他药品，使用本品前请咨询医师或药师。

【贮藏】密闭，置阴凉干燥处。

【生产企业】西藏藏医学院藏药有限公司

石榴日轮丸（昌都光宇利民）

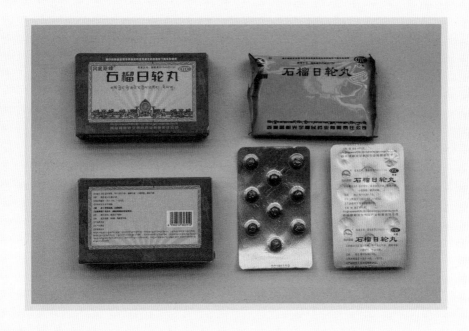

【药品名称】石榴日轮丸，Shiliu Rilun Wan

【批准文号】国药准字Z54020134

【执行标准】WS₃-BC-0297-95

【剂型】丸剂

【规格】每10丸重6.5克

【用法用量】一次3～4丸，一日3次。

【分类】非处方药（OTC）

【类别】肾病症方剂

【性状】本品为棕黄色水丸；气微，味酸、甜、微辣。

【成分】石榴子、冬葵果、肉桂、天冬、黄精、西藏棱子芹、荜茇、喜马拉雅紫茉莉、红花、蒺藜、豆蔻。

【功能主治】温补胃肾。用于消化不良、腰腿冷痛、小便频数、脚背浮肿。

【注意禁忌】孕妇忌服；儿童禁用；忌食生冷、油腻食物；感冒患者不宜服用；高血压、心脏病、糖尿病等慢性病患者应在医师指导下服用；本品宜饭前服用；按照用法用量服用，年老体弱者应在医师指导下服用；服用2周后或服药期间症状无改善，或症状加重，或出现新的严重症状者，应立即停药并去医院就诊；对本品过敏者禁用，过敏体质者慎用；本品性状发生改变时禁止使用；请将本品放在儿童不能接触到的地方；如正在使用其他药品，使用本品前请咨询医师或药师。

【贮藏】密闭，置阴凉干燥处。

【生产企业】西藏昌都光宇利民药业有限责任公司

石榴日轮丸（甘露）

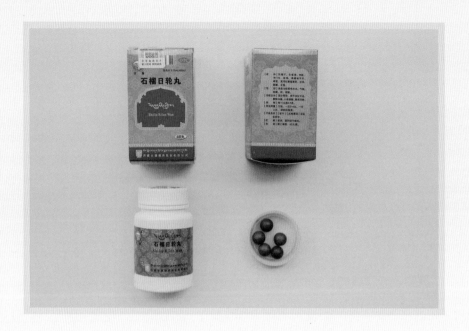

【药品名称】石榴日轮丸，Shiliu Rilun Wan

【批准文号】国药准字Z54020052

【执行标准】WS$_3$-BC-0297-95

【剂型】丸剂

【规格】每10丸重6.5克

【用法用量】口服，研碎后服用。一次3～4丸，一日3次。

【分类】非处方药（OTC）

【类别】肾病症方剂

【性状】本品为棕黄色水丸；气微，味酸、甜、微辣。

【成分】石榴子、冬葵果、肉桂、天冬、黄精、西藏棱子芹、荜茇、喜马拉雅紫茉莉、红花、蒺藜、豆蔻。

【功能主治】温补胃肾。用于消化不良、腰腿冷痛、小便频数、脚背浮肿。

【注意禁忌】孕妇忌服；儿童禁用；忌食生冷、油腻食物；感冒患者不宜服用；高血压、心脏病、糖尿病等慢性病患者应在医师指导下服用；本品宜饭前服用；按照用法用量服用，年老体弱者应在医师指导下服用；服用2周后或服药期间症状无改善，或症状加重，或出现新的严重症状者，应立即停药并去医院就诊；对本品过敏者禁用，过敏体质者慎用；本品性状发生改变时禁止使用；请将本品放在儿童不能接触到的地方；如正在使用其他药品，使用本品前请咨询医师或药师。

【贮藏】密闭，置阴凉干燥处。

【生产企业】西藏甘露藏药股份有限公司

石榴日轮丸（迪庆香格里拉）

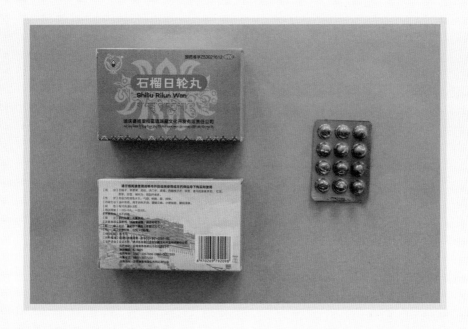

【药品名称】石榴日轮丸，Shiliu Rilun Wan

【批准文号】国药准字Z53021612

【执行标准】WS₃-BC-0297-95

【剂型】丸剂

【规格】每10丸重6.5克

【用法用量】一次5～6丸，一日3次。

【分类】非处方药（OTC）

【类别】肾病症方剂

【性状】本品为棕黄色水丸；气微，味酸、甜、微辣。

【成分】石榴子、冬葵果、肉桂、天冬、黄精、西藏棱子芹、荜茇、喜马拉雅紫茉莉、红花、蒺藜、豆蔻，辅料为微晶纤维素。

【功能主治】温补胃肾。用于消化不良、腰腿冷痛、小便频数、脚背浮肿。

【注意禁忌】孕妇忌服；儿童禁用；忌食生冷、油腻食物；感冒患者不宜服用；高血压、心脏病、糖尿病等慢性病患者应在医师指导下服用；本品宜饭前服用；按照用法用量服用，年老体弱者应在医师指导下服用；服用2周后或服药期间症状无改善，或症状加重，或出现新的严重症状者，应立即停药并去医院就诊；对本品过敏者禁用，过敏体质者慎用；本品性状发生改变时禁止使用；请将本品放在儿童不能接触到的地方；如正在使用其他药品，使用本品前请咨询医师或药师。

【贮藏】密闭，置阴凉干燥处（不超过20℃）。

【生产企业】迪庆香格里拉蓝琉璃藏文化开发有限责任公司

补肾丸（昌都光宇利民）

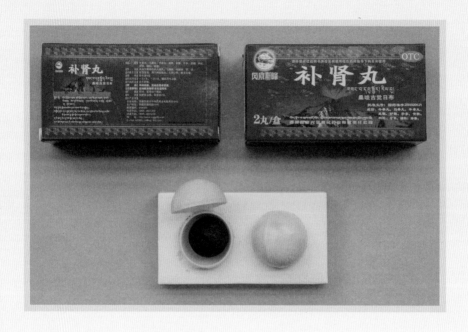

【药品名称】补肾丸，Bushen Wan

【批准文号】国药准字Z54020121

【执行标准】WS₃-BC-0317-95

【剂型】丸剂

【规格】每丸重9克

【用法用量】睡前用开水冲服。一次1丸，一日1次。

【分类】非处方药（OTC）

【类别】肾病症方剂

【性状】本品为黄褐色的大蜜丸；气微腥，味酸甜、苦、涩。

【成分】牛睾丸、马睾丸、羊睾丸、鹿鞭、驴鞭、手参、黄精、枸杞、甘草，辅料为蜂蜜。

【功能主治】补肾强身。用于神衰倦怠、头晕心悸、眼花耳聋。

【注意禁忌】孕妇忌服；高血压患者禁用；忌食油腻食物；感冒患者不宜服用；服药2周后或服药期间症状无改善，或症状加重，或出现新的严重症状者，应立即停药并去医院就诊；对本品过敏者禁用，过敏体质者慎用；本品性状发生改变时禁止使用；请将本品放在儿童不能接触到的地方；如正在使用其他药品，使用本品前请咨询医师或药师。

【贮藏】密闭，置阴凉干燥处。

【生产企业】西藏昌都光宇利民药业有限责任公司

补肾丸（柴达木）

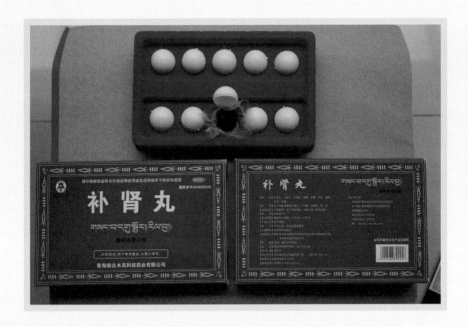

【药品名称】补肾丸，Bushen Wan

【批准文号】国药准字Z63020222

【执行标准】WS$_3$-BC-0317-95

【剂型】丸剂

【规格】每丸重9克

【用法用量】睡前用开水冲服。一次1丸，一日1次。

【分类】非处方药（OTC）

【类别】肾病症方剂

【性状】本品为黄褐色的大蜜丸；气微腥，味酸甜、苦、涩。

【成分】牛睾丸、马睾丸、羊睾丸、鹿鞭、驴鞭、手参、黄精、枸杞、甘草。

【功能主治】补肾强身。用于神衰倦怠、头晕心悸、眼花耳聋。

【注意禁忌】孕妇忌服；高血压患者禁用；忌食油腻食物；感冒患者不宜服用；服药2周后或服药期间症状无改善，或症状加重，或出现新的严重症状者，应立即停药并去医院就诊；对本品过敏者禁用，过敏体质者慎用；本品性状发生改变时禁止使用；请将本品放在儿童不能接触到的地方；如正在使用其他药品，使用本品前请咨询医师或药师。

【贮藏】密闭，置阴凉干燥处。

【生产企业】青海柴达木高科技药业有限公司

补肾丸（帝玛尔）

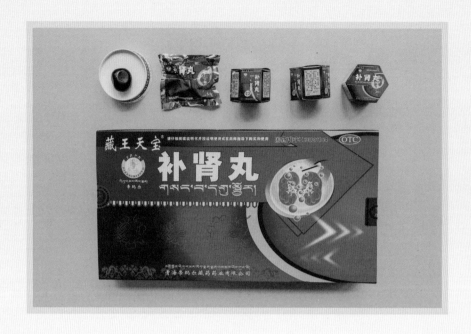

【药品名称】补肾丸，Bushen Wan

【批准文号】国药准字Z63020164

【执行标准】WS₃-BC-0317-95

【剂型】丸剂

【规格】每丸重9克

【用法用量】睡前用开水冲服。一次1丸，一日1次。

【分类】非处方药（OTC）

【类别】肾病症方剂

【性状】本品为黄褐色的大蜜丸；气微腥，味酸甜、苦、涩。

【成分】牛睾丸、马睾丸、羊睾丸、鹿鞭、驴鞭、手参、黄精、枸杞、甘草。

【功能主治】补肾强身。用于神衰倦怠、头晕心悸、眼花耳聋、阳痿少精。

【注意禁忌】孕妇忌服；高血压患者禁用；忌食油腻食物；感冒患者不宜服用；服药2周后或服药期间症状无改善，或症状加重，或出现新的严重症状者，应立即停药并去医院就诊；对本品过敏者禁用，过敏体质者慎用；本品性状发生改变时禁止使用；请将本品放在儿童不能接触到的地方；如正在使用其他药品，使用本品前请咨询医师或药师。

【贮藏】密闭，置阴凉干燥处。

【生产企业】青海帝玛尔藏药药业有限公司

补肾丸（小蜜丸）（多维）

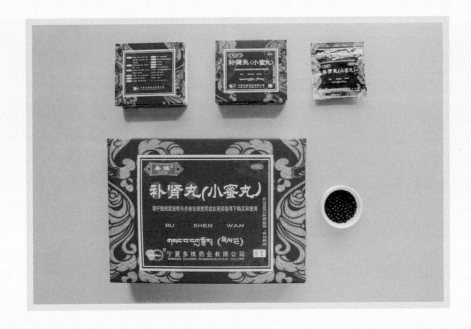

【药品名称】补肾丸（小蜜丸），Bushen Wan

【批准文号】国药准字Z20043175

【执行标准】YBZ02832004

【剂型】丸剂

【规格】每10丸重0.4克，每袋装9克

【用法用量】睡前用开水送服。一次9克，一日1次。

【分类】非处方药（OTC）

【类别】肾病症方剂

【性状】本品为黄褐色小蜜丸。气微腥，味酸甜、苦、涩。

【成分】牛睾丸、马睾丸、羊睾丸、鹿鞭、驴鞭、手参、黄精、枸杞子、甘草，辅料为炼蜜。

【功能主治】补肾强身。用于神衰倦怠、头晕心悸、眼花耳聋、阳痿少精。

【注意禁忌】孕妇禁忌；高血压患者禁用；忌食油腻食物；感冒患者不宜服用；服药2周后或服药期间症状无缓解，或症状加重，或出现新的严重症状者，应立即停药并去医院就诊；对本品过敏者禁用，过敏体质者慎用；本品性状发生改变时禁止使用；请将本品放在儿童不能接触到的地方；如正在使用其他药品，使用本品前请咨询医师或药师。

【贮藏】密闭，置阴凉干燥处。

【生产企业】宁夏多维药业有限公司

降糖通脉胶囊

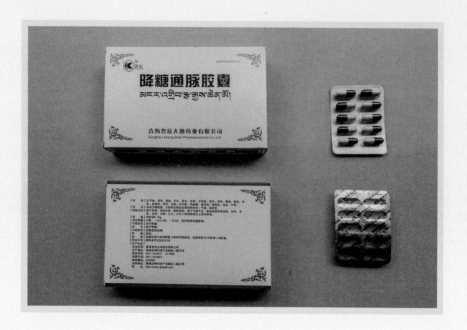

【药品名称】降糖通脉胶囊，Jiangtang Tongmai Jiaonang

【批准文号】国药准字Z20025125

【执行标准】WS-10116（ZD-0116）-2002-2011Z

【剂型】胶囊剂

【规格】每粒装0.35克

【用法用量】口服。一次3～4粒，一日3次，饭后服用或遵医嘱。

【分类】处方药

【类别】肾病症方剂

【性状】本品为硬胶囊，内容物为黄色至黄褐色粉末；气香，味微苦。

【成分】太子参、黄芪、黄精、天冬、麦冬、玄参、天花粉、苍术、知母、葛根、黄连、丹参、益母草、赤芍、水蛭、川牛膝、鸡血藤、威灵仙、荔枝核、地龙、川芎。

【功能主治】益气养阴，活血化瘀，通经活络。用于气阴不足、瘀血阻络所致消渴，症见多饮、多食、多尿、消瘦、乏力，以及2型糖尿病见上述证候者。

【注意禁忌】定期复查血糖。

【贮藏】密封。

【生产企业】青海鲁抗大地药业有限公司

枸杞消渴胶囊

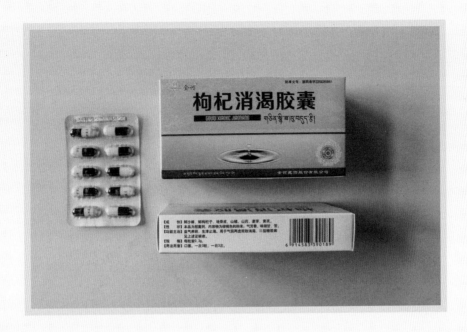

【药品名称】枸杞消渴胶囊，Gouqi Xiaoke Jiaonang

【批准文号】国药准字Z20025981

【执行标准】WS-10701（ZD-0701）-2002-2012Z

【剂型】胶囊剂

【规格】每粒装0.3克

【用法用量】口服。一次3粒，一日3次。

【分类】处方药

【类别】肾病症方剂

【性状】本品为胶囊剂，内容物为棕褐色的粉末；气芳香，味微甘、苦。

【成分】鲜沙棘、鲜枸杞子、地骨皮、山楂、山药、麦芽、黄芪。

【功能主治】益气养阴，生津止渴。用于气阴两虚所致消渴；2型糖尿病见上述证候者。

【注意禁忌】尚不明确。

【贮藏】密封。

【生产企业】金诃藏药股份有限公司

复方手参丸

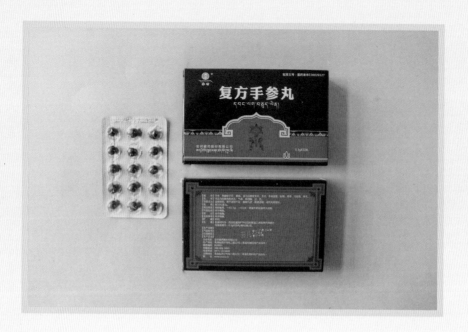

【药品名称】复方手参丸，Fufang Shoushen Wan

【批准文号】国药准字Z20026527

【执行标准】WS-11040（ZD-1040）-2002-2012Z

【剂型】丸剂

【规格】每丸重0.3克

【用法用量】嚼碎服用，或用温牛奶或温开水送服。一次1.5克，一日2次。

【分类】处方药

【类别】肾病症方剂

【性状】本品为棕褐色的水丸；气香，味微酸、涩、苦。

【成分】手参、西藏棱子芹、黄精、喜马拉雅紫茉莉、天冬、冬虫夏草、锁阳、蒺藜、马尿泡、诃子。

【功能主治】温肾助阳。用于肾阳不足、阴精亏虚所致的阳痿遗精，或有失眠健忘。

【注意禁忌】尚不明确。

【贮藏】密封。

【生产企业】金诃藏药股份有限公司

前列宁胶囊

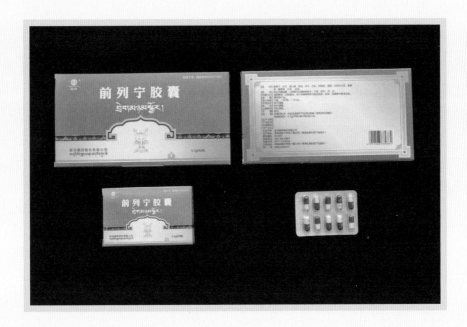

【药品名称】前列宁胶囊，Qianliening Jiaonang

【批准文号】国药准字Z20025865

【执行标准】WS-10627（ZD-0627）-2002-2011Z

【剂型】胶囊剂

【规格】每粒装0.3克

【用法用量】口服。一次3粒，一日2次。

【分类】处方药

【类别】肾病症方剂

【性状】本品为硬胶囊，内容物为灰褐色的粉末；气香，味苦、涩、辛。

【成分】蒺藜子、石韦、蒲公英、刺柏、诃子、刀豆、杧果核、蒲桃、大托叶云实、紫草茸、藏茜草、红花、豆蔻。

【功能主治】清热解毒，化瘀通淋。用于热毒瘀阻所引起的尿频、尿急、尿痛属中医淋证者。

【注意禁忌】孕妇忌服。

【贮藏】密封。

【生产企业】金诃藏药股份有限公司

前列癃闭通胶囊

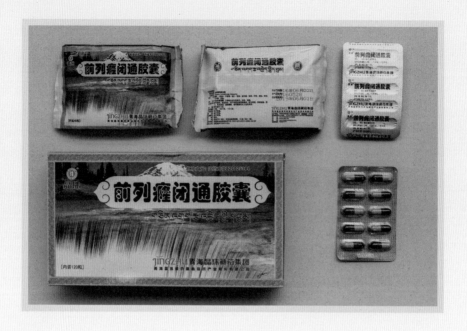

【药品名称】前列癃闭通胶囊，Qianlie Longbitong Jiaonang

【批准文号】国药准字Z20025304

【执行标准】WS-10251（ZD-0251）-2002-2012Z

【剂型】胶囊剂

【规格】每粒装0.5克

【用法用量】口服。一次4粒，一日3次。

【分类】处方药

【类别】肾病症方剂

【性状】本品为硬胶囊，内容物为灰白色粉末；味苦、微咸。

【成分】黄芪、土鳖虫、冬葵果、桃仁、桂枝、淫羊藿、柴胡、茯苓、虎杖、枳壳、川牛膝、淀粉。

【功能主治】益气温阳，活血利水。用于肾虚血瘀所致癃闭，症见尿频、排尿延缓、费力、尿后余沥、腰膝酸软；前列腺增生见上述证候者。

【注意禁忌】尚不明确。

【贮藏】密封。

【生产企业】青海晶珠藏药高新技术产业股份有限公司

桂蒲肾清胶囊

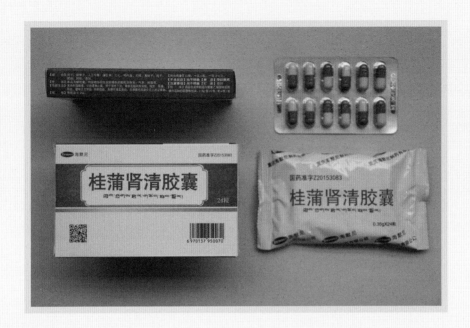

【药品名称】桂蒲肾清胶囊，Guipu Shenqing Jiaonang

【批准文号】国药准字Z20153083

【执行标准】WS-10998（ZD-0998）-2002-2011Z

【剂型】胶囊剂

【规格】每粒装0.35克

【用法用量】口服。一次4粒，一日3～4次。

【分类】处方药

【类别】肾病症方剂

【性状】本品为硬胶囊，内容物为棕色至棕褐色的颗粒及粉末；气香，味微苦。

【成分】诃子、薢蓂子、人工牛黄、蒲公英、三七、鸡内金、肉桂、菟丝子、莲子、琥珀、阿胶、泽泻。

【功能主治】清热利湿解毒，化瘀通淋止痛。用于湿热下注、毒瘀互阻所致尿频、尿急、尿痛、尿血、腰痛乏力等症；尿路感染，急、慢性肾盂肾炎，非淋菌性尿道炎见上述证候者。

【注意禁忌】孕妇禁用。

【贮藏】密封。

【生产企业】重庆海默尼制药有限公司

鹿精培元胶囊

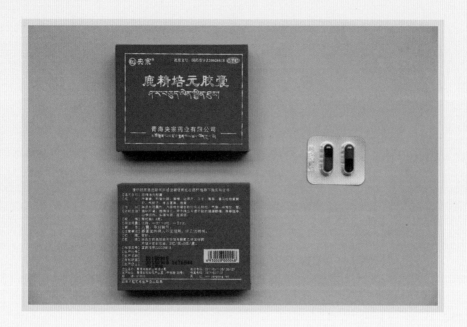

【药品名称】鹿精培元胶囊，Lujing Peiyuan Jiaonang

【批准文号】国药准字Z20026818

【执行标准】WS-11181（ZD-1181）-2002

【剂型】胶囊剂

【规格】每粒装0.3克

【用法用量】口服。一次1～2粒，一日2次。

【分类】非处方药（OTC）

【类别】肾病症方剂

【性状】本品为胶囊剂，内容物为褐色的粉末及颗粒；气香，味微甘、苦。

【成分】佛手参、烈香杜鹃、黄精、迷果芹、天冬、蒺藜、喜马拉雅紫茉莉、枸杞子、冬虫夏草、鹿茸。

【功能主治】滋补肝肾，益精培元。用于精血亏虚所致的腰膝酸痛、畏寒肢冷、心悸烦热、头痛失眠、夜尿频。

【注意禁忌】儿童、孕妇禁用；忌食辛辣、生冷、油腻食物；感冒发热患者不宜服用；本品宜饭前服用；高血压、心脏病、糖尿病、肝病、肾病等慢性病患者应在医师指导下服用；服药2周症状无缓解者，应去医院就诊；严格按用法用量服用；年老体弱者应在医师指导下服用；对本品过敏者禁用，过敏体质者慎用；本品性状发生改变时禁止服用；请将本品放在儿童不能接触到的地方；如正在使用其他药品，使用本品前请咨询医师或药师。

【贮藏】密封。

【生产企业】青海央宗药业有限公司

十七、胃隆病方剂

三味甘露散

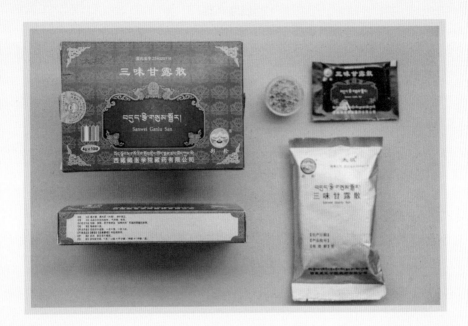

【药品名称】三味甘露散，Sanwei Ganlu San

【批准文号】国药准字Z54020116

【执行标准】WS$_3$-BC-0255-95

【剂型】散剂

【规格】每袋装4克

【用法用量】饭前用开水送服。一次4克，一日3次。

【分类】处方药

【类别】胃隆病方剂

【性状】本品为灰白色粉末；气芳香，味苦。

【成分】藏木香、寒水石（水煮）、异叶青兰。

【功能主治】制酸，接骨。用于骨折及培根木布引起的胃酸过多等。

【注意禁忌】尚不明确。

【贮藏】密闭，置阴凉干燥处。

【生产企业】西藏藏医学院藏药有限公司

四味止泻木汤散

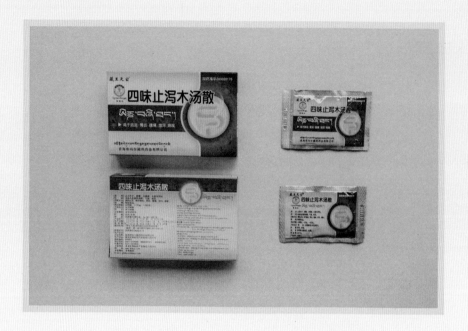

【药品名称】四味止泻木汤散，Siwei Zhixiemu Tangsan

【批准文号】国药准字Z63020175

【执行标准】

【剂型】丸剂

【规格】每袋装3克

【用法用量】水煎服。一次3克，一日2次。

【分类】处方药

【类别】胃隆病方剂

【性状】本品为灰黄色细粉；气微，味苦。

【成分】止泻木子、榜嘎、力嘎都、木香马兜铃。

【功能主治】清热止泻。用于肠炎、胃炎、腹痛、泄泻、痢疾。

【注意禁忌】本品含木香马兜铃药材，该药材含马兜铃酸，马兜铃酸可引起肾脏损害等不良反应；本品为处方药，必须凭医师处方购买，在医师指导下使用，并定期检查肾功能，如发现肾功能异常应立即停药；儿童及老年人慎用；孕妇、婴幼儿及肾功能不全者禁用。

【贮藏】密闭，防潮。

【生产企业】青海帝玛尔藏药药业有限公司

十三味青兰散

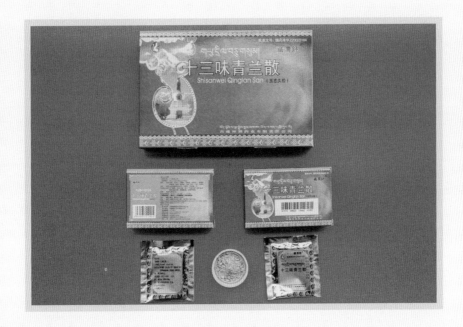

【药品名称】十三味青兰散，Shisanwei Qinglan San

【批准文号】国药准字Z20023184

【执行标准】WS-619（Z-165）-2002

【剂型】散剂

【规格】每袋装2克

【用法用量】一次2克（一次1袋），一日2次。

【分类】处方药

【类别】胃隆病方剂

【性状】本品为褐绿色粉末；气微香，味微辣、苦。

【成分】木香、余甘子、石榴子、巴夏嘎、甘青青兰、绿绒蒿、矮紫堇、鹫粪、酸藤果、豆蔻、荜茇、干姜、芫荽果。

【功能主治】理气健胃，消炎止痛。用于培根木布病引起的胃肠溃疡绞痛，脘腹胀痛，急、慢性胃炎。

【注意禁忌】尚不明确。

【贮藏】密闭，置阴凉干燥处。

【生产企业】西藏神猴药业有限责任公司

仁青芒觉胶囊

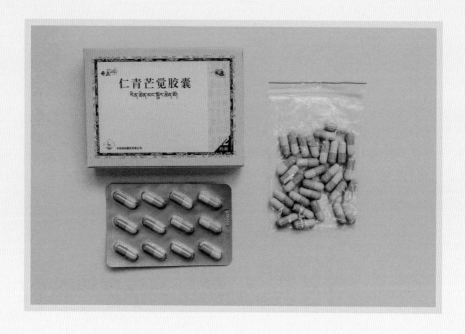

【药品名称】仁青芒觉胶囊，Renqing Mangjue Jiaonang

【批准文号】国药准字Z20050177

【执行标准】YBZ07062005-2010Z

【剂型】胶囊剂

【规格】每粒装0.25克

【用法用量】口服。一次4～6粒，一日1次。

【分类】处方药

【类别】胃隆病方剂

【性状】本品为硬胶囊，内容物为黑褐色的颗粒；气香，味苦、甘、涩。

【成分】毛诃子、蒲桃、西红花，牛黄、麝香、朱砂、马钱子等。

【功能主治】清热解毒，益肝养胃，明目醒神，愈疮，滋补强身。用于自然毒、食物毒、配制毒等各种中毒症；培根木布，消化道溃疡，急、慢性胃肠炎，萎缩性胃炎，腹水，麻风病等。

【注意禁忌】孕妇慎用；服药期间禁食酸腐、生冷及油腻食物，防止受凉。

【贮藏】密封。

【生产企业】甘南佛阁藏药有限公司

珍宝解毒胶囊

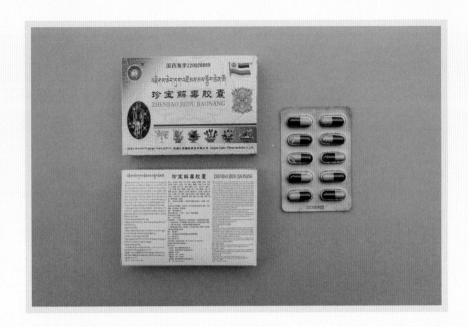

【药品名称】珍宝解毒胶囊，Zhenbao Jiedu Jiaonang

【批准文号】国药准字Z20026669

【执行标准】《国家中成药标准汇编：中成药地方标准上升国家药品标准部分》（内科气血津液分册）

【剂型】胶囊剂

【规格】每粒装0.3克

【用法用量】口服。一次3粒，一日2次，早、晚空腹服用。

【分类】处方药

【类别】胃隆病方剂

【性状】本品为胶囊剂，内容物为淡黄绿色的粉末；气清香，味苦、辛、涩。

【成分】铁灰、珊瑚、牛黄、西红花、紫檀香、岩精膏、余甘子、印度獐牙菜、决明子、肉豆蔻、方海、骨碎补、鸭嘴花、马钱子、佐太、青金石、人工麝香、朱砂（水飞）、檀香、延胡索、毛诃子、止泻木子、黄葵子、丁香、天竺黄、商陆、宽筋藤、杜果核、松石、珍珠、沉香、芜菁膏、美丽乌头、波棱瓜子、白云香、唐古特乌头、土木香、白豆蔻、海金砂、川木香、石韦、草果、槟榔、齿叶铁仔、甘草、寒水石、蒲桃、珍珠母、大托叶云实、短管兔耳草、草莓、钩藤、红花、姜黄、芜荽、荜茇、扁叶珊瑚盘、安息香等。

【功能主治】清热解毒，化浊和胃。用于浊毒中阻所致的恶心呕吐、泄泻腹痛，消化性溃疡，食物中毒。

【注意禁忌】肝肾功能不全者、造血系统疾病患者、孕妇及哺乳期妇女禁用；本品含朱砂等，不宜长期服用；本品为处方药，必须在医生指导下使用；儿童一般不宜使用，对高热急惊患者要严格控制疗程；服用本品超过1周者，应检查血、尿中汞离子浓度，检查肝、肾功能，超过规定限度者立即停用。

【贮藏】密闭，置阴凉干燥处。

【生产企业】青海久美藏药药业有限公司

胃泰胶囊

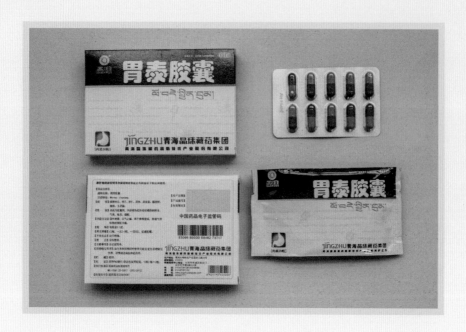

【药品名称】胃泰胶囊，Weitai Jiaonang

【批准文号】国药准字Z20025087

【执行标准】WS-10081（ZD-0081）-2002-2012Z

【剂型】胶囊剂

【规格】每粒装0.5克

【用法用量】口服。一次2～3粒，一日3次；或遵医嘱。

【分类】非处方药（OTC）

【类别】胃隆病方剂

【性状】本品为胶囊剂，内容物为棕色至棕褐色的粉末；气香，味苦、微酸。

【成分】南寒水石、诃子、砂仁、丹参、高良姜、醋香附、檀香、五灵脂。

【功能主治】温中和胃，行气止痛。用于脾胃虚弱、寒凝气滞所致的胃脘冷痛。

【注意禁忌】孕妇禁用；饮食宜清淡，忌烟、酒，忌食辛辣、生冷、油腻食物；忌情绪激动及生闷气；不宜在服药期间同时服用滋补性及含有人参的中药；有严重高血压、心脏病、肝病、糖尿病、肾病等慢性病者，应在医师指导下服用；本品不宜长期服用，服药3天后症状未缓解者，应去医院就诊；儿童、年老体弱者应在医师指导下服用；对本品过敏者禁用，过敏体质者慎用；当药品性状发生改变时禁止服用；儿童必须在成人的监护下使用；请将本品放在儿童不能接触到的地方；如正在服用其他药品，使用本品前请咨询医师或药师。

【贮藏】密封。

【生产企业】青海晶珠藏药高新技术产业股份有限公司

智托洁白丸（甘露）

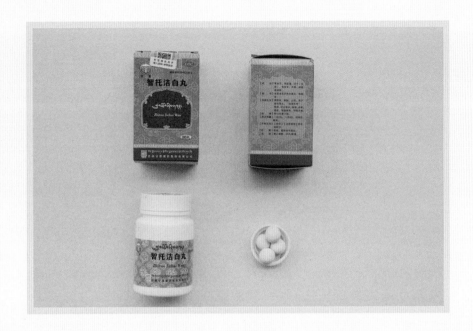

【药品名称】智托洁白丸，Zhituo Jiebai Wan

【批准文号】国药准字Z54020053

【执行标准】WS₃-BC-0334-95

【剂型】丸剂

【规格】每10丸重14克

【用法用量】研碎后服用。一次2丸，一日3次。

【分类】非处方药（OTC）

【类别】胃隆病方剂

【性状】本品为灰白色水蜜丸；味酸、苦。

【成分】寒水石、矮紫堇、诃子（去核）、兔耳草、木香、蜂蜜、渣驯膏。

【功能主治】清胃热，制酸，止咳。用于慢性胃炎，培根木布，胃痛，呕吐酸水，胸痛，咳嗽，失音，胃部壅寒、呼吸不畅。

【注意禁忌】孕妇禁用；服药期间忌食生冷、辛辣油腻之物；感冒发热者慎用；服药3天后症状未改善，或症状加重，或出现新的症状者，应立即停药并去医院就诊；有慢性结肠炎、溃疡性结肠炎便脓血等慢性病史者，患泄泻后应在医师指导下使用；小儿用法用量，请咨询医师或药师；对本品过敏者禁用，过敏体质者慎用；本品性状发生改变时禁止使用；儿童必须在成人监护下使用；请将本品放在儿童不能接触到的地方；如正在使用其他药品，使用本品前请咨询医师或药师。

【贮藏】密闭，置阴凉干燥处。

【生产企业】西藏甘露藏药股份有限公司

智托洁白丸（金诃）

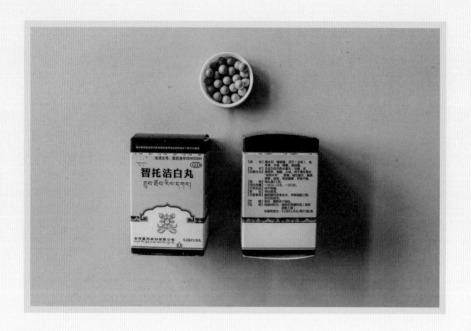

【药品名称】智托洁白丸，Zhituo Jiebai Wan

【批准文号】国药准字Z63020291

【执行标准】WS₃-BC-0334-95

【剂型】丸剂

【规格】每丸重0.2克

【用法用量】一次14～21丸，一日3次。

【分类】非处方药（OTC）

【类别】胃隆病方剂

【性状】本品为灰白色水蜜丸；味酸，苦。

【成分】寒水石、矮紫堇、诃子（去核）、兔耳草、木香、蜂蜜、渣驯膏。

【功能主治】清胃热，制酸，止咳。用于慢性胃炎，培根木布，胃痛，呕吐酸水，胸痛，咳嗽，失音，胃部壅寒、呼吸不畅。

【注意禁忌】孕妇禁用；服药期间忌食生冷、辛辣油腻之物；感冒发热者慎用；服药3天后症状未改善，或症状加重，或出现新的症状者，应立即停药并去医院就诊；有慢性结肠炎、溃疡性结肠炎便脓血等慢性病史者，患泄泻后应在医师指导下使用；小儿用法用量，请咨询医师或药师；对本品过敏者禁用，过敏体质者慎用；本品性状发生改变时禁止使用；儿童必须在成人监护下使用；请将本品放在儿童不能接触到的地方；如正在使用其他药品，使用本品前请咨询医师或药师。

【贮藏】密闭，置阴凉干燥处。

【生产企业】金诃藏药股份有限公司

十八、妇科病方剂

六味大托叶云实散

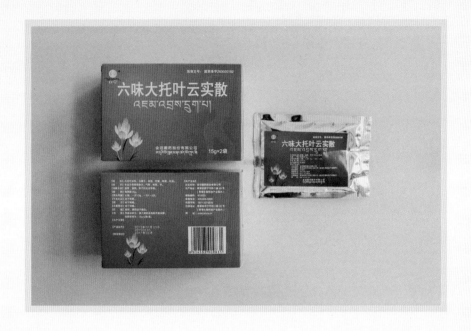

【药品名称】六味大托叶云实散，Liuwei Datuoyeyunshi San

【批准文号】国药准字Z63020192

【执行标准】WS$_3$-BC-0282-95

【剂型】散剂

【规格】每袋装15克

【用法用量】口服。一次1.5克，一日1～2次。

【分类】处方药

【类别】妇科病方剂

【性状】本品为黄棕色粉末；气香，味甜、辛。

【成分】大托叶云实、石榴子、肉桂、豆蔻、荜茇、红花。

【功能主治】温肾，滋阴。用于妇女白带病。

【注意禁忌】尚不明确。

【贮藏】密闭，置阴凉干燥处。

【生产企业】金诃藏药股份有限公司

十四味羚牛角丸

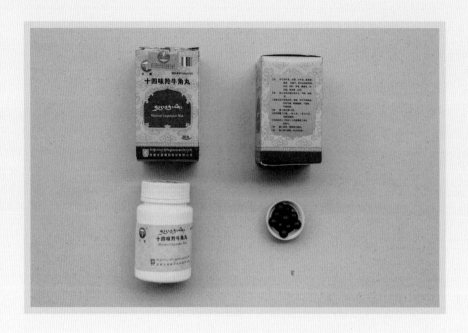

【药品名称】十四味羚牛角丸，Shisiwei Lingniujiao Wan

【批准文号】国药准字Z20023193

【执行标准】WS-620（Z-165）-2002

【剂型】丸剂（水丸）

【规格】每丸重0.3克

【用法用量】口服，研碎后服用。一次2丸，一日2～3次。

【分类】处方药

【类别】妇科病方剂

【性状】本品为棕红色水丸；气微，味微苦。

【成分】羚牛角、豆蔻、水牛角、紫草茸、鹿角、石榴子、喜马拉雅紫茉莉、朱砂、降香、藏茜草、肉豆蔻、圆柏膏、红花等。

【功能主治】活血化瘀，调经。用于子宫瘀血，月经不调，腰部酸痛，下腹痛，气喘背痛。

【注意禁忌】忌食酸、冷食物，忌酒。

【贮藏】密闭，置阴凉干燥处。

【生产企业】西藏甘露藏药股份有限公司

二十五味大汤丸（神猴）

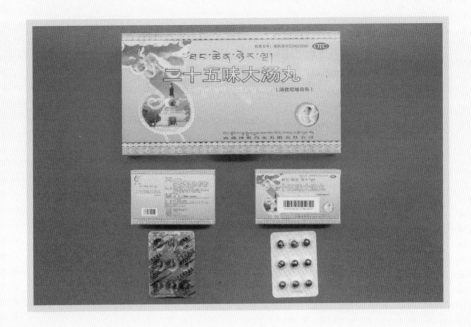

【药品名称】二十五味大汤丸，Ershiwuwei Datang Wan

【批准文号】国药准字Z20023290

【执行标准】WS-576（Z-121）-2002

【剂型】丸剂

【规格】每丸重0.5克

【用法用量】一次3～4丸，一日3次。

【分类】非处方药（OTC）

【类别】妇科病方剂

【性状】本品为棕褐色水丸；气微，味苦。

【成分】红花、诃子、毛诃子、余甘子（去核）、藏木香、木香、波棱瓜子、渣驯膏、石榴子、豆蔻、木瓜、猪血粉、甘青青兰、骨碎补、芜荽、獐牙菜、兔耳草、秦艽花、榜嘎、角茴香、紫菀花、乌奴龙胆、绿绒蒿、水柏枝、巴夏嘎。

【功能主治】调和隆、赤巴、培根，开胃。用于久病不愈引起的身倦体重、食欲不振、月经过多。

【注意禁忌】孕妇禁用；饮食宜清淡，忌食辛辣、生冷、油腻食物；忌情绪激动及生闷气；患有消化性溃疡的患者，出现胃脘痛应去医院就诊，并在医生指导下服用；服药3天后症状无缓解者，应去医院就诊；严格按用法用量服用，儿童、年老体弱者应在医师指导下服用；对本品过敏者禁用，过敏体质者慎用；本品性状发生改变时禁止使用；儿童必须在成人监护下使用；请将本品放在儿童不能接触到的地方；如正在使用其他药品，使用本品前请咨询医师或药师。

【贮藏】密闭，置阴凉干燥处。

【生产企业】西藏神猴药业有限责任公司

二十五味大汤丸（金珠雅砻）

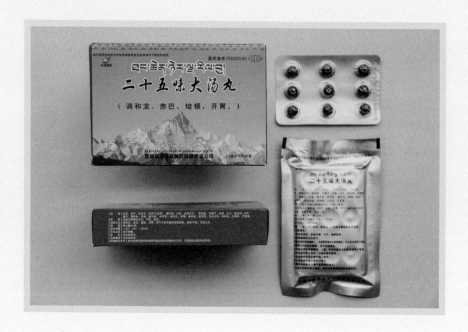

【药品名称】二十五味大汤丸，Ershiwuwei Datang Wan

【批准文号】国药准字Z54020103

【执行标准】WS₃-BC-0142-95

【剂型】丸剂

【规格】每丸重0.5克

【用法用量】一次2～3丸，一日3次。

【分类】非处方药（OTC）

【类别】妇科病方剂

【性状】本品为棕褐色水丸；气微，味苦。

【成分】红花、诃子、毛诃子、余甘子（去核）、藏木香、木香、波棱瓜子、渣驯膏、石榴子、豆蔻、木瓜、猪血粉、甘青青兰、骨碎补、芜荽、獐牙菜、兔耳草、秦艽花、榜嘎、角茴香、紫菀花、乌奴龙胆、绿绒蒿、水柏芝、巴夏嘎。

【功能主治】调和隆、赤巴、培根，开胃。用于久病不愈引起的身倦体重、食欲不振、月经过多。

【注意禁忌】孕妇禁用；高血压、心脏病及糖尿病患者禁服；饮食宜清淡，忌食辛辣、生冷、油腻食物；忌情绪激动及生闷气；患有消化性溃疡的患者，出现胃脘痛应去医院就诊，并在医生指导下服用；服药3天后症状无缓解者，应去医院就诊；严格按用法用量服用，儿童、年老体弱者应在医师指导下服用；对本品过敏者禁用，过敏体质者慎用；本品性状发生改变时禁止使用；儿童必须在成人监护下使用；请将本品放在儿童不能接触到的地方；如正在使用其他药品，使用本品前请咨询医师或药师。

【贮藏】密闭，置阴凉干燥处（不超过20℃）。

【生产企业】西藏金珠雅砻藏药有限责任公司

二十五味大汤丸（甘露）

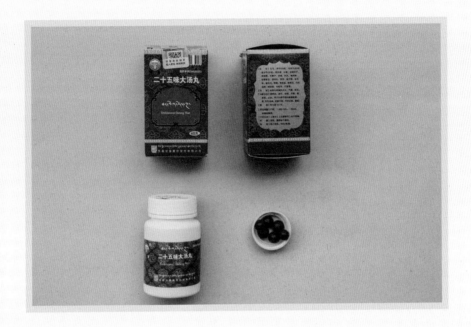

【药品名称】二十五味大汤丸，Ershiwuwei Datang Wan

【批准文号】国药准字Z54020063

【执行标准】WS₃-BC-0142-95

【剂型】丸剂

【规格】每丸重0.5克

【用法用量】研碎后服用。一次2～3丸，一日3次。

【分类】处方药

【类别】妇科病方剂

【性状】本品为棕褐色水丸；气微，味苦。

【成分】红花、诃子（去核）、毛诃子（去核）、余甘子（去核）、藏木香、木香、波棱瓜子、渣驯膏、石榴子、豆蔻、木瓜、猪血粉、甘青青兰、骨碎补、芫荽、獐牙菜、兔耳草、秦艽花、榜嘎、角茴香、紫菀花、乌奴龙胆、绿绒蒿、水柏枝、巴夏嘎。

【功能主治】调和隆、赤巴、培根，开胃，愈溃疡，止血。用于久病不愈引起的身倦体重，胃、肝区疼痛，食欲不振，月经过多，鼻衄。

【注意禁忌】尚不明确。

【贮藏】密闭，置阴凉干燥处。

【生产企业】西藏甘露藏药股份有限公司

二十五味大汤丸（东格尔）

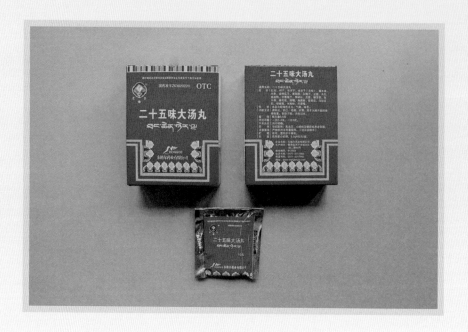

【药品名称】二十五味大汤丸，Ershiwuwei Datang Wan

【批准文号】国药准字Z63020220

【执行标准】WS₃-BC-0142-95

【剂型】丸剂

【规格】每丸重0.5克

【用法用量】一次2～3丸，一日3次。

【分类】非处方药（OTC）

【类别】妇科病方剂

【性状】本品为棕褐色水丸；气微，味苦。

【成分】红花、诃子、毛诃子、余甘子（去核）、藏木香、木香、波棱瓜子、渣驯膏、豆蔻、木瓜、猪血粉、甘青青兰、骨碎补、芫荽、獐牙菜、兔耳草、秦艽花、榜嘎、角茴香、紫菀花、乌奴龙胆、绿绒蒿、水柏枝、巴夏嘎。

【功能主治】调和隆、赤巴、培根，开胃。用于久病不愈引起的身倦体重、食欲不振、月经过多。

【注意禁忌】孕妇禁用；高血压、心脏病及糖尿病患者禁服；饮食宜清淡，忌食辛辣、生冷、油腻食物；忌情绪激动及生闷气；患有消化性溃疡的患者，出现胃脘痛应去医院就诊，并在医生指导下服用；服药3天后症状无缓解者，应去医院就诊；严格按用法用量服用，儿童、年老体弱者应在医师指导下服用；对该药品过敏者禁用，过敏体质者慎用；该药品性状发生改变时禁止使用；儿童必须在成人监护下使用；请将该药品放在儿童不能接触到的地方；如正在使用其他药品，使用该药品前请咨询医师或药师。

【贮藏】密闭，置阴凉干燥处。

【生产企业】东格尔药业有限公司

二十五味鬼臼丸（神猴）

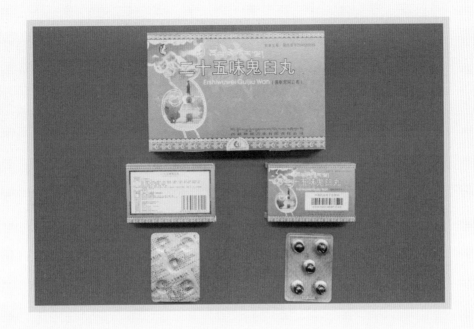

【药品名称】二十五味鬼臼丸，Ershiwuwei Guijiu Wan

【批准文号】国药准字Z54020035

【执行标准】WS$_3$-BC-0154-95

【剂型】丸剂

【规格】每丸重1克

【用法用量】一次1～2丸，一日2次。

【分类】处方药

【类别】妇科病方剂

【性状】本品为红棕色水丸；微香，味酸、辛、辣。

【成分】桃儿七、藏茜草、石榴子、藏紫草、肉桂、矮紫堇、巴夏嘎、光明盐、硇砂、榜嘎、藏木香、诃子、胡椒、喜马拉雅紫茉莉、余甘子、花蛇肉（去毒）、山奈、硝石、降香、沙棘膏、沉香、朱砂、肉豆蔻、枸杞、紫草茸、芜荑果等。

【功能主治】祛风镇痛，调经血。用于妇女血证、风证、子宫虫病，下肢关节疼痛，小腹、肝、胆、上体疼痛，血虚心烦，月经不调。

【注意禁忌】尚不明确。

【贮藏】密闭，置阴凉干燥处。

【生产企业】西藏神猴药业有限责任公司

二十五味鬼臼丸（藏医学院）

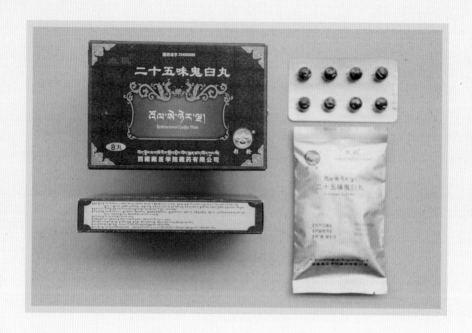

【药品名称】二十五味鬼臼丸，Ershiwuwei Guijiu Wan

【批准文号】国药准字Z54020095

【执行标准】WS$_3$-BC-0154-95

【剂型】丸剂

【规格】每丸重1克

【用法用量】一次1～2丸，一日2次。

【分类】处方药

【类别】妇科病方剂

【性状】本品为红棕色水丸；微香，味酸、辛、辣。

【成分】桃儿七、藏茜草、石榴子、藏紫草、肉桂、矮紫堇、巴夏嘎、光明盐、硇砂、榜嘎、藏木香、诃子、胡椒、喜马拉雅紫茉莉、余甘子、花蛇肉（去毒）、山奈、硝石、降香、沙棘膏、沉香、朱砂、肉豆蔻、枸杞、紫草茸、芫荽果等。

【功能主治】祛风镇痛，调经血。用于妇女血证、风证、子宫虫病，下肢关节疼痛，小腹、肝、胆、上体疼痛，血虚心烦，月经不调。

【注意禁忌】尚不明确。

【贮藏】密闭，置阴凉干燥处。

【生产企业】西藏藏医学院藏药有限公司

二十五味鬼臼丸（甘南佛阁）

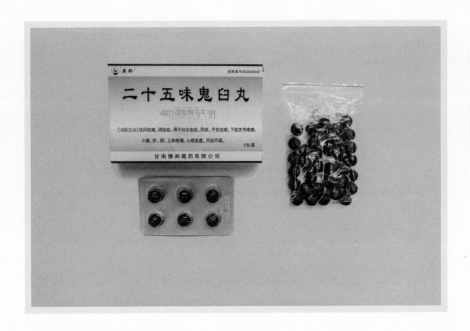

【药品名称】二十五味鬼臼丸，Ershiwuwei Guijiu Wan

【批准文号】国药准字Z62020622

【执行标准】WS₃-BC-0154-95

【剂型】丸剂

【规格】每丸重1克

【用法用量】口服，嚼碎药丸，用温开水送服或将药丸用温开水化服。一次1～2丸，一日2次。

【分类】处方药

【类别】妇科病方剂

【性状】本品为红棕色水丸；微香，味酸、辛、辣。

【成分】桃儿七（鬼臼）、藏茜草、石榴、藏紫草、肉桂、矮紫堇、巴夏嘎、光明盐、硇砂、榜嘎、藏木香、诃子、胡椒、喜马拉雅紫茉莉、余甘子、花蛇肉（去毒）、山奈、硝石、降香、沙棘膏、沉香、朱砂、肉豆蔻、枸杞、紫草茸、芫荽果等。

【功能主治】祛风镇痛，调经血。用于妇女血证、风证、子宫虫病，下肢关节疼痛，小腹、肝、胆、上体疼痛，血虚心烦，月经不调。

【注意禁忌】忌食油腻、生、冷、酸、腐、辛辣、刺激性食物。

【贮藏】密闭，置阴凉干燥处（不超过20℃）。

【生产企业】甘南佛阁藏药有限公司

二十五味鬼臼丸（甘南佛阁）

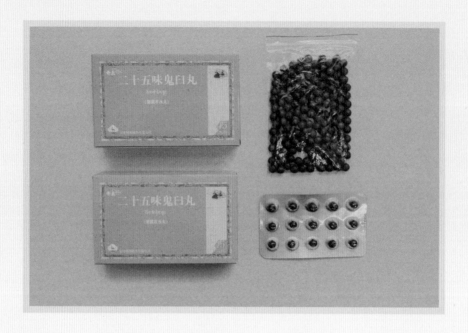

【药品名称】二十五味鬼臼丸，Ershiwuwei Guijiu Wan

【批准文号】国药准字Z20013098

【执行标准】WS₃-BC-0154-95

【剂型】薄膜衣水丸

【规格】每10丸重2克

【用法用量】一次1～2克，一日2次。

【分类】处方药

【类别】妇科病方剂

【性状】本品为薄膜衣水丸，除去包衣后显红棕色；微香，味酸、辛、辣。

【成分】桃儿七、藏茜草、石榴子、藏紫草、肉桂、矮紫堇、巴夏嘎、光明盐、碙砂、榜嘎、藏木香、诃子、胡椒、喜马拉雅紫茉莉、余甘子、花蛇肉（去毒）、山柰、硝石、降香、沙棘膏、沉香、朱砂、肉豆蔻、枸杞、紫草茸、芫荽果等。

【功能主治】祛风镇痛，调经血。用于妇女血证、风证、子宫虫病，下肢关节疼痛，小腹、肝、胆、上体疼痛，血虚心烦，月经不调。

【注意禁忌】忌油腻、生、冷、酸、腐、辛辣、刺激性食物。

【贮藏】密闭，置阴凉干燥处（不超过20℃）。

【生产企业】甘南佛阁藏药有限公司

二十五味鬼臼丸（金诃）

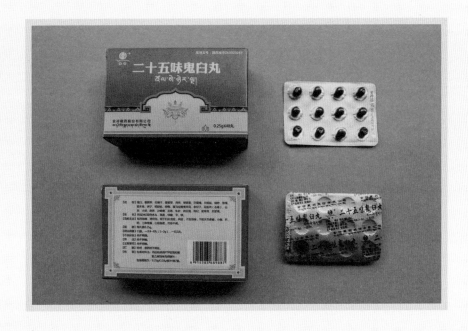

【药品名称】二十五味鬼臼丸，Ershiwuwei Guijiu Wan

【批准文号】国药准字Z63020287

【执行标准】WS$_3$-BC-0154-95

【剂型】丸剂

【规格】每丸重0.25克

【用法用量】口服。一次4～8丸（1～2克），一日2次。

【分类】处方药

【类别】妇科病方剂

【性状】本品为红棕色水丸；微香、味酸、辛、辣。

【成分】桃儿七、藏茜草、石榴子、藏紫草、肉桂、矮紫堇、巴夏嘎、光明盐、硇砂、榜嘎、藏木香、诃子、胡椒、喜马拉雅紫茉莉、余甘子、花蛇肉（去毒）、山奈、硝石、降香、沙棘膏、沉香、朱砂、肉豆蔻、枸杞、紫草茸、芫荽果等。

【功能主治】祛风镇痛，调经血。用于妇女血证、风证、子宫虫病，下肢关节疼痛，小腹、肝、胆、上体疼痛，血虚心烦，月经不调。

【注意禁忌】尚不明确。

【贮藏】密闭，置阴凉干燥处。

【生产企业】金诃藏药股份有限公司

二十五味鬼臼丸（柴达木）

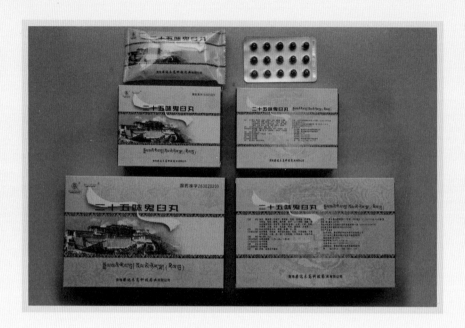

【药品名称】二十五味鬼臼丸，Ershiwuwei Guijiu Wan

【批准文号】国药准字Z63020209

【执行标准】WS$_3$-BC-0154-95

【剂型】丸剂

【规格】每丸重0.25克

【用法用量】泡服或嚼服。一次4～8丸，一日2次。

【分类】处方药

【类别】妇科病方剂

【性状】本品为红棕色水丸；微香，味酸，辛、辣。

【成分】桃儿七、藏茜草、石榴子、藏紫草、肉桂、矮紫堇、巴夏嘎、光明盐、硇砂、榜嘎、藏木香、诃子、人工熊胆、胡椒、喜马拉雅紫茉莉、余甘子、花蛇肉（去毒）、山奈、硝石、降香、沙棘膏、沉香、朱砂、肉豆蔻、枸杞、紫草茸、芫荽果。

【功能主治】祛风镇痛，调经血。用于妇女血证、风证、子宫虫病，下肢关节疼痛，小腹、肝、胆、上体疼痛，血虚心烦，月经不调。

【注意禁忌】尚不明确。

【贮藏】密闭，置阴凉干燥处。

【生产企业】青海柴达木高科技药业有限公司

二十五味鬼臼丸（迪庆香格里拉）

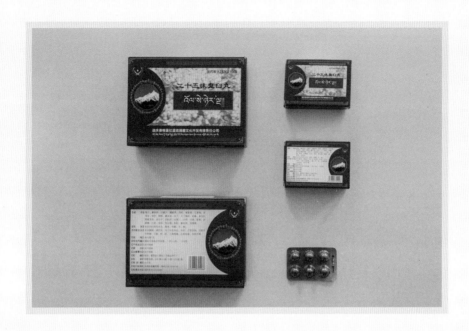

【药品名称】二十五味鬼臼丸，Ershiwuwei Guijiu Wan

【批准文号】国药准字Z53021609

【执行标准】WS₃-BC-0154-95

【剂型】丸剂

【规格】每丸重1克

【用法用量】嚼碎后用温开水吞服。一次1~2丸，一日2次。

【分类】处方药

【类别】妇科病方剂

【性状】本品为红棕色水丸；微香，味酸、辛、辣。

【成分】桃儿七、藏茜草、石榴子、藏紫草、肉桂、矮紫堇、巴夏嘎、光明盐、硇砂、榜嘎、藏木香、诃子、人工熊胆、胡椒、喜马拉雅紫茉莉、余甘子、花蛇肉（去毒）、山奈、硝石、降香、沙棘膏、沉香、朱砂、肉豆蔻、枸杞、紫草茸、芫荽果。

【功能主治】祛风镇痛，调经血。用于妇女血证、风证、子宫虫病，下肢关节疼痛，小腹、肝、胆、上体疼痛，血虚心烦，月经不调。

【注意禁忌】尚不明确。

【贮藏】密闭，置阴凉干燥处（不超过20℃）。

【生产企业】迪庆香格里拉蓝琉璃藏文化开发有限责任公司

二十五味鬼臼丸（宁夏多维）

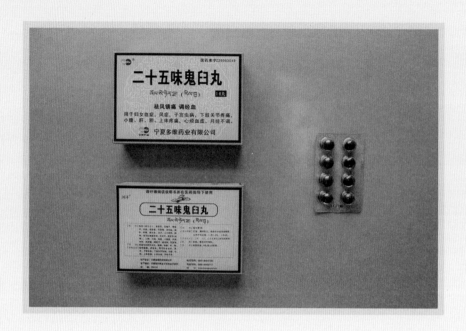

【药品名称】二十五味鬼臼丸，Ershiwuwei Guijiu Wan

【批准文号】国药准字Z20003049

【执行标准】WS₃-BC-0154-95

【剂型】丸剂

【规格】每丸重1克

【用法用量】口服，嚼碎药丸，用温开水送服或将药丸用温开水化服。一次1～2丸，一日2次。

【分类】处方药

【类别】妇科病方剂

【性状】本品为红棕色水丸；微香，味酸、辛、辣。

【成分】桃儿七（鬼臼）、藏茜草、石榴子、藏紫草、肉桂、矮紫堇、巴夏嘎、光明盐、硇砂、榜嘎、藏木香、诃子、人工熊胆、胡椒、喜马拉雅紫茉莉、余甘子、花蛇肉（去毒）、山奈、硝石、降香、沙棘膏、沉香、朱砂、肉豆蔻、枸杞子、紫草茸、芫荽果。

【功能主治】祛风镇痛，调经血。用于妇女血证、风证、子宫虫病，下肢关节疼痛，小腹、肝、胆、上体疼痛，血虚心烦，月经不调。

【注意禁忌】尚不明确。

【贮藏】密闭，置阴凉干燥处。

【生产企业】宁夏多维药业有限公司

二十六味通经胶囊

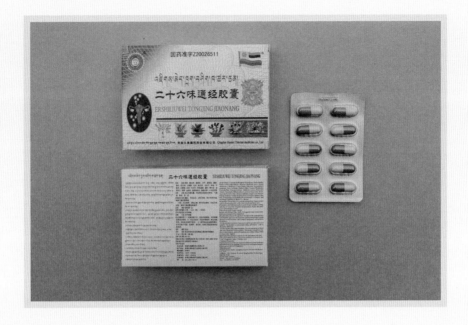

【药品名称】二十六味通经胶囊，Ershiliuwei Tongjing Jiaonang

【批准文号】国药准字Z20026511

【执行标准】《国家中成药标准汇编：中成药地方标准上升国家药品标准部分》（外科妇科分册）

【剂型】胶囊剂

【规格】每粒装0.3克

【用法用量】口服。一次3～4粒，一日2次。

【分类】处方药

【类别】妇科病方剂

【性状】本品为胶囊剂，内容物为棕褐色的粉末；气微香，味辛、苦、涩。

【成分】降香、藏木香、藏茜草、诃子、紫草茸、藏紫草、朱砂、羚羊角、沙棘膏、红花、兔耳草、余甘子、桃儿七、冬葵果、巴夏嘎、硝石、毛诃子、束花报春、硼砂、寒水石、甘青青兰、蒺藜、山矾叶、鬼箭锦鸡儿、假耧斗菜、小伞虎耳草。

【功能主治】

藏医：平和隆血，调经活络。用于月经不调、胸背、下腹及腰部疼痛。

中医：活血散瘀，调经止痛。用于瘀血阻络引起的月经不调、闭经，胸背、下腹及腰部疼痛等。

【注意禁忌】肝肾功能不全者、肾脏病患者、造血系统疾病患者、孕妇、哺乳期妇女及新生儿禁用；本品含朱砂，不宜长期服用；本品为处方药，须在医生指导下使用；服用本品应定期检查血、尿中汞离子浓度，检查肝、肾功能，超过规定限度者停用。

【贮藏】密封。

【生产企业】青海久美藏药药业有限公司

二十六味通经散（雄巴拉曲）

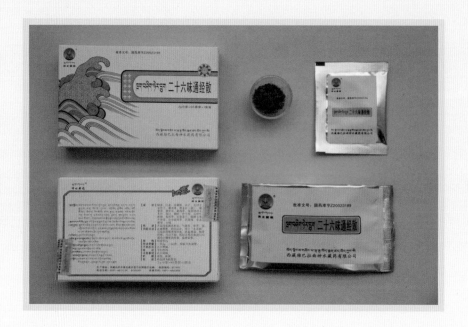

【药品名称】二十六味通经散，Ershiliuwei Tongjing San

【批准文号】国药准字Z20023189

【执行标准】WS-617（Z-162）-2002

【剂型】散剂

【规格】每袋装2克

【用法用量】用温开水冲服。一次2克，一日2次。

【分类】处方药

【类别】妇科病方剂

【性状】本品为棕褐色粉末；气微香，味苦、涩。

【成分】降香、红花、沙棘膏、诃子、毛诃子、余甘子、藏木香、寒水石（制）、藏紫草、紫草茸、藏茜草、鬼箭锦鸡儿、朱砂、桃儿七、硼砂、羚羊角、山矾叶、蒺藜、兔耳草、甘青青兰、假耧斗菜、冬葵果、小伞虎耳草、巴夏嘎、束花报春、硝石。

【功能主治】止血散瘀，调经活血。用于木布病引起的胃肠溃疡出血、肝血增盛、胸背疼痛、月经不调、闭经，以及经血逆行引起的小腹胀满疼痛，血瘀症瘕。

【注意禁忌】孕妇禁用。

【贮藏】密闭，防潮。

【生产企业】西藏雄巴拉曲神水藏药有限公司

二十六味通经散（甘露）

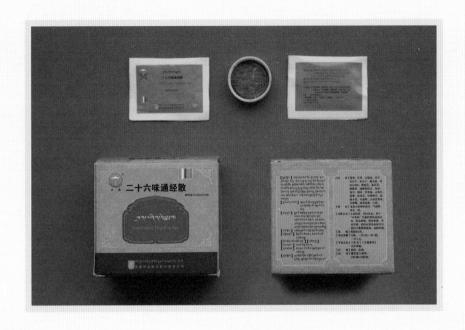

【药品名称】二十六味通经散，Ershiliuwei Tongjing San

【批准文号】国药准字Z20023195

【执行标准】WS$_3$-BC-0162-95-1

【剂型】散剂

【规格】每袋装2克

【用法用量】口服。一次2克（一次1袋），一日2次。

【分类】处方药

【类别】妇科病方剂

【性状】本品为棕褐色粉末；气微香，味苦、涩。

【成分】降香、红花、沙棘膏、诃子、毛诃子、余甘子、藏木香、寒水石（制）、藏紫草、紫草茸、藏茜草、鬼箭锦鸡儿、朱砂、桃儿七、硼砂、羚羊角、山矾叶、蒺藜、兔耳草、甘青青兰、假耧斗菜、冬葵果、小伞虎耳草、巴夏嘎、束花报春、硝石。

【功能主治】止血散瘀，调经活血。用于木布病引起的胃肠溃疡出血、肝血增盛、胸背疼痛、月经不调、闭经，以及经血逆行引起的小腹胀满疼痛，血瘀症瘕。

【注意禁忌】尚不明确。

【贮藏】密闭，防潮。

【生产企业】西藏甘露藏药股份有限公司

妇洁搽剂

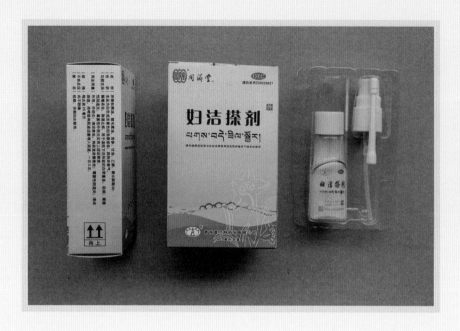

【药品名称】妇洁搽剂，Fujie Chaji

【批准文号】国药准字Z20026821

【执行标准】WS-11184（ZD-1184）-2002-2012Z

【剂型】搽剂

【规格】每支装20毫升

【用法用量】外用。外阴炎，清洁患处，将适量药液涂擦患处；霉菌性阴道炎，清洁阴道，用喷管将适量药液喷入阴道。一日3次。

【分类】非处方药（OTC）

【类别】妇科病方剂

【性状】本品为白色或淡黄色的混悬液体；具特异香气。

【成分】烈香杜鹃精油、猪毛蒿精油、苦参、甘油、乙醇、聚山梨酯80。

【功能主治】解毒杀虫，除湿止痒。用于湿热下注所致的白带量多、阴痒；霉菌性阴道炎、霉菌性外阴炎见有上述证候者。

【注意禁忌】经期、孕期妇女禁用；本品为外用药，禁止内服；即食辛辣食物；切勿接触眼睛、口腔等黏膜处，皮肤破溃处禁用；治疗期间忌房事，配偶如有感染应同时治疗；未婚或绝经后患者，应在医师指导下使用；由外阴白色病变、糖尿病所致的瘙痒者不宜使用；带下伴血性分泌物，或伴有尿频、尿急、尿痛者，应去医院就诊；用药7天后症状无缓解者，应去医院就诊；对本品过敏者禁用，过敏体质慎用；本品性状发生改变时禁止使用；请将本品放在儿童不能接触到的地方；如正在使用其他药品，使用本品前请咨询医师或药师。

【贮藏】密封，避光。

【生产企业】青海普兰特药业有限公司

红花口服液

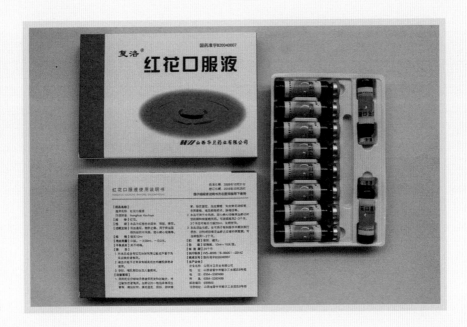

【药品名称】红花口服液，Honghua Koufuye

【批准文号】国药准字B20040007

【执行标准】WS-6006（B-0006）-2014Z

【剂型】合剂

【规格】每支10毫升

【用法用量】口服。一次20毫升，一日2次。

【分类】处方药

【类别】妇科病方剂

【性状】本品为红棕色的液体；味甜、微苦。

【成分】红花。

【功能主治】活血通经，散瘀止痛。用于瘀血阻络所致的中风、冠心病、心绞痛等。

【注意禁忌】对本品或含有红花的制剂有过敏或严重不良反应病史者禁用；凝血功能不正常及有眼底出血的糖尿病患者禁用；孕妇、哺乳期妇女及儿童禁用；用药期应仔细询问患者的用药史和过敏史，过敏体质者慎用。血瘀证的一般临床表现主要有痛如针刺，痛处固定、拒按，肿块青紫、部位固定，出血紫暗，妇女常见闭经等，舌质紫暗或见瘀斑瘀点，脉细涩等。本品可用于中风、冠心病、心绞痛等血瘀证的预防期和恢复期用药，可连续服用2～3个月，3个月后可每日口服20毫升，长期使用；本品可活血化瘀，也可用于骨科手术期及跌打损伤、妇科闭经等见血瘀证者的恢复期。可连续服用1～2个月。

【贮藏】密封，避光。

【生产企业】山西华卫药业有限公司

红花如意丸

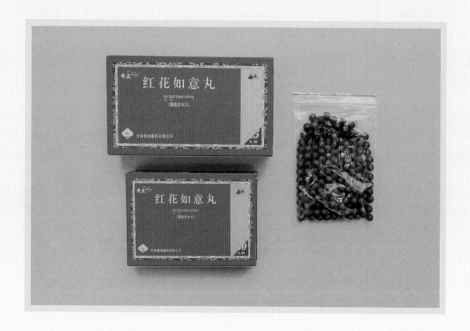

【药品名称】红花如意丸，Honghua Ruyi Wan

【批准文号】国药准字Z20007000

【执行标准】WS-11268（ZD-1268）-2002

【剂型】丸剂

【规格】每10丸重2克

【用法用量】口服。一次1～2克，一日2次。

【分类】处方药

【类别】妇科病方剂

【性状】本品为薄膜衣的水丸，除去包衣后显红棕色；气微香，味酸、辛、辣。

【成分】红花、西红花、桃儿七、诃子、藏茜草、肉桂、巴夏嘎、藏木香、芫荽果、降香、藏紫草、光明盐、喜马拉雅紫茉莉、榜嘎、胡椒、花蛇肉（去毒）、矮紫堇、余甘子、沙棘膏、硇砂、紫草茸、枸杞子、沉香、硝石等。

【功能主治】祛风镇痛，调经血，祛斑。用于妇女血证、风证、阴道炎、宫颈糜烂、血虚心烦、月经不调、痛经、下肢关节疼痛、筋骨肿胀、晨僵、麻木、小腹冷痛及寒湿性痹症。

【注意禁忌】肝肾功能不全者、造血系统疾病患者、孕妇及哺乳期妇女禁用；本品含朱砂，不宜长期服用；本品为处方药，须在医师指导下使用；服用本品应定期检查血、尿中汞离子浓度，检查肝、肾功能，超过规定限度者立即停用。

【贮藏】密封。

【生产企业】甘南佛阁藏药有限公司

调经祛斑胶囊

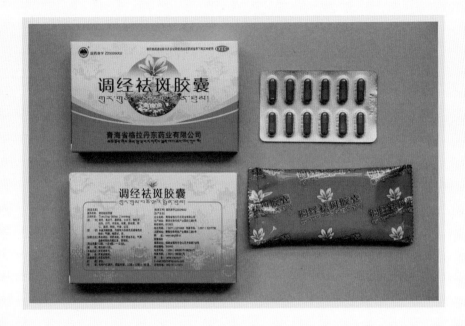

【药品名称】调经祛斑胶囊，Tiaojing Quban Jiaonang

【批准文号】国药准字Z20026002

【执行标准】WS-10710（ZD-0710）-2002-2012Z

【剂型】胶囊剂

【规格】每粒装0.3克

【用法用量】口服。一次4粒，一日3次。

【分类】非处方药（OTC）

【类别】妇科病方剂

【性状】本品为硬胶囊，内容物为灰棕色至棕褐色的粉末；气微，味微甘、苦。

【成分】黄芪、菟丝子、墨旱莲、女贞子、枸杞子、当归、白芍、何首乌、生地黄、熟地黄、桃仁、柴胡、阿胶、手参、红花。

【功能主治】养血调经，祛瘀消斑。用于营血不足、气滞血瘀所致的月经过多、黄褐斑。

【注意禁忌】孕妇禁用；忌食辛辣、生冷食物；感冒时不宜服用；患有其他疾病者，应在医师指导下服用；平素月经正常，突然出现月经过多，或阴道不规则出血者，应去医院就诊；月经量多者，服药5天出血不减少，应去医院就诊；对本品过敏者禁用，过敏体质者慎用；本品性状发生改变时禁止使用；请将本品放在儿童不能接触到的地方；如正在使用其他药品，使用本品前请咨询医师或药师。

【贮藏】密封。

【生产企业】青海省格拉丹东药业有限公司

萨热大鹏丸

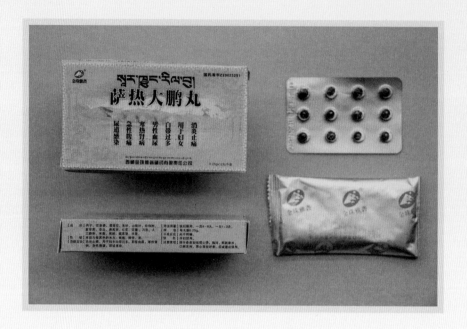

【药品名称】萨热大鹏丸，Saredapeng Wan

【批准文号】国药准字Z20023251

【执行标准】WS-570（Z-115）-2002

【剂型】丸剂

【规格】每丸重0.25克

【用法用量】一次4～6丸，一日1～2次，饭后服用。

【分类】处方药

【类别】妇科病方剂

【性状】本品为棕黑色的水丸；味酸、微苦、涩。

【成分】诃子、安息香、蜀葵花、朱砂、山矾叶、珍珠粉、紫草茸、草乌、藏茜草、红花、豆蔻、刀豆、人工麝香、木香、藏菖蒲、京墨等。

【功能主治】消炎止痛。用于妇女白带过多、男性血尿、寒热肾病、急性腹痛、尿路感染。

【注意禁忌】孕妇禁用；部分患者如出现心悸、胸闷、四肢麻木、口唇发麻、恶心等症状，应减量或停用。

【贮藏】密闭，置阴凉干燥处（不超过20℃）。

【生产企业】西藏金珠雅砻藏药有限责任公司

舒更胶囊

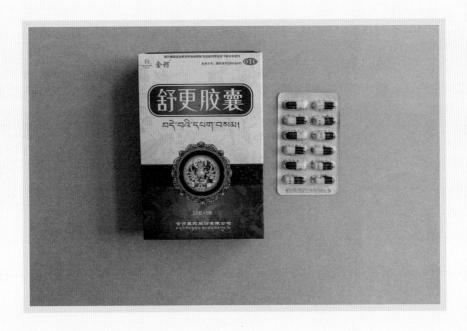

【药品名称】舒更胶囊，Shugeng Jiaonang

【批准文号】国药准字Z20026473

【执行标准】WS-11010（ZD-1010）-2002-2011Z

【剂型】胶囊剂

【规格】每粒装0.3克

【用法用量】口服。一次3～4粒，一日3次。

【分类】非处方药（OTC）

【类别】妇科病方剂

【性状】本品为胶囊剂，内容物为淡棕黄色的粉末；气香，味辛。

【成分】豆蔻、黄精、天冬、肉豆蔻、沉香、丁香、手参。

【功能主治】调和气血，安神。用于妇女更年期综合征引起的烦躁不安、头昏乏力、失眠。

【注意禁忌】忌食辛辣食物，少进油腻食物；感冒时不宜服用；伴有月经紊乱或其他疾病如高血压、心脏病、肾病等患者，应在医师指导下服用；精神症状较重者应去医院就诊；服药2周后症状无缓解者，应去医院就诊；对本品过敏者禁用，过敏体质者慎用；本品性状发生改变时禁止使用；请将本品放在儿童不能接触到的地方；如正在使用其他药品，使用本品前请咨询医师或药师。

【贮藏】密封。

【生产企业】金诃藏药股份有限公司

十九、咽喉病方剂

五味麝香丸（甘南佛阁）

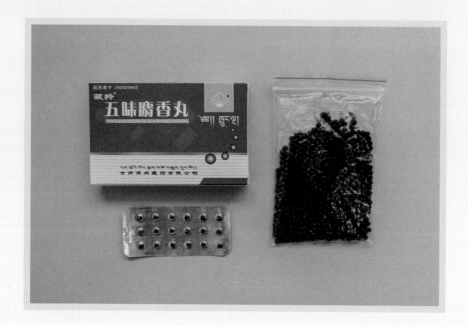

【药品名称】五味麝香丸，Wuwei Shexiang Wan

【批准文号】国药准字Z62020662

【执行标准】2015年版《中华人民共和国药典》（一部）

【剂型】丸剂

【规格】每10丸重0.3克

【用法用量】睡前服或含化。一次2～3丸，一日1次；极量5丸。

【分类】处方药

【类别】咽喉病方剂

【性状】本品为棕褐色的水丸；具麝香特异的香气，味微苦、涩、麻。

【成分】麝香、诃子（去核）、黑草乌、木香、藏菖蒲。

【功能主治】消炎，止痛，祛风。用于扁桃体炎、咽峡炎、流行性感冒、炭疽病、风湿性关节炎、神经痛、胃痛、牙痛。

【注意禁忌】孕妇忌服；本品有毒，慎用。

【贮藏】密封。

【生产企业】甘南佛阁藏药有限公司

五味麝香丸（甘南藏药）

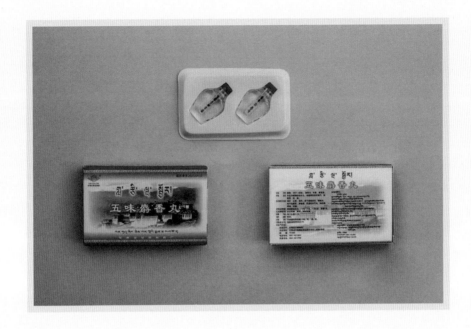

【药品名称】五味麝香丸，Wuwei Shexiang Wan

【批准文号】国药准字Z62020119

【执行标准】2015年版《中华人民共和国药典》（一部）

【剂型】丸剂

【规格】每10丸重0.3克

【用法用量】睡前服或含化。一次2～3丸，一日1次；极量5丸。

【类别】处方药

【分类】咽喉病方剂

【性状】本品为棕褐色的水丸；具麝香特异的香气，味微苦、涩、麻。

【成分】麝香、诃子、黑草乌、木香、藏菖蒲。

【功能主治】消炎，止痛，祛风。用于扁桃体炎、咽峡炎、流行性感冒、炭疽病、风湿性关节炎、神经痛、胃痛、牙痛。

【注意禁忌】本品有毒，慎用；孕妇忌服。

【贮藏】密闭，防潮。

【生产企业】甘南藏药制药有限公司

五味麝香丸（宁夏多维）

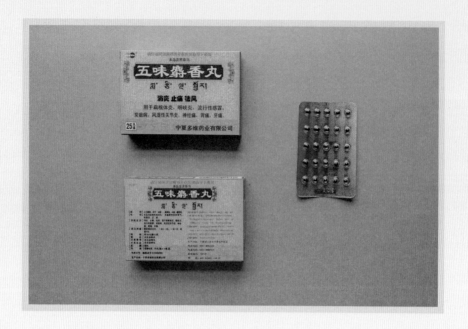

【药品名称】五味麝香丸，Wuwei Shexiang Wan

【批准文号】国药准字Z20003055

【执行标准】2010年版《中华人民共和国药典》（一部）

【剂型】丸剂

【规格】每10丸重0.3克

【用法用量】睡前服或含化。一次2～3丸，一日1次；极量5丸。

【分类】处方药

【类别】咽喉病方剂

【性状】本品为棕褐色的水丸；具麝香特异的香气，味微苦、涩、麻。

【成分】人工麝香、诃子、黑草乌、木香、藏菖蒲。

【功能主治】消炎，止痛，祛风。用于扁桃体炎、咽峡炎、流行性感冒、炭疽病、风湿性关节炎、神经痛、胃痛、牙痛。

【注意禁忌】孕妇忌服；本品有毒，慎用；运动员慎用。

【贮藏】密封。

【生产企业】宁夏多维药业有限公司

牛尾蒿油软胶囊

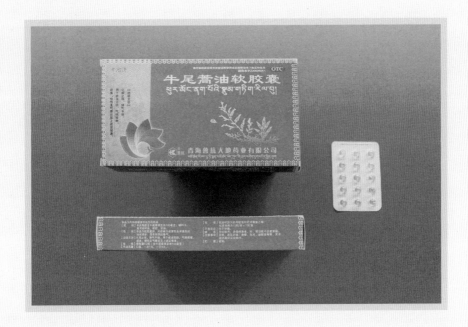

【药品名称】牛尾蒿油软胶囊，Niuweihaoyou Ruanjiaonang

【批准文号】国药准字Z20026251

【执行标准】WS-10865（ZD-0865）-2002-2012Z

【剂型】胶囊剂

【规格】每丸重0.2克（含牛尾蒿挥发油100毫克）

【用法用量】口服。一次1丸，一日3次。

【分类】非处方药（OTC）

【类别】咽喉病方剂

【性状】本品为软胶囊剂，内容物为淡黄色至深黄色的油状液体；具有特异的香气。

【成分】本品每粒含牛尾蒿挥发油100毫克；辅料为食用菜籽油、明胶、甘油。

【功能主治】化痰止咳，降气平喘。用于痰浊阻肺所致的气喘咳嗽、痰多；慢性支气管炎见上述证候者。

【注意禁忌】孕妇禁用；溃疡病患者、肝肾功能不全者禁服；忌烟、酒，忌食辛辣、香燥、生冷、油腻食物；不宜在服药期间同时服用滋补性中药；支气管扩张、肺脓肿、肺心病、肺结核患者，出现咳嗽时应去医院就诊；服药3天后症状无缓解者，应去医院就诊；儿童、哺乳期妇女、年老体弱者应在医师指导下服用；对该药品过敏者禁用，过敏体质者慎用；该药品性状发生改变时禁止使用；儿童必须在成人的监护下使用；请将该药品放在儿童不能接触到的地方；如正在使用其他药品，使用该药品前请咨询医师或药师。

【贮藏】密封。

【生产企业】青海鲁抗大地药业有限公司

景天虫草含片

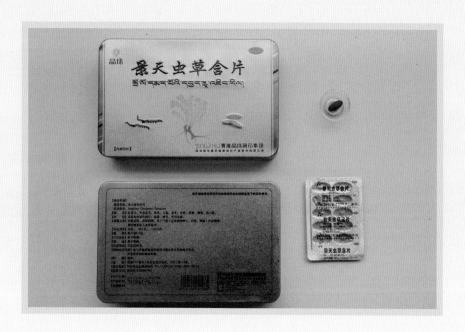

【药品名称】景天虫草含片，Jingtian Chongcao Hanpian

【批准文号】国药准字Z20027081

【执行标准】WS-11305（ZD-1305）-2002-2012Z

【剂型】片剂

【规格】每片重0.8克

【用法用量】含化。一次1片，一日3～5次。

【分类】非处方药（OTC）

【类别】咽喉病方剂

【性状】本品为灰褐色的片；味甜、微苦，有清凉感。

【成分】红景天、冬虫夏草、黄芪、人参、麦冬、青果、蔗糖、糊精、滑石粉。

【功能主治】补肺益肾，养阴润喉。用于气阴不足所致的咽干，灼热，咽痛，声音嘶哑；慢性咽炎见上述证候者。

【注意禁忌】忌烟、酒，忌食辛辣、鱼腥食物；孕妇慎用；糖尿病患者、儿童应在医师指导下服用；感冒时不宜服用；属风寒感冒咽痛，症见恶寒发热、无汗、鼻流清涕者慎用；若声嘶日久，逐渐加重，或伴痰中带血者，应考虑有严重咽喉疾病的可能，需及时去医院就诊；服药3天后症状无缓解者，应去医院就诊；对本品过敏者禁用，过敏体质者慎用；本品性状发生改变时禁止服用；儿童必须在成人监护下使用；请将此药品放在儿童不能接触到的地方；如正在服用其他药品，使用本品前请咨询医师或药师。

【贮藏】密封。

【生产企业】青海晶珠藏药高新技术产业股份有限公司

二十、湿痹症方剂

五味甘露药浴汤散（帝玛尔）

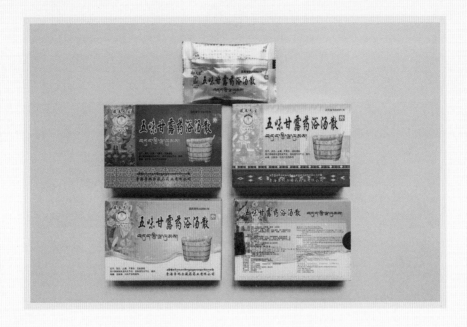

【药品名称】五味甘露药浴汤散，Wuwei Ganlu Yaoyu Tangsan
【批准文号】国药准字Z63020176
【剂型】散剂
【规格】每袋装25克
【用法用量】将上述粗粉煎汤倒入浴盆，并根据病情，配好加味药，与主药同时倒入浴盆，水温为40℃，浸泡全身或患病部位。每日2次，每次15～20分钟，浴后卧热炕发汗。浴疗3个疗程，每个疗程7日。
【分类】处方药
【类别】湿痹症方剂
【性状】本品为褐棕色汤散剂；气香。
【成分】刺柏、烈香杜鹃、大籽蒿、麻黄、水柏枝。
【功能主治】发汗，消炎，止痛，平黄水，活血通络。用于痹病、风湿性关节炎、类风湿性关节炎、痛风、偏瘫、皮肤病、妇女产后疾病等。
【注意禁忌】凡皮肤、黏膜破损处禁用；高血压、心脏病、高热患者及妇女行经期禁浴；本品系外用药，切忌服食；孕妇慎用。
【贮藏】密闭，置阴凉干燥处。
【生产企业】青海帝玛尔藏药药业有限公司

五味甘露药浴汤散（金诃）

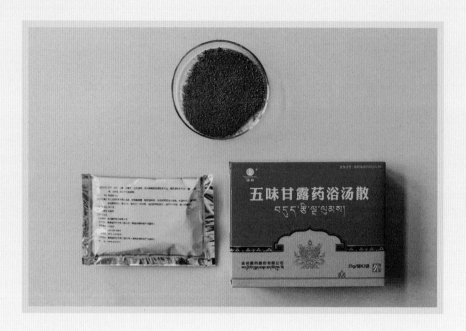

【药品名称】五味甘露药浴汤散，Wuwei Ganlu Yaoyu Tangsan

【批准文号】国药准字Z63020194

【执行标准】WS₃-BC-0266-95

【剂型】散剂

【规格】每袋装25g

【用法用量】将上述粗粉煎汤倒入浴盆，并根据病情，配好加味药，与主药同时倒入浴盆。水温为40℃，浸泡全身或患病部位。每日2次，每次15～20分钟，浴后卧热炕发汗。浴疗3个疗程，每个疗程7日。

【分类】处方药

【类别】湿痹症方剂

【性状】本品为褐棕色汤散剂；气香。

【成分】刺柏、烈香杜鹃、大籽蒿、麻黄、水柏枝。

【功能主治】发汗，消炎，止痛，平黄水，活血通络。用于痹病、风湿性关节炎、类风湿性关节炎、痛风、偏瘫、皮肤病、妇女产后疾病等。

【注意禁忌】本品为外用药，不可内服。

【贮藏】密闭，置阴凉干燥处。

【生产企业】金诃藏药股份有限公司

十味乳香丸（藏医学院）

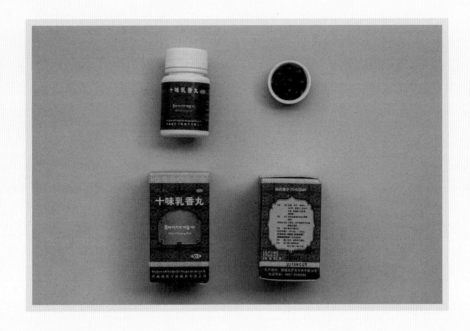

【药品名称】十味乳香丸，Shiwei Ruxiang Wan

【批准文号】国药准字Z54020099

【执行标准】WS₃-BC-0211-95

【剂型】丸剂

【规格】每10丸重3克

【用法用量】一次4～5丸，一日2次。

【分类】非处方药（OTC）

【类别】湿痹症方剂

【性状】本品为黑褐色水丸，微香，味苦。

【成分】乳香、诃子、决明子、毛诃子、黄葵子、余甘子、木香、宽筋藤、巴夏嘎、渣驯膏。

【功能主治】干黄水。用于四肢关节红肿疼痛及湿疹。

【注意禁忌】忌食辛辣、生冷等刺激性食物；孕妇及糖尿病患者慎用；严格按用法用量服用，儿童及年老体弱者，应在医师的指导下服用；对本品过敏者禁用，过敏体质者慎用；儿童必须在成人监护下使用；本品性状发生改变时禁止使用；请将该药品放在儿童不能接触到的地方；如正在使用其他药品，使用本品前请咨询医师或药师。

【贮藏】密闭，置阴凉干燥处。

【生产企业】西藏藏医学院藏药有限公司

十味乳香丸（甘露）

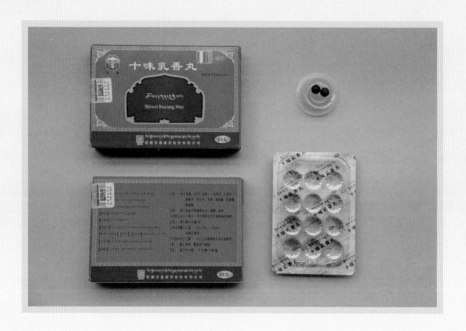

【药品名称】十味乳香丸，Shiwei Ruxiang Wan

【批准文号】国药准字Z54020071

【执行标准】WS₃-BC-0211-95

【剂型】丸剂

【规格】每10丸重3克

【用法用量】口服，研碎后服用。一次4～5丸，一日2次。

【分类】非处方药（OTC）

【类别】湿痹症方剂

【性状】本品为黑褐色水丸；微香、味苦。

【成分】乳香、诃子（去核）、决明子、毛诃子、黄葵子、余甘子、木香、宽筋藤、巴夏嘎、渣驯膏。

【功能主治】干黄水。用于四肢关节红肿疼痛及湿疹。

【注意禁忌】忌食辛辣、生冷等刺激性食物；孕妇及糖尿病患者慎用；严格按用法用量服用，儿童及年老体弱者，应在医师的指导下服用；对本品过敏者禁用，过敏体质者慎用；儿童必须在成人监护下使用；本品性状发生改变时禁止使用；请将本品放在儿童不能接触到的地方；如正在使用其他药品，使用本品前请咨询医师或药师。

【贮藏】密闭，置阴凉干燥处。

【生产企业】西藏甘露藏药股份有限公司

十味乳香丸（金哈达）

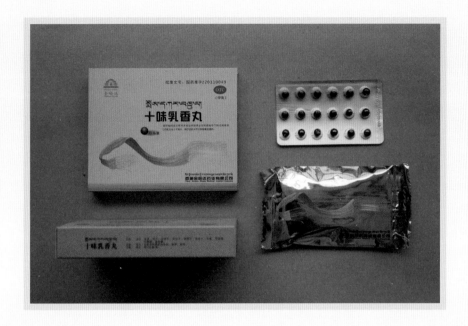

【药品名称】十味乳香丸，Shiwei Ruxiang Wan

【批准文号】国药准字Z20110049

【执行标准】YBZ00882011

【剂型】丸剂

【规格】每10丸重3克

【用法用量】捣碎后口服。一次4～5丸，一日2次。

【分类】非处方药（OTC）

【类别】湿痹症方剂

【性状】本品为黑褐色的水丸；微香，味苦。

【成分】乳香、诃子、决明子、毛诃子、黄葵子、余甘子、木香、宽筋藤、巴夏嘎、渣驯膏。

【功能主治】干黄水。用于四肢关节红肿疼痛及湿疹。

【注意禁忌】忌食辛辣、生冷等刺激性食物；孕妇及糖尿病患者慎用；严格按用法用量服用，儿童及年老体弱者，应在医师指导下服用；对本品过敏者禁用，过敏体质者慎用；儿童必须在成人监护下使用；本品性状发生改变时禁止使用；请将本品放在儿童不能接触到的地方；如正在使用其他药品，使用本品前请咨询医师或药师。

【贮藏】密闭，置阴凉干燥处（不超过20℃）。

【生产企业】西藏金哈达药业有限公司

十味乳香散

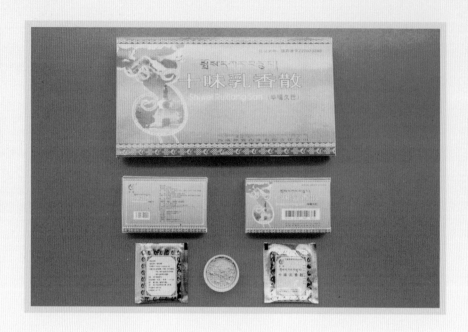

【药品名称】十味乳香散，Shiwei Ruxiang San

【批准文号】国药准字Z20023288

【执行标准】WS-629（Z-174）-2002

【剂型】散剂

【规格】每袋装2克

【用法用量】一次2克（一次1袋），一日1～2次。

【分类】处方药

【类别】湿痹症方剂

【性状】本品为浅黄色粉末；气微香，味苦。

【成分】乳香、诃子、决明子、毛诃子、黄葵子、余甘子、木香、宽筋藤、巴夏嘎、渣驯膏。

【功能主治】祛风燥湿，干黄水。用于风湿性关节炎、痛风引起的关节红肿疼痛，黄水过盛所致的皮肤湿疹。

【注意禁忌】尚不明确。

【贮藏】密闭，置阴凉干燥处。

【生产企业】西藏神猴药业有限责任公司

十八味欧曲丸（甘露）

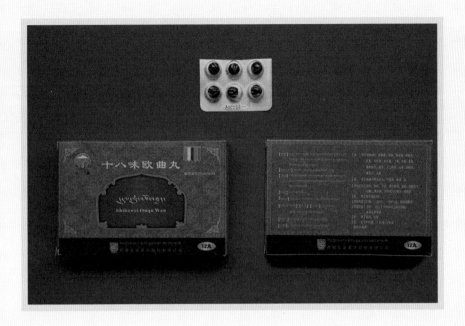

【药品名称】十八味欧曲丸，Shibawei Ouqu Wan

【批准文号】国药准字Z54020074

【执行标准】WS$_3$-BC-0183-95

【剂型】丸剂

【规格】每丸重0.5克

【用法用量】口服，研碎后服用。一次1丸，一日1～2次。

【分类】处方药

【类别】湿痹症方剂

【性状】本品为黑色水丸；气微香，味涩、苦。

【成分】欧曲（制）、铁棒锤、阿魏、藏菖蒲、安息香、红花、天竺黄、肉豆蔻、丁香、豆蔻、草果、镰形棘豆、诃子、人工麝香、乳香、决明子、黄葵子、儿茶。

【功能主治】清热，杀疠，开窍。用于麻风，湿疹，四肢关节红肿，黄水病，风邪毒气引起的一切疾病。

【注意禁忌】尚不明确。

【贮藏】密闭，防潮。

【生产企业】西藏甘露藏药股份有限公司

十八味欧曲丸（雄巴拉曲）

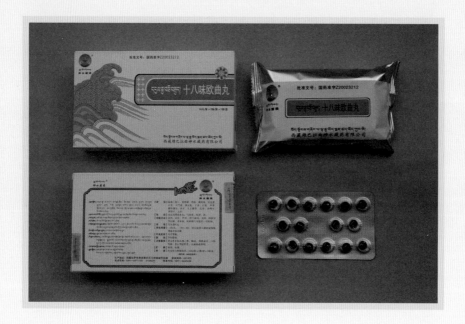

【药品名称】十八味欧曲丸，Shibawei Ouqu Wan

【批准文号】国药准字Z20023212

【执行标准】WS-11478(ZD-1478)-2002

【剂型】丸剂

【规格】每丸重0.5克

【用法用量】饭后将药丸碾碎成细粉用温开水冲服。一次1丸，一日1~2次。

【分类】处方药

【类别】湿痹症方剂

【性状】本品为黑色水丸；气微香，味涩、苦。

【成分】欧曲（制）、铁棒锤、肉桂、藏菖蒲、安息香、红花、天竺黄、肉豆蔻、丁香、豆蔻、草果、镰形棘豆、诃子、人工麝香、乳香、决明子、黄葵子、儿茶。

【功能主治】清热，杀疠，开窍。用于麻风，湿疹，四肢关节红肿，黄水病，风邪毒气引起的一切疾病。

【注意禁忌】孕妇禁用；部分患者如出现心悸、胸闷、四肢麻木、口唇发麻、恶心等症状，应减量或停用。

【贮藏】密闭，防潮。

【生产企业】西藏雄巴拉曲神水藏药有限公司

十八味欧曲珍宝丸

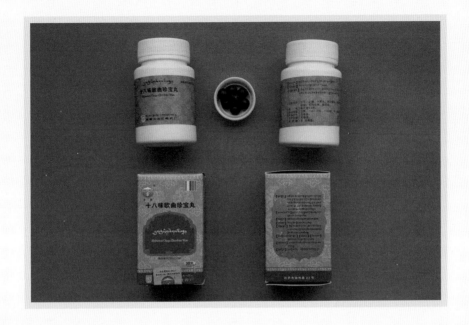

【药品名称】十八味欧曲珍宝丸，Shibawei Ouqu Zhenbao Wan

【批准文号】国药准字Z20023190

【执行标准】WS-615（Z-160）-2002

【剂型】丸剂

【规格】每丸重0.4克

【用法用量】口服，中、晚饭后研碎服用。一次1~2丸，一日2次。

【分类】处方药

【类别】湿痹症方剂

【性状】本品为灰黑色水丸；气芳香，味苦、涩。

【成分】坐台、儿茶、天竺黄、红花、丁香、肉豆蔻、豆蔻、草果、乳香、决明子、黄葵子、安息香、诃子、木香、藏菖蒲、铁棒锤、人工麝香、人工牛黄。

【功能主治】消炎，止痛，干黄水。用于痹病，关节红肿疼痛，湿疹，亚玛虫病，麻风病。

【注意禁忌】孕妇禁用；部分患者如出现心慌、胸闷、四肢麻木、口唇发麻、恶心等症状，应减量或停用。

【贮藏】密闭，置阴凉干燥处。

【生产企业】西藏甘露藏药股份有限公司

十八味党参丸（格拉丹东）

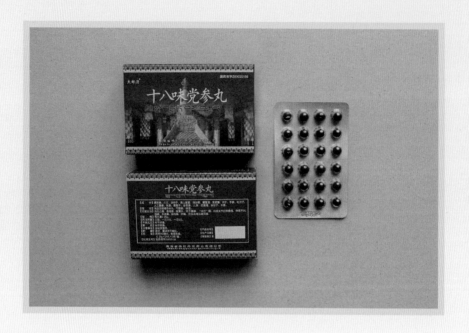

【药品名称】十八味党参丸，Shibawei Dangshen Wan

【批准文号】国药准字Z63020158

【执行标准】WS$_3$-BC-0186-95

【剂型】丸剂

【规格】每丸重0.25克

【用法用量】口服。一次12丸，一日3次。

【分类】处方药

【类别】湿痹症方剂

【性状】本品为棕褐色水丸；气微香，味苦。

【成分】藏党参、川贝、决明子、高山紫堇、渣驯膏、藏菖蒲、宽筋藤、诃子、手参、毛诃子、人工麝香、乳香、黄葵子、安息香、儿茶、巴夏嘎、余甘子、木香。

【功能主治】消炎止痛，愈疮疡，除黄水。用于痹病，冈巴病，四肢关节红肿疼痛、伸屈不利，湿疹，牛皮癣，陷蚀癣，疖痛，亚玛虫病及麻风病。

【注意禁忌】尚不明确。

【贮藏】密闭，置阴凉干燥处。

【生产企业】青海省格拉丹东药业有限公司

十八味党参丸（柴达木）

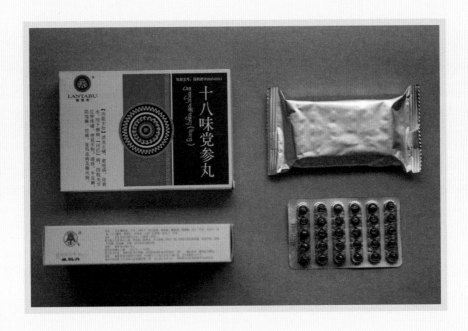

【药品名称】十八味党参丸，Shibawei Dangshen Wan

【批准文号】国药准字Z63020215

【执行标准】WS$_3$-BC-0186-95

【剂型】丸剂

【规格】每丸重0.25克

【用法用量】口服。一次12丸，一日3次。

【分类】处方药

【类别】湿痹症方剂

【性状】本品为黄色水丸；气微香，味苦。

【成分】藏党参、川贝、决明子、高山紫堇、渣驯膏、藏菖蒲、宽筋藤、诃子、手参、毛诃子、乳香、人工麝香、黄葵子、安息香、儿茶、巴夏嘎、余甘子、木香。

【功能主治】消炎止痛，愈疮疡，除黄水。用于痹病，冈巴病，四肢关节红肿疼痛、伸屈不利，湿疹，牛皮癣，陷蚀癣，疠痛，亚玛虫病及麻风病。

【注意禁忌】尚不明确。

【贮藏】密闭，置阴凉干燥处。

【生产企业】青海柴达木高科技药业有限公司

二十五味儿茶丸（神猴）

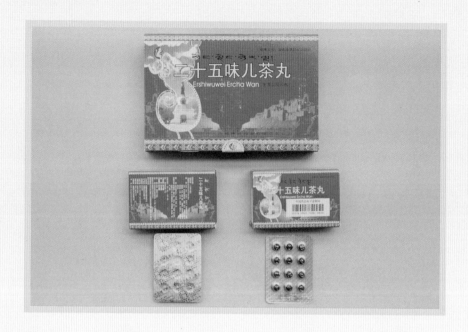

【药品名称】二十五味儿茶丸，Ershiwuwei Ercha Wan

【批准文号】国药准字Z54020041

【执行标准】WS$_3$-BC-0141-95

【剂型】丸剂

【规格】每丸重0.3克

【用法用量】一次4～5丸，一日2～3次。

【分类】处方药

【类别】湿痹症方剂

【性状】本品为黄色水丸；气芳香，味苦、涩。

【成分】儿茶、诃子、毛诃子、余甘子、西藏棱子芹、黄精、天冬、喜马拉雅紫茉莉、蒺藜、乳香、决明子、黄葵子、宽筋藤、荜茇、铁粉（制）、渣驯膏、铁棒锤、人工麝香、藏菖蒲、木香、水牛角、珍珠母、甘肃棘豆、扁刺蔷薇、秦艽花。

【功能主治】祛风除痹，消炎止痛，干黄水。用于白脉病、痛风、风湿性关节炎，关节肿痛变形、四肢僵硬、黄水病、冈巴病等。

【注意禁忌】尚不明确。

【贮藏】密闭，置阴凉干燥处。

【生产企业】西藏神猴药业有限责任公司

二十五味儿茶丸（甘露）

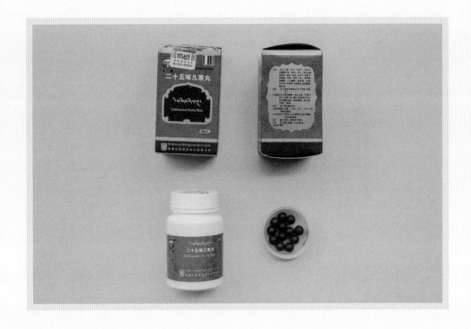

【药品名称】二十五味儿茶丸，Ershiwuwei Ercha Wan

【批准文号】国药准字Z54020031

【执行标准】WS$_3$-BC-0141-95

【剂型】丸剂（水丸）

【规格】每丸重0.3克

【用法用量】口服，研碎后服用。一次4～5丸，一日2～3次。

【分类】处方药

【类别】湿痹症方剂

【性状】本品为黄色水丸；气芳香，味苦、涩。

【成分】儿茶、诃子、毛诃子、余甘子、西藏棱子芹、黄精、天冬、喜马拉雅紫茉莉、蒺藜、乳香、决明子、黄葵子、宽筋藤、荜茇、铁粉（制）、渣驯膏、铁棒锤、人工麝香、藏菖蒲、木香、水牛角、珍珠母、甘肃棘豆、扁刺蔷薇、秦艽花。

【功能主治】祛风除痹，消炎止痛，干黄水。用于白脉病、痛风、风湿性关节炎、关节肿痛变形、四肢僵硬、黄水病、冈巴病等。

【注意禁忌】尚不明确。

【贮藏】密闭，置阴凉干燥处。

【生产企业】西藏甘露藏药股份有限公司

二十五味儿茶丸（金诃）

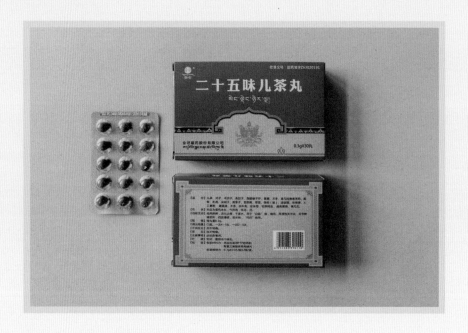

【药品名称】二十五味儿茶丸，Ershiwuwei Ercha Wan

【批准文号】国药准字Z63020191

【执行标准】WS$_3$-BC-0141-95

【剂型】丸剂

【规格】每丸重0.3克

【用法用量】口服。一次4～5丸，一日2～3次。

【分类】处方药

【类别】湿痹症方剂

【性状】本品为黄色水丸；气芳香，味苦、涩。

【成分】儿茶、诃子、毛诃子、余甘子、西藏棱子芹、黄精、天冬、喜马拉雅紫茉莉、蒺藜、乳香、决明子、黄葵子、宽筋藤、荜茇、铁粉（制）、渣驯膏、铁棒锤、麝香、藏菖蒲、木香、水牛角、珍珠母、甘肃棘豆、扁刺蔷薇、秦艽花。

【功能主治】祛风除痹，消炎止痛，干黄水。用于白脉病、痛风、风湿性关节炎、关节肿痛变形、四肢僵硬、黄水病、冈巴病等。

【注意禁忌】尚不明确。

【贮藏】密闭，置阴凉干燥处。

【生产企业】金诃藏药股份有限公司

风湿止痛丸（神猴）

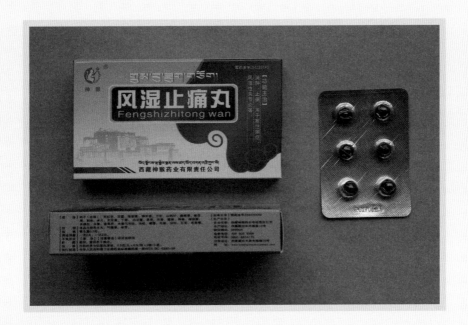

【药品名称】风湿止痛丸，Fengshi Zhitong Wan

【批准文号】国药准字Z54020042

【执行标准】WS$_3$-BC-0280-95

【剂型】丸剂

【规格】每丸重0.5克

【用法用量】一次2丸，一日2次。

【分类】处方药

【类别】湿痹症方剂

【性状】本品为棕色水丸；气微香，味苦。

【成分】诃子（去核）、西红花、豆蔻、渣驯膏、獐牙菜、刀豆、山矾叶、藏茜草、紫草茸、刺柏、冰片、天竺黄、丁香、肉豆蔻、草果、沉香、檀香、降香、绿绒蒿、木棉花、木香、香旱芹、木香马兜铃、肉桂、螺厣、石斛、甘松、石花、花苜蓿。

【功能主治】消肿，止痛。用于寒性痹症、风湿性关节炎等。

【注意禁忌】本品含木香马兜铃药材，该药材含马兜铃酸，马兜铃酸可引起肾脏损害等不良反应；本品为处方药，必须凭执业医师处方购买，在医师指导下使用，并定期检查肾功能，如发现肾功能异常应立即停药；儿童及老年人慎用；孕妇、婴幼儿及肾功能不全者禁用。

【贮藏】密闭，置阴凉干燥处。

【生产企业】西藏神猴药业有限责任公司

风湿止痛丸（柴达木）

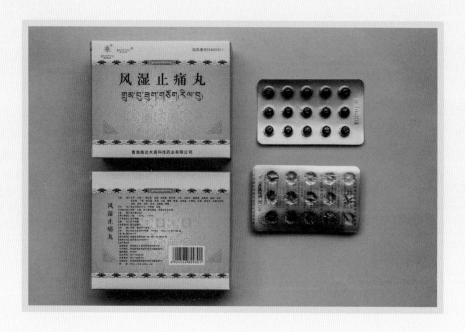

【药品名称】风湿止痛丸，Fengshi Zhitong Wan

【批准文号】国药准字Z63020211

【执行标准】WS₃-BC-0280-95

【剂型】丸剂

【规格】每丸重0.25克

【用法用量】口服。一次4丸，一日2次。

【分类】处方药

【类别】湿痹症方剂

【性状】本品为棕色水丸；气微香，味苦。

【成分】诃子（去核）、西红花、豆蔻、渣驯膏、獐牙菜、刀豆、山矾叶、藏茜草、紫草茸、刺柏、冰片、天竺黄、丁香、肉豆蔻、草果、沉香、檀香、降香、绿绒蒿、木棉花、木香、香旱芹、木香马兜铃、肉桂、石斛、甘松、石花、花苜蓿、螺厣。

【功能主治】消肿，止痛。用于寒性痹症、风湿性关节炎等。

【注意禁忌】本品含有木香马兜铃药材，该药材含马兜铃酸，马兜铃酸可引起肾脏损害等不良反应；本品为处方药，必须凭医师处方购买，在医师指导下使用，并定期检查肾功能，如发现肾功能异常应立即停药；儿童及老年人慎用；孕妇、婴幼儿及肾功能不全者禁用；运动员慎用。

【贮藏】密封，置阴凉干燥处。

【生产企业】青海柴达木高科技药业有限公司

风湿塞隆胶囊

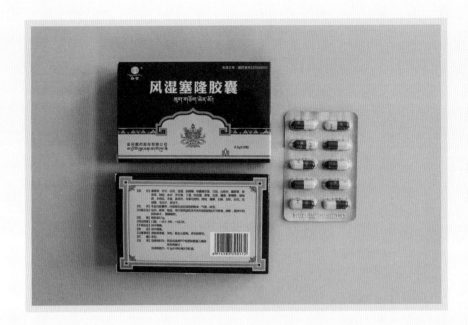

【药品名称】风湿塞隆胶囊，Fengshi Sailong Jiaonang

【批准文号】国药准字Z20026097

【执行标准】WS-10788（ZD-0788）-2002-2012Z

【剂型】胶囊剂

【规格】每粒装0.3克

【用法用量】口服。一次3～4粒，一日2次。

【分类】处方药

【类别】湿痹症方剂

【性状】本品为胶囊剂，内容物为淡红棕色的粉末；气微，味苦。

【成分】塞隆骨、诃子、红花、豆蔻、岩精膏、印度獐牙菜、刀豆、山矾叶、藏茜草、紫草茸、刺柏、冰片、天竺黄、丁香、肉豆蔻、草果、沉香、檀香、紫檀香、绿绒蒿、木棉花、木香、香旱芹、木香马兜铃、肉桂、螺厣、石斛、甘松、石花、花苜蓿、毛诃子、余甘子。

【功能主治】祛风，散寒，除湿。用于类风湿性关节炎引起的四肢关节疼痛、肿胀、屈伸不利，肌肤麻木，腰膝酸软。

【注意禁忌】肾脏病患者、孕妇、新生儿禁用；本品含有马兜铃科植物木香马兜铃，该药材含马兜铃酸，马兜铃酸可引起肾脏损害等不良反应，用药时间不得超过2周；儿童及老人慎用；定期复查肾功能；在医生指导下使用。

【贮藏】密封。

【生产企业】金诃藏药股份有限公司

伤湿止痛膏

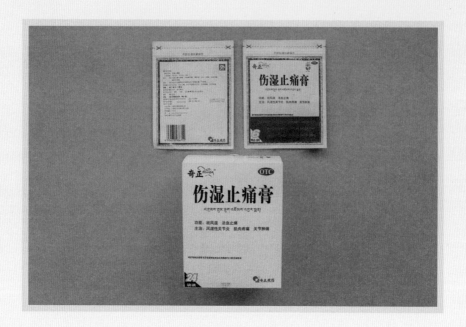

【药品名称】伤湿止痛膏，Shangshi Zhitong Gao

【批准文号】国药准字Z62020040

【执行标准】2010年版《中华人民共和国药典》第一增补本

【剂型】贴膏剂

【规格】7厘米×10厘米

【用法用量】外用。贴于患处。

【分类】非处方药（OTC）

【类别】湿痹症方剂

【性状】本品为淡黄绿色至淡黄色的片状橡胶膏；气芳香。

【成分】伤湿止痛流浸膏、水杨酸甲酯、薄荷脑、冰片、樟脑、芸香浸膏、颠茄流浸膏。

【功能主治】祛风湿，活血止痛。用于风湿痛，关节、肌肉痛，扭伤。

【注意禁忌】本品为外用药；孕妇慎用；对橡胶膏过敏、皮肤溃烂有渗液者及外伤合并感染化脓者不宜贴用；出现较严重过敏反应应找医师处理；对本品过敏者禁用，过敏体质者慎用；药品性状发生改变时（胶布变枯，发硬失黏性）禁止使用；儿童必须在成人的监护下使用；请将此药品放在儿童不能接触到的地方；如正在服用其他药品，使用本品前请咨询医师或药师。

【贮藏】密封。

【生产企业】甘肃奇正藏药有限公司

铁棒锤止痛膏（甘肃奇正）

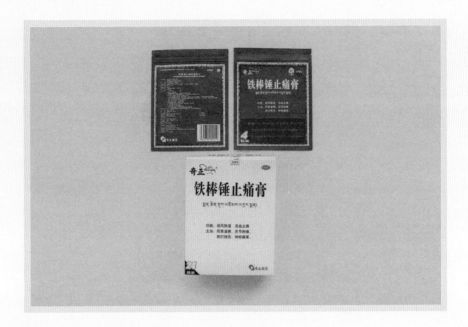

【药品名称】铁棒锤止痛膏，Tiebangchui Zhitong Gao

【批准文号】国药准字Z62020041

【执行标准】WS$_3$-B-2970-98

【剂型】贴膏剂

【规格】6厘米×8厘米

【用法用量】外用，贴患处。每24小时更换1次。

【分类】非处方药（OTC）

【类别】湿痹症方剂

【性状】本品为淡黄色的片状橡胶膏；气芳香。

【成分】复方铁棒锤浸膏、樟脑、冰片等。

【功能主治】祛风除湿，活血止痛。用于风寒湿痹，关节肿痛，跌打扭伤，神经痛。

【注意禁忌】本品为外用药；孕妇慎用；对橡胶膏过敏、皮肤溃烂有渗液者及外伤合并感染化脓者不宜贴用；出现较严重过敏反应应找医师处理；药品性状发生改变时（胶布变枯，发硬失黏性）禁止使用；儿童必须在成人的监护下使用；请将此药品放在儿童不能接触到的地方。

【贮藏】密封，置阴凉处。

【生产企业】甘肃奇正藏药有限公司

铁棒锤止痛膏（甘肃奇正）

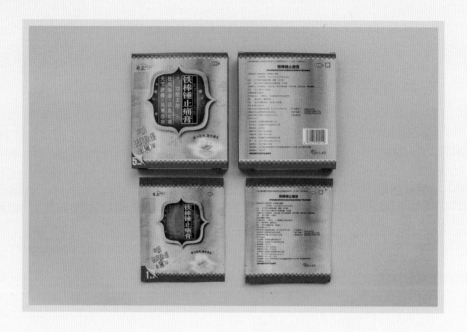

【药品名称】铁棒锤止痛膏，Tiebangchui Zhitong Gao

【批准文号】国药准字Z62020042

【执行标准】WS$_3$-B-2970-98

【剂型】贴膏剂

【规格】7厘米×10厘米

【用法用量】外用，贴患处。每24小时更换1次。

【分类】非处方药（OTC）

【类别】湿痹症方剂

【性状】本品为淡黄色的片状橡胶膏；气芳香。

【成分】复方铁棒锤浸膏、樟脑、冰片等。

【功能主治】祛风除湿，活血止痛。用于风寒湿痹，关节肿痛，跌打扭伤，神经痛等。

【注意禁忌】本品为外用药；孕妇慎用；对橡胶膏过敏、皮肤溃烂有渗液者及外伤合并感染化脓者不宜贴用；出现较严重过敏反应应找医师处理；药品性状发生改变时（胶布变枯，发硬失黏性）禁止使用；儿童必须在成人的监护下使用；请将此药品放在儿童不能接触到的地方。

【贮藏】密封，置阴凉处。

【生产企业】甘肃奇正藏药有限公司

消痛贴膏

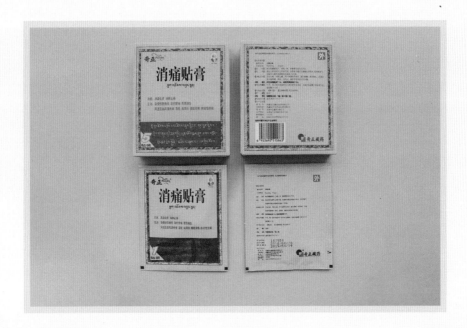

【药品名称】消痛贴膏，Xiaotong Tiegao

【批准文号】国药准字Z54020113

【执行标准】WS$_3$-B-2414-97-2002

【剂型】贴膏剂

【规格】9厘米×12厘米

【用法用量】外用，将小袋内润湿剂均匀涂于药芯表面，润湿后直接敷于患处或穴位。每贴敷24小时。

【分类】非处方药（OTC）

【类别】湿痹症方剂

【性状】本品为附在胶布上的药芯袋，内容物为黄色至黄褐色的粉末；具特殊香气。润湿剂为黄色至橙黄色的液体；气芳香。

【成分】本品系藏族验方，由独一味、姜黄等药味加工而成。

【功能主治】活血化瘀，消肿止痛。用于急、慢性扭挫伤，跌打瘀痛，骨质增生，风湿及类风湿性疼痛，落枕，肩周炎，腰肌劳损和陈旧性伤痛。

【注意禁忌】本品为外用药；孕妇慎用；开放性创伤忌用；皮肤破伤处不宜使用；皮肤过敏者停用；小儿、年老患者应在医师指导下使用；对本品过敏者禁用；过敏体质者慎用；本品性状发生改变时禁止使用；儿童必须在成人的监护下使用；请将本品放在儿童不能接触到的地方；如正在使用其他药品，使用本品前请咨询医师或药师。

【贮藏】密封。

【生产企业】甘肃奇正藏药股份有限公司

雪山金罗汉止痛涂膜剂

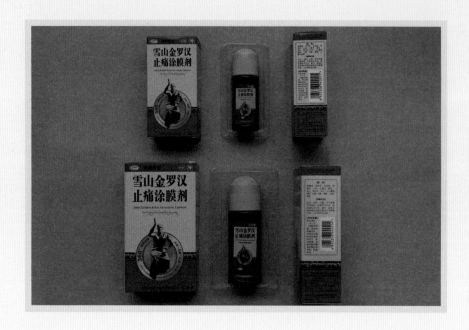

【药品名称】雪山金罗汉止痛涂膜剂，Xueshanjinluohan Zhitong Tumoji

【批准文号】国药准字Z20010095

【执行标准】WS$_3$-540(Z-079)-2003(Z)-2007

【剂型】涂膜剂

【规格】每瓶装20毫升，每瓶装45毫升

【用法用量】将瓶身倒置，使走珠接触患处，轻轻挤压瓶体将药液均匀涂抹在患处，形成药膜；如将皮肤按摩或热敷后再用药，效果更佳。一日3次。

【分类】非处方药（OTC）

【类别】

【性状】本品为黄棕色的黏稠液体。

【成分】铁棒锤、延胡索、五灵脂、雪莲花、川芎、红景天、秦艽、桃仁、西红花、冰片、人工麝香，辅料为乙醇、丙酮、氮酮、乙基纤维素。

【功能主治】活血，消肿，止痛。用于急、慢性扭挫伤，风湿性关节炎，类风湿性关节炎，痛风，肩周炎，骨质增生所致的肢体关节疼痛肿胀，以及神经性头痛。

【注意禁忌】皮肤破损处禁用；孕妇禁用；本品为外用药，禁止内服；切勿接触眼睛、口腔等黏膜处；本品不宜长期或大面积使用；儿童、年老体弱者应在医师指导下使用；用药3天后症状无缓解者，应去医院就诊；对本品过敏者禁用，过敏体质者慎用；本品性状发生改变时禁止使用；儿童必须在成人监护下使用；请将本品放在儿童不能接触到的地方；如正在使用其他药品，使用本品前请咨询医师或药师。

【贮藏】密封。

【生产企业】西藏诺迪康药业股份有限公司

痛风舒胶囊

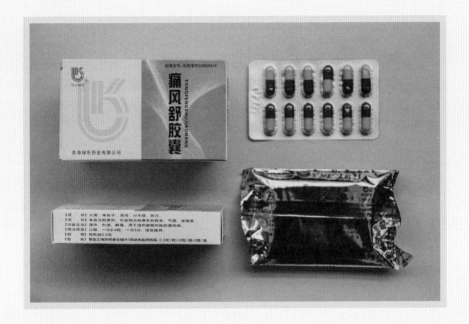

【药品名称】痛风舒胶囊，Tongfengshu Jiaonang

【批准文号】国药准字Z20025414

【执行标准】WS-10336（ZD-0336）-2002-2012Z

【剂型】胶囊剂

【规格】每粒装0.3克

【用法用量】口服。一次2～4粒，一日3次，饭后服用。

【分类】处方药

【类别】湿痹症方剂

【性状】本品为胶囊剂，内容物为棕黄色的粉末；气微，味微苦。

【成分】大黄、车前子、泽泻、川牛膝、防己。

【功能主治】清热，利湿，解毒。用于湿热瘀阻所致的痛风。

【注意禁忌】忌啤酒和白酒；少吃海鲜、动物内脏等食品。

【贮藏】密封。

【生产企业】青海绿色药业有限公司

塞雪风湿胶囊

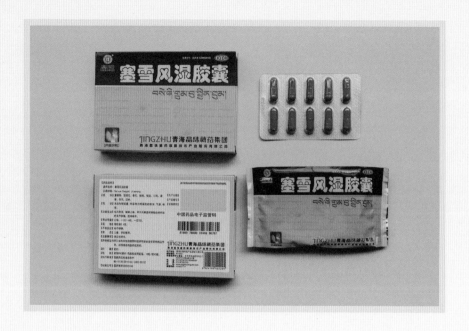

【药品名称】塞雪风湿胶囊，Saixue Fengshi Jiaonang

【批准文号】国药准字Z20025145

【执行标准】WS-10135（ZD-0135）-2002-2012Z

【剂型】胶囊剂

【规格】每粒装0.4克

【用法用量】口服。一次2～4粒，一日3次。

【分类】非处方药（OTC）

【类别】湿痹症方剂

【性状】本品为硬胶囊，内容物为棕褐色的粉末；气香，味苦。

【成分】塞隆骨、雪莲花、秦艽、桂枝、独活、川芎、蒺藜、防风、淀粉。

【功能主治】祛风除湿，散寒止痛。用于风寒湿邪痹阻经络所致的关节肿痛、肢体麻木。

【注意禁忌】儿童、孕妇禁用；忌食寒凉及油腻食物；本品宜饭后服用；不宜在服药期间同时服用其它泻火及滋补性中药；热痹者不适用，主要表现为关节肿痛如灼、痛处发热、疼痛窜痛无定处、口干唇燥；有高血压、心脏病、糖尿病、肝病、肾病等慢性病的患者应在医师指导下服用；服药7天后症状无缓解者，应去医院就诊；严格按照用法用量服用，年老体弱者应在医师指导下服用；对本品过敏者禁用，过敏体质者慎用；药品性状发生改变时禁止服用；请将此药品放在儿童不能接触到的地方；如正在服用其他药品，使用本品前请咨询医师或药师。

【贮藏】密封。

【生产企业】青海晶珠藏药高新技术产业股份有限公司

二十一、黄水病方剂

五味甘露药浴洗剂

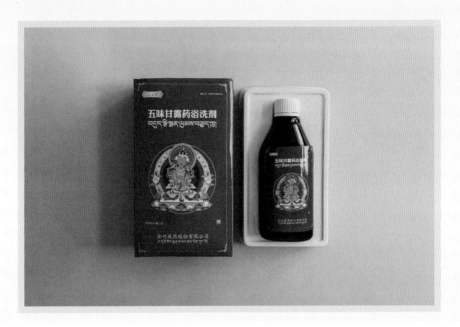

【药品名称】五味甘露药浴洗剂，Wuwei Ganlu Yaoyu Xiji

【批准文号】国药准字Z20027424

【执行标准】WS-11383（ZD-1383）-2002-2012Z

【剂型】洗剂

【规格】每瓶装250毫升

【用法用量】外洗。一次500毫升，一日1次或隔日1次。取本品2瓶倒入浴盆，加适量温水（38～40℃），患者全身浸泡后反复揉搓关节等疼痛处，洗浴时间不要超过30分钟。出浴后注意保温身体，切勿受凉。

【分类】处方药

【类别】黄水病方剂

【性状】本品为淡棕色的澄清液体；气清香。

【成分】圆柏叶、水柏枝、麻黄、烈香杜鹃、大籽蒿、苯甲酸钠。

【功能主治】清热祛风，除湿通痹。用于风湿热邪、痹阻经络所致的关节红肿热痛，屈伸不利；风湿性关节炎、类风湿性关节炎、骨关节炎见上述证候者。

【注意禁忌】妇女在妊娠期间及月经期禁浴。

【贮藏】密闭。

【生产企业】金诃藏药股份有限公司

五味甘露药浴颗粒（金诃）

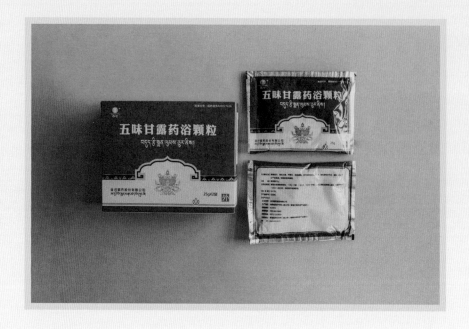

【药品名称】五味甘露药浴颗粒，Wuwei Ganlu Yaoyu Keli

【批准文号】国药准字Z20027426

【执行标准】WS-11385（ZD-1385）-2002-2012Z

【剂型】颗粒剂

【规格】每袋装25克

【用法用量】浸泡全身或患病部位。一次1～2袋，一日1次，7日为1个疗程。将本品颗粒直接倒入浴盆，水温控制为40℃，一次15～20分钟。浴后发汗，效果更佳。

【分类】处方药

【类别】黄水病方剂

【性状】本品为棕褐色的颗粒；气清香。

【成分】刺柏、烈香杜鹃、大籽蒿、麻黄、水柏枝。

【功能主治】解表发汗，消炎止痛，平黄水，活血通络。用于各种皮肤病，风湿性、类风湿性关节炎，痛风，偏瘫，妇女产后疾病，软组织扭伤等症。

【注意禁忌】孕妇、高血压患者、心脏病患者慎用。

【贮藏】密封。

【生产企业】金诃藏药股份有限公司

五味甘露药浴颗粒（久美）

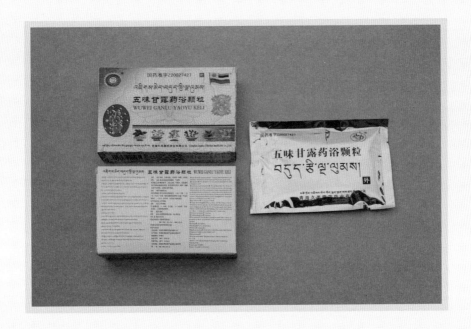

【药品名称】五味甘露药浴颗粒，Wuwei Ganlu Yaoyu Keli

【批准文号】国药准字Z20027427

【执行标准】《国家中成药标准汇编：中成药地方标准上升国家药品标准部分》（耳鼻喉科、眼科、皮肤科分册）

【剂型】颗粒剂

【规格】每袋装50克

【用法用量】浸泡全身或患病部位。一次1～2袋，一日1次，7日为1个疗程；将本品颗粒直接倒入浴盆，水温控制40℃，一次15～20分钟。浴后发汗，效果更佳。

【分类】处方药

【类别】黄水病方剂

【性状】本品为棕褐色的颗粒；气清香。

【成分】刺柏、烈香杜鹃、大籽蒿、麻黄、水柏枝。

【功能主治】解表发汗，消炎止痛，平黄水，活血通络。用于各种皮肤病，风湿性、类风湿性关节炎，痛风，偏瘫，妇女产后疾病，软组织扭伤等症。

【注意禁忌】外用，忌口服；运动员、孕妇、高血压患者、心脏病患者慎用。

【贮藏】密封。

【生产企业】青海久美藏药药业有限公司

十五味乳鹏丸（金珠雅砻）

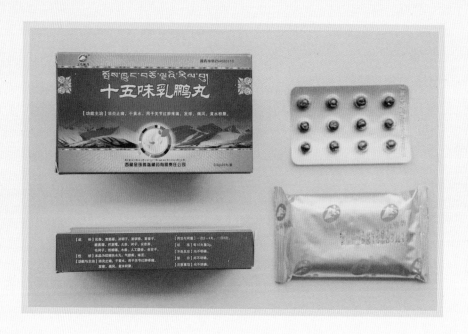

【药品名称】十五味乳鹏丸，Shiwuwei Rupeng Wan

【批准文号】国药准字Z54020110

【执行标准】WS$_3$-BC-0196-95

【剂型】丸剂

【规格】每10丸重3克

【用法用量】一次2～4丸，一日2次。

【分类】处方药

【类别】黄水病方剂

【性状】本品为棕褐色水丸；气微香，味苦。

【成分】乳香、宽筋藤、决明子、渣驯膏、黄葵子、藏菖蒲、巴夏嘎、儿茶、诃子、安息香、毛诃子、铁棒锤、木香、人工麝香、余甘子。

【功能主治】消炎止痛，干黄水。用于关节红肿疼痛、发痒，痛风，黄水积聚。

【注意禁忌】尚不明确。

【贮藏】密闭，置阴凉干燥处（不超过20℃）。

【生产企业】西藏金珠雅砻藏药有限责任公司

十五味乳鹏丸（甘南佛阁）

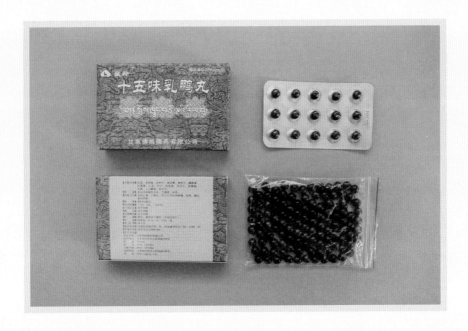

【药品名称】十五味乳鹏丸，Shiwuwei Rupeng Wan

【批准文号】国药准字Z20003201

【执行标准】WS$_3$-BC-0196-95

【剂型】丸剂

【规格】每10丸重3克

【用法用量】一次2～4丸，一日2次。

【分类】处方药

【类别】黄水病方剂

【性状】本品为棕褐色水丸；气微香，味苦。

【成分】乳香、宽筋藤、决明子、渣驯膏、黄葵子、藏菖蒲、巴夏嘎、儿茶、诃子、安息香、毛诃子、铁棒锤、木香、人工麝香、余甘子。

【功能主治】消炎止痛，干黄水。用于关节红肿疼痛、发痒，痛风，黄水积聚。

【注意禁忌】孕妇禁用；部分患者如出现心悸、胸闷、四肢麻木、口唇发麻、恶心等症状，应减量或停用。

【贮藏】密闭，置阴凉干燥处（不超过20℃）。

【生产企业】甘南佛阁藏药有限公司

二十五味驴血丸（甘露）

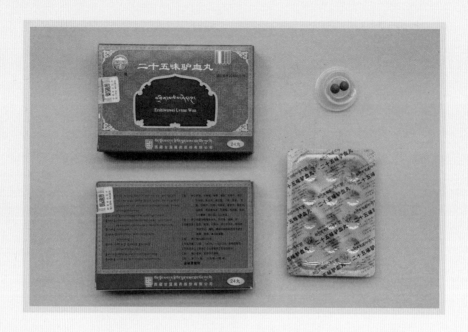

【药品名称】二十五味驴血丸，Ershiwuwei Lüxue Wan

【批准文号】国药准字Z54020070

【执行标准】WS₃-BC-0149-95

【剂型】丸剂

【规格】每丸重0.25克

【用法用量】口服，研碎后服用。一次3丸，一日2～3次。

【分类】处方药

【类别】黄水病方剂

【性状】本品为棕褐色水丸；气芳香，味酸、辛。

【成分】驴血、生等膏、降香、檀香、毛诃子、诃子、石灰华、余甘子、肉豆蔻、丁香、草果、豆蔻、决明子、乳香、木棉花、黄葵子、翼首草、龙胆草、莲座虎耳草、巴夏嘎、宽筋藤、秦皮、人工麝香、西红花、人工牛黄。

【功能主治】祛风，除湿，干黄水。用于关节炎、类风湿性关节炎、痛风、痹病引起的四肢关节肿大、疼痛、变形，黄水积聚等。

【注意禁忌】忌食酸、冷食物，禁酒。

【贮藏】密闭，置阴凉干燥处。

【生产企业】西藏甘露藏药股份有限公司

二十五味驴血丸（昌都光宇利民）

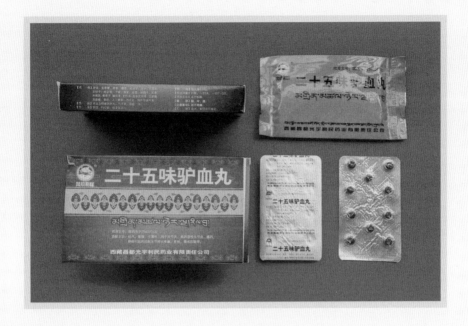

【药品名称】二十五味驴血丸，Ershiwuwei Lüxue Wan

【批准文号】国药准字Z54020122

【执行标准】WS$_3$-BC-0149-95

【剂型】丸剂

【规格】每丸重0.25克

【用法用量】口服。一次3丸，一日2～3次。

【分类】处方药

【类别】黄水病方剂

【性状】本品为棕褐色水丸；气芳香，味酸、辛。

【成分】驴血、生等膏、降香、檀香、毛诃子、诃子、石灰华、余甘子、肉豆蔻、丁香、草果、豆蔻、决明子、乳香、木棉花、黄葵子、翼首草、龙胆草、莲座虎耳草、巴夏嘎、宽筋藤、秦皮、人工麝香、西红花、体外培育牛黄。

【功能主治】祛风，除湿，干黄水。用于关节炎、类风湿性关节炎、痛风、痹病引起的四肢关节肿大疼痛，变形，黄水积聚等。

【注意禁忌】忌食酸、冷食物，禁酒。

【贮藏】密闭，置阴凉干燥处。

【生产企业】西藏昌都光宇利民药业有限责任公司

二十五味驴血丸 （帝玛尔）

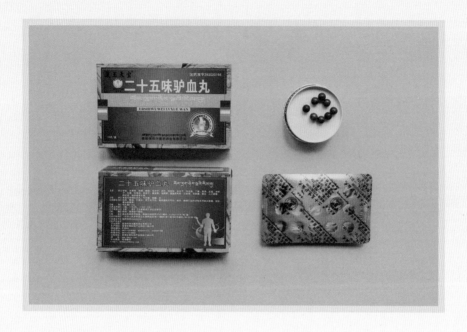

【药品名称】二十五味驴血丸，Ershiwuwei Lüxue Wan

【批准文号】国药准字Z63020166

【执行标准】WS₃-BC-0149-95

【剂型】丸剂

【规格】每丸重0.25克

【用法用量】口服。一次3丸，一日2～3次。

【分类】处方药

【类别】黄水病方剂

【性状】本品为棕褐色水丸；气芳香，味酸、辛。

【成分】驴血、生等膏、降香、檀香、毛诃子、诃子、石灰华、余甘子、肉豆蔻、丁香、草果、豆蔻、决明子、乳香、木棉花、黄葵子、翼首草、龙胆草、莲座虎耳草、巴夏嘎、宽筋藤、秦皮、人工麝香、西红花、体外培育牛黄。

【功能主治】祛风，除湿，干黄水。用于关节炎、类风湿性关节炎、痛风、痹病引起的四肢关节肿大疼痛，变形，黄水积聚等。

【注意禁忌】忌食酸、冷食物，禁酒；运动员慎用。

【贮藏】密闭，置阴凉干燥处。

【生产企业】青海帝玛尔藏药药业有限公司

二十五味驴血丸（格拉丹东）

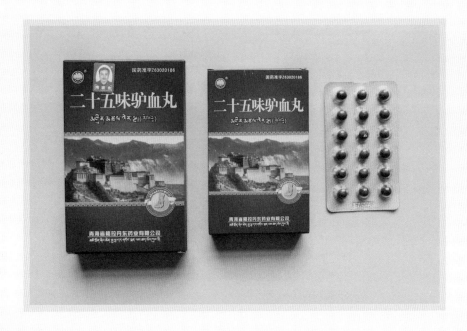

【药品名称】二十五味驴血丸，Ershiwuwei Lüxue Wan

【批准文号】国药准字Z63020186

【执行标准】WS$_3$-BC-0149-95

【剂型】丸剂

【规格】每丸重0.25克

【用法用量】口服。一次3丸，一日2～3次。

【分类】处方药

【类别】黄水病方剂

【性状】本品为棕褐色水丸；气芳香，味酸、辛。

【成分】驴血、生等膏、降香、檀香、毛诃子、诃子、石灰华、余甘子、肉豆蔻、丁香、草果、豆蔻、决明子、乳香、木棉花、黄葵子、翼首草、龙胆草、莲座虎耳草、巴夏嘎、宽筋藤、秦皮、人工麝香、西红花、人工牛黄。

【功能主治】祛风，除湿，干黄水。用于关节炎、类风湿性关节炎、痛风、痹病引起的四肢关节肿大、疼痛、变形，黄水积聚等。

【注意禁忌】忌食酸、冷食物，禁酒。

【贮藏】密闭，置阴凉干燥处。

【生产企业】青海省格拉丹东药业有限公司

五根胶囊

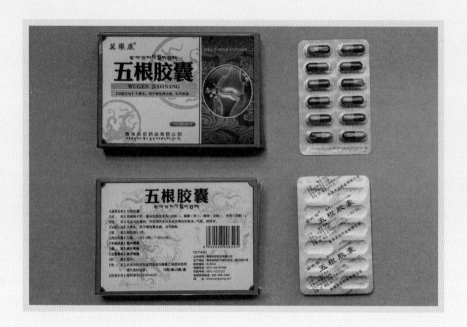

【药品名称】五根胶囊，Wugen Jiaonang

【批准文号】国药准字Z20026428

【执行标准】WS-10977（ZD-0977）-2002-2012Z

【剂型】胶囊剂

【规格】每粒装0.3克

【用法用量】口服。一次2～3粒，一日2～3次。

【分类】处方药

【类别】黄水病方剂

【性状】本品为胶囊剂，内容物为灰白色或淡黄色的粉末；气微，味微甘。

【成分】西藏棱子芹、喜马拉雅紫茉莉（奶制）、蒺藜（炒）、黄精（奶制）、天冬（奶制）。

【功能主治】干黄水。用于寒性黄水病，关节肿胀。

【注意禁忌】尚不明确。

【贮藏】密封。

【生产企业】青海央宗药业有限公司

青鹏软膏（西藏奇正）

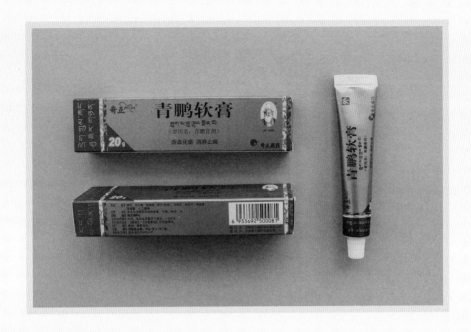

【药品名称】青鹏软膏，Qingpeng Ruangao

【批准文号】国药准字Z54020140

【执行标准】WS₃-BC-0319-95-2011

【剂型】软膏剂

【规格】每支装20克

【用法用量】外用。取本品适量涂于患处，一日2次。

【分类】处方药

【类别】黄水病方剂

【性状】本品为浅黄色至棕色软膏；气微，味苦、甘。

【成分】镰形棘豆、亚大黄、铁棒锤、诃子（去核）、毛诃子、余甘子、安息香、宽筋藤、人工麝香。

【功能主治】止痛消肿。用于痛风、湿痹、冈巴、黄水病等引起的肿痛发热，疱疹，温疠发热等。

【注意禁忌】本品为外用药，请勿口服；将本品放在儿童接触不到之处；皮肤破损处禁用；孕妇禁用。

【贮藏】密闭，置阴凉处。

【生产企业】甘肃奇正藏药有限公司

青鹏软膏（金诃）

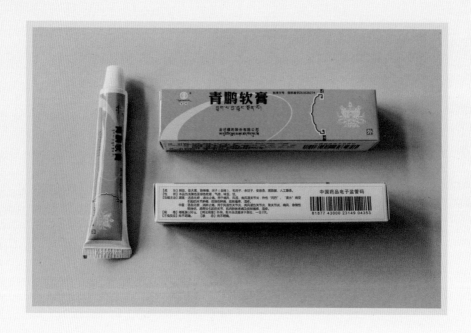

【药品名称】青鹏软膏，Qingpeng Ruangao

【批准文号】国药准字Z63020274

【执行标准】WS₃-BC-0319-95-2011

【剂型】软膏剂

【规格】每支装100克

【用法用量】外用。取本品适量涂于患处，一日2次。

【分类】处方药

【类别】黄水病方剂

【性状】本品为浅黄色至棕色软膏；气微，味苦、甘。

【成分】棘豆、亚大黄、铁棒锤、诃子（去核）、毛诃子、余甘子、安息香、宽筋藤、人工麝香。

【功能主治】

藏医：活血化瘀，消炎止痛。用于痛风，风湿性、类风湿关节炎，热性冈巴病、黄水病引起的关节肿痛，扭挫伤肿痛，皮肤瘙痒，湿疹。

中医：活血化瘀，消肿止痛。用于风湿性关节炎、类风湿性关节炎、骨关节炎、痛风、急慢性扭挫伤、肩周炎引起的关节、肌肉肿胀疼痛，皮肤瘙痒，湿疹。

【注意禁忌】尚不明确。

【贮藏】密封，置阴凉处。

【生产企业】金诃藏药股份有限公司

二十二、白脉病方剂

萨热十三味鹏鸟丸

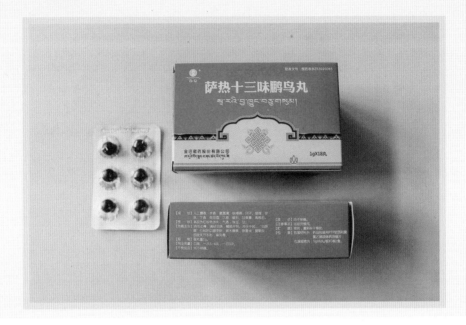

【药品名称】萨热十三味鹏鸟丸，Sare Shisanwei Pengniao Wan

【批准文号】国药准字Z63020065

【执行标准】WS$_3$-BC-0330-95

【剂型】丸剂

【规格】每丸重1克

【用法用量】口服。一次5～6丸，一日3次。

【分类】处方药

【类别】白脉病方剂

【性状】本品为红棕色水丸；气香，味涩、甘。

【成分】人工麝香、木香、藏菖蒲、铁棒锤、诃子、珊瑚、珍珠、丁香、肉豆蔻、沉香、磁石、甘草膏、禹粮石。

【功能主治】消炎止痛，通经活络，醒脑开窍。用于中风、白脉病引起的口眼㖞斜、麻木瘫痪，脉管炎，腱鞘炎，四肢关节不利，麻风等。

【注意禁忌】尚不明确。

【贮藏】密闭，置阴凉干燥处。

【生产企业】金诃藏药股份有限公司

十八味杜鹃丸（甘露）

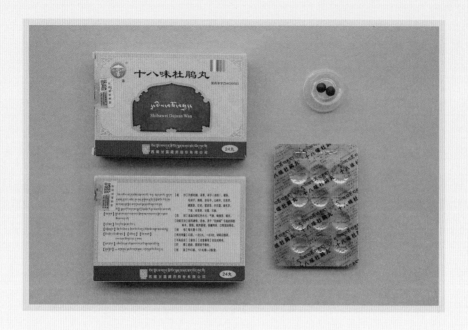

【药品名称】十八味杜鹃丸，Shibawei Dujuan Wan

【批准文号】国药准字Z54020023

【执行标准】WS₃-BC-0180-95

【剂型】丸剂

【规格】每丸重0.3克

【用法用量】口服，研碎后服用。一次2丸，一日3次。

【分类】处方药

【类别】白脉病方剂

【性状】本品为棕红色水丸；气香，味微苦、微甘。

【成分】烈香杜鹃、草果、诃子、檀香、毛诃子、降香、余甘子、山矾叶、石灰华、藏茜草、红花、紫草茸、肉豆蔻、秦艽花、丁香、甘草膏、豆蔻、沉香。

【功能主治】祛风通络，活血。用于白脉病引起的四肢麻木、震颤、肌肉萎缩、筋腱拘挛、口眼㖞斜等症。

【注意禁忌】忌食酸、冷食物，禁酒。

【贮藏】密闭，置阴凉干燥处。

【生产企业】西藏甘露藏药股份有限公司

十八味杜鹃丸（神猴）

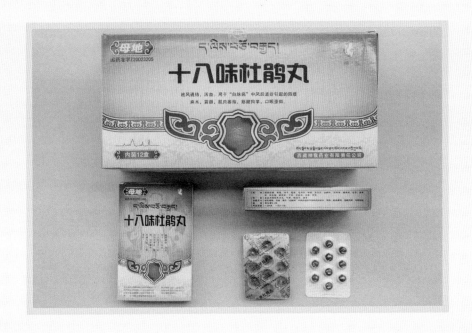

【药品名称】十八味杜鹃丸，Shibawei Dujuan Wan

【批准文号】国药准字Z20023205

【执行标准】WS-627（Z-172）-2002

【剂型】丸剂

【规格】每丸重0.5克

【用法用量】一次4丸，一日2～3次。

【分类】处方药

【类别】白脉病方剂

【性状】本品为棕红色水丸；气香，味微苦、微甘。

【成分】烈香杜鹃、草果、诃子、檀香、毛诃子、降香、余甘子、山矾叶、石灰华、藏茜草、红花、紫草茸、肉豆蔻、秦艽花、丁香、甘草膏、豆蔻、沉香。

【功能主治】祛风通络，活血。用于白脉病、中风后遗症引起的四肢麻木、震颤、肌肉萎缩、筋腱拘挛、口眼㖞斜。

【注意禁忌】忌食酸、冷食物，禁酒。

【贮藏】密闭，置阴凉干燥处。

【生产企业】西藏神猴药业有限责任公司

十八味杜鹃丸（宁夏多维）

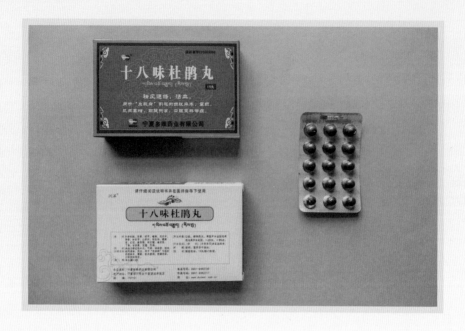

【药品名称】十八味杜鹃丸，Shibawei Dujuan Wan

【批准文号】国药准字Z20003050

【执行标准】WS$_3$-BC-0180-95

【剂型】丸剂

【规格】每丸重0.3克

【用法用量】口服，嚼碎药丸，用温开水送服或将药丸用开水化服。一次2丸，一日3次。

【分类】处方药

【类别】白脉病方剂

【性状】本品为棕红色水丸；气香，味微苦、微甘。

【成分】烈香杜鹃、草果、诃子、檀香、毛诃子、降香、余甘子、山矾叶、石灰华、藏茜草、红花、紫草茸、肉豆蔻、秦艽花、丁香、甘草膏、豆蔻、沉香。

【功能主治】祛风通络，活血。用于白脉病引起的四肢麻木、震颤、肌肉萎缩、筋腱拘挛、口眼㖞斜等症。

【注意禁忌】忌食酸、冷食物，禁酒。

【贮藏】密闭，置阴凉干燥处。

【生产企业】宁夏多维药业有限公司

二十五味珍珠丸（甘露）

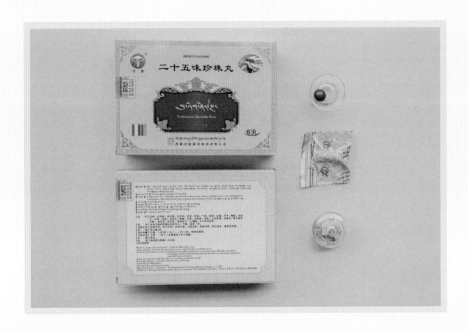

【药品名称】二十五味珍珠丸，Ershiwuwei Zhenzhu Wan

【批准文号】国药准字Z54020080

【执行标准】2015年版《中华人民共和国药典》（一部）

【剂型】丸剂

【规格】每丸重1克

【用法用量】口服，研碎后服用。一次1克（1丸），一日1～2次。

【分类】处方药

【类别】白脉病方剂

【性状】本品为黄棕带微红色的水丸；气香，味苦、辛。

【成分】珍珠、珍珠母、肉豆蔻、石灰华、红花、草果、丁香、降香、豆蔻、诃子、檀香、余甘子、沉香、肉桂、毛诃子、螃蟹、木香、冬葵果、荜茇、志达萨增、金礞石、体外培育牛黄、香旱芹、西红花、黑种草子、人工麝香、水牛角浓缩粉。

【功能主治】安神开窍。用于中风，半身不遂，口眼㖞斜，昏迷不醒，神志紊乱，谵语发狂等。

【注意禁忌】尚不明确。

【贮藏】密封。

【生产企业】西藏甘露藏药股份有限公司

二十五味珍珠丸（甘露）

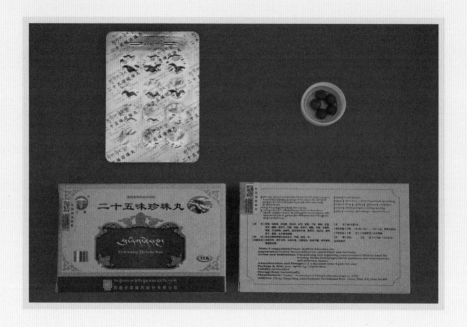

【药品名称】二十五味珍珠丸，Ershiwuwei Zhenzhu Wan

【批准文号】国药准字Z54020059

【执行标准】2010年版《中华人民共和国药典》（一部）

【剂型】丸剂

【规格】每4丸重1克

【用法用量】口服，研碎后服用。一次1克（4丸），一日1～2次。

【分类】处方药

【类别】白脉病方剂

【性状】本品为黄棕至微红色的水丸；气香，味苦、辛。

【成分】珍珠、珍珠母、肉豆蔻、石灰华、红花、草果、丁香、降香、豆蔻、诃子、檀香、余甘子、沉香、肉桂、毛诃子、螃蟹、木香、冬葵果、荜茇、志达萨增、金礞石、体外培育牛黄、香旱芹、西红花、黑种草子、麝香、水牛角浓缩粉。

【功能主治】安神开窍。用于中风，半身不遂，口眼㖞斜，昏迷不醒，神志紊乱，谵语发狂等。

【注意禁忌】尚不明确。

【贮藏】密封。

【生产企业】西藏甘露藏药股份有限公司

二十五味珍珠丸（藏诺）

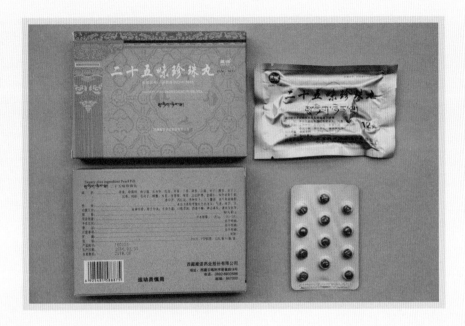

【药品名称】二十五味珍珠丸，Ershiwuwei Zhenzhu Wan

【批准文号】国药准字Z54020085

【执行标准】2015年版《中华人民共和国药典》（一部）

【剂型】丸剂

【规格】每4丸重1克

【用法用量】开水泡服。一次1克，一日1～2次。

【分类】处方药

【类别】白脉病方剂

【性状】本品为黄棕带微红色的水丸；气香，味苦、辛。

【成分】珍珠、珍珠母、肉豆蔻、石灰华、红花、草果、丁香、降香、豆蔻、诃子、檀香、余甘子、沉香、肉桂、毛诃子、螃蟹、木香、冬葵果、荜茇、志达萨增、金礞石、体外培育牛黄、香旱芹、西红花、黑种草子、人工麝香、水牛角浓缩粉。

【功能主治】安神开窍。用于中风，半身不遂，口眼㖞斜，昏迷不醒，神志紊乱，谵语发狂等。

【注意禁忌】尚不明确。

【贮藏】密封。

【生产企业】西藏藏诺药业股份有限公司

二十五味珍珠丸（藏诺）

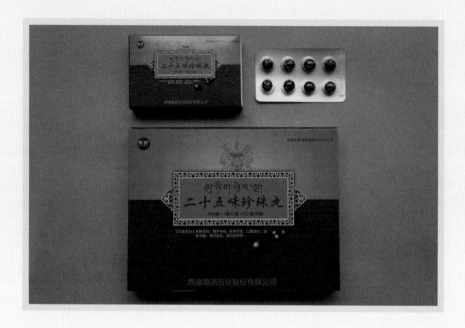

【药品名称】二十五味珍珠丸，Ershiwuwei Zhenzhu Wan

【批准文号】国药准字Z54020078

【执行标准】2015年版《中华人民共和国药典》（一部）

【剂型】丸剂

【规格】每丸重1克

【用法用量】开水泡服。一次1克，一日1～2次。

【分类】处方药

【类别】白脉病方剂

【性状】本品为黄棕带微红色的水丸；气香，味苦、辛。

【成分】珍珠、珍珠母、肉豆蔻、石灰华、红花、草果、丁香、降香、豆蔻、诃子、檀香、余甘子、沉香、肉桂、毛诃子、螃蟹、木香、冬葵果、荜茇、志达萨增、金礞石、体外培育牛黄、香旱芹、西红花、黑种草子、人工麝香、水牛角浓缩粉。

【功能主治】安神开窍。用于中风，半身不遂，口眼㖞斜，昏迷不醒，神志紊乱，谵语发狂等。

【注意禁忌】尚不明确。

【贮藏】密封。

【生产企业】西藏藏诺药业股份有限公司

二十五味珍珠丸（昌都光宇利民）

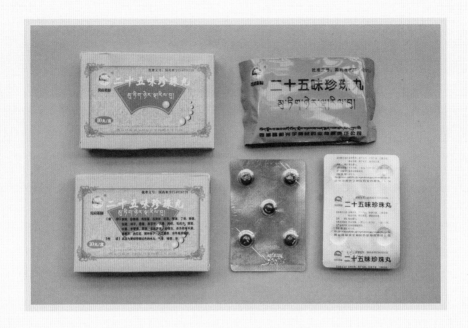

【药品名称】二十五味珍珠丸，Ershiwuwei Zhenzhu Wan

【批准文号】国药准字Z54020126

【执行标准】2010年版《中华人民共和国药典》（一部）

【剂型】丸剂

【规格】每丸重1克

【用法用量】开水泡服。一次1克（一次1丸），一日1～2次。

【分类】处方药

【类别】白脉病方剂

【性状】本品为黄棕带微红色的水丸；气香，味苦、辛。

【成分】珍珠、珍珠母、肉豆蔻、石灰华、红花、草果、丁香、降香、豆蔻、诃子、檀香、余甘子、沉香、肉桂、毛诃子、螃蟹、木香、冬葵果、荜茇、志达萨增、金礞石、体外培育牛黄、香旱芹、西红花、黑种草子、人工麝香、水牛角浓缩粉。

【功能主治】安神开窍。用于中风，半身不遂，口眼㖞斜，昏迷不醒，神志紊乱，谵语发狂等。

【注意禁忌】尚不明确。

【贮藏】密封。

【生产企业】西藏昌都光宇利民药业有限责任公司

二十五味珍珠丸（藏医学院）

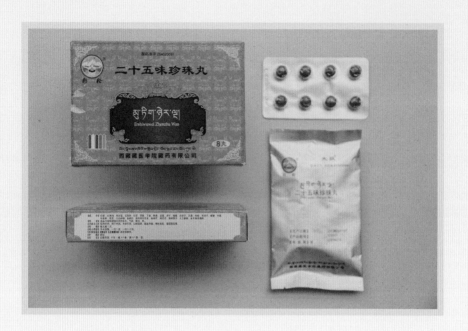

【药品名称】二十五味珍珠丸，Ershiwuwei Zhenzhu Wan

【批准文号】国药准字Z54020091

【执行标准】2010年版《中华人民共和国药典》（一部）及补增本

【剂型】丸剂

【规格】每丸重1克

【用法用量】开水泡服。一次1克，一日1～2次。

【分类】处方药

【类别】白脉病方剂

【性状】本品为黄棕带微红色的水丸；气香，味苦、辛。

【成分】珍珠、珍珠母、肉豆蔻、石灰华、红花、草果、丁香、降香、豆蔻、诃子、檀香、余甘子、沉香、肉桂、毛诃子、螃蟹、木香、冬葵果、荜茇、志达萨增、金礞石、体外培育牛黄、香旱芹、西红花、黑种草子、人工麝香、水牛角浓缩粉。

【功能主治】安神开窍。用于中风，半身不遂，口眼㖞斜，昏迷不醒，神志紊乱，谵语发狂等。

【注意禁忌】尚不明确。

【贮藏】密封。

【生产企业】西藏藏医学院藏药有限公司

二十五味珍珠丸（金珠雅砮）

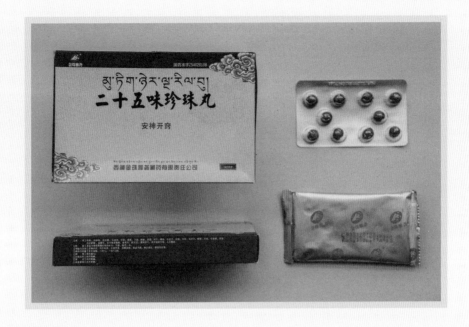

【药品名称】二十五味珍珠丸，Ershiwuwei Zhenzhu Wan

【批准文号】国药准字Z54020108

【执行标准】2015年版《中华人民共和国药典》（一部）

【剂型】丸剂

【规格】每丸重1克

【用法用量】开水泡服。一次1克，一日1～2次。

【分类】处方药

【类别】白脉病方剂

【性状】本品为黄棕带微红色水丸；气香，味苦、辛。

【成分】珍珠、珍珠母、肉豆蔻、石灰华、红花、草果、丁香、降香、豆蔻、诃子、檀香、余甘子、沉香、肉桂、毛诃子、螃蟹、木香、东葵果、荜茇、志达萨增、金礞石、水牛角浓缩粉、香旱芹、西红花、黑种草子、体外培育牛黄、人工麝香。

【功能主治】安神开窍。用于中风，半身不遂，口眼㖞斜，昏迷不醒，神志紊乱，谵语发狂等。

【注意禁忌】尚不明确。

【贮藏】密封。

【生产企业】西藏金珠雅砮藏药有限责任公司

二十五味珍珠丸（神猴）

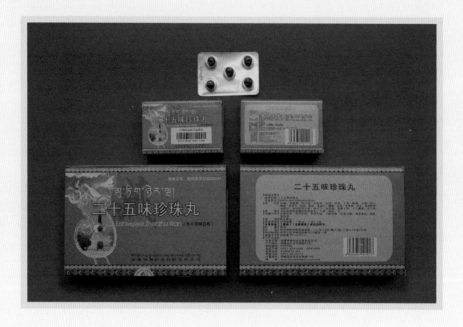

【药品名称】二十五味珍珠丸，Ershiwuwei Zhenzhu Wan

【批准文号】国药准字Z54020044

【执行标准】2010年版《中华人民共和国药典》（一部）

【剂型】丸剂

【规格】每丸重1克

【用法用量】开水泡服。一次1克，一日1～2次。

【分类】处方药

【类别】白脉病方剂

【性状】本品为黄棕带微红色的水丸；气香，味苦、辛。

【成分】珍珠、珍珠母、肉豆蔻、石灰华、红花、草果、丁香、降香、豆蔻、诃子、檀香、余甘子、沉香、肉桂、毛诃子、螃蟹、木香、冬葵果、荜茇、志达萨增、金礞石、体外培育牛黄、香旱芹、西红花、黑种草子、人工麝香、水牛角。

【功能主治】安神开窍。用于中风，半身不遂，口眼㖞斜，昏迷不醒，神志紊乱，谵语发狂等。

【注意禁忌】忌食酸、冷食物，禁酒。

【贮藏】密封。

【生产企业】西藏神猴药业有限责任公司

二十五味珍珠丸（甘南佛阁）

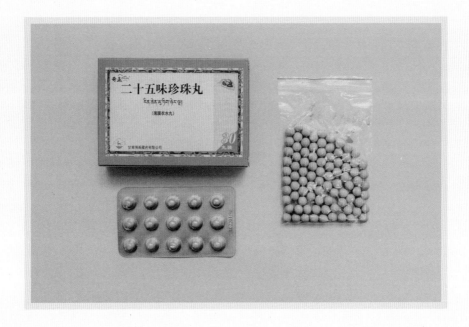

【药品名称】二十五味珍珠丸，Ershiwuwei Zhenzhu Wan

【批准文号】国药准字Z62020626

【执行标准】2015年版《中华人民共和国药典》（一部）

【剂型】丸剂

【规格】每4丸重1克

【用法用量】口服。一次1克，一日1～2次。

【分类】处方药

【类别】白脉病方剂

【性状】本品为黄棕带微红色的水丸；气香，味苦、辛。

【成分】珍珠、珍珠母、肉豆蔻、石灰华、红花、草果、丁香、降香、豆蔻、诃子、檀香、余甘子、沉香、肉桂、毛诃子、螃蟹、木香、冬葵果、荜茇、志达萨增、金礞石、体外培育牛黄、香旱芹、西红花、黑种草子、人工麝香、水牛角浓缩粉。

【功能主治】安神开窍。用于中风，半身不遂，口眼㖞斜，昏迷不醒，神志紊乱，谵语发狂等。

【注意禁忌】忌食酸、冷食物及饮酒。

【贮藏】密封。

【生产企业】甘南佛阁藏药有限公司

二十五味珍珠丸 (金诃)

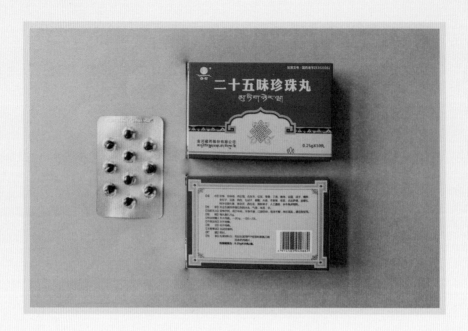

【药品名称】二十五味珍珠丸，Ershiwuwei Zhenzhu Wan

【批准文号】国药准字Z63020061

【执行标准】2010年版《中华人民共和国药典》第一增补本

【剂型】丸剂

【规格】每丸重0.25克

【用法用量】开水泡服。一次1克，一日1~2次。

【分类】处方药

【类别】白脉病方剂

【性状】本品为黄棕带微红色的水丸；气香，味苦、辛。

【成分】珍珠、珍珠母、肉豆蔻、石灰华、红花、草果、丁香、降香、豆蔻、诃子、檀香、余甘子、沉香、肉桂、毛诃子、螃蟹、木香、冬葵果、荜茇、志达萨增、金礞石、体外培育牛黄、香旱芹、西红花、黑种草子、人工麝香、水牛角浓缩粉。

【功能主治】安神开窍。用于中风，半身不遂，口眼㖞斜，昏迷不醒，神志紊乱，谵语发狂等。

【注意禁忌】运动员慎用。

【贮藏】密封。

【生产企业】金诃藏药股份有限公司

二十五味珍珠片

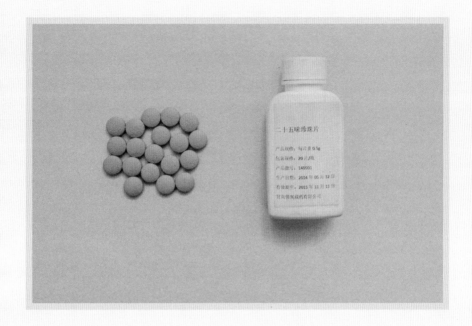

【药品名称】二十五味珍珠片，Ershiwuwei Zhenzhu Pian

【批准文号】国药准字Z20130023

【执行标准】YBZ00692013

【剂型】薄膜衣片

【规格】每片重0.5克

【用法用量】开水泡服。一次1克，一日1～2次。

【分类】处方药

【类别】白脉病方剂

【性状】本品为薄膜衣片，除去包衣后显棕色至棕褐色；气香，味苦、辛。

【成分】珍珠、珍珠母、肉豆蔻、石灰华、草果、丁香、降香、豆蔻、诃子、檀香、余甘子、沉香、肉桂、毛诃子、螃蟹、木香、冬葵果、荜茇、志达萨增、金礞石、水牛角浓缩粉、香旱芹、西红花、红花、黑种子草、体外培育牛黄、人工麝香。

【功能主治】安神开窍。用于中风，半身不遂，口眼㖞斜，昏迷不醒，神志紊乱，谵语发狂等。

【注意禁忌】运动员慎用；忌食酸、冷食物及饮酒。

【贮藏】密封。

【生产企业】甘南佛阁藏药有限公司

二十五味珊瑚丸 （昌都光宇利民）

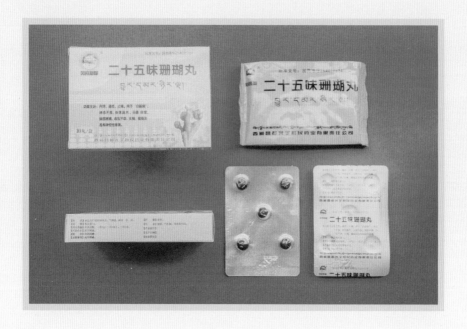

【药品名称】二十五味珊瑚丸，Ershiwuwei Shanhu Wan

【批准文号】国药准字Z54020124

【执行标准】2010年版《中华人民共和国药典》（一部）

【剂型】丸剂

【规格】每丸重1克

【用法用量】开水泡服。一次1克（一次1丸），一日1次。

【分类】处方药

【类别】白脉病方剂

【性状】本品为红棕色的水丸；气微香，味甘、苦、涩。

【成分】珊瑚、珍珠、青金石、珍珠母、诃子、木香、红花、丁香、沉香、朱砂、龙骨、炉甘石、脑石、磁石、禹粮土、芝麻、葫芦、紫菀花、獐牙菜、藏菖蒲、榜那、打箭菊、甘草、西红花、人工麝香。

【功能主治】开窍，通络，止痛。用于白脉病，神志不清，身体麻木，头昏目眩，脑部疼痛，血压不调，头痛，癫痫及各种神经性疼痛。

【注意禁忌】尚不明确。

【贮藏】密封。

【生产企业】西藏昌都光宇利民药业有限责任公司

二十五味珊瑚丸（藏医学院）

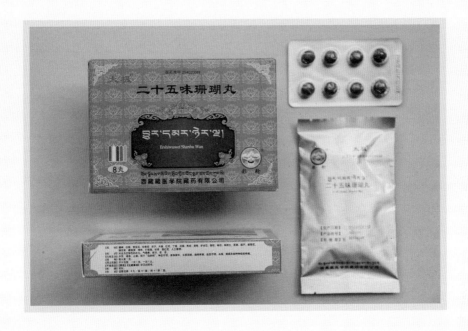

【药品名称】二十五味珊瑚丸，Ershiwuwei Shanhu Wan

【批准文号】国药准字Z54020089

【执行标准】2015年版《中华人民共和国药典》（一部）

【剂型】丸剂

【规格】每丸重1克

【用法用量】开水泡服。一次1克，一日1次。

【分类】处方药

【类别】白脉病方剂

【性状】本品为红棕色的水丸；气微香，味甘、苦、涩。

【成分】珊瑚、珍珠、青金石、珍珠母、诃子、木香、红花、丁香、沉香、朱砂、龙骨、炉甘石、脑石、磁石、禹粮土、芝麻、葫芦、紫菀花、獐牙菜、藏菖蒲、榜那、打箭菊、甘草、西红花、人工麝香。

【功能主治】开窍，通络，止痛。用于白脉病，神志不清，身体麻木，头昏目眩，脑部疼痛，血压不调，头痛，癫痫及各种神经性疼痛。

【注意禁忌】运动员慎用。

【贮藏】密闭。

【生产企业】西藏藏医学院藏药有限公司

二十五味珊瑚丸（甘露）

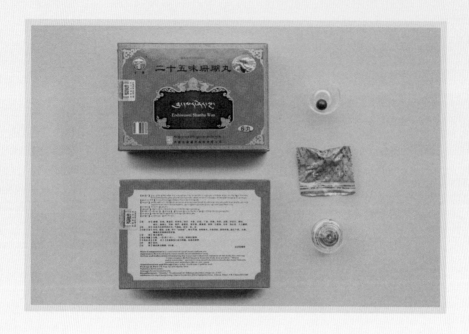

【药品名称】二十五味珊瑚丸，Ershiwuwei Shanhu Wan

【批准文号】国药准字Z54020084

【执行标准】2015年版《中华人民共和国药典》（一部）

【剂型】丸剂

【规格】每丸重1克

【用法用量】口服，研碎后服用。一次1克（1丸），一日1次。

【分类】处方药

【类别】白脉病方剂

【性状】本品为红棕色的水丸；气微香，味甘、苦、涩。

【成分】珊瑚、珍珠、青金石、珍珠母、诃子、木香、红花、丁香、沉香、朱砂、龙骨、炉甘石、脑石、磁石、禹粮土、芝麻、葫芦、紫菀花、獐牙菜、藏菖蒲、榜那、打箭菊、甘草、西红花、人工麝香。

【功能主治】开窍，通络，止痛。用于白脉病，神志不清，身体麻木，头昏目眩，脑部疼痛，血压不调，头痛，癫痫及各种神经性疼痛。

【注意禁忌】尚不明确。

【贮藏】密封。

【生产企业】西藏甘露藏药股份有限公司

二十五味珊瑚丸（神猴）

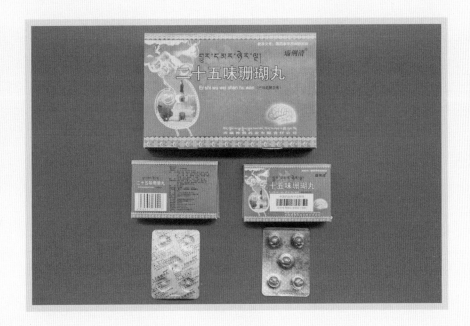

【药品名称】二十五味珊瑚丸，Ershiwuwei shanhu wan

【批准文号】国药准字Z54020038

【执行标准】2010年版《中华人民共和国药典》（一部）

【剂型】丸剂

【规格】每丸重1克

【用法用量】开水泡服。一次1克，一日1次。

【分类】处方药

【类别】白脉病方剂

【性状】本品为红棕色的水丸；气微香，味甘、苦、涩。

【成分】珊瑚、珍珠、青金石、珍珠母、诃子、木香、红花、丁香、沉香、朱砂、龙骨、炉甘石、脑石、磁石、禹粮土、芝麻、葫芦、紫菀花、獐牙菜、藏菖蒲、榜那、打箭菊、甘草、西红花、人工麝香。

【功能主治】开窍，通络，止痛。用于白脉病，神志不清，身体麻木，头昏目眩，脑部疼痛，血压不调，头痛，癫痫及各种神经性疼痛。

【注意禁忌】尚不明确。

【贮藏】密封。

【生产企业】西藏神猴药业有限责任公司

二十五味珊瑚丸（藏诺）

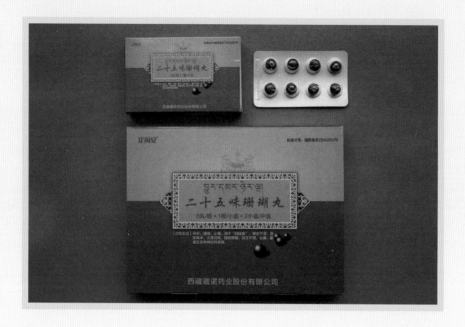

【药品名称】二十五味珊瑚丸，Ershiwuwei Shanhu Wan

【批准文号】国药准字Z54020079

【执行标准】2015年版《中华人民共和国药典》（一部）

【剂型】丸剂

【规格】每丸重1克

【用法用量】开水泡服。一次1克，一日1次。

【分类】处方药

【类别】白脉病方剂

【性状】本品为红棕色的水丸；气微香，味甘、苦、涩。

【成分】珊瑚、珍珠、青金石、珍珠母、诃子、木香、红花、丁香、沉香、朱砂、龙骨、炉甘石、脑石、磁石、禹粮土、芝麻、葫芦、紫菀花、獐牙菜、藏菖蒲、榜那、打箭菊、甘草、西红花、人工麝香。

【功能主治】开窍，通络，止痛。用于白脉病，神志不清，身体麻木，头昏目眩，脑部疼痛，血压不调，头痛，癫痫及各种神经性疼痛。

【注意禁忌】尚不明确。

【贮藏】密封。

【生产企业】西藏藏诺药业股份有限公司

二十五味珊瑚丸（藏诺）

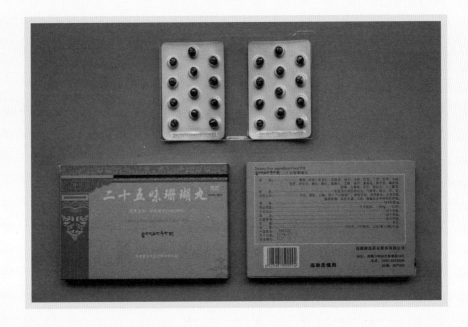

【药品名称】二十五味珊瑚丸，Ershiwuwei Shanhu Wan

【批准文号】国药准字Z54020086

【执行标准】2015年版《中华人民共和国药典》（一部）

【剂型】丸剂

【规格】每4丸重1克

【用法用量】开水泡服。一次1克，一日1次。

【分类】处方药

【类别】白脉病方剂

【性状】本品为红棕色的水丸；气微香，味甘、苦、涩。

【成分】珊瑚、珍珠、青金石、珍珠母、诃子、木香、红花、丁香、沉香、朱砂、龙骨、炉甘石、脑石、磁石、禹粮土、芝麻、葫芦、紫菀花、獐牙菜、藏菖蒲、榜那、打箭菊、甘草、西红花、人工麝香。

【功能主治】开窍，通络，止痛。用于白脉病，神志不清，身体麻木，头昏目眩，脑部疼痛，血压不调，头痛，癫痫及各种神经性疼痛。

【注意禁忌】尚不明确。

【贮藏】密封。

【生产企业】西藏藏诺药业股份有限公司

二十五味珊瑚丸（金珠雅舍）

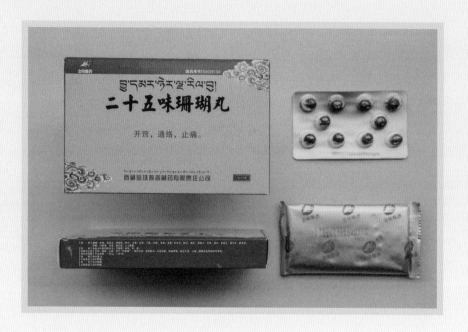

【药品名称】二十五味珊瑚丸，Ershiwuwei Shanhu Wan

【批准文号】国药准字Z54020104

【执行标准】2015年版《中华人民共和国药典》（一部）

【剂型】丸剂

【规格】每丸重1克

【用法用量】开水泡服。一次1克，一日1次。

【分类】处方药

【类别】白脉病方剂

【性状】本品为红棕色的水丸；气微香，味甘、苦、涩。

【成分】珊瑚、珍珠、青金石、珍珠母、诃子、木香、红花、丁香、沉香、朱砂、龙骨、炉甘石、脑石、磁石、禹粮土、芝麻、葫芦、紫菀花、獐牙菜、藏菖蒲、榜那、打箭菊、甘草、西红花、人工麝香。

【功能主治】开窍，通络，止痛。用于白脉病，神志不清，身体麻木，头昏目眩，脑部疼痛，血压不调，头痛，癫痫及各种神经性疼痛。

【注意禁忌】尚不明确。

【贮藏】密封。

【生产企业】西藏金珠雅舍藏药有限责任公司

二十五味珊瑚丸（甘南佛阁）

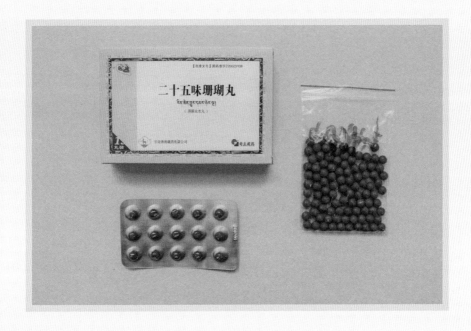

【药品名称】二十五味珊瑚丸，Ershiwuwei Shanhu Wan

【批准文号】国药准字Z20023108

【执行标准】2015年版《中华人民共和国药典》（一部）

【剂型】丸剂

【规格】每丸重0.2克

【用法用量】开水泡服。一次1克，一日1次。

【分类】处方药

【类别】白脉病方剂

【性状】本品为红棕色的水丸；气微香，味甘、苦、涩。

【成分】珊瑚、珍珠、青金石、珍珠母、诃子、木香、红花、丁香、沉香、朱砂、龙骨、炉甘石、脑石、磁石、禹粮土、芝麻、葫芦、紫菀花、獐牙菜、藏菖蒲、榜那、打箭菊、甘草、西红花、人工麝香。

【功能主治】开窍，通络，止痛。用于白脉病，神志不清，身体麻木，头昏目眩，脑部疼痛，血压不调，头痛，癫痫及各种神经性疼痛。

【注意禁忌】运动员慎用。

【贮藏】密封。

【生产企业】甘南佛阁藏药有限公司

二十五味珊瑚丸（金诃）

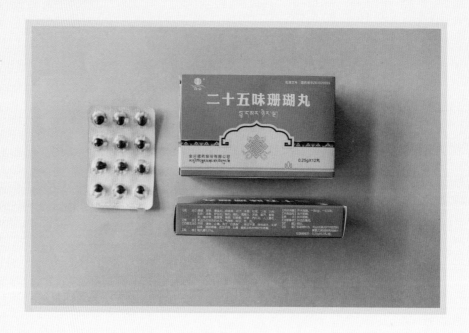

【药品名称】二十五味珊瑚丸，Ershiwuwei Shanhu Wan

【批准文号】国药准字Z63020059

【执行标准】2010年版《中华人民共和国药典》（一部）

【剂型】丸剂

【规格】每丸重0.25克

【用法用量】开水泡服。一次1克，一日1次。

【分类】处方药

【类别】白脉病方剂

【性状】本品为红棕色的水丸；气微香，味甘、苦、涩。

【成分】珊瑚、珍珠、青金石、珍珠母、诃子、木香、红花、丁香、沉香、朱砂、龙骨、炉甘石、脑石、磁石、禹粮土、芝麻、葫芦、紫菀花、獐牙菜、藏菖蒲、榜那、打箭菊、甘草、西红花、人工麝香。

【功能主治】开窍，通络，止痛。用于白脉病，神志不清，身体麻木，头昏目眩，脑部疼痛，血压不调，头痛，癫痫及各种神经性疼痛。

【注意禁忌】运动员慎用。

【贮藏】密封。

【生产企业】金诃藏药股份有限公司

二十五味珊瑚胶囊

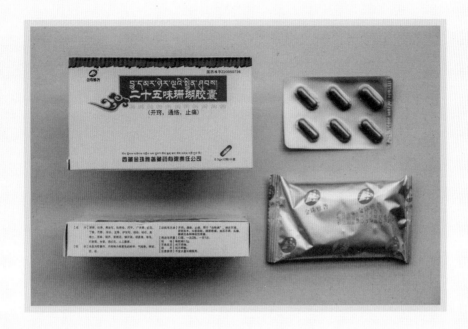

【药品名称】二十五味珊瑚胶囊，Ershiwuwei Shanhu Jiaonang

【批准文号】国药准字Z20050736

【执行标准】YBZ25742005-2009Z

【剂型】胶囊剂

【规格】每粒装0.5克

【用法用量】口服。一次2粒，一日1次。

【分类】处方药

【类别】白脉病方剂

【性状】本品为胶囊剂，内容物为棕黄色的粉末；气微香，味甘、苦、涩。

【成分】珊瑚、珍珠、青金石、珍珠母、诃子、广木香、红花、丁香、沉香、朱砂、龙骨、炉甘石、脑石、磁石、禹粮土、芝麻、葫芦、紫菀花、獐牙菜、藏菖蒲、草乌、打箭菊、甘草、西红花、人工麝香。

【功能主治】开窍，通络，止痛。用于白脉病，神志不清，身体麻木，头昏目眩，脑部疼痛，血压不调，头痛，癫痫及各种神经性疼痛。

【注意禁忌】不宜大量长期服用。

【贮藏】密封，防潮。

【生产企业】西藏金珠雅砻藏药有限责任公司

白脉软膏（西藏奇正）

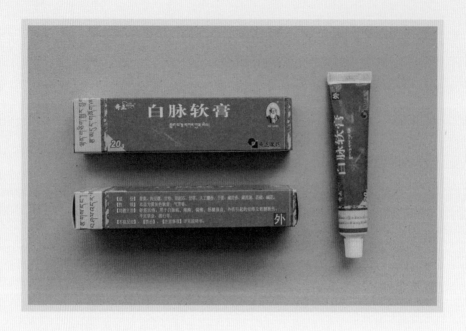

【药品名称】白脉软膏，Baimai Ruangao

【批准文号】国药准字Z20043178

【执行标准】YBZ14322006

【剂型】软膏剂

【规格】每支装20克

【用法用量】外用。取本品适量涂于患处，一日2～3次。

【分类】处方药

【类别】白脉病方剂

【性状】本品为黄灰色软膏；气芳香。

【成分】姜黄、肉豆蔻、甘松、阳起石、甘草、人工麝香、干姜、藏茴香、藏菖蒲、花椒、碱花。

【功能主治】舒筋活络。用于白脉病，瘫痪，偏瘫，筋腱强直，外伤引起的经络及筋腱断伤、手足挛急、跛行等。

【注意禁忌】本品为外用药；运动员慎用。

【贮藏】密封。

【生产企业】西藏奇正藏药股份有限公司

白脉软膏（甘肃奇正）

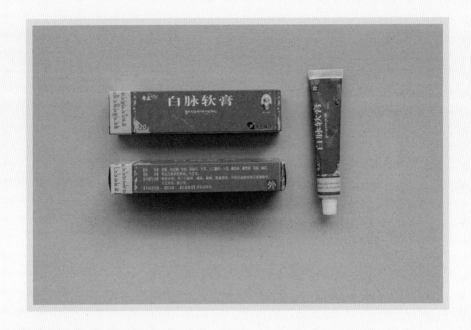

【药品名称】白脉软膏，Baimai Ruangao

【批准文号】国药准字Z20093350

【执行标准】YBZ09782009

【剂型】软膏剂

【规格】每支装20克

【用法用量】外用。取本品适量涂于患处，一日2～3次。

【分类】处方药

【类别】白脉病方剂

【性状】本品为黄灰色软膏；气芳香。

【成分】姜黄、肉豆蔻、甘松、阳起石、甘草、人工麝香、干姜、藏茴香、藏菖蒲、花椒、碱花。

【功能主治】舒筋活络。用于白脉病，瘫痪，偏瘫，筋腱强直，外伤引起的经络及筋腱断伤、手足挛急、跛行等。

【注意禁忌】本品为外用药；运动员慎用。

【贮藏】密封。

【生产企业】甘肃奇正藏药有限公司

脑康泰胶囊

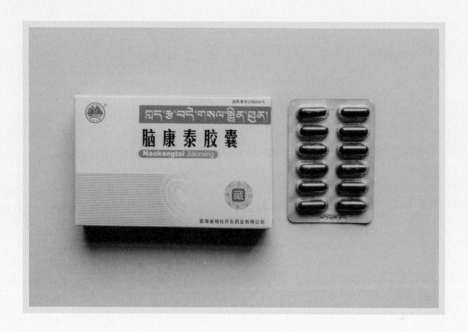

【药品名称】脑康泰胶囊，Naokangtai Jiaonang

【批准文号】国药准字Z20025675

【执行标准】WS-10481（ZD-0481）-2002-2011Z

【剂型】胶囊剂

【规格】每粒装0.3克

【用法用量】口服。一次2～3片粒，一日3次。

【分类】处方药

【类别】白脉病方剂

【性状】本品为硬胶囊，内容物为棕褐色的粉末；气香，味微苦。

【成分】人工麝香、川芎、红花、地龙、丹参、莪术、桃仁、三棱。

【功能主治】活血化瘀。用于中风之中经络属瘀血阻络证，症见半身不遂、语言涩塞。

【注意禁忌】孕妇及有出血倾向者禁用；运动员慎用。

【贮藏】密封。

【生产企业】青海省格拉丹东药业有限公司

二十三、皮肤病方剂

冰黄肤乐软膏

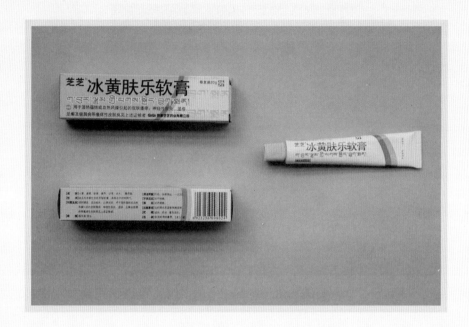

【药品名称】冰黄肤乐软膏，Binghuang Fule Ruangao
【批准文号】国药准字Z10980140
【执行标准】2015年版《中华人民共和国药典》（一部）
【剂型】软膏剂
【规格】每支装20克
【用法用量】外用，涂搽患处。一日3次。
【分类】处方药
【类别】皮肤病方剂
【性状】本品为灰黄色的乳剂型软膏；具有冰片的特殊气。
【成分】大黄、姜黄、硫黄、黄芩、甘草、冰片、薄荷脑，辅料为甘油、硬脂酸、三乙醇胺、液状石蜡、石蜡、羟苯乙酯、纯化水。
【功能主治】清热燥湿，活血祛风，止痒消炎。用于湿热蕴结或血热风燥引起的皮肤瘙痒；神经性皮炎、湿疹、足癣及银屑病等瘙痒性皮肤病见上述证候者。
【注意禁忌】治疗期间忌酒等辛辣发物。
【贮藏】遮光，密闭，置阴凉处。
【生产企业】西藏海容唐果药业有限公司

棘豆消痒洗剂

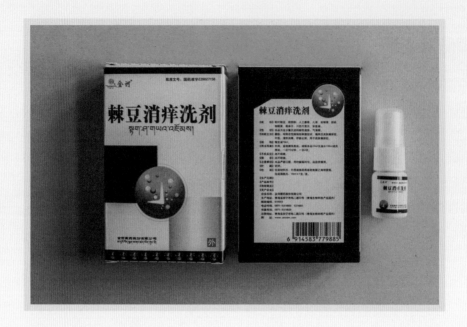

【药品名称】棘豆消痒洗剂，Jidou Xiaoyang Xiji

【批准文号】国药准字Z20027156

【执行标准】WS-11342（ZD-1342）-2002-2012Z

【剂型】洗剂

【规格】每支装10毫升

【用法用量】外用。直接擦洗患处；或取本品10毫升兑温水100毫升浸洗患处，一次15分钟，一日2次。

【分类】处方药

【类别】皮肤病方剂

【性状】本品为含少量沉淀的棕色液体；气清香。

【成分】轮叶棘豆、熊胆粉、麝香、儿茶、岩精膏、胆矾、制硫黄、蓖麻子、川西千里光、安息香。

【功能主治】

藏医：局限在性病的局部刺激症状、瘙痒及皮肤瘙痒症。

中医：清热消毒，护肤止痒。用于皮肤瘙痒症。

【注意禁忌】本品严禁口服，用时振摇均匀；运动员慎用。

【贮藏】密闭。

【生产企业】金诃藏药股份有限公司

紫丹银屑胶囊

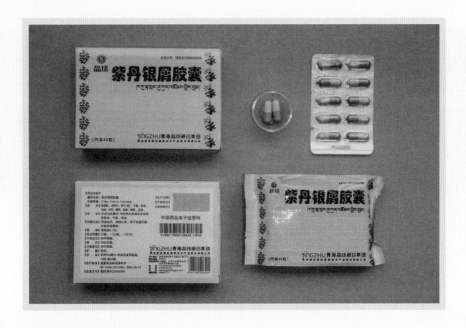

【药品名称】紫丹银屑胶囊，Zidan Yinxie Jiaonang

【批准文号】国药准字Z20025354

【执行标准】WS-10286（ZD-0286）-2002-2012Z

【剂型】胶囊剂

【规格】每粒装0.5克

【用法用量】口服。一次4粒，一日3次。

【分类】处方药

【类别】皮肤病方剂

【性状】本品为胶囊剂，内容物为灰褐色至棕褐色粉末；气香，味咸。

【成分】紫硇砂、决明子、附子（制）、干姜、桂枝、白术、白芍、黄芪、丹参、降香、淀粉。

【功能主治】养血祛风，润燥止痒。用于血虚风燥所致的银屑病。

【注意禁忌】孕妇忌服。

【贮藏】密封。

【生产企业】青海晶珠藏药高新技术产业股份有限公司

景天祛斑胶囊

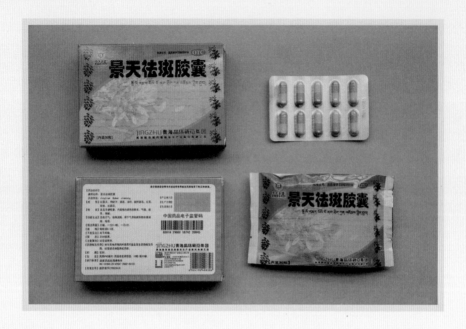

【药品名称】景天祛斑胶囊，Jingtian Quban Jiaonang

【批准文号】国药准字Z20025516

【执行标准】WS-10389（ZD-0389）-2002-2012Z

【剂型】胶囊剂

【规格】每粒装0.5克

【用法用量】口服。一次3～4粒，一日2次。

【分类】非处方药（OTC）

【类别】皮肤病方剂

【性状】本品为硬胶囊，内容物为褐色的粉末；气微，味苦、微酸。

【成分】红景天、枸杞子、黄芪、当归、制何首乌、红花、珍珠、杜鹃花。

【功能主治】活血行气，祛斑消痤。用于气滞血瘀所致的黄褐斑、痤疮。

【注意禁忌】孕妇禁用；忌忧思恼怒，保证充足睡眠，避免日光暴晒；经期妇女慎用；不宜滥用化妆品及外涂药物，必要时应在医师指导下使用；切忌以手挤压患处，如有多量结节、囊肿、脓疱等应去医院就诊；伴有妇科、内科等疾病者，应去医院就诊；青春期少女、更年期妇女应在医师指导下使用；服药2周后症状无缓解者，应去医院就诊；对本品过敏者禁用，过敏体质者慎用；药品性状发生改变时禁止服用；儿童必须在成人监护下使用；请将此药品放在儿童不能接触到的地方；如正在服用其他药品，使用本品前请咨询医师或药师。

【贮藏】密封。

【生产企业】青海晶珠藏药高新技术产业股份有限公司

二十四、小儿病方剂

三臣胶囊

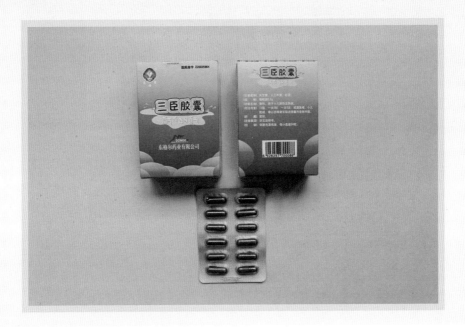

【药品名称】三臣胶囊，Sanchen Jiaonang

【批准文号】国药准字Z20025864

【执行标准】WS-10626（ZD-0626）-2002-2012Z

【剂型】胶囊剂

【规格】每粒装0.2克

【用法用量】口服。　一次3粒，　一日2次；或遵医嘱；小儿酌减，难以吞咽者可取出胶囊内容物冲服。

【分类】处方药

【类别】小儿病方剂

【性状】本品为胶囊剂，内容物为浅棕红色粉末；气微香，味甘，涩。

【成分】天竺黄、红花、人工牛黄。

【功能主治】清热。用于小儿肺热及热病。

【注意禁忌】忌食生冷及辛辣刺激性食物；周岁以内者慎用。

【贮藏】密封。

【生产企业】东格尔药业有限公司

三臣散

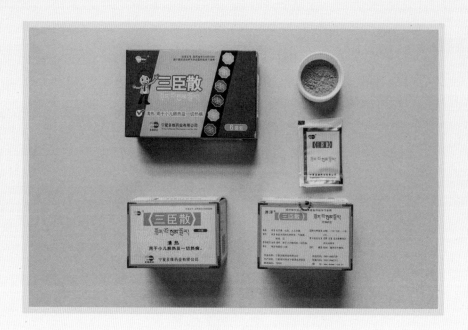

【药品名称】三臣散，Sanchen San

【批准文号】国药准字Z20003246

【执行标准】WS₃-BC-0253-95

【剂型】散剂

【规格】每袋装1.64克

【用法用量】口服。一次1.5克，一日2次。

【分类】处方药

【类别】小儿病方剂

【性状】本品为浅棕红色粉末；气微香，味甘、涩。

【成分】天竺黄、红花、牛黄。

【功能主治】清热。用于小儿肺热及一切热病。

【注意禁忌】尚不明确。

【贮藏】密闭，置阴凉干燥处。

【生产企业】宁夏多维药业有限公司

小儿双清颗粒

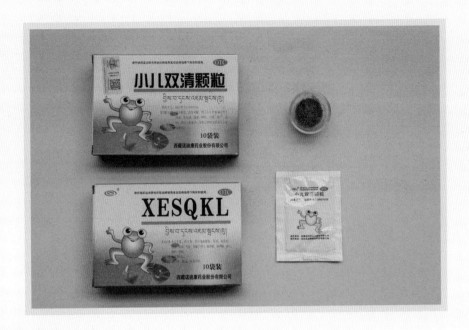

【药品名称】小儿双清颗粒，Xiao'er Shuangqing Keli

【批准文号】国药准字Z19991018

【执行标准】WS$_3$-362（Z-042）-2003（Z）

【剂型】颗粒剂

【规格】每袋装2克

【用法用量】

小儿年龄	每次剂量	用法
周岁以内	0.5～1袋	开水冲服。一日3次；重症者于服药后2小时加服1次
1～3岁	1～1.5袋	
4～6岁	1.5～2袋	
7岁以上	2～2.5袋	

【分类】非处方药（OTC）

【类别】小儿病方剂

【性状】本品为浅棕色至棕色的颗粒；气芳香，味甜、微苦。

【成分】人工牛黄、羚羊角、水牛角浓缩粉、厚朴、板蓝根、连翘、拳参、石膏、莱菔子（炒）、荆芥穗、薄荷脑、冰片，辅料为蔗糖。

【功能主治】清热解毒，表里双解。用于小儿外感属表里俱热证，见发热、流涕、咽红、口渴、便干、溲赤、舌质红、苔黄者；急性上呼吸道感染见上述证候者。

【注意禁忌】忌食辛辣、生冷、油腻食物；婴儿及糖尿病患儿应在医师指导下服用；风寒感冒者不适用，表现为发热畏冷、肢凉、流清涕、咽不红；高热者（38.5℃以上）及重症患者应及时去医院就诊；脾虚易腹泻者慎服；服药3天后症状无缓解者，应去医院就诊；对本品过敏者禁用，过敏体质者慎用；本品性状发生改变时禁止使用；儿童必须在成人监护下使用；请将本品放在儿童不能接触到的地方；如正在使用其他药品，使用本品前请咨询医师或药师。

【贮藏】密封。

【生产企业】西藏诺迪康药业股份有限公司

安儿宁颗粒

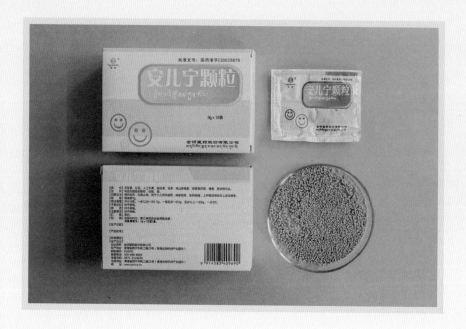

【药品名称】安儿宁颗粒，An'erning Keli

【批准文号】国药准字Z20025878

【执行标准】2015年版《中华人民共和国药典》（一部）

【剂型】颗粒剂

【规格】每袋装3克

【用法用量】开水冲服。周岁以内一次1.5克，1～5岁一次3克，5岁以上一次6克，一日3次。

【分类】处方药

【类别】小儿病方剂

【性状】本品为黄色至棕黄色的颗粒；味甜、苦。

【成分】天竺黄、红花、人工牛黄、岩白菜、甘草、高山辣根菜、洪连、檀香、唐古特乌头。

【功能主治】清热祛风，化痰止咳。用于小儿风热感冒，咳嗽有痰，发热咽痛；上呼吸道感染见上述证候者。

【注意禁忌】尚不明确。

【贮藏】密封。

【生产企业】金诃藏药股份有限公司

肺热普清散

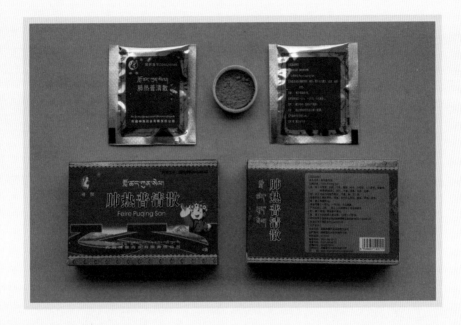

【药品名称】肺热普清散，Feire Puqing San

【批准文号】国药准字Z54020045

【执行标准】YBZ01092015

【剂型】散剂

【规格】每袋装1克

【用法用量】一次1克，一日2次，小儿减量。

【分类】处方药

【类别】小儿病方剂

【性状】本品为浅棕色粉末；气香，味甘、涩。

【成分】天竺黄、红花、丁香、檀香、降香、力嘎都、人工麝香、安息香、铁棒锤（幼苗）、诃子、木香、银朱、甘草、丛菔。

【功能主治】清肺泄热，消炎。用于小儿肺炎、流感、风热、疠热。

【注意禁忌】尚不明确。

【贮藏】密闭，置阴凉干燥处。

【生产企业】西藏神猴药业有限责任公司

二十五、癫病方剂

二十味肉豆蔻丸（神猴）

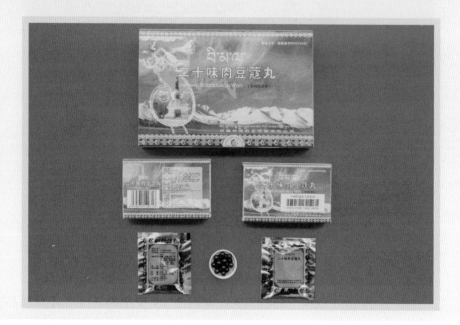

【药品名称】二十味肉豆蔻丸，Ershiwei Roudoukou Wan

【批准文号】国药准字Z20023260

【执行标准】WS-569（Z-114）-2002

【剂型】丸剂

【规格】每袋装3克

【用法用量】口服。一次15～20丸，一日2次。

【分类】处方药

【类别】癫病方剂

【性状】本品为棕褐色水丸；气微香，味微苦、辛。

【成分】肉豆蔻、降香、沉香、石灰华、广枣、红花、藏茴香、丁香、大蒜（炭）、豆蔻、阿魏、草果、诃子、乳香、毛诃子、儿茶、余甘子、力嘎都、檀香、人工牛黄。

【功能主治】镇静，安神。用于宁隆病引起的神志紊乱、烦躁、精神恍惚、失眠、头晕、健忘、耳鸣、颤抖、惊悸。

【注意禁忌】尚不明确。

【贮藏】密闭，置阴凉干燥处。

【生产企业】西藏神猴药业有限责任公司

二十味肉豆蔻丸（金珠雅砻）

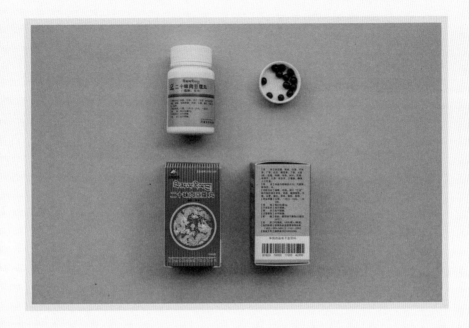

【药品名称】二十味肉豆蔻丸，Ershiwei Roudoukou Wan

【批准文号】国药准字Z20023285

【执行标准】WS-569（Z-114）-2002

【剂型】丸剂

【规格】每20丸重3克

【用法用量】口服。一次15～20丸，一日2次。

【分类】处方药

【类别】癫病方剂

【性状】本品为棕褐色水丸；气微香，味微苦、辛。

【成分】肉豆蔻、降香、沉香、石灰华、广枣、红花、藏茴香、丁香、大蒜（炭）、豆蔻、阿魏、草果、诃子、乳香、毛诃子、儿茶、余甘子、力嘎都、檀香、人工牛黄。

【功能主治】镇静，安神。用于宁隆病引起的神志紊乱、烦躁、精神恍惚、失眠、头晕、健忘、耳鸣、颤抖、惊悸。

【注意禁忌】尚不明确。

【贮藏】密封，置阴凉干燥处（不超过20℃）。

【生产企业】西藏金珠雅砻藏药有限责任公司

二十味肉豆蔻丸（卡加曼）

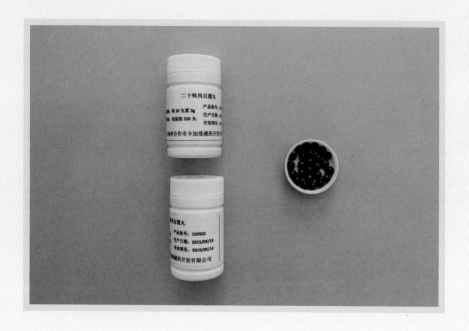

【药品名称】二十味肉豆蔻丸，Ershiwei Roudoukou Wan

【批准文号】国药准字Z19993164

【执行标准】WS₃-BC-0163-95

【剂型】丸剂

【规格】每20丸重3克

【用法用量】口服。一次2～3克，一日2次。

【分类】处方药

【类别】癫病方剂

【性状】本品为棕褐色至黑色水丸，微香，味微苦、辛。

【成分】肉豆蔻、降香、沉香、石灰华、广枣、红花、藏茴香、丁香、大蒜（炭）、豆蔻、阿魏、草果、诃子 、乳香 、毛诃子 、儿茶 、余甘子 、力嘎都 、檀香 、人工牛黄。

【功能主治】镇静，安神。用于宁隆病引起的神志紊乱、烦躁、精神恍惚、失眠、头晕、健忘、耳鸣、颤抖、惊悸。

【注意禁忌】尚不明确。

【贮藏】密闭，置阴凉干燥处。

【生产企业】甘南州合作市卡加曼藏药开发有限公司

二十六、外伤方剂

独一味颗粒

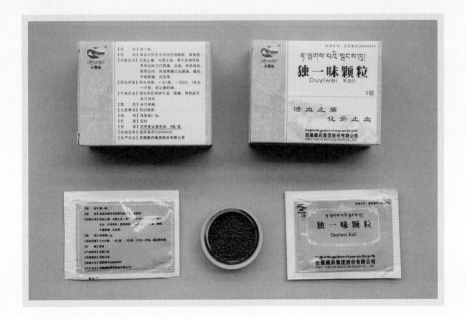

【药品名称】独一味颗粒，Duyiwei Keli

【批准文号】国药准字Z20055420

【执行标准】YBZ04092005

【剂型】颗粒剂

【规格】每袋装2.0克

【用法用量】开水冲服。一次1袋，一日3次，7天为1个疗程；或必要时服。

【分类】处方药

【类别】外伤方剂

【性状】本品为棕色至深棕色的颗粒；味微苦。

【成分】独一味。

【功能主治】活血止痛，化瘀止血。用于多种外科手术后的刀口疼痛、出血，外伤骨折，筋骨扭伤，风湿痹痛，以及崩漏、痛经，牙龈肿痛、出血等。

【注意禁忌】对本品过敏或有严重不良反应病史者禁用；孕妇慎用。

【贮藏】密封。

【生产企业】西藏藏药集团股份有限公司

八味秦皮丸

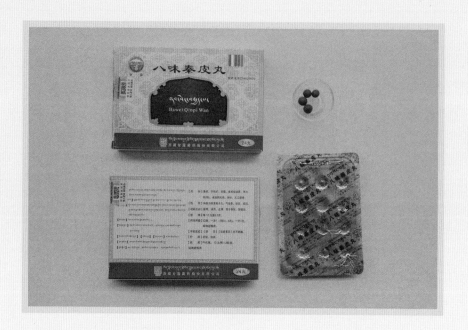

【药品名称】八味秦皮丸，Bawei Qinpi Wan

【批准文号】国药准字Z54020022

【执行标准】WS$_3$-BC-0238-95

【剂型】水丸剂

【规格】每10丸重2.5克

【用法用量】口服，研碎后服用。一次1～2克（4～8丸），一日1次。

【分类】处方药

【类别】外伤方剂

【性状】本品为棕黄色水丸；气微香，味苦、微涩。

【成分】秦皮、针铁矿、草莓、多刺绿绒蒿、寒水石（制）、美丽凤毛菊、朱砂、人工麝香。

【功能主治】接骨，消炎，止痛。用于骨折、骨髓炎。

【注意禁忌】尚不明确。

【贮藏】密闭，防潮。

【生产企业】西藏甘露藏药股份有限公司

秦皮接骨胶囊

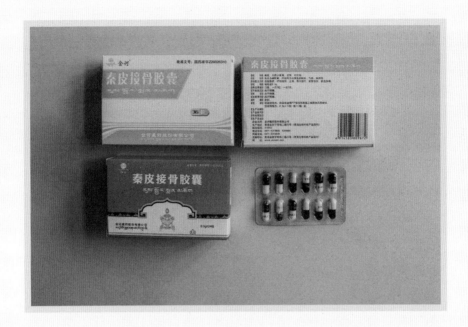

【药品名称】秦皮接骨胶囊，Qinpi Jiegu Jiaonang

【批准文号】国药准字Z20026310

【执行标准】WS-10901（ZD-0901）-2002-2012Z

【剂型】胶囊剂

【规格】每粒装0.3克

【用法用量】口服。一次3粒，一日3次。

【分类】处方药

【类别】外伤方剂

【性状】本品为胶囊剂，内容物为淡黄色的粉末；气微，味微苦。

【成分】秦皮、川西小黄菊、龙骨、川贝母。

【功能主治】活血散瘀，疗伤接骨，止痛。用于跌打损伤，筋骨扭伤，瘀血肿痛。

【注意禁忌】尚不明确。

【贮藏】密封。

【生产企业】金诃藏药股份有限公司

二十七、中毒症方剂

二十五味马宝丸

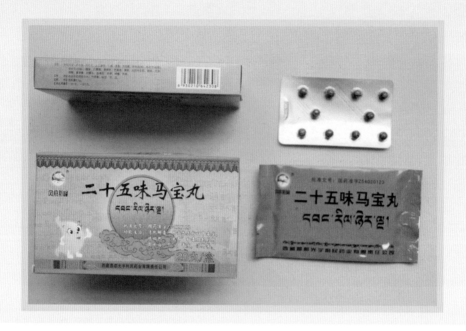

【药品名称】二十五味马宝丸，Ershiwuwei Mabao Wan

【批准文号】国药准字Z54020123

【执行标准】WS₃-BC-0144-95

【剂型】丸剂

【规格】每丸重0.3克

【用法用量】口服。一次1丸，一日1次。

【分类】处方药

【类别】中毒症方剂

【性状】本品为红棕色水丸；气芳香，味甘、苦、涩。

【成分】马宝、水牛角、西红花、人工麝香、丁香、豆蔻、天竺黄、诃子（去核）、毛诃子（去核）、余甘子（去核）、檀香、巴夏嘎、骨碎补、杜果核、蒲桃、大托叶云实、银朱、刀豆、槟榔、蔓青膏、妙翅玉、金礞石、冬葵、螃蟹、木香。

【功能主治】清热解毒。用于各类新旧中毒症，陈旧热，木布和毒引起的肠胃疼痛、下泻、干瘦、浮肿等。

【注意禁忌】尚不明确。

【贮藏】密闭，置阴凉干燥处。

【生产企业】西藏昌都光宇利民药业有限责任公司

仁青芒觉（甘露）

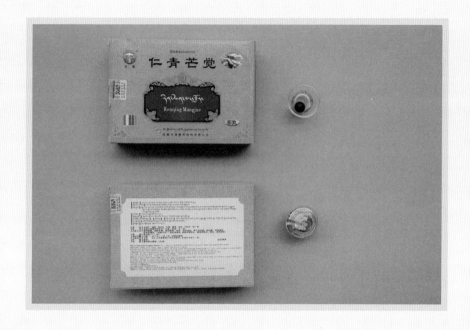

【药品名称】仁青芒觉，Renqing Mangjue

【批准文号】国药准字Z54020055

【执行标准】2015年版《中华人民共和国药典》（一部）

【剂型】丸剂

【规格】每丸重1～1.5克

【用法用量】口服，研碎后服用。一次1丸，一日1次。

【分类】处方药

【类别】中毒症方剂

【性状】本品为黑褐色的水丸；气香，味苦、甘、涩。

【成分】毛诃子、蒲桃、西红花、牛黄、麝香、朱砂、马钱子（制）等。

【功能主治】清热解毒，益肝养胃，明目醒神，愈疮，滋补强身。用于自然毒、食物毒、配制毒等各种中毒症；培根木布，消化道溃疡，急、慢性胃肠炎，萎缩性胃炎，腹水，麻风病等。

【注意禁忌】服药期禁食酸腐、生冷食物；防止受凉。

【贮藏】密封。

【生产企业】西藏甘露藏药股份有限公司

仁青芒觉（金诃）

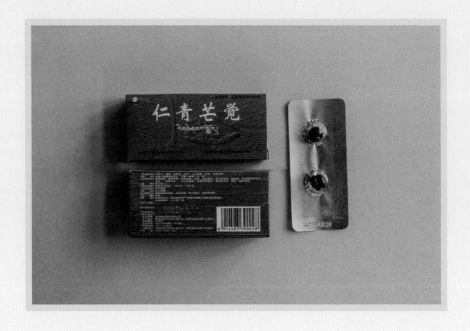

【药品名称】仁青芒觉，Renqing Mangjue

【批准文号】国药准字Z63020063

【执行标准】2010年版《中华人民共和国药典》（一部）

【剂型】丸剂

【规格】每丸重1克

【用法用量】研碎后用开水送服。一次1丸，一日1次。

【分类】处方药

【类别】中毒症方剂

【性状】本品为黑褐色的水丸；气香，味苦、甘、涩。

【成分】毛诃子、蒲桃、西红花、牛黄、人工麝香、朱砂、马钱子等。

【功能主治】清热解毒，益肝养胃，明目醒神，愈疮，滋补强身。用于自然毒、食物毒、配制毒等各种中毒症；培根木布，消化道溃疡，急、慢性胃肠炎，萎缩性胃炎，腹水，麻风病等。

【注意禁忌】服药期间禁食酸腐、生冷食物；防止受凉；运动员慎用。

【贮藏】密封。

【生产企业】金诃藏药股份有限公司

解毒胶囊

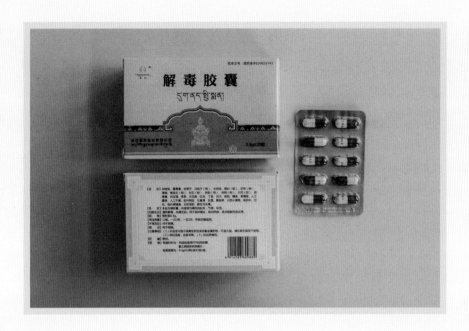

【药品名称】解毒胶囊，Jiedu Jiaonang

【批准文号】国药准字Z20025743

【执行标准】WS-10537（ZD-0537）-2002-2012Z

【剂型】胶囊剂

【规格】每粒装0.3克

【用法用量】口服。一次3粒，一日2次，早、晚空腹服用。

【分类】处方药

【类别】中毒症方剂

【性状】本品为胶囊剂，内容物为褐色的粉末；气微，味苦。

【成分】动物宝、蔓菁膏、串珠芥、马钱子（制）、水柏枝、硼砂（制）、珍珠（制）、珊瑚、青金石（制）、松石（制）、铁粉（制）、响铜（制）、石花（制）、岩精膏、肉豆蔻、草果、天竺黄、红花、丁香、诃子、商陆、檀香、紫檀香、人工麝香、人工牛黄、轮叶棘豆、石菖蒲、豆蔻、翼首草、川西小黄菊、骨碎补、甘松、扁叶珊瑚盘、白花龙胆、藓生马先蒿。

【功能主治】清热解毒，去腐生肌。用于各种毒症、陈旧热病、某些接触性皮炎等。

【注意禁忌】本品含马钱子类毒性药及某些重金属药物，不宜久服，请在医师指导下使用；孕妇忌服；忌食辛辣食物；运动员慎用。

【贮藏】密封。

【生产企业】金诃藏药股份有限公司

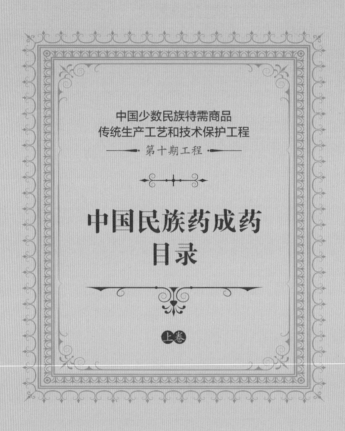

中国少数民族特需商品
传统生产工艺和技术保护工程
· 第十期工程 ·

中国民族药成药目录

上卷

第二章

中药里的民族药成药

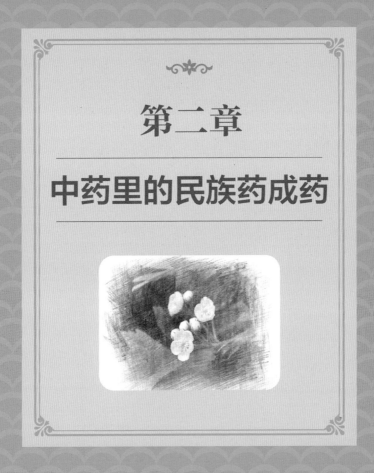

一、畲族成药

小儿七星茶糖浆

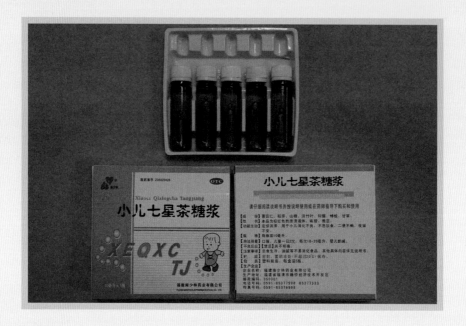

【药品名称】小儿七星茶糖浆，Xiaoer Qixingcha Tangjiang

【批准文号】国药准字Z35020426

【执行标准】部颁标准《中药成方制剂》（第九册）

【剂型】糖浆剂

【规格】每支装10毫升

【用法用量】口服。儿童一日2次，每次10～20毫升；婴儿酌减。

【分类】非处方药（OTC）

【性状】本品为棕红色的澄清液体；味甜、微涩。

【成分】薏苡仁、稻芽、山楂、淡竹叶、钩藤、蝉蜕、甘草。

【功能主治】定惊消滞。用于小儿消化不良、不思饮食、二便不畅、夜寐不安。

【注意禁忌】忌食生冷、油腻等不易消化食品；治疗1周后症状未见改善者，应及时到医院咨询医师；对本品过敏者禁用，过敏体质者慎用；本品性状发生改变时禁止使用；儿童必须在成人监护下使用；请将本品放在儿童不能接触到的地方；如正在使用其他药品，使用本品前请咨询医师或药师。

【贮藏】密封，置阴凉处（不超过20℃）保存。

【生产企业】福建南少林药业有限公司

降压袋泡茶

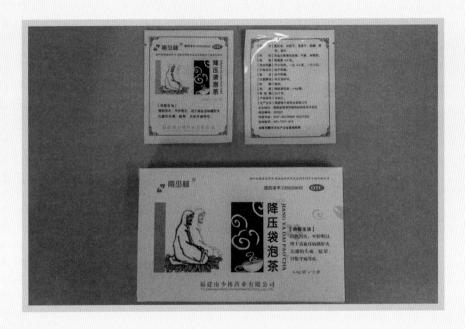

【药品名称】降压袋泡茶，Jiangya Daipao Cha

【批准文号】国药准字Z35020642

【执行标准】WS$_3$-B-1763-94

【剂型】茶剂

【规格】每袋装4.4克

【用法用量】开水泡服。一次4.4克，一日3次。

【分类】非处方药（OTC）

【性状】本品为黑褐色药茶；气香，味微苦。

【成分】夏枯草、决明子、茺蔚子、钩藤、黄芩、茶叶。

【功能主治】清热泻火，平肝明目。用于高血压病属肝火亢盛的头痛、眩晕、目胀牙痛等症。

【注意禁忌】忌烟、酒，忌食辛辣食物；应在医生确诊后使用，第一次使用本品前应咨询医生，治疗期间应定期到医院检查；有严重的心脏病、肝病、肾病等慢性病者，应在医师指导下服用；孕妇慎用，儿童、哺乳期妇女及年老体弱者应在医师指导下服用；脾虚泄泻者慎服；如有不明原因的头痛，必须去医院就诊；服用15天后症状无缓解，或服用期间头痛、眩晕等症状加重，或出现其他症状者，应立即去医院就诊；严格按照用法用量服用，服药期间如出现其他不适应到医院就诊；对本品过敏者禁用，过敏体质者慎用；儿童必须在成人监护下使用；药品性状发生改变时禁止服用；请将此药品放在儿童不能接触到的地方；如正在服用其他药品，使用本品前请咨询医师或药师。

【贮藏】密封。

【生产企业】福建南少林药业有限公司

清热明目茶

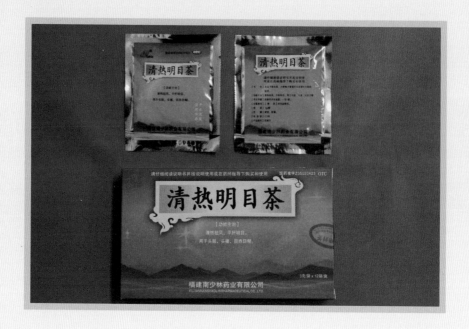

【药品名称】清热明目茶，Qingre Mingmu Cha

【批准文号】国药准字Z35020423

【执行标准】WS$_3$-B-1029-91

【剂型】袋泡茶

【规格】每袋装3克

【用法用量】连袋用开水泡服。一次1袋。

【分类】非处方药（OTC）

【性状】本品为袋泡茶，内容物为黄褐色至深褐色的粗粉；味甜。

【成分】决明子（炒）、菊花、甜叶菊。

【功能主治】清热祛风，平肝明目。用于头眩、头痛、目赤目糊。

【注意禁忌】外感者禁服；少吃生冷及油腻难消化的食品；服药期间要保持情绪乐观，切忌生气恼怒；本品应餐后服用；有严重的高血压、心脏病、糖尿病、肝病、肾病等慢性病者，应在医师指导下服用；服药7天后症状无缓解者，应去医院就诊；儿童、孕妇、年老体弱者应在医师指导下服用；对本品过敏者禁用，过敏体质者慎用；本品性状发生改变时禁止使用；儿童必须在成人监护下使用；请将本品放在儿童不能接触到的地方；如正在使用其他药品，使用本品前请咨询医师或药师。

【贮藏】密闭，防潮。

【生产企业】福建南少林药业有限公司

维甜美降糖茶

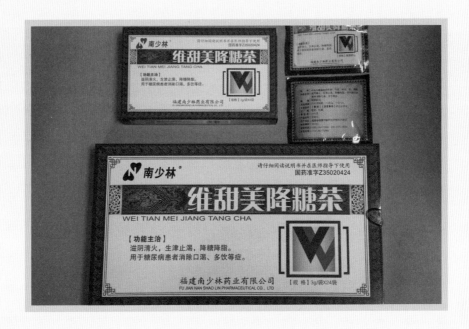

【药品名称】维甜美降糖茶，Weitianmei Jiangtang Cha

【批准文号】国药准字Z35020424

【执行标准】WS$_3$-B-1847-94

【剂型】茶剂

【规格】每袋装3克

【用法用量】开水冲泡服。一次3g，一日3次。

【分类】处方药

【性状】本品为黑褐色的药茶；气香，味甘、咸、微酸。

【成分】麦冬、北沙参、玉竹、天花粉、山药、银线莲、葛根、金丝苦楝、茯苓、青果肉、山楂、甜叶菊、泽泻、茶叶。

【功能主治】滋阴清火，生津止渴，降糖降脂。用于糖尿病患者消除口渴、多饮等症。

【注意禁忌】尚不明确。

【贮藏】密闭，防潮。

【生产企业】福建南少林药业有限公司

橄榄晶冲剂

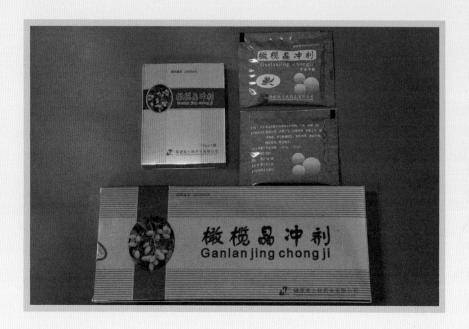

【药品名称】橄榄晶冲剂， GanLanJing ChongJi

【批准文号】国药准字Z35020425

【执行标准】WS₃-B-1868-94

【剂型】颗粒剂

【规格】每袋装15克

【用法用量】开水冲服。一次15克，一日3次。

【分类】处方药

【性状】本品为黄色或黄棕色的颗粒；气香，味甜、咸。

【成分】鲜青果（橄榄）、姜半夏、陈皮、绿衣枳实、紫苏叶、香附、苦杏仁、厚朴、山楂片、薄荷、八角茴香、小茴香、高良姜、砂仁、花椒、甘草、丁香、桂皮，辅料为蔗糖。

【功能主治】醒酒止呕，开胃下气，消食导滞，祛暑止泻，增进食欲。用于醉酒呕吐、食积停滞、食欲不振、胸腔痞满、暑湿腹泻。

【注意禁忌】少吃生冷、油腻等不易消化食品；服药3天后症状无缓解者，应去医院就诊；有严重的心脏病、肝病、肾病等慢性病者，应在医师指导下服用；孕妇慎用；糖尿病患者、儿童、哺乳期妇女及年老体弱者应在医师指导下服用；对本品过敏者禁用，过敏体质者慎用；儿童必须在成人监护下使用；本品性状发生改变时禁止使用；请将本品放在儿童不能接触到的地方；如正在使用其他药品，使用本品前请咨询医师或药师。

【贮藏】密封。

【生产企业】福建南少林药业有限公司

二、壮族成药

山绿茶降压胶囊

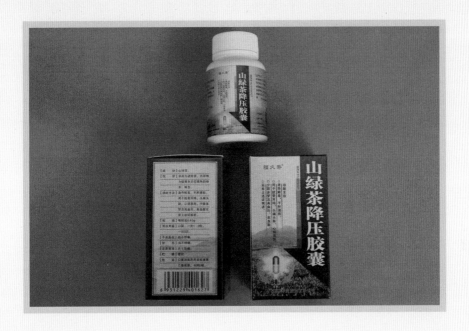

【药品名称】山绿茶降压胶囊，Shanlucha Jiangya Jiaonang

【批准文号】国药准字Z20050427

【执行标准】YBZ15792005-2011Z

【剂型】胶囊剂

【规格】每粒装0.43克

【用法用量】口服。一次1～2粒，一日3次。

【分类】处方药

【性状】本品为硬胶囊，内容物为棕黄色至棕褐色的粉末；味苦。

【成分】山绿茶。

【功能主治】清热解毒，平肝潜阳。用于眩晕耳鸣、头痛头胀、心烦易怒、少寐多梦；高血压、高血脂见上述证候者。

【注意禁忌】尚不明确。

【贮藏】密封。

【生产企业】广西万寿堂药业有限公司

玉叶清火胶囊

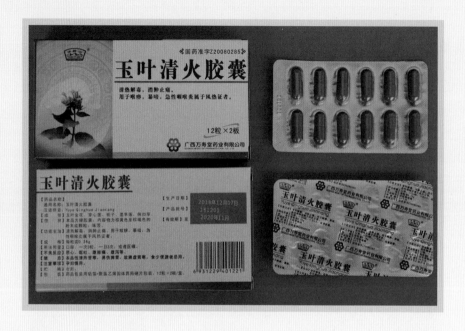

【药品名称】玉叶清火胶囊，Yuye Qinghuo Jiaonang

【批准文号】国药准字Z20080285

【执行标准】YBZ06692008

【剂型】胶囊剂

【规格】每粒装0.36克

【用法用量】口服。一次3粒，一日3次；或遵医嘱。

【分类】处方药

【性状】本品为硬胶囊，内容物为棕黄色至棕褐色的粉末或颗粒；味苦。

【成分】玉叶金花、穿心莲、栀子、墨旱莲、倒扣草。

【功能主治】清热解毒，消肿止痛。用于喉痹、暴喑、急性咽喉炎属于风热证者。

【注意禁忌】本品性清热苦寒，易伤脾胃，故脾虚胃寒、食少便溏者忌用；孕妇慎用。

【贮藏】密封。

【生产企业】广西万寿堂药业有限公司

伊血安颗粒

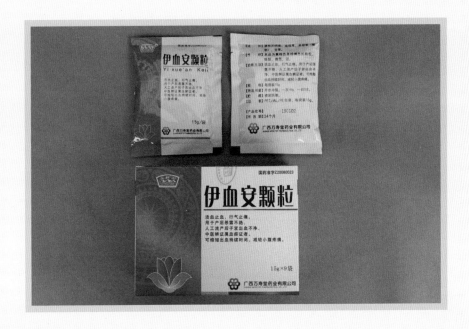

【药品名称】伊血安颗粒，Yixue'an Keli

【批准文号】国药准字Z20080023

【执行标准】YBZ00292008

【剂型】颗粒剂

【规格】每袋装15克

【用法用量】开水冲服。一次15g，一日3次。

【分类】处方药

【性状】本品为黄棕色至棕褐色的颗粒；味甜，微苦、涩。

【成分】滇桂艾纳香、益母草、延胡索（醋制）、甘草。

【功能主治】活血止血，行气止痛。用于产后恶露不绝、人工流产后子宫出血不净，中医辨证属血瘀证者。可缩短出血持续时间，减轻小腹疼痛。

【注意禁忌】产后大出血、人工流产后大出血者不适宜用本品治疗；临床研究中，209例产后恶露不绝服用者中10例出现乳汁分泌减少，尚不能排除与服用本品有关；未见对药物流产者，产后或人工流产后宫内组织残留者、盆腔感染者，产伤或剖宫术后者，合并子宫肌瘤或并发滋养叶细胞肿瘤者，血小板减少等凝血机制障碍者的研究资料；未见对合并有心血管、肝、肾和造血系统等严重原发性疾病者使用本品的研究资料；未见对药物相互作用的研究资料。

【贮藏】密封防潮。

【生产企业】广西万寿堂药业有限公司

决明山绿茶

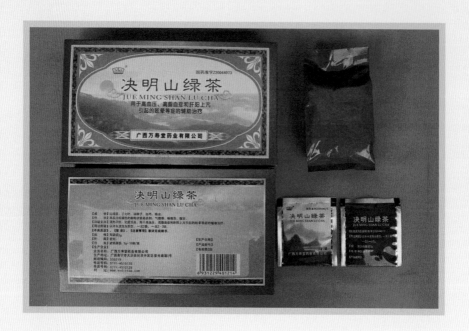

【药品名称】决明山绿茶，Jueming Shanlü Cha

【批准文号】国药准字Z20044073

【执行标准】WS-5809(B-0809)-2014Z

【剂型】茶剂

【规格】每袋装3克

【用法用量】以开水浸泡当茶饮。一次1袋，一日2～3次。

【分类】非处方药（OTC）

【性状】本品为棕褐色的颗粒状袋装茶剂；气微香，味微苦、微甘。

【成分】山绿茶、三七叶、决明子、白芍、陈皮。

【功能主治】清热平肝，化痰活血。用于高血压、高脂血症和肝阳上亢引起的眩晕等症的辅助治疗。

【注意禁忌】本品对个别患者有轻泻作用，但只要减少用量和趁热饮用，则可避免；本品禁与中药藜芦或含有藜芦的中成药同时服用；本品性状发生改变时禁止服用；脾胃虚寒者慎用；本品有缓泻作用，不宜长期服用，或在医生指导下使用。

【贮藏】密封。

【生产企业】广西万寿堂药业有限公司

金莲胃舒片

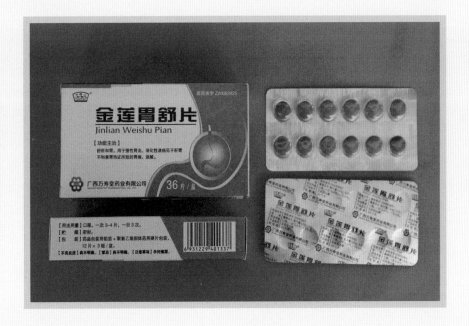

【药品名称】金莲胃舒片，Jinlian Weishu Pian

【批准文号】国药准字Z20063925

【执行标准】WS-10762(ZD-0762)-2002-2011Z

【剂型】片剂

【规格】薄膜衣片每片重0.63克(大片)

【用法用量】口服。一次3～4片，一日3次。

【分类】处方药

【性状】本品为薄膜衣片，除去包衣显淡黄色；味微甜、微苦、极涩。

【成分】金不换总碱、枯矾、老蛇莲。

【功能主治】疏肝和胃。用于慢性胃炎、消化性溃疡肝胃不和兼胃热证所致的胃痛、泛酸。

【注意禁忌】孕妇慎服。

【贮藏】密封。

【生产企业】广西万寿堂药业有限公司

黄藤素片

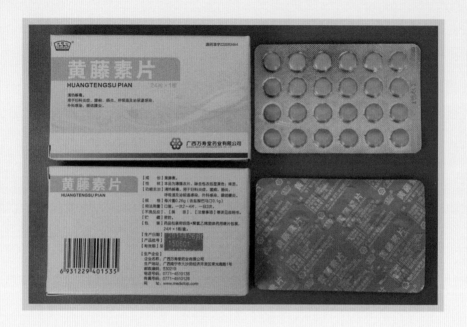

【药品名称】黄藤素片，Huangtengsu Pian

【批准文号】国药准字Z20083464

【执行标准】YBZ10952008

【剂型】片剂

【规格】每片重0.26克（含盐酸巴马汀0.1克）

【用法用量】口服。一次2～4片，一日3次。

【分类】处方药

【性状】本品为薄膜衣片，除去包衣后显黄色；味苦。

【成分】黄藤素。

【功能主治】清热解毒。用于妇科炎症，菌痢，肠炎，呼吸道及尿路感染，外科感染，眼结膜炎。

【注意禁忌】对盐酸巴马汀生物碱过敏者禁用；个别病例可出现轻微胃肠不适、食欲减退和便秘，但无须特殊处理，停药后即自动消失；有黄藤素片致大疱性表皮坏死松懈型药疹1例的报道。

【贮藏】密封。

【生产企业】广西万寿堂药业有限公司

跌打扭伤灵酊

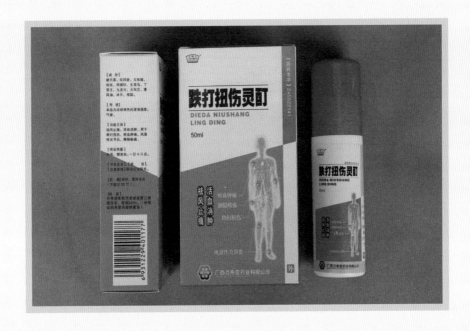

【药品名称】跌打扭伤灵酊，Dieda Niushangling Ding

【批准文号】国药准字Z45022141

【执行标准】$WS_3-B-3714-98$

【剂型】酊剂

【规格】每瓶装50毫升

【用法用量】外用，擦患处。一日4～5次。

【分类】处方药

【性状】本品为淡绿褐色的澄清液体；气香。

【成分】破天菜、吹风散、五味藤、桂枝、两面针、生草乌、了哥王、九龙川、大风艾、薄荷脑、冰片、樟脑。

【功能主治】祛风止痛，活血消肿。用于跌打扭伤，瘀血肿痛；风湿性关节炎，腰腿酸痛。

【注意禁忌】伤口处忌用；孕妇慎用。

【贮藏】密封，置阴凉处（不超过20℃）。

【生产企业】广西万寿堂药业有限公司

滇桂艾纳香胶囊

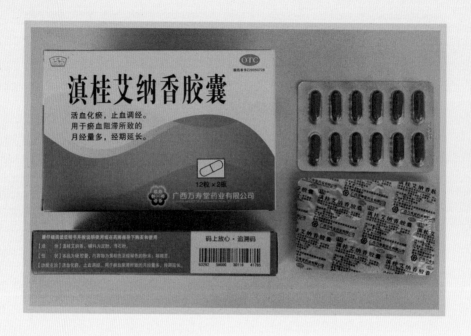

【药品名称】滇桂艾纳香胶囊，Diangui Ainaxiang Jiaonang

【批准文号】国药准字Z20050728

【执行标准】YBZ25652005-2012Z-1

【剂型】胶囊剂

【规格】每粒装0.45克

【用法用量】口服。一次2粒，一日3次。

【分类】非处方药（OTC）

【性状】本品为硬胶囊，内容物为黄棕色至棕褐色的粉末；味微苦。

【成分】滇桂艾纳香，辅料为淀粉、滑石粉。

【功能主治】活血化瘀，止血调经。用于瘀血阻滞所致的月经量多、经期延长。

【注意禁忌】孕妇禁用，糖尿病患者禁服；忌食辛辣、生冷食物；感冒时不宜服用；患有其他疾病者，应在医师指导下服用；平素月经正常，突然出现月经过多或阴道不规则出血者，应去医院就诊；服药3～5天后症状无缓解者，应去医院就诊；对本品过敏者禁用，过敏体质者慎用；药品性状发生改变时禁止服用；请将此药品放在儿童不能接触到的地方；如正在服用其他药品，使用本品前请咨询医师或药师。

【贮藏】密封。

【生产企业】广西万寿堂药业有限公司

复方扶芳藤合剂

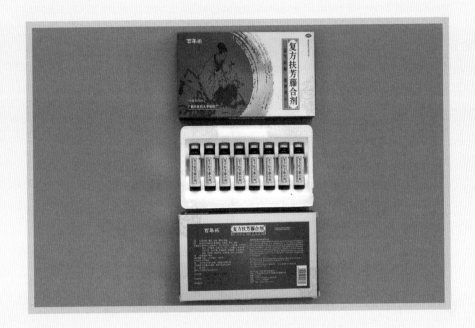

【药品名称】复方扶芳藤合剂，Fufang Fufangteng Heji

【批准文号】国药准字Z45021781

【执行标准】2015年版《中华人民共和国药典》（一部）

【剂型】合剂

【规格】每支装15毫升

【用法用量】口服。一次15毫升，一日2次。

【分类】非处方药（OTC）

【性状】本品为红棕色的澄清液体；气芳香，味甜、微苦。

【成分】扶芳藤、黄芪、红参，辅料为蔗糖。

【功能主治】益气补血，健脾养心。用于气血不足、心脾两虚证，症见气短胸闷、少气懒言、神疲乏力、自汗、心悸健忘、失眠多梦、面色不华、纳谷不馨、脘腹胀满、大便溏软、舌质淡胖或有齿痕、脉细弱；神经衰弱、白细胞减少症见上述证候者。

【注意禁忌】周岁以内婴儿禁服；外感发热患者忌服；忌食不易消化食物；糖尿病患者及有严重的高血压、心脏病、肝病、肾病等慢性病者，应在医师指导下服用；儿童、孕妇、哺乳期妇女应在医师指导下服用；服药4周后症状无缓解者，应去医院就诊；对本品过敏者禁用，过敏体质者慎用；本品性状发生改变时禁止使用；儿童必须在成人监护下使用；请将本品放在儿童不能接触到的地方；如正在使用其他药品，使用本品前请咨询医师或药师。

【贮藏】 密封。

【生产企业】广西中医药大学制药厂

三、朝鲜族成药

贞芪扶正颗粒

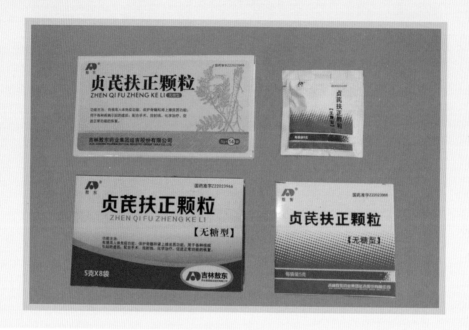

【药品名称】贞芪扶正颗粒，Zhenqi Fuzheng Keli

【批准文号】国药准字Z22023966

【执行标准】WS₃-B-3831-98-2002

【剂型】颗粒剂

【规格】每袋装5g（无糖型）

【用法用量】口服。一次1袋，一日2次。

【分类】处方药

【性状】本品为棕黄色或棕褐色颗粒；味微苦。

【成分】黄芪、女贞子。

【功能主治】有提高人体免疫功能、保护骨髓和肾上腺皮质的功能；用于各种疾病引起的虚损；配合手术、放射线、化学治疗，促进正常功能的恢复。

【注意禁忌】尚不明确。

【贮藏】密封，置阴凉处（不超过20℃）。

【生产企业】吉林敖东药业集团延吉股份有限公司

固元颗粒

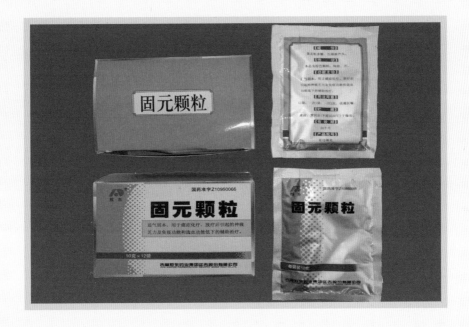

【药品名称】固元颗粒，Guyuan Keli

【批准文号】国药准字Z10950066

【执行标准】WS$_3$-353（Z-060）-2001Z

【剂型】颗粒剂

【规格】每袋10克

【用法用量】口服。一次1袋，一日2次；或遵医嘱。

【分类】处方药

【性状】本品为棕色颗粒，味甜、苦。

【成分】黄芪粗多糖、生晒参芦头。

【功能主治】益气固本。用于癌症化疗、放疗后引起的神疲乏力及免疫功能和造血功能低下的辅助治疗。

【注意禁忌】不可与中药藜芦同用；高血压及有其他并发症者慎用。

【贮藏】密封，置阴凉（不超过20℃）干燥处。

【生产企业】吉林敖东药业集团延吉股份有限公司

参泽舒肝胶囊

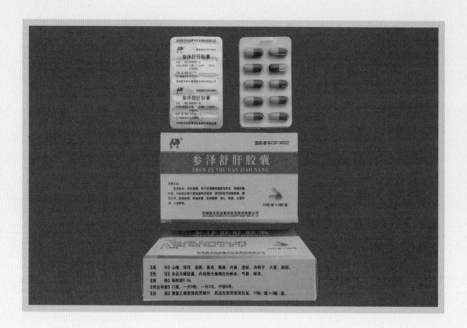

【药品名称】参泽舒肝胶囊，Shenze Shugan Jiaonang

【批准文号】国药准字Z20130022

【执行标准】YBZ00602013

【剂型】胶囊剂

【规格】每粒装0.5g

【用法用量】口服。一次5粒，一日3次，8周为1个疗程。

【分类】处方药

【性状】本品为硬胶囊，内容物为黄褐色的粉末；气香，味苦。

【成分】山楂、泽泻、茵陈、黄芪、葛根、丹参、虎杖、决明子、大黄、柴胡。

【功能主治】祛湿降浊，疏肝健脾。用于非酒精性脂肪性肝炎，伴随肝酶升高，中医辨证属于瘀血湿热内阻者，症见肝区不适或疼痛、痛处不移、脘腹胀满、体倦身重、形体肥胖、恶心、纳差、大便不调、小便黄等。

【注意禁忌】目前8周以上给药周期的安全性数据尚不足够充分；如用药超过8周，须密切注意安全性，如定期监测肾功能等；尚无孕妇、哺乳期妇女等特殊人群用药相关研究资料；临床试验中，极个别病例出现血肌酐异常，是否与服用本品有关尚不明确。

【贮藏】密封。

【生产企业】吉林敖东药业集团延吉股份有限公司

胚宝胶囊

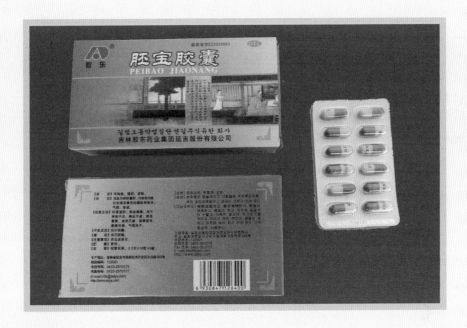

【药品名称】胚宝胶囊，Peibao jiaonang

【批准文号】国药准字Z22024553

【执行标准】部颁标准《中药成方制剂》（第十五册），WS$_3$-B-2954-98

【剂型】胶囊剂

【规格】每粒装0.3克

【用法用量】口服。一次1～3粒，一日3次。

【分类】非处方药（OTC）

【性状】本品为硬胶囊剂，内容物为类白色或淡黄色的颗粒性粉末；气微，味咸。

【成分】羊胎盘，辅料为淀粉。

【功能主治】补肾温阳，养血填精。用于肾阳不足、精血亏虚所致的面色萎黄、食欲不振、畏寒肢冷、腰膝冷痛、气短自汗。

【注意禁忌】忌食油腻食物；外感或实热内盛者不宜服用；本品宜饭前服用；按照用法用量服用，小儿、孕妇应在医师指导下服用；服药2周后或服药期间症状无改善，或症状加重，或出现新的严重症状者，应立即停药并去医院就诊；对本品过敏者禁用，过敏体质者慎用；本品性状发生改变时禁止使用；儿童必须在成人监护下使用；请将本品放在儿童不能接触到的地方；如正在使用其他药品，使用本品前请咨询医师或药师。

【贮藏】密封。

【生产企业】吉林敖东药业集团延吉股份有限公司

鹿茸精注射液

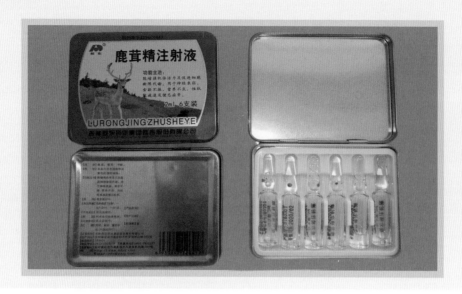

【药品名称】鹿茸精注射液，Lurongjing Zhusheye

【批准文号】国药准字Z22025843

【执行标准】部颁标准《中药成方制剂》（第十一册），WS₃-B-2234-96

【剂型】注射剂

【规格】每支装2毫升

【用法用量】肌内或皮下注射。一次1～2毫升，一日1次。

【分类】处方药

【性状】本品为无色或略带淡黄色的澄明液体。

【成分】鹿茸，辅料为甲酚。

【功能主治】能增强机体活力及促进细胞新陈代谢。用于神经衰弱、食欲不振、营养不良、性机能减退及健忘症等。

【注意禁忌】对本品过敏者禁用；不宜与其他药物在同一容器内混合使用；本品为纯中药制剂，保存不当可能会影响质量，故使用前应对光检查，若发现溶液出现浑浊、沉淀、变色及瓶身细微破裂者，均不能使用；严格按照药品说明书规定的功能主治使用，禁止超功能主治用药；严格掌握用法用量，不超剂量使用，注射速度不宜过快；谨慎联合用药，中药注射剂应单独使用，禁与其他药品混合配伍使用；谨慎联合用药，如确需联合使用其他药品时，应谨慎考虑与中药注射剂的间隔时间及药物相互作用等问题；用药前应仔细咨询过敏史，过敏体质者应慎用；老人、儿童、肝肾功能异常患者等特殊人群和初次使用中药注射剂的患者应慎重使用，加强监测，对长期使用者，在每疗程间要有一定的时间间隔；加强用药监护。用药过程中应密切观察用药反应，发现异常立即停药，采用积极救治措施救治患者；若出现皮肤瘙痒、心慌、口唇发绀等症状，应立即停药积极救治，以避免过敏性休克等严重不良反应的发生；一旦发生过敏性休克，除立即停药外，可给予抗组胺/激素等抗过敏治疗。

【贮藏】密封，避光，置阴凉处（不超过20℃）。

【生产企业】吉林敖东药业集团延吉股份有限公司

四、侗族成药

小儿止咳糖浆

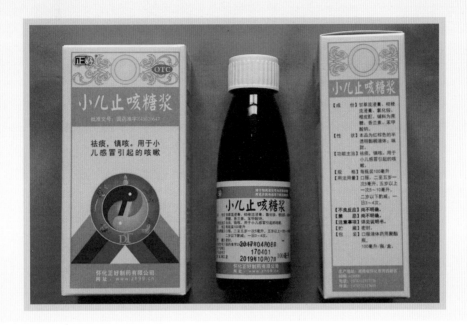

【药品名称】小儿止咳糖浆，Xiao'er Zhike Tangjiang

【批准文号】国药准字Z43020647

【执行标准】2015年版《中华人民共和国药典》（一部）

【剂型】糖浆剂

【规格】每瓶装100毫升

【用法用量】口服。2～5岁一次5毫升，5岁以上一次5～10毫升，2岁以下酌减，一日3～4次。

【分类】非处方药（OTC）

【性状】本品为红棕色的半透明黏稠液体；味甜。

【成分】甘草流浸膏、桔梗流浸膏、氯化铵、橙皮酊，辅料为蔗糖、香兰素、苯甲酸钠。

【功能主治】祛痰，镇咳。用于小儿感冒引起的咳嗽。

【注意禁忌】忌食生冷、辛辣食物；本品含氯化铵，肝肾功能异常者慎用；消化性溃疡患儿应在医师指导下使用；患有高血压、心脏病等慢性病者均应慎用；糖尿病患儿应在医师指导下服用；2岁以下患儿用量应咨询医师或药师；服药3天后症状无改善者，应及时就医；本品不宜久服；对本品过敏者禁用，过敏体质者慎用；本品性状发生改变时禁止使用；儿童必须在成人监护下使用；请将本品放在儿童不能接触到的地方；如正在使用其他药品，使用本品前请咨询医师或药师。

【贮藏】密封。

【生产企业】怀化正好制药有限公司

风寒感冒颗粒

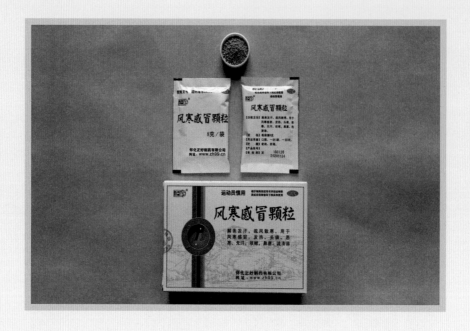

【药品名称】风寒感冒颗粒，Fenghan Ganmao Keli

【批准文号】国药准字Z43020521

【执行标准】WS$_3$-B-0045-89

【剂型】颗粒剂

【规格】每袋重8克

【用法用量】口服。一次1袋，一日3次。

【分类】非处方药（OTC）

【性状】本品为棕褐色颗粒；气芳香，味香、微苦。

【成分】麻黄、葛根、紫苏叶、防风、桂枝、白芷、陈皮、苦杏仁、桔梗、甘草、干姜，辅料为蔗糖、糊精。

【功能主治】解表发汗，疏风散寒。用于风寒感冒引起的发热、头痛、恶寒、无汗、咳嗽、鼻塞、流清涕。

【注意禁忌】忌烟、酒，忌食辛辣、生冷、油腻食物；不宜在服药期间同时服用滋补性中成药；风热感冒者不适用，其表现为发热重、微恶风、有汗、口渴、鼻流浊涕、咽喉红肿热痛、咳吐黄痰；糖尿病患者，有严重的高血压、心脏病、肝病、肾病等慢性病者，孕妇或正在接受其他治疗的患者，均应在医师指导下服用；服药3天后症状无改善，或出现发热咳嗽加重，并有其他严重症状如胸闷、心悸等时，应去医院就诊；按照用法用量服用，小儿、年老体虚者应在医师指导下服用；对本品过敏者禁用，过敏体质者慎用；本品性状发生改变时禁止使用；儿童必须在成人监护下使用；请将本品放在儿童不能接触到的地方；如正在使用其他药品，使用本品前请咨询医师或药师。

【贮藏】密闭，防潮。

【生产企业】怀化正好制药有限公司

安乐片

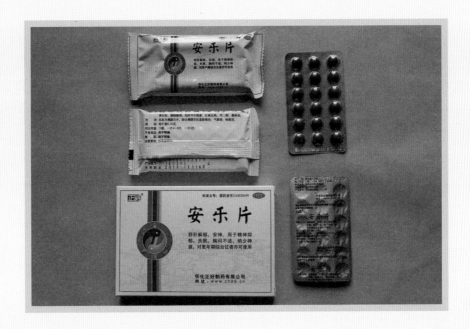

【药品名称】安乐片，Anle Pian

【批准文号】国药准字Z43020499

【执行标准】YBZ05822006

【剂型】片剂

【规格】每片重0.33克

【用法用量】口服。一次4～6片，一日3次。

【分类】非处方药（OTC）

【性状】本品为薄膜衣片，除去薄膜衣后显棕褐色；气微香，味微苦。

【成分】柴胡、当归、川芎、茯苓、钩藤、首乌藤、白术（炒）、甘草，辅料为滑石粉、硬脂酸镁、羟丙甲纤维素、红氧化铁、丙二醇、蓖麻油。

【功能主治】疏肝解郁，安神。用于精神抑郁、失眠、胸闷不适、纳少神疲，对更年期综合征者亦可使用。

【注意禁忌】少吃生冷及油腻难消化的食品；服药期间要保持情绪乐观，切忌生气恼怒；孕妇慎用；火郁证者不适用，主要表现为口苦咽干、面色红赤、心中烦热、胁胀不眠、大便秘结；有严重的高血压、心脏病、肝病、糖尿病、肾病等慢性病者，应在医师指导下服用；服药3天后症状无缓解者，应去医院就诊；儿童、年老体弱者应在医师指导下服用；对本品过敏者禁用，过敏体质者慎用；本品性状发生改变时禁止使用；儿童必须在成人监护下使用；请将本品放在儿童不能接触到的地方；如正在使用其他药品，使用本品前请咨询医师或药师。

【贮藏】密封。

【生产企业】怀化正好制药有限公司

抗宫炎片

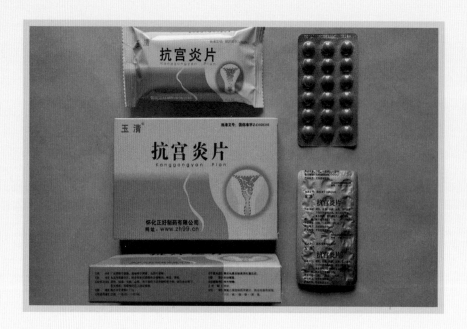

【药品名称】抗宫炎片，Kanggongyan Pian

【批准文号】国药准字Z43020301

【执行标准】2015年版《中华人民共和国药典》（一部）；药典业发（1999）第037号所附质量标准

【剂型】片剂

【规格】每片含干浸膏0.375g

【用法用量】口服。一次4片，一日3次。

【分类】处方药

【性状】本品为薄膜衣片，除去包衣后显棕色至棕褐色；味涩、微苦。

【成分】广东紫珠干浸膏、益母草干浸膏、乌药干浸膏。

【功能主治】清热，祛湿，化瘀，止带。用于湿热下注所致的带下病，症见赤白带下、量多味臭；宫颈糜烂见上述证候者。

【注意禁忌】孕妇禁服。

【贮藏】密封。

【生产企业】怀化正好制药有限公司

金刚藤丸

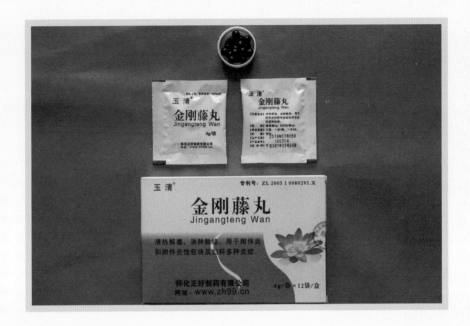

【药品名称】金刚藤丸，Jingangteng Wan

【批准文号】国药准字Z20090650

【执行标准】YBZ09942009

【剂型】丸剂

【规格】每袋装4g（约20丸重4g）

【用法用量】口服。一次1袋，一日3次。

【分类】处方药

【性状】本品为棕褐色至棕黑色的浓缩丸；气微，味微苦、涩。

【成分】金刚藤。

【功能主治】清热解毒，消肿散结。用于附件炎和附件炎性包块及妇科多种炎症。

【注意禁忌】孕妇禁用；偶见恶心、呕吐，停药后可自行消失。

【贮藏】密封。

【生产企业】怀化正好制药有限公司

金刚藤糖浆

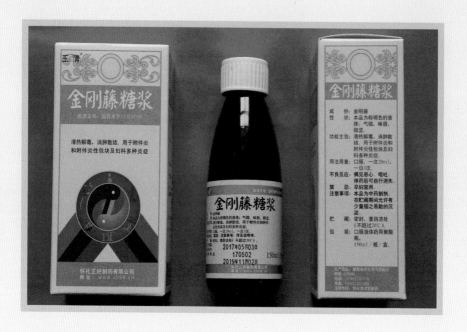

【药品名称】金刚藤糖浆，Jingangteng Tangjiang

【批准文号】国药准字Z43020300

【执行标准】WS$_3$-B-1758-94

【剂型】糖浆剂

【规格】每瓶装150毫升

【用法用量】口服。一次20毫升，一日3次。

【分类】处方药

【性状】本品为棕褐色的液体；气微，味甜、微涩。

【成分】金刚藤。

【功能主治】清热解毒，消肿散结。用于附件炎和附件炎性包块及妇科多种炎症。

【注意禁忌】孕妇禁用；本品为中药制剂，在贮藏期间允许有少量摇之易散的沉淀；偶见恶心、呕吐，停药后可自行消失。

【贮藏】密封，置阴凉处（不超过20℃）。

【生产企业】怀化正好制药有限公司

洁阴止痒洗液

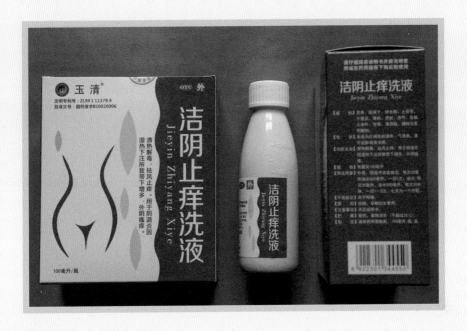

【药品名称】洁阴止痒洗液，Jieyin Zhiyang Xiye

【批准文号】国药准字B20020006

【执行标准】WS-5005（B-0005）-2012Z

【剂型】洗剂

【规格】每瓶装100毫升

【用法用量】外用。阴道冲洗或抹洗，每次20毫升，加水500毫升，一日1次；坐浴，每次20毫升，加水500毫升，每次20分钟，一日1～2次。7天为1个疗程。

【分类】非处方药（OTC）

【性状】本品为红褐色的液体；气清香，涂于皮肤有清凉感。

【成分】苦参、蛇床子、徐长卿、土茯苓、千里光、黄柏、虎杖、赤芍、花椒、人参叶、甘草、薄荷脑，辅料为苯甲酸钠。

【功能主治】清热解毒，祛风止痒。用于阴道炎因湿热下注所致带下增多、外阴瘙痒等症。

【注意禁忌】经期、孕期妇女禁用；本品为外用药，禁止内服；忌食辛辣、生冷、油腻食物；切勿接触眼睛、口腔等黏膜处，皮肤破溃处禁用；治疗期间忌房事，配偶如有感染应同时治疗；未婚或绝经后患者，应在医师指导下使用；由外阴白色病变、糖尿病所致的瘙痒者不宜使用；带下伴血性分泌物，或伴有尿频、尿急、尿痛者，应去医院就诊；本品低温时有结晶，使用前请摇匀；喷雾用于外阴或阴道时患者偶有灼热感，请将药液浓度降低一半后使用；用药7天后症状无缓解者，应去医院就诊；对本品过敏者禁用，过敏体质者慎用；本品性状发生改变时禁止使用；请将本品放在儿童不能接触到的地方；如正在使用其他药品，使用本品前请咨询医师或药师。

【贮藏】密闭，置阴凉处（不超过20℃）。

【生产企业】怀化正好制药有限公司

维血宁合剂

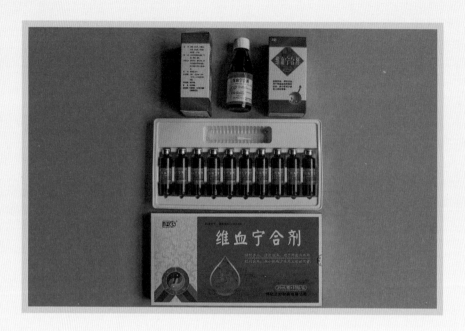

【药品名称】维血宁合剂，Weixuening Heji

【批准文号】国药准字Z43020308

【执行标准】2015年版《中华人民共和国药典》（一部）

【剂型】合剂

【规格】每瓶装150毫升

【用法用量】口服。一次25～30ml，一日3次；小儿酌减或遵医嘱。

【分类】处方药

【性状】本品为棕褐色的液体；气香，味甜、微苦。

【成分】虎杖、炒白芍、仙鹤草、地黄、鸡血藤、熟地黄、墨旱莲、太子参。

【功能主治】滋阴养血，清热凉血。用于阴虚血热所致的出血；血小板减少症见上述证候者。

【注意禁忌】贮藏期间，允许有少量摇之易散的沉淀。

【贮藏】密封，置阴凉处（不超过20℃）。

【生产企业】怀化正好制药有限公司

五、土家族成药

小儿感冒颗粒

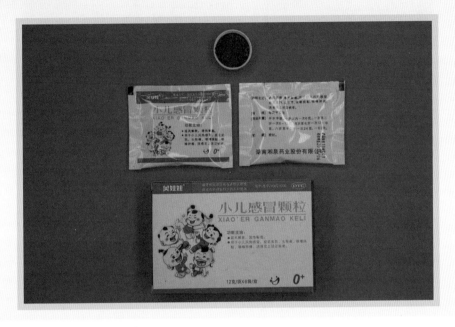

【药品名称】小儿感冒颗粒，Xiao'er Ganmao Keli

【批准文号】国药准字Z43021006

【执行标准】2010年版《中华人民共和国药典》（一部）

【剂型】颗粒剂

【规格】每袋装12克

【用法用量】开水冲服。1岁以内一次6克，1～3岁一次6～12克，4～7岁一次12～18克，8～12岁一次24克，一日2次。

【分类】非处方药（OTC）

【性状】本品为浅棕色的颗粒；味甜、微苦。

【成分】广藿香、菊花、连翘、大青叶、板蓝根、地黄、地骨皮、白薇、薄荷、石膏，辅料为蔗糖、糊精。

【功能主治】疏风解表，清热解毒。用于小儿风热感冒，症见发热、头胀痛、咳嗽痰黏、咽喉肿痛；流感见上述证候者。

【注意禁忌】忌食辛辣、生冷、油腻食物；不宜在服药期间同时服用滋补性中药；婴儿应在医师指导下服用；风寒感冒者不适用；糖尿病患儿、脾虚易腹泻者应在医师指导下服用；发热体温超过38.5℃的患儿，应去医院就诊；服药3天后症状无缓解者，应去医院就诊；对本品过敏者禁用，过敏体质者慎用；本品性状发生改变时禁止使用；儿童必须在成人监护下使用；请将本品放在儿童不能接触到的地方；如正在使用其他药品，使用本品前请咨询医师或药师。

【贮藏】密封。

【生产企业】湖南湘泉药业股份有限公司

妇炎康片

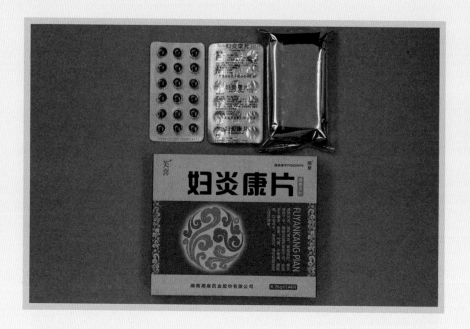

【药品名称】妇炎康片，Fuyankang Pian

【批准文号】国药准字Z43020076

【执行标准】YBZ14512004；2010年版《中华人民共和国药典》（一部）

【剂型】片剂

【规格】每片重0.26克

【用法用量】口服。一次6片，一日3次。

【分类】处方药

【性状】本品为薄膜衣片，除去包衣后显黄棕色至棕褐色；气微，味微苦。

【成分】赤芍、土茯苓、醋三棱、炒川楝子、醋莪术、醋延胡索、炒芡实、当归、苦参、醋香附、黄柏、丹参、山药。

【功能主治】清热利湿，理气活血，散结消肿。用于湿热下注、毒瘀互阻所致带下病，症见带下量多、色黄、气臭，少腹痛，腰骶痛，口苦咽干；阴道炎、慢性盆腔炎见上述证候者。

【注意禁忌】孕妇禁用；非湿热瘀滞证者不宜服用。

【贮藏】密封。

【生产企业】湖南湘泉药业股份有限公司

肠康片

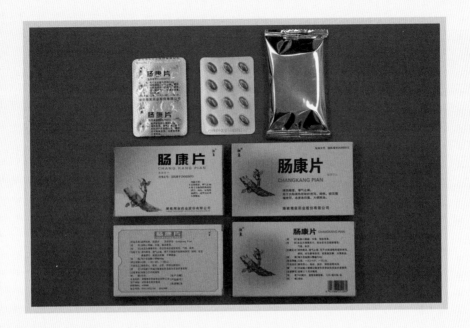

【药品名称】肠康片，Changkang Pian

【批准文号】国药准字Z483020073

【执行标准】2010年版《中华人民共和国药典》第一增补本

【剂型】片剂

【规格】每片含盐酸小檗碱50毫克

【用法用量】口服。一次2-4片，一日2次。

【分类】处方药

【性状】本品为薄膜衣片，除去包衣后显棕黄色；气香，味苦。

【成分】盐酸小檗碱、木香、制吴茱萸。

【功能主治】清热燥湿，理气止痛。用于大肠湿热所致的泄泻、痢疾，症见腹痛泄泻，或里急后重、大便脓血。

【注意禁忌】对盐酸小檗碱过敏者和有溶血性贫血史者禁用；妊娠三个月内慎用。

【贮藏】密封。

【生产企业】湖南湘泉药业股份有限公司

复方桐叶烧伤油

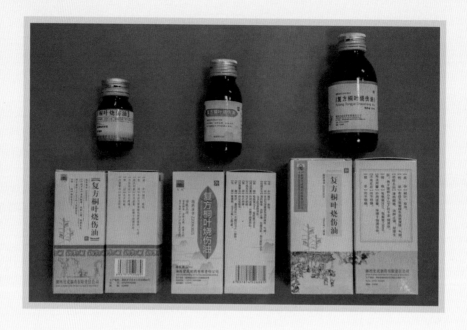

【药品名称】复方桐叶烧伤油，Fufang Tongye Shaoshang You

【批准文号】国药准字Z20063825

【执行标准】YBZ00362004-2009Z

【剂型】油剂

【规格】每瓶装30毫升；每瓶装100毫升

【用法用量】外用。取适量涂擦于烧烫伤处。

【分类】处方药

【性状】本品为深黄绿色油状液体；气微。

【成分】桐叶、麻油。

【功能主治】清热解毒，消肿止痛，去腐生肌。用于面积小于29%的Ⅱ度烧烫伤。

【注意禁忌】创面分泌物较多者或深Ⅱ度烧伤者，用药过程中创面出现浅黄绿色液化物时，均每日用生理盐水清洗创面1次，分泌物明显减少后停止清洗，可用棉球将分泌物清除后局部涂药，涂药以局部保持湿润状态、不流为度（约1.5毫升/1%体表面积），使创面暴露，或用浸透药液的单层纱布覆盖创面，但不能包扎；创面有化脓，或有全身感染症状，应选用对细菌敏感的抗生素；有水、电解质平衡紊乱者，请及时采用相应补液及纠正电解质平衡紊乱的处理措施。

【贮藏】密封，置阴凉处（不超过20℃）保存。

【生产企业】湖南宏成制药有限责任公司

六、纳西族成药

骨风宁胶囊

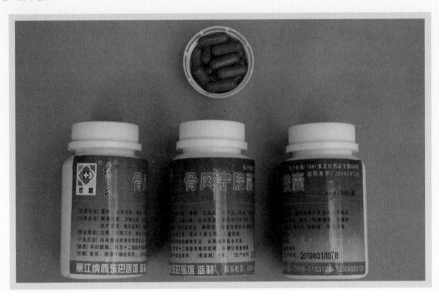

【药品名称】骨风宁胶囊，Gufengning Jiaonang

【批准文号】国药准字Z20026229

【执行标准】WS-10843（ZD-0843）-2002

【剂型】胶囊剂

【规格】每粒装0.4克

【用法用量】口服。一次2-3粒，一日3次。

【分类】处方药

【性状】本品为胶囊剂，内容物为棕色至棕褐色颗粒和粉末；气微，味微辛、极苦。

【成分】重楼、昆明山海棠、云威灵仙、黄芪、叶下花、续断、川牛膝、伸筋草、紫丹参、红花、地龙。

【功能主治】

彝医：起儿诺咪，格甲诺，勒背柏、色吉诺。

中医：解毒化瘀，活络止痛。用于类风湿性关节炎、强直性脊柱炎。

【注意禁忌】孕妇、哺乳期妇女或患有肝脏疾病等严重全身疾病者禁用；处于生长发育期的婴幼儿、青少年及生育年龄有孕育要求者不宜使用，或全面权衡利弊后遵医嘱使用；患有骨髓造血障碍的疾病者禁用；胃、十二指肠溃疡活动期禁用；严重心律紊乱者禁用；本品应在医生指导下使用；为观察本品可能出现的不良反应，用药期间应注意定期随诊，检查和复查血、尿常规及心电图和肾功能；心、肝、肾功能不全或严重贫血、白细胞减少、血小板低下者慎用；一般连续用药不宜超过三个月，如需继续用药，应由医生根据患者病情及治疗需要决定，必要时应及时停药，给予相应的处理。既往报道昆明山海棠或含有昆明山海棠药物制剂尚存在以下不良反应：（1）对骨髓抑制作用，可以引起白细胞和血小板减少；（2）可见心、肝、肾损害，心脏室性期前收缩、窦性心动过速、传导阻滞、心电图的ST-T改变和肝、肾功能的异常，甚至出现肾衰竭；（3）可出现呕吐、腹痛、腹泻等较严重的胃肠道反应；（4）影响妊娠或有致畸作用。

【贮藏】密封。

【生产企业】云南白药集团大理药业有限责任公司

七、满族成药

加味八珍益母膏

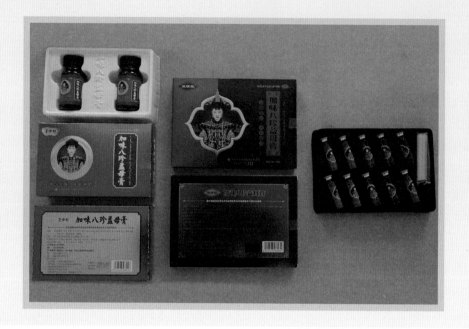

【药品名称】加味八珍益母膏，Jiawei Bazhen Yimu Gao

【批准文号】国药准字Z21021395

【执行标准】WS$_3$-B-2121-96

【剂型】煎膏剂

【规格】每瓶装13克；每瓶装150克

【用法用量】口服。一次10～15克（约9～11毫升），一日2次。

【分类】非处方药（OTC）

【性状】本品为棕褐色至棕黑色的稠膏；味苦、甜。

【成分】益母草、甘草、茯苓、人参、泽兰、桃仁（制）、红花、当归、熟地黄、川芎、赤芍、丹参、炮姜、香附（制）、白术（炒），辅料为红糖、枸橼酸。

【功能主治】补气养血，祛瘀调经。用于妇女气血不足所致的月经不调、经期后移或经行不畅、经量少。

【注意禁忌】孕妇忌服；忌食寒凉、生冷食物；服药期间不宜喝茶和吃萝卜，不宜同时服用藜芦、五灵脂、皂荚或其制剂；糖尿病患者慎用；月经过多、月经提前者慎用；感冒时不宜服用本药；平素月经正常，突然出现月经量少，或月经错后，或阴道不规则出血，应去医院就诊；按照用法用量服用，长期服用应向医师咨询；服药2周后症状无改善者，应去医院就诊；对本品过敏者禁用，过敏体质者慎用；本品性状发生改变时禁止使用；儿童必须在成人监护下使用；请将本品放在儿童不能接触到的地方；如正在使用其他药品，使用本品前请咨询医师或药师。

【贮藏】密封，置阴凉处。

【生产企业】丹东药业集团有限公司

复方木鸡合剂

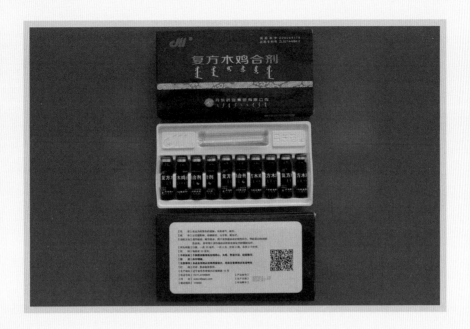

【药品名称】复方木鸡合剂，Fufang Muji Heji

【批准文号】国药准字Z20044175

【执行标准】国家食品药品监督管理局标准YBZ11522004-2009Z

【剂型】合剂

【规格】每瓶装10毫升

【用法用量】口服。一次10毫升，一日3次，4周为1个疗程，连用2个疗程。

【分类】处方药

【性状】本品为棕黑色的液体；有焦香气，味苦。

【成分】云芝提取物、核桃楸皮、山豆根、菟丝子。

【功能主治】清热燥湿，解热固本。用于湿热蕴结型慢性肝炎，甲胎蛋白持续阳性患者，并可用于湿热蕴结型肝癌患者化疗的辅助治疗。

【注意禁忌】本品含有的山豆根用量较大，不可超量、超疗程使用；服药期间如出现恶心、呕吐、头晕、腹泻或呼吸表浅，应立即停药，必要时立即就诊；据文献报道，过量使用山豆根可有神经毒性反应、胃肠道反应等，表现为恶心、呕吐、腹痛、腹泻，头晕、头胀、四肢软弱无力、步态不稳，甚至四肢抽搐、神志不清、呼吸浅速、口唇发绀，肌张力、肌力下降，腱反射消失等，以及过敏性药疹，山豆根上述毒性与所含苦参碱、金雀花碱等生物碱有关；偶有沉淀，请摇匀后一并服用。

【贮藏】密闭，置阴凉处保存。

【生产企业】丹东药业集团有限公司

复方木鸡颗粒

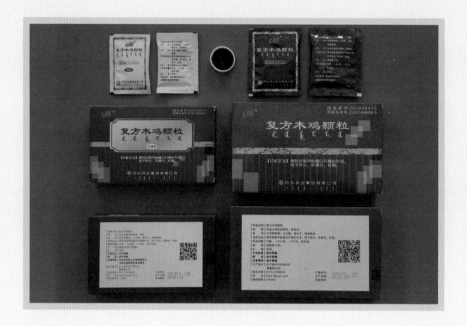

【药品名称】复方木鸡颗粒，Fufang Muji Keli

【批准文号】国药准字Z21020413

【执行标准】WS$_3$-B-3077-98

【剂型】颗粒剂

【规格】每袋装10克（有糖型）；每袋装4克（无糖型）

【用法用量】有糖型，口服，一次10克，一日3次，饭后服；无糖型，口服，一次1袋，一日3次，饭后服。

【分类】处方药

【性状】本品为褐色的颗粒；味微苦。

【成分】云芝提取物、山豆根、菟丝子、核桃楸皮。

【功能主治】具有抑制甲胎蛋白升高的作用。用于肝炎、肝硬化、肝癌。

【注意禁忌】本品含有的山豆根用量较大，不可超量、超疗程使用；服药期间如出现恶心、呕吐、头晕、腹泻或呼吸表浅，应立即停药，必要时立即就诊；据文献报道，过量使用山豆根可有神经毒性反应、胃肠道反应等，表现为恶心、呕吐、腹痛、腹泻，头晕、头胀、四肢软弱无力、步态不稳，甚至四肢抽搐、神志不清、呼吸浅速、口唇发绀，肌张力、肌力下降，腱反射消失等，以及过敏性药疹，山豆根上述毒性与所含苦参碱、金雀花碱等生物碱有关。

【贮藏】密封。

【生产企业】丹东药业集团有限公司

中国少数民族特需商品
传统生产工艺和技术保护工程

第 十 期 工 程

中国民族药成药目录

下卷

中央民族大学中国民族药成药目录课题组 著

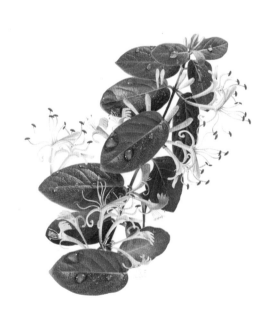

化学工业出版社

中国经济出版社
CHINA ECONOMIC PUBLISHING HOUSE

·北京·

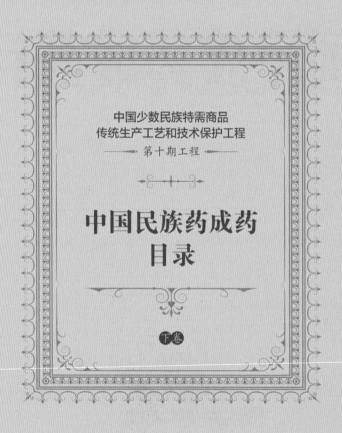

中国少数民族特需商品
传统生产工艺和技术保护工程
—— 第十期工程 ——

中国民族药成药
目录

下卷

中国少数民族特需商品传统生产工艺和技术保护工程第十期工程
—— 中国民族药成药目录

项目指导小组成员

顾　问　陈改户

主　任　张志刚

副主任　彭泽昌　张丽君

成　员　叶　青　马　磊

项目组成员

主　任　张丽君

副主任　杨思远　王玉芬　王润球　马　博

成　员　黎　明　成瑞雪　石　越　艾　舒　宋志娇　宋希双　戴婧妮　王　非
　　　　唐思蓉　杨崇婷　罗红艳　戴雨航　洪泽鑫　王时延　郭伟栋　熊　健
　　　　杨文勇　苏日古　张婉新

专家评审组成员

叶祖光　中国中医科学院首席研究员、国家食品药品监督管理总局中药（民族药）
　　　　审评专家

谢雁鸣　中国中医科学院临床基础所常务所长、教授、民族药再评价专家

占　堆　西藏藏医医院原院长、国医大师

包金山　内蒙古民族大学附属医院主任医师、国医大师

康双龙　内蒙古药检所蒙药室原主任、主任蒙药师、国家药典委员会终身委员

吐尔洪·艾买尔
　　　　新疆维吾尔医高等专科学校原校长、国家药品监督管理局专家、教授、主任
　　　　医师（维吾尔医临床）

孙亚丽　中国民族医药协会副秘书长、教授（组长）

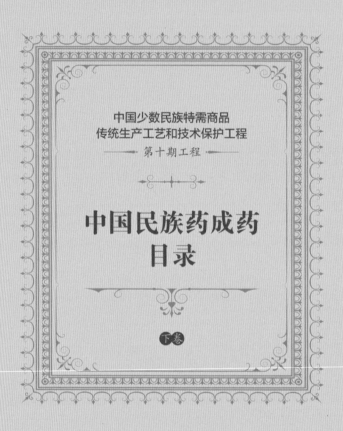

中国少数民族特需商品
传统生产工艺和技术保护工程
第十期工程

中国民族药成药目录

下卷

前言　论中国民族药成药 —————————————— 1

民族药成药目录编制方法 ————————————— 19

上 卷

第一章　藏族成药 ———————————————— 1

--->

第二章　中药里的民族药成药 ———————————— 369

--->

一、畲族成药 ————————————————————— 370

二、壮族成药 ————————————————————— 375

三、朝鲜族成药 ————————————————————— 384

四、侗族成药 ————————————————————— 389

五、土家族成药 ————————————————————— 397

六、纳西族成药 ————————————————————— 401

七、满族成药 ————————————————————— 402

下 卷

第三章 蒙古族成药

一、希拉病方剂

锁阳三味片 —————————— 406

阿拉坦五味丸（蒙药股份）—————— 407

阿拉坦五味丸（乌兰浩特）—————— 408

阿拉坦五味丸（乌兰浩特）—————— 409

阿拉坦五味丸（库伦）——————— 410

阿拉坦五味丸（阜新）——————— 411

阿拉坦五味丸（格拉丹东）————— 412

利胆八味散（蒙药股份）—————— 413

利胆八味散（库伦）———————— 414

消食十味丸（乌兰浩特）—————— 415

消食十味丸（库伦）———————— 416

消食十味丸（蒙药股份）—————— 417

消食十味丸（蒙利）———————— 418

消食十味丸（阜新）———————— 419

扫日劳清肺止咳胶囊 ———————— 420

二、脏腑病方剂

乌兰三味汤散（乌兰浩特）————— 421

乌兰三味汤散（库伦）——————— 422

乌兰三味汤散（蒙药股份）————— 423

协日嘎四味汤散（乌兰浩特）———— 424

协日嘎四味汤散（蒙药股份）———— 425

协日嘎四味汤散（库伦）—————— 426

连翘四味汤散 ——————————— 427

连翘四味胶囊 ——————————— 428

草果四味汤散（库伦）——————— 429

草果四味汤散（乌兰浩特）————— 430

草果四味汤散（蒙药股份）————— 431

五味沙棘散 ———————————— 432

阿那日五味散 ——————————— 433

六味安消散 ———————————— 434

七味葡萄散（库伦）———————— 435

七味葡萄散（蒙药股份）—————— 436

清肝七味散 ———————————— 437

槟榔七味丸 ———————————— 438

德都红花七味丸(库伦) —— 439

德都红花七味丸(乌兰浩特) —— 440

德都红花七味散 —— 441

利尿八味散(乌兰浩特) —— 442

利尿八味散(库伦) —— 443

黄柏八味片 —— 444

哈敦海鲁木勒九味丸(蒙药股份) —— 445

哈敦海鲁木勒九味丸(库伦) —— 446

清肝九味散 —— 447

健胃十味丸(蒙药股份) —— 448

健胃十味丸(库伦) —— 449

健胃十味丸(乌兰浩特) —— 450

益智温肾十味丸(库伦) —— 451

益智温肾十味丸(乌兰浩特) —— 452

益智温肾十味丸(蒙药股份) —— 453

升阳十一味丸(颈复康) —— 454

升阳十一味丸(库伦) —— 455

升阳十一味丸(乌兰浩特) —— 456

升阳十一味丸(蒙药股份) —— 457

升阳十一味丸(阜新) —— 458

红花清肝十三味丸(蒙药股份) —— 459

红花清肝十三味丸(乌兰浩特) —— 460

红花清肝十三味丸(库伦) —— 461

红花清肝十三味丸(阜新) —— 462

顺气十三味散(库伦) —— 463

顺气十三味散(乌兰浩特) —— 464

清肺十三味散(蒙药股份) —— 465

清肺十三味散(乌兰浩特) —— 466

清肺十三味散(库伦) —— 467

阿那日十四味散 —— 468

玉簪清咽十五味丸(库伦) —— 469

玉簪清咽十五味丸(蒙药股份) —— 470

玉簪清咽十五味丸(乌兰浩特) —— 471

玉簪清咽十五味丸(阜新) —— 472

玉簪清咽十五味散 —— 473

益肾十七味丸(库伦) —— 474

益肾十七味丸(蒙药股份) —— 475

益肾十七味丸(乌兰浩特) —— 476

益肾十七味丸(阜新) —— 477

清肺十八味丸(库伦) —— 478

清肺十八味丸(蒙药股份) —— 479

清肺十八味丸(乌兰浩特) —— 480

清肺十八味丸(阜新) —— 481

补肾健胃二十一味丸(库伦) —— 482

补肾健胃二十一味丸(蒙药股份) —— 483

补肾健胃二十一味丸(乌兰浩特) —— 484

石膏二十五味散 —— 485

清肝二十七味丸(库伦) —— 486

清肝二十七味丸(乌兰浩特) —— 487

清肝二十七味丸(乌兰浩特) —— 488

清肝二十七味丸（蒙药股份）———— 489

清肝二十七味丸（阜新）———— 490

手掌参三十七味丸（库伦）———— 491

手掌参三十七味丸（蒙利）———— 492

五根油丸 ———— 493

止嗽立效胶囊 ———— 494

老蔻丸 ———— 495

沙参止咳汤散（库伦）———— 496

沙参止咳汤散（乌兰浩特）———— 497

沙参止咳汤散（蒙药股份）———— 498

三、赫依病方剂

三味檀香汤散 ———— 499

诃子五味胶囊 ———— 500

健脾五味丸 ———— 501

安神补心六味丸 ———— 502

冠心七味片（乌兰浩特）———— 503

冠心七味片（颈复康）———— 504

冠心七味片（蒙药股份）———— 505

冠心七味片（包头）———— 506

冠心七味片（天奇）———— 507

冠心七味片（辽宁康博士）———— 508

冠心七味片（宁夏紫荆花）———— 509

八味三香散（蒙药股份）———— 510

八味三香散（库伦）———— 511

阿魏八味丸 ———— 512

清心沉香八味丸 ———— 513

清心沉香八味散（库伦）———— 514

清心沉香八味散（乌兰浩特）———— 515

清血八味胶囊 ———— 516

顺气补心十一味丸 ———— 517

槟榔十三味丸（库伦）———— 518

槟榔十三味丸（乌兰浩特）———— 519

槟榔十三味丸（蒙药股份）———— 520

沉香十七味丸 ———— 521

安神镇惊二十味丸 ———— 522

调元大补二十五味汤散（乌兰浩特）———— 523

调元大补二十五味汤散（蒙药股份）———— 524

调元大补二十五味汤散（库伦）———— 525

沉香安神散（库伦）———— 526

沉香安神散（蒙药股份）———— 527

沉香安神散（乌兰浩特）———— 528

顺气安神丸（库伦）———— 529

顺气安神丸（乌兰浩特）———— 530

顺气安神丸（蒙药股份）———— 531

四、杀粘剂

嘎日迪五味丸（乌兰浩特）———— 532

嘎日迪五味丸（蒙药股份）———— 533

嘎日迪五味丸（库伦）———— 534

巴特日七味丸（乌兰浩特）———— 535

巴特日七味丸（蒙药股份）———— 536

巴特日七味丸（库伦）———— 537

清感九味丸（蒙药股份）———— 538

清感九味丸（格拉丹东）———— 539

清瘟消肿九味丸 ———— 540

清瘟止痛十一味丸 ———— 541

哈敦海鲁木勒十三味丸（蒙药股份）———— 542

哈敦海鲁木勒十三味丸（乌兰浩特）———— 543

哈敦海鲁木勒十三味丸（库伦）———— 544

檀香清肺二十味丸 ———— 545

克感额日敦片（天奇）———— 546

克感额日敦片（乌兰浩特）———— 547

克感额日敦片（蒙药股份）———— 548

五、妇科病方剂

暖宫七味丸（乌兰浩特）———— 549

暖宫七味丸（蒙药股份）———— 550

暖宫七味丸（库伦）———— 551

暖宫七味丸（阜新）———— 552

暖宫七味散 ———— 553

牛黄十三味丸 ———— 554

吉祥安坤丸 ———— 555

六、巴达干病方剂

四味光明盐汤散 ———— 556

菖蒲四味丸 ———— 557

菖蒲四味胶囊 ———— 558

五味清浊丸（库伦）———— 559

五味清浊丸（乌兰浩特）———— 560

五味清浊丸（蒙药股份）———— 561

六味木香散 ———— 562

壮西六味丸（乌兰浩特）———— 563

壮西六味丸（库伦）———— 564

壮西六味散 ———— 565

阿那日八味散 ———— 566

消积洁白丸（库伦）———— 567

消积洁白丸（乌兰浩特）———— 568

消积洁白丸（蒙药股份）———— 569

寒水石小灰散 ———— 570

七、痞病方剂

哈日十二味散（库伦）———— 571

哈日十二味散（蒙药股份）———— 572

八、聚合型包如病方剂

寒水石二十一味散 ——————— 573
利肝和胃丸（库伦） ——————— 574
利肝和胃丸（乌兰浩特） ——————— 575
利肝和胃丸（阜新） ——————— 576

九、五官病方剂

清热止痛三味汤散 ——————— 577
胡日查六味丸（库伦） ——————— 578
胡日查六味丸（蒙药股份） ——————— 579
胡日查六味丸（乌兰浩特） ——————— 580
清咽六味散（库伦） ——————— 581
清咽六味散（乌兰浩特） ——————— 582
清咽六味散（蒙药股份） ——————— 583
清咽六味散（阜新） ——————— 584
凉血十味散（乌兰浩特） ——————— 585
凉血十味散（库伦） ——————— 586
凉血十味散（蒙药股份） ——————— 587
明目十六味丸 ——————— 588
明目二十五味丸 ——————— 589

十、黄水病方剂

那如三味丸（库伦） ——————— 590
那如三味丸（蒙药股份） ——————— 591
那如三味丸（乌兰浩特） ——————— 592
那如三味丸（阜新） ——————— 593
那如八味丸 ——————— 594
枫香脂十味丸 ——————— 595
云香十五味丸（库伦） ——————— 596
云香十五味丸（乌兰浩特） ——————— 597
云香十五味丸（蒙药股份） ——————— 598

十一、热病方剂

地丁三味汤散 ——————— 599
四味土木香散（蒙药股份） ——————— 600
四味土木香散（库伦） ——————— 601
清热八味丸 ——————— 602
清热八味胶囊 ——————— 603
清热八味散（蒙药股份） ——————— 604
清热八味散（库伦） ——————— 605
清热八味散（乌兰浩特） ——————— 606
清热二十五味丸 ——————— 607
三子散（蒙利） ——————— 608
三子散（蒙药股份） ——————— 609

十二、儿科方剂

小儿清肺八味丸（库伦）——————— 610

小儿清肺八味丸（蒙药股份）————— 611

小儿清肺八味丸（乌兰浩特）————— 612

桔梗八味颗粒 ——————————— 613

三臣丸（库伦）——————————— 614

三臣丸（蒙药股份）————————— 615

十三、白脉病方剂

扎冲十三味丸（蒙药股份）————— 616

扎冲十三味丸（库伦）———————— 617

扎冲十三味丸（乌兰浩特）————— 618

扎冲十三味丸（天奇）———————— 619

扎冲十三味丸（阜新）———————— 620

珍珠活络二十九味丸————————— 621

四香祛湿丸 ——————————— 622

珍宝丸（蒙药股份）————————— 623

珍宝丸（库伦）——————————— 624

珍宝丸（乌兰浩特）————————— 625

珍宝丸（乌兰浩特）————————— 626

珍宝丸（阜新）——————————— 627

珍珠通络丸 ——————————— 628

活血应痛丸 ——————————— 629

鸿茅药酒 ———————————— 630

疏风定痛丸 ——————————— 631

十四、血病方剂

肋柱花四味汤散 ————————— 632

乌兰十三味汤散 ————————— 633

麦冬十三味丸 —————————— 634

十五、外用药

消肿九味散 ——————————— 635

外用溃疡散（乌兰浩特）—————— 636

外用溃疡散（蒙药股份）—————— 637

祛痛橡胶膏 ——————————— 638

透骨灵橡胶膏 —————————— 639

消肿橡胶膏（科尔沁）——————— 640

消肿橡胶膏（福瑞）———————— 641

第四章　维吾尔族成药

- ➤

一、五官病症方剂

西帕依固龈液 —————— 644

除障则海甫片（维吾尔药业）—————— 645

除障则海甫片（黑龙江济仁）—————— 646

二、头痛病症方剂

复方高滋斑片 —————— 647

通滞埃提勒菲力沙那片 —————— 648

三、感冒病症方剂

复方一枝蒿颗粒 —————— 649

祖卡木颗粒（银朵兰）—————— 650

祖卡木颗粒（维吾尔药业）—————— 651

祖卡木颗粒（奇康哈博）—————— 652

祖卡木颗粒（哈尔滨美君）—————— 653

柴银感冒颗粒 —————— 654

四、神经衰弱病症方剂

益心巴迪然吉布亚颗粒 —————— 655

五、呼吸系统病症方剂

阿里红咳喘口服液 —————— 656

热感赛比斯坦颗粒 —————— 657

寒喘祖帕颗粒（银朵兰）—————— 658

寒喘祖帕颗粒（维吾尔药业）—————— 659

寒喘祖帕颗粒（奇康哈博）—————— 660

六、心脏病症方剂

六味西红花口服液 —————— 661

石榴补血糖浆 —————— 662

玫瑰花口服液 —————— 663

养心达瓦依米西克蜜膏 —————— 664

健心合米尔高滋斑安比热片 —————— 665

爱维心口服液（新维）—————— 666

爱维心口服液（哈尔滨美君）—————— 667

七、消化病症方剂

玛木然止泻胶囊 —————————— 668

玫瑰花糖膏 —————————————— 669

散寒药茶 —————————————————— 670

八、肝病症方剂

护肝布祖热颗粒 —————————— 671

炎消迪娜儿糖浆 —————————— 672

清热卡森颗粒 ——————————— 673

九、肾病症方剂

化瘀固精合剂 ——————————— 674

西帕依麦孜彼子口服液 ———— 675

伊木萨克片 ————————————— 676

尿通卡克乃其片 ————————— 677

固精麦斯哈片 ——————————— 678

罗补甫克比日丸 ————————— 679

氨杞康口服液 ——————————— 680

温肾苏拉甫片 ——————————— 681

强身萝菠甫赛河里蜜膏 ———— 682

十、皮肤病症方剂

百癣夏塔热片（奇康哈博）—————— 683

百癣夏塔热片（银朵兰）————————— 684

百癣夏塔热片（黑龙江济仁）————— 685

克比热提片 ————————————— 686

疗癣卡西甫丸 ——————————— 687

疗癣卡西甫散 ——————————— 688

驱白巴布期片（国药集团新疆制药）— 689

驱白巴布期片（银朵兰）————————— 690

驱虫斑鸠菊注射液 ———————— 691

复方木尼孜其颗粒 ———————— 692

复方卡力孜然酊 ————————— 693

复方驱虫斑鸠菊丸 ———————— 694

消白软膏 —————————————— 695

十一、骨关节（伤）病症方剂

复方雪莲胶囊 ——————————— 696

通滞苏润江胶囊（银朵兰）————————— 697

通滞苏润江胶囊（维吾尔药业）————— 698

雪莲口服液 ————————————— 699

雪莲注射液（国药集团新疆制药）————— 700

雪莲注射液（银朵兰）————————————— 701

十二、外科病症方剂

复方斯亚旦生发油 —————— 703

复方斯亚旦生发酊 —————— 704

肛康穆库利片 —————— 702

第五章 傣族成药

一、内科用药

虎杖矾石搽剂 —————— 718

润伊容胶囊 —————— 719

双姜胃痛丸 —————— 706

叶下珠片 —————— 707

叶下珠胶囊 —————— 708

回心康片 —————— 709

血尿安胶囊 —————— 710

灯盏生脉胶囊 —————— 711

肾茶袋泡茶 —————— 712

三、妇科用药

龙血竭片（肠溶衣） —————— 720

龙血竭含片 —————— 721

龙血竭胶囊 —————— 722

乳癖清片 —————— 723

珠子肝泰胶囊 —————— 713

益阴消渴胶囊 —————— 714

惠血生胶囊 —————— 715

舒心通脉胶囊 —————— 716

乳癖清胶囊 —————— 724

消结安口服液 —————— 725

消结安胶囊 —————— 726

二、外科用药

四、骨伤用药

七味解毒活血膏 —————— 717

玄驹胶囊 —————— 727

第六章 彝族成药

一、内科用药

天胡荽愈肝片 —————————— 730

云胃宁胶囊 ————————————— 731

丹灯通脑胶囊 ——————————— 732

丹参益心胶囊 ——————————— 733

石椒草咳喘颗粒 —————————— 734

龙灯胶囊 ————————————— 735

龙金通淋胶囊 ——————————— 736

龙泽熊胆胶囊（熊胆丸）—————— 737

平眩胶囊 ————————————— 738

百贝益肺胶囊 ——————————— 739

血塞通分散片 ——————————— 740

灯台叶颗粒 ———————————— 741

灯盏细辛颗粒 ——————————— 742

灯银脑通胶囊 ——————————— 743

利胆解毒胶囊 ——————————— 744

肠胃舒胶囊 ———————————— 745

肠舒止泻胶囊 ——————————— 746

肠舒片 —————————————— 747

灵丹草合剂 ———————————— 748

尿清舒颗粒 ———————————— 749

虎杖叶胶囊 ———————————— 750

金胃泰胶囊 ———————————— 751

降脂通脉胶囊 ——————————— 752

参七心疏胶囊 ——————————— 753

珍熊胆丸 ————————————— 754

茯蚁参酒 ————————————— 755

咽舒口服液 ———————————— 756

咽舒胶囊 ————————————— 757

香果健消片 ———————————— 758

复方龙血竭胶囊 —————————— 759

复方鹿仙草胶囊 —————————— 760

复方鹿仙草颗粒 —————————— 761

饿求齐胶囊 ———————————— 762

涩肠止泻散 ———————————— 763

通舒口爽胶囊 ——————————— 764

康肾颗粒 ————————————— 765

清肠通便胶囊 ——————————— 766

绿及咳喘颗粒 ——————————— 767

紫丹活血片 ———————————— 768

紫灯胶囊 ————————————— 769

喘络通胶囊 ———————————— 770

舒泌通片 ————————————— 771

舒泌通胶囊 ———————————— 772

痛舒胶囊 ————————————— 773

温中和胃胶囊 —————— 774

蜜桶花颗粒 —————— 775

彝心康胶囊 —————— 776

二、外科用药

近视乐眼药水 —————— 777

拨云眼膏 —————— 778

拨云锭 —————— 779

复方双金痔疮膏 —————— 780

三、妇科用药

云南红药胶囊 —————— 781

丹莪妇康煎膏 —————— 782

竹红菌素软膏 —————— 783

红金消结胶囊 —————— 784

岩鹿乳康片 —————— 785

岩鹿乳康胶囊 —————— 786

复方大红袍止血胶囊 —————— 787

调经养颜胶囊 —————— 788

四、骨伤科用药

天香酊 —————— 789

乌金活血止痛胶囊 —————— 790

虎力散胶囊 —————— 791

虎杖伤痛酊 —————— 792

恒古骨伤愈合剂 —————— 793

第七章 苗族成药

一、内科用药

儿脾醒颗粒 —————— 796

小儿功劳止泻颗粒 —————— 797

云实感冒合剂 —————— 798

心胃止痛胶囊 —————— 799

心脑联通胶囊 —————— 800

双金胃疡胶囊 —————— 801

玉合草含片 —————— 802

玉蓝降糖胶囊 —————— 803

仙人掌胃康胶囊 —————— 804

白沙糖浆 —————— 805

CONTENTS 目 录

半枝莲片	806	咳清胶囊	830
宁泌泰胶囊	807	复方石韦胶囊	831
血脉通胶囊	808	复方伸筋胶囊	832
血脂平胶囊	809	复方胃痛胶囊	833
花栀清肝颗粒	810	胆炎康胶囊	834
芪胶升白胶囊	811	胆清胶囊	835
苦丁降压胶囊	812	养阴口香合剂	836
制酸止痛胶囊	813	前列倍喜胶囊	837
金果榄涂膜剂	814	益肝解毒茶	838
金骨莲胶囊	815	益肺止咳胶囊	839
金鳝消渴颗粒	816	消痞和胃胶囊	840
肺力咳合剂	817	通络骨质宁膏	841
肺力咳胶囊	818	理气活血滴丸	842
泻停封胶囊	819	银丹心泰滴丸	843
泻停胶囊	820	银丹心脑通软胶囊	844
泌淋胶囊	821	清火养元胶囊	845
泌淋清胶囊	822	清痹通络药酒	846
泌淋颗粒	823	黑骨藤追风活络胶囊	847
砂连和胃胶囊	824	隔山消积颗粒	848
胃可安胶囊	825	蓝芷安脑胶囊	849
咳平胶囊	826	感清糖浆	850
咳速停胶囊	827	滇白珠糖浆	851
咳速停糖浆	828	醒脾养儿颗粒	852
咳康含片	829	醒脾胶囊	853

二、外科用药

九味痔疮胶囊 —————— 854

万金香气雾剂 —————— 855

平痔胶囊 —————— 856

复方木芙蓉涂鼻软膏 —————— 857

复方栀子气雾剂 —————— 858

结石清胶囊 —————— 859

银冰消痤酊 —————— 860

痔疾洗液 —————— 861

鼻宁喷雾剂 —————— 862

鳖甲消痔胶囊 —————— 863

三、肿瘤用药

艾愈胶囊 —————— 864

欣力康胶囊 —————— 865

欣力康颗粒 —————— 866

金刺参九正合剂 —————— 867

康艾扶正胶囊 —————— 868

四、妇科用药

日舒安洗液 —————— 869

日舒安湿巾 —————— 870

妇血康颗粒 —————— 871

妇肤康喷雾剂 —————— 872

妇炎消胶囊 —————— 873

抗妇炎胶囊 —————— 874

经带宁胶囊 —————— 875

洁阴灵洗剂 —————— 876

康妇灵胶囊 —————— 877

博性康药膜 —————— 878

痛经软膏 —————— 879

五、耳鼻喉科用药

开喉剑喷雾剂 —————— 880

开喉剑喷雾剂（儿童型） —————— 881

双羊喉痹通颗粒 —————— 882

龙掌口含液 —————— 883

金喉健喷雾剂 —————— 884

咽立爽口含滴丸 —————— 885

咽炎清片 —————— 886

咽喉清喉片 —————— 887

复方一枝黄花喷雾剂 —————— 888

复方牙痛酊 —————— 889

龋齿宁含片 —————— 890

六、骨伤科用药

风湿跌打酊 —————— 891

仙灵骨葆片 —————— 892

仙灵骨葆胶囊 —————— 893

伤科灵喷雾剂 —————— 894

金乌骨通胶囊 —————— 895

肿痛舒喷雾剂 —————— 896

骨康胶囊 —————— 897

复方透骨香乳膏 —————— 898

筋骨伤喷雾剂 —————— 899

痹克颗粒 —————— 900

七、皮肤科用药

日晒防治膏 —————— 901

白玉软膏 —————— 902

玫芦消痤膏 —————— 903

肤痔清软膏 —————— 904

肤舒止痒膏 —————— 905

润燥止痒胶囊 —————— 906

终审专家组评审决议书 —————— 907

第三章

蒙古族成药

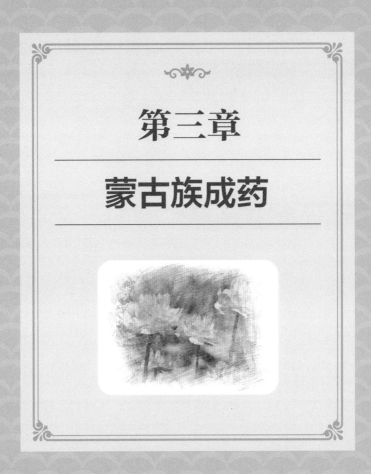

一、希拉病方剂

锁阳三味片

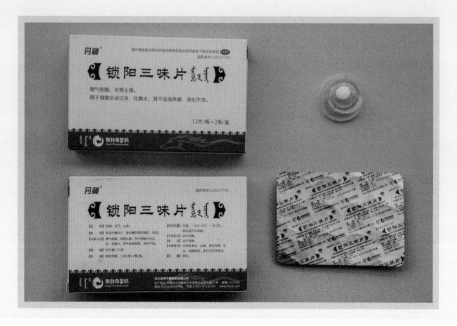

【药品名称】锁阳三味片，Suoyang Sanwei Pian

【批准文号】国药准字Z20027793

【执行标准】WS-11473（ZD-1473）-2002-2012Z

【剂型】片剂

【规格】片芯重0.25克

【用法用量】口服，饭后以温开水送服。一次4～6片，一日3次。

【分类】非处方药（OTC）

【类别】希拉病方剂

【性状】本品为糖衣片，除去糖衣显棕褐色；味涩。

【成分】锁阳、诃子、山奈。

【功能主治】理气制酸，和胃止痛。用于胃酸分泌过多、吐酸，胃不适或疼痛，消化不良。

【注意禁忌】饮食宜清淡，忌烟、酒，忌食辛辣、生冷、油腻食物；忌情绪激动及生闷气；胃阴虚者不宜用，主要表现为口干欲饮、大便干结、小便短少；有严重的高血压、心脏病、肝病、糖尿病、肾病等慢性病者，应在医师指导下服用；服药3天后症状未缓解者，应去医院就诊；儿童、年老体弱者、孕妇应在医师指导下服用；对本品过敏者禁用，过敏体质者慎用；本品性状发生改变时禁止使用；儿童必须在成人的监护下使用；请将本品放在儿童不能接触到的地方；如正在使用其他药品，使用本品前请咨询医师或药师。

【贮藏】密封。

【生产企业】乌兰浩特中蒙制药有限公司

阿拉坦五味丸（蒙药股份）

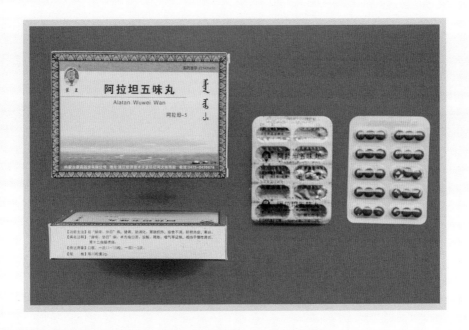

【药品名称】阿拉坦五味丸（阿拉坦-5），Alatan Wuwei Wan

【批准文号】国药准字Z15020450

【执行标准】ZZ-8350

【剂型】丸剂

【规格】每10粒重2克

【用法用量】口服。一次11～15粒，一日1～2次。

【分类】处方药

【类别】希拉病方剂

【性状】本品为黑色水丸；气香，味涩、苦。

【成分】诃子、石榴、木鳖子（制）、五灵脂、黑冰片。

【功能主治】祛赫依、协日病，健胃，助消化。用于胃肠炽热，宿食不消，肝胆热证，黄疸。

【注意禁忌】尚不明确。

【贮藏】密闭，防潮。

【生产企业】内蒙古蒙药股份有限公司

阿拉坦五味丸（乌兰浩特）

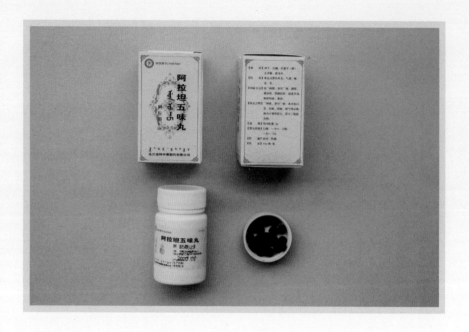

【药品名称】阿拉坦五味丸（阿拉坦-5），Alatan Wuwei Wan

【批准文号】国药准字Z15021587

【执行标准】ZZ-8350

【剂型】丸剂

【规格】每10粒重2克

【用法用量】口服。一次11～15粒，一日1～2次。

【分类】处方药

【类别】希拉病方剂

【性状】本品为黑色水丸；气香，味涩、苦。

【成分】诃子、石榴、木鳖子（制）、五灵脂、黑冰片。

【功能主治】祛赫依、协日病，健胃，助消化。用于胃肠炽热，宿食不消，肝胆热证，黄疸。

【注意禁忌】尚不明确。

【贮藏】密闭，防潮。

【生产企业】乌兰浩特中蒙制药有限公司

阿拉坦五味丸（乌兰浩特）

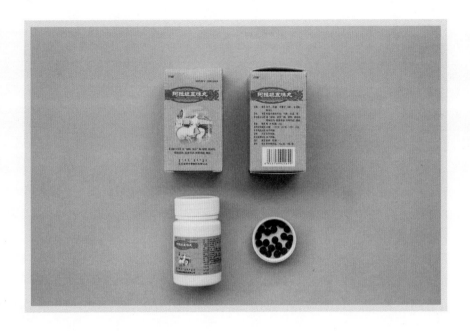

【药品名称】阿拉坦五味丸（阿拉坦-5），Alatan Wuwei Wan

【批准文号】国药准字Z20073018

【执行标准】ZZ-8350

【剂型】丸剂

【规格】每10粒重1.25克

【用法用量】口服。一次16～24粒，一日1～2次。

【分类】处方药

【类别】希拉病方剂

【性状】本品为黑色水丸；气香，味涩、苦。

【成分】诃子、石榴、木鳖子（制）、五灵脂、黑冰片。

【功能主治】祛赫依、协日病，健胃，助消化。用于胃肠炽热，宿食不消，肝胆热证，黄疸。

【注意禁忌】尚不明确。

【贮藏】密闭，防潮。

【生产企业】乌兰浩特中蒙制药有限公司

阿拉坦五味丸（库伦）

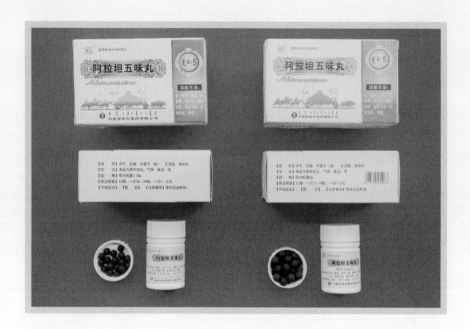

【药品名称】阿拉坦五味丸（阿拉坦-5），Alatan Wuwei Wan

【批准文号】国药准字Z15020872

【执行标准】ZZ-8350

【剂型】丸剂

【规格】每10粒重1.25克；每10粒重2克。

【用法用量】口服。一次16～24粒，一日1～2次；一次11～15粒，一日1～2次。

【分类】处方药

【类别】希拉病方剂

【性状】本品为黑色水丸；气香，味涩、苦。

【成分】诃子、石榴、木鳖子（制）、五灵脂、黑冰片。

【功能主治】祛赫依、协日病，健胃，助消化。用于胃肠炽热，宿食不消，肝胆热证，黄疸。

【注意禁忌】尚不明确。

【贮藏】密闭，防潮。

【生产企业】内蒙古库伦蒙药有限公司

阿拉坦五味丸（阜新）

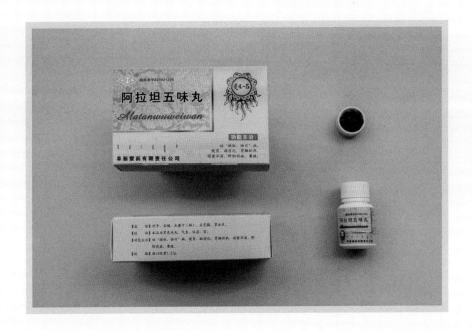

【药品名称】阿拉坦五味丸（阿拉坦-5），Alatan Wuwei Wan

【批准文号】国药准字Z21021225

【执行标准】ZZ-8350

【剂型】丸剂

【规格】每10粒重1.25克

【用法用量】口服。一次16～24粒，一日1～2次。

【分类】处方药

【类别】希拉病方剂

【性状】本品为黑色水丸；气香，味涩、苦。

【成分】诃子、石榴、木鳖子（制）、五灵脂、黑冰片。

【功能主治】祛赫依、协日病，健胃，助消化。用于胃肠炽热，宿食不消，肝胆热证，黄疸。

【注意禁忌】尚不明确。

【贮藏】密闭，防潮。

【生产企业】阜新蒙药有限责任公司

阿拉坦五味丸（格拉丹东）

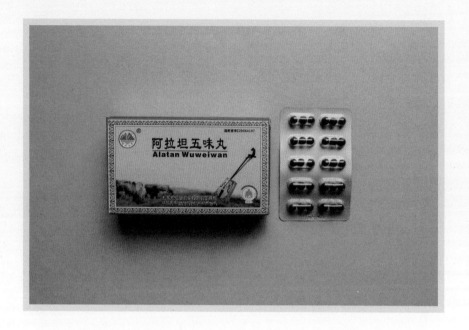

【药品名称】阿拉坦五味丸（阿拉坦-5），Alatan Wuwei Wan

【批准文号】国药准字Z20064197

【执行标准】YBZ15572006

【剂型】丸剂

【规格】每粒重0.2克

【用法用量】口服。一次11～15粒，一日1～2次。

【分类】处方药

【类别】希拉病方剂

【性状】本品为黑色水丸；气香，味涩、苦。

【成分】诃子、石榴、木鳖子、五灵脂、黑冰片。

【功能主治】祛赫依、协日病，健胃，助消化。用于胃肠炽热，宿食不消，肝胆热证，黄疸。

【注意禁忌】尚不明确。

【贮藏】密闭，防潮。

【生产企业】青海省格拉丹东药业有限公司

利胆八味散（蒙药股份）

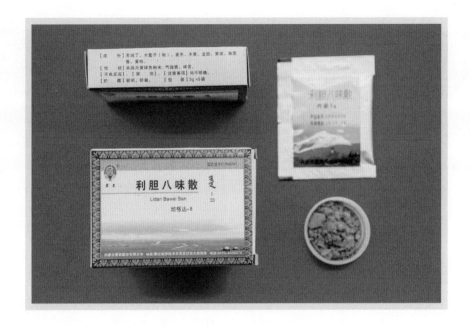

【药品名称】利胆八味散（地格达-8），Lidan Bawei San

【批准文号】国药准字Z15020397

【执行标准】ZZ-8339

【剂型】散剂

【规格】每袋装3克

【用法用量】口服。一次1.5～3克，一日1～2次。

【分类】处方药

【类别】希拉病方剂

【性状】本品为黄绿色粉末；气微香，味苦。

【成分】苦地丁、木鳖子（制）、麦冬、木香、龙胆、黄连、角茴香、黄柏。

【功能主治】清协日，泻肝火，利胆。用于协日热引起的头痛、肝胆热证、目肤和小便赤黄、黄疸。

【注意禁忌】尚不明确。

【贮藏】密闭，防潮。

【生产企业】内蒙古蒙药股份有限公司

利胆八味散（库伦）

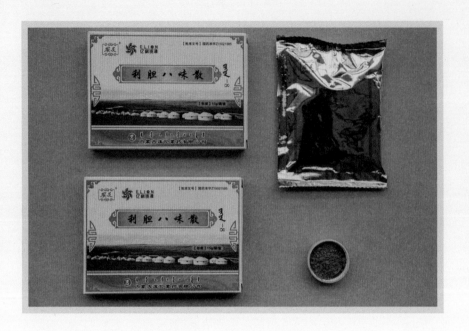

【药品名称】利胆八味散（地格达-8），Lidan Bawei San

【批准文号】国药准字Z15021585

【执行标准】ZZ-8339

【剂型】散剂

【规格】每袋装15克

【用法用量】口服。一次1.5～3克，一日1～2次。

【分类】处方药

【类别】希拉病方剂

【性状】本品为黄绿色粉末；气微香，味苦。

【成分】苦地丁、木鳖子（制）、麦冬、木香、龙胆、黄连、角茴香、黄柏。

【功能主治】清协日，泻肝火，利胆。用于协日热引起的头痛、肝胆热证、目肤和小便赤黄、黄疸。

【注意禁忌】尚不明确。

【贮藏】密闭，防潮。

【生产企业】内蒙古库伦蒙药有限公司

消食十味丸（乌兰浩特）

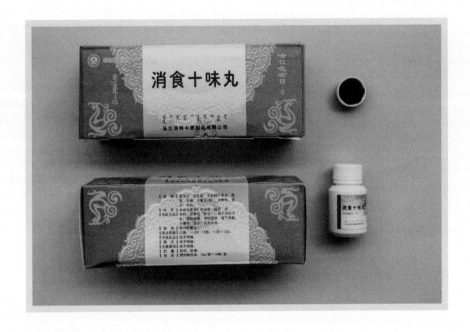

【药品名称】消食十味丸（哈日嘎布日-10），Xiaoshi Shiwei Wan

【批准文号】国药准字Z15021786

【执行标准】ZZ-8418

【剂型】丸剂

【规格】每10粒重2克

【用法用量】口服。一次9～15粒，一日1～2次。

【分类】处方药

【类别】希拉病方剂

【性状】本品为黑褐色的水丸；味辛、苦。

【成分】黑冰片、白豆蔻、牛胆粉、连翘、荜茇、石榴、木鳖子(制)、光明盐、诃子、肉桂。

【功能主治】消积，祛寒性协日。用于消化不良、胃脘疼痛、寒性痞证、嗳气吞酸，对寒性协日尤为有效。

【注意禁忌】尚不明确。

【贮藏】密闭，防潮。

【生产企业】乌兰浩特中蒙制药有限公司

消食十味丸（库伦）

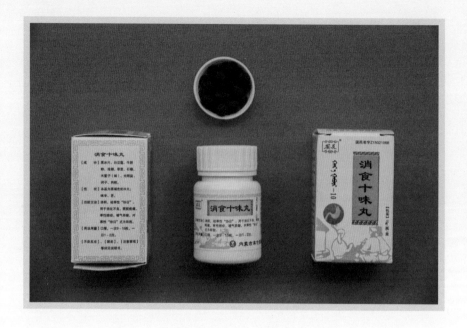

【药品名称】消食十味丸（哈日嘎布日-10），Xiaoshi Shiwei Wan

【批准文号】国药准字Z15021068

【执行标准】ZZ-8418

【剂型】丸剂

【规格】每10粒重2克

【用法用量】口服。一次9～15粒，一日1～2次。

【分类】处方药

【类别】希拉病方剂

【性状】本品为黑褐色的水丸；味辛、苦。

【成分】黑冰片、白豆蔻、牛胆粉、连翘、荜茇、石榴、木鳖子（制）、光明盐、诃子、肉桂。

【功能主治】消积，祛寒性协日。用于消化不良、胃脘疼痛、寒性痞证、嗳气吞酸，对寒性协日尤为有效。

【注意禁忌】尚不明确。

【贮藏】密闭，防潮。

【生产企业】内蒙古库伦蒙药有限公司

消食十味丸（蒙药股份）

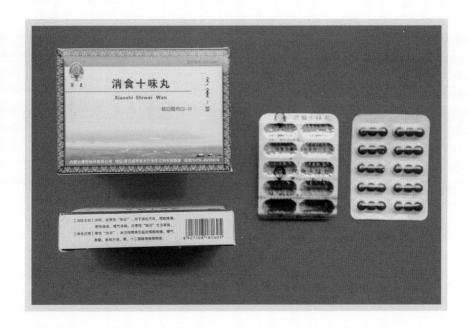

【药品名称】消食十味丸（哈日嘎布日-10），Xiaoshi Shiwei Wan

【批准文号】国药准字Z15020459

【执行标准】ZZ-8418

【剂型】丸剂

【规格】每10粒重2克

【用法用量】口服。一次9～15粒，一日1～2次。

【分类】处方药

【类别】希拉病方剂

【性状】本品为黑褐色的水丸；味辛、苦。

【成分】黑冰片、白豆蔻、牛胆粉、连翘、荜茇、石榴、木鳖子（制）、光明盐、诃子、肉桂。

【功能主治】消积，祛寒性协日。用于消化不良、胃脘疼痛、寒性痞证、嗳气吞酸，对寒性协日尤为有效。

【注意禁忌】尚不明确。

【贮藏】密闭，防潮。

【生产企业】内蒙古蒙药股份有限公司

消食十味丸（蒙利）

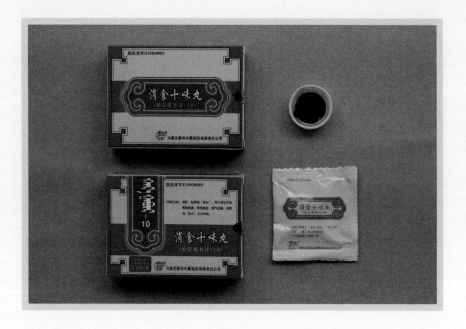

【药品名称】消食十味丸（哈日嘎布日-10），Xiaoshi Shiwei Wan

【批准文号】国药准字Z15020083

【执行标准】ZZ-8418

【剂型】丸剂

【规格】每10粒重2克

【用法用量】口服。一次9～15粒，一日1～2次。

【分类】处方药

【类别】希拉病方剂

【性状】本品为黑褐色的水丸；味辛、苦。

【成分】黑冰片、白豆蔻、牛胆膏、连翘、荜茇、木鳖子（制）、石榴、光明盐、诃子、肉桂。

【功能主治】消积，祛寒性协日。用于消化不良、胃脘疼痛、寒性痞证、嗳气吞酸，对寒性协日尤为有效。

【注意禁忌】尚不明确。

【贮藏】密闭，防潮。

【生产企业】内蒙古蒙利中蒙制药有限责任公司

消食十味丸（阜新）

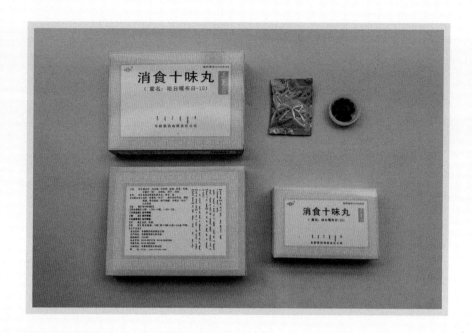

【药品名称】消食十味丸（哈日嘎布日-10），Xiaoshi Shiwei Wan

【批准文号】国药准字Z21020299

【执行标准】ZZ-8418

【剂型】丸剂

【规格】每10粒重2克

【用法用量】口服。一次9～15粒，一日1～2次。

【分类】处方药

【类别】希拉病方剂

【性状】本品为黑褐色的水丸；味辛、苦。

【成分】黑冰片、白豆蔻、牛胆粉、连翘、荜茇、石榴、木鳖子（制）、光明盐、诃子、肉桂。

【功能主治】消积，祛寒性协日。用于消化不良、胃脘疼痛、寒性痞证、嗳气吞酸，对寒性协日尤为有效。

【注意禁忌】尚不明确。

【贮藏】密闭，防潮。

【生产企业】阜新蒙药有限责任公司

扫日劳清肺止咳胶囊

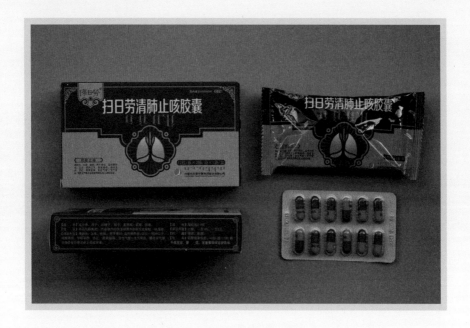

【药品名称】扫日劳清肺止咳胶囊，Saorilao Qingfei Zhike Jiaonang

【批准文号】国药准字Z20050290

【执行标准】YBZ02592003-2009Z

【剂型】胶囊剂

【规格】每粒装0.4克

【用法用量】口服。一次3粒，一日3次。

【分类】非处方药（OTC）

【类别】希拉病方剂

【性状】本品为胶囊剂，内容物为棕色至棕黑色的粉末或颗粒；味微甜。

【成分】北沙参、诃子、川楝子、栀子、紫草茸、紫草、茜草。

【功能主治】清肺热，止咳，祛痰。用于希拉病、血性肺热证，症见烦热口干、咳嗽咳痰、便秘溲赤，舌质红、苔黄腻等；急性气管支气管炎、慢性支气管炎急性发作期见有上述症状者。

【注意禁忌】忌烟、酒，忌食辛辣、生冷、油腻食物；不宜在服药期间同时服用滋补性中药；支气管扩张、肺脓肿、肺心病、肺结核患者，出现咳嗽时应去医院就诊；有严重的高血压、心脏病、肝病、糖尿病、肾病等慢性病者应在医师指导下服用；服药期间，若患者发热体温超过38.5℃，或出现喘促气急，或咳嗽加重、痰量明显增多，应去医院就诊；儿童、孕妇、哺乳期妇女、年老体弱者应在医师指导下服用；服药3天后症状无缓解者，应去医院就诊；对本品过敏者禁用，过敏体质者慎用；本品性状发生改变时禁止使用；儿童必须在成人监护下使用；请将本品放在儿童不能接触到的地方；如正在使用其他药品，使用本品前请咨询医师或药师。

【贮藏】密闭、防潮。

【生产企业】内蒙古天奇中蒙制药股份有限公司

二、脏腑病方剂

乌兰三味汤散（乌兰浩特）

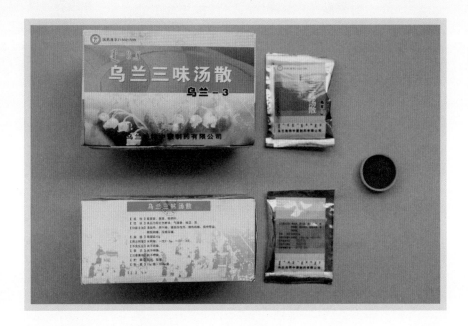

【药品名称】乌兰三味汤散（乌兰-3），Wulan Sanwei Tangsan

【批准文号】国药准字Z15021599

【执行标准】ZZ-8304

【剂型】散剂

【规格】每袋装15克

【用法用量】水煎服。一次3～5克，一日1～3次。

【分类】处方药

【类别】脏腑病方剂

【性状】本品为棕红色粉末；气微香，味涩、苦。

【成分】紫草茸、茜草、枇杷叶。

【功能主治】清血热。用于肺、肾损伤性热和肺热咳嗽，痰中带血，膀胱刺痛，尿频尿痛。

【注意禁忌】尚不明确。

【贮藏】密闭，防潮。

【生产企业】乌兰浩特中蒙制药有限公司

乌兰三味汤散（库伦）

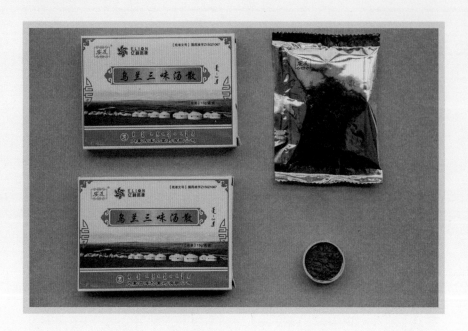

【药品名称】乌兰三味汤散（乌兰-3），Wulan Sanwei Tangsan

【批准文号】国药准字Z15021067

【执行标准】ZZ-8304

【剂型】散剂

【规格】每袋装15克

【用法用量】水煎服。一次3～5克，一日1～3次。

【分类】处方药

【类别】脏腑病方剂

【性状】本品为棕红色粉末；气微香，味涩、苦。

【成分】紫草茸、茜草、枇杷叶。

【功能主治】清血热。用于肺、肾损伤性热和肺热咳嗽，痰中带血，膀胱刺痛，尿频尿痛。

【注意禁忌】尚不明确。

【贮藏】密闭，防潮。

【生产企业】内蒙古库伦蒙药有限公司

乌兰三味汤散（蒙药股份）

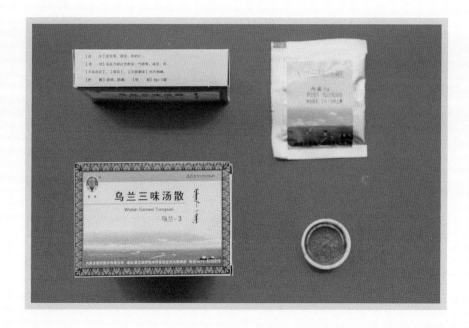

【药品名称】乌兰三味汤散（乌兰-3），Wulan Sanwei Tangsan

【批准文号】国药准字Z15020449

【执行标准】ZZ-8304

【剂型】散剂

【规格】每袋装3克

【用法用量】口服。一次3～5克，一日1～3次。

【分类】处方药

【类别】脏腑病方剂

【性状】本品为棕红色粉末；气微香，味涩、苦。

【成分】紫草茸、茜草、枇杷叶。

【功能主治】清血热。用于肺、肾损伤性热和肺热咳嗽，痰中带血，膀胱刺痛，尿频尿痛。

【注意禁忌】尚不明确。

【贮藏】密闭，防潮。

【生产企业】内蒙古蒙药股份有限公司

协日嘎四味汤散（乌兰浩特）

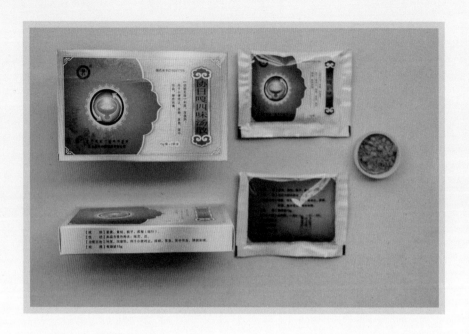

【药品名称】协日嘎四味汤散（沙日-嘎-4），Xieriga Siwei Tangsan

【批准文号】国药准字Z15021725

【执行标准】ZZ-8317

【剂型】散剂

【规格】每袋装15克

【用法用量】水煎服。一次3～5克，一日1～3次。

【分类】处方药

【类别】脏腑病方剂

【性状】本品为黄色粉末；味苦、涩。

【成分】姜黄、黄柏、栀子、蒺藜（微炒）。

【功能主治】利尿，泄湿热。用于小便闭止、尿频、尿急、尿中带血、膀胱刺痛。

【注意禁忌】尚不明确。

【贮藏】密闭，防潮。

【生产企业】乌兰浩特中蒙制药有限公司

协日嘎四味汤散（蒙药股份）

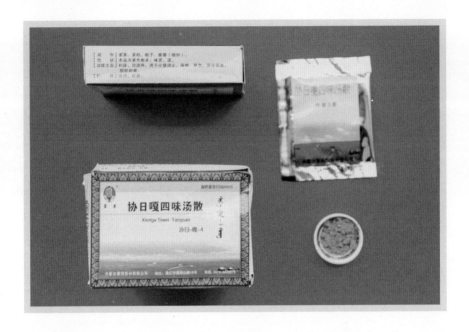

【药品名称】协日嘎四味汤散（沙日-嘎-4），Xieriga Siwei Tangsan

【批准文号】国药准字Z15020435

【执行标准】ZZ-8317

【剂型】散剂

【规格】每袋装3克

【用法用量】水煎服。一次3～5克，一日1～3次。

【分类】处方药

【类别】脏腑病方剂

【性状】本品为黄色粉末；味苦、涩。

【成分】姜黄、黄柏、栀子、蒺藜（微炒）。

【功能主治】利尿，泄湿热。用于小便闭止、尿频、尿急、尿中带血、膀胱刺痛。

【注意禁忌】尚不明确。

【贮藏】密闭，防潮。

【生产企业】内蒙古蒙药股份有限公司

协日嘎四味汤散（库伦）

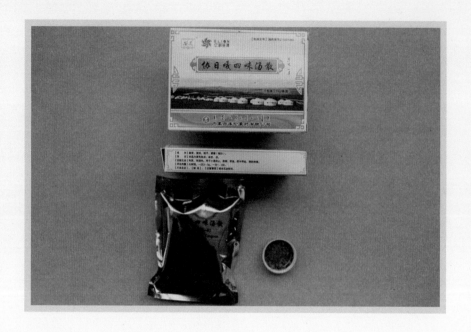

【药品名称】协日嘎四味汤散（沙日-嘎-4），Xieriga Siwei Tangsan

【批准文号】国药准字Z15021069

【执行标准】ZZ-8317

【剂型】散剂

【规格】每袋装15克

【用法用量】水煎服。一次3～5克，一日1～3次。

【分类】处方药

【类别】脏腑病方剂

【性状】本品为黄色粉末；味苦、涩。

【成分】姜黄、黄柏、栀子、蒺藜（微炒）。

【功能主治】利尿，泄湿热。用于小便闭止、尿频、尿急、尿中带血、膀胱刺痛。

【注意禁忌】尚不明确。

【贮藏】密闭，防潮。

【生产企业】内蒙古库伦蒙药有限公司

连翘四味汤散

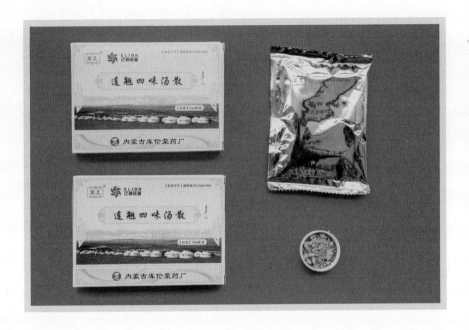

【药品名称】连翘四味汤散（苏龙嘎-4），Lianqiao Siwei Tangsan

【批准文号】国药准字Z15021063

【执行标准】ZZ-8336

【剂型】散剂

【规格】每袋装15克

【用法用量】水煎服。一次3～5克，一日1～3次。

【分类】处方药

【类别】脏腑病方剂

【性状】本品为黄白色至黄棕色粉末；气微香，味苦、微涩。

【成分】连翘、拳参、木通、麦冬。

【功能主治】清腑热。用于肠热痢疾、腹痛、腹泻。

【注意禁忌】尚不明确。

【贮藏】密闭，防潮。

【生产企业】内蒙古库伦蒙药有限公司

连翘四味胶囊

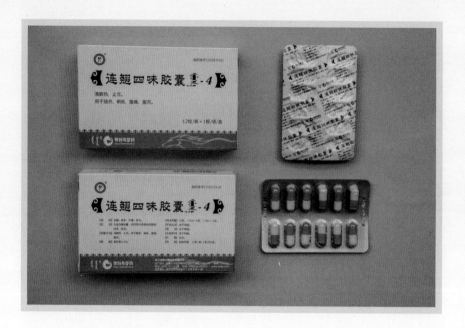

【药品名称】连翘四味胶囊（苏龙嘎-4），Lianqiao Siwei Jiaonang

【批准文号】国药准字Z20063420

【执行标准】ZZ-8337-1

【剂型】胶囊剂

【规格】每粒装0.25克

【用法用量】口服。一次4～6粒，一日1～2次。

【分类】处方药

【类别】脏腑病方剂

【性状】本品为硬胶囊，内容物为黄棕色的颗粒；味苦、微涩。

【成分】连翘、拳参、木通、麦冬。

【功能主治】清腑热，止泻。用于肠热痢疾、腹痛、腹泻。

【注意禁忌】尚不明确。

【贮藏】密封。

【生产企业】乌兰浩特中蒙制药有限公司

草果四味汤散（库伦）

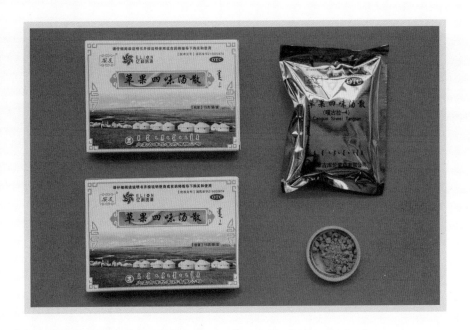

【药品名称】草果四味汤散（嘎古拉-4），Caoguo Siwei Tangsan

【批准文号】国药准字Z15020874

【执行标准】ZZ-8361

【剂型】散剂

【规格】每袋装15克

【用法用量】水煎服。一次3～5克，一日1～2次。

【分类】非处方药（OTC）

【类别】脏腑病方剂

【性状】本品为棕黄色粉末；气芳香，味辛、苦。

【成分】草果、丁香、木香、小茴香。

【功能主治】调节赫依，健脾胃。用于上行赫依，持命赫依之病，赫依引起的头痛。尤其对脾虚有显著疗效。

【注意禁忌】忌食生冷食物及喝浓茶；孕妇慎用；感冒患者不宜服用；服用1周后症状未改善者，应去医院就诊；按照用法用量服用，小儿、年老体弱者应在医师指导下服用；如长期服用，应向医师咨询；对本品过敏者禁用，过敏体质者慎用；本品性状发生改变时禁止使用；儿童必须在成人的监护下使用；请将本品放在儿童不能接触到的地方；如正在使用其他药品，使用本品前请咨询医师或药师。

【贮藏】密闭，防潮。

【生产企业】内蒙古库伦蒙药有限公司

草果四味汤散（乌兰浩特）

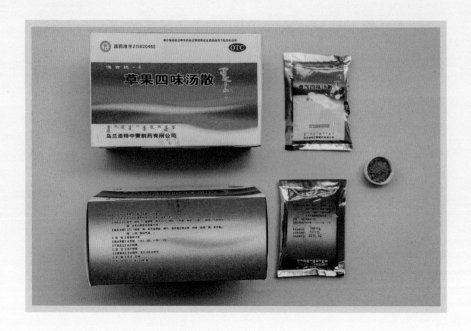

【药品名称】草果四味汤散（嘎古拉-4），Caoguo Siwei TangSan

【批准文号】国药准字Z15020462

【执行标准】ZZ-8361

【剂　型】散剂

【规　格】每袋装15克

【用法用量】水煎服。一次3～5克，一日1～3次。

【分　类】非处方药（OTC）

【类　别】脏腑病方剂

【性　状】本品为棕黄色粉末；气芳香，味辛、苦。

【成　分】草果、丁香、木香、小茴香。

【功能主治】调节赫依，健脾胃。用于上行赫依，持命赫依之病，赫依引起的头痛。尤其对脾虚有显著疗效。

【注意禁忌】忌食生冷食物及喝浓茶；孕妇慎用；感冒患者不宜服用；服用1周后症状未改善者，应去医院就诊；按照用法用量服用，小儿、年老体弱者应在医师指导下服用；如长期服用，应向医师咨询；对本品过敏者禁用，过敏体质者慎用；本品性状发生改变时禁止使用；儿童必须在成人的监护下使用；请将本品放在儿童不能接触到的地方；如正在使用其他药品，使用本品前请咨询医师或药师。

【贮　藏】密闭，防潮。

【生产企业】乌兰浩特中蒙制药有限公司

草果四味汤散（蒙药股份）

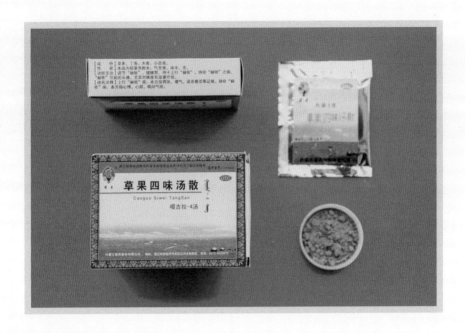

【药品名称】草果四味汤散（嘎古拉-4），Caoguo Siwei Tangsan

【批准文号】国药准字Z15020414

【执行标准】ZZ-8361

【剂型】散剂

【规格】每袋装3克

【用法用量】水煎服。一次3～5克，一日1～2次。

【分类】非处方药（OTC）

【类别】脏腑病方剂

【性状】本品为棕黄色粉末；气芳香，味辛、苦。

【成分】草果、丁香、木香、小茴香。

【功能主治】调节赫依，健脾胃。用于上行赫依，持命赫依之病，赫依引起的头痛。尤其对脾虚有显著疗效。

【注意禁忌】忌食生冷食物及喝浓茶；孕妇慎用；感冒患者不宜服用；服用1周后症状未改善者，应去医院就诊；按照用法用量服用，小儿、年老体弱者应在医师指导下服用；如长期服用，应向医师咨询；对本品过敏者禁用，过敏体质者慎用；本品性状发生改变时禁止使用；儿童必须在成人的监护下使用；请将此药品放在儿童不能接触到的地方；如正在使用其他药品，使用本品前请咨询医师或药师。

【贮藏】密闭，防潮。

【生产企业】内蒙古蒙药股份有限公司

五味沙棘散

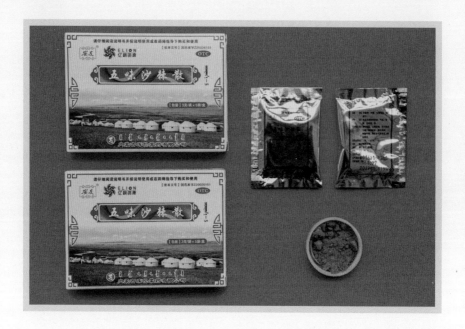

【药品名称】五味沙棘散（沏其日甘-5），Wuwei Shaji San

【批准文号】国药准字Z20026151

【执行标准】2015年版《中华人民共和国药典》（一部）

【剂型】散剂

【规格】每袋装3克

【用法用量】口服。一次3克，一日1～2次。

【分类】非处方药（OTC）

【类别】脏腑病方剂

【性状】本品为深棕色的粉末；气香，味酸、甘而苦、涩。

【成分】沙棘膏、木香、白葡萄干、甘草、栀子。

【功能主治】清热祛痰，止咳定喘。用于肺热久嗽、喘促痰多、胸中满闷、胸胁作痛；慢性支气管炎见上述证候者。

【注意禁忌】忌烟、酒，忌食辛辣、生冷、油腻食物；不宜在服药期间同时服用滋补性中药；支气管扩张、肺脓肿、肺心病、肺结核患者，出现咳嗽时应去医院就诊；有严重的高血压、心脏病、肝病、糖尿病、肾病等慢性病者，应在医师指导下服用；儿童、孕妇、哺乳期妇女、年老体弱者应在医师指导下服用；服药期间，若患者发热体温超过38.5℃，或出现喘促气急，或咳嗽加重、痰量明显增多，应去医院就诊；服药3天后症状无缓解者，应去医院就诊；对本品过敏者禁用，过敏体质者慎用；本品性状发生改变时禁止使用；儿童必须在成人的监护下使用；请将本品放在儿童不能接触到的地方；如正在使用其他药品，使用本品前请咨询医师或药师。

【贮藏】密闭，防潮。

【生产企业】内蒙古库伦蒙药有限公司

阿那日五味散

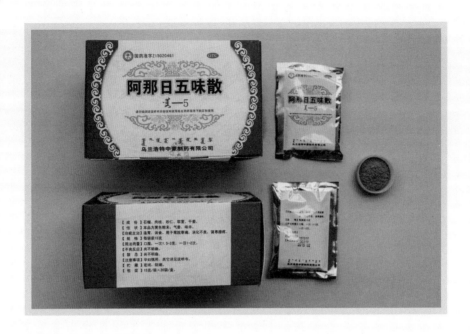

【药品名称】阿那日五味散（阿那日-5），Anari Wuwei San

【批准文号】国药准字Z15020461

【执行标准】ZZ-8348

【剂型】散剂

【规格】每袋装15克

【用法用量】口服。一次1.5～3克，一日1～2次。

【分类】非处方药（OTC）

【类别】脏腑病方剂

【性状】本品为黄色粉末；气香，味辛。

【成分】石榴、肉桂、砂仁、荜茇、干姜。

【功能主治】温胃，消食。用于胃脘寒痛、消化不良、肾寒腰痛。

【注意禁忌】忌食生冷、油腻食物；孕妇慎用；本药宜空腹用温开水服用；本药由香燥之品组成，如遇口干舌燥，手心、足心有发热者慎用；服用3天后症状无改善者，应停止服用，并去医院就诊；按照用法用量服用，小儿、年老体弱者应在医师指导下服用；长期服用应向医师咨询；对本品过敏者禁用，过敏体质者慎用；本品性状发生改变时禁止使用；儿童必须在成人监护下使用；请将本品放在儿童不能接触到的地方；如正在使用其他药品，使用本品前请咨询医师或药师。

【贮藏】密闭，防潮。

【生产企业】乌兰浩特中蒙制药有限公司

六味安消散

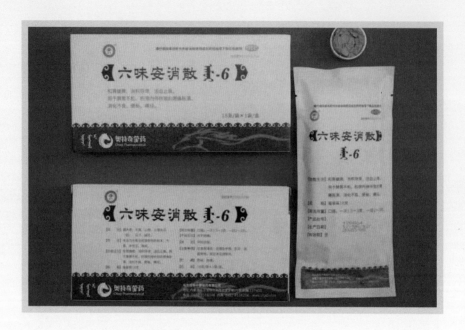

【药品名称】六味安消散，Liuwei Anxiao San

【批准文号】国药准字Z15021796

【执行标准】2015年版《中华人民共和国药典》（一部）

【剂型】散剂

【规格】每袋装18克

【用法用量】口服。一次1.5～3克，一日2～3次。

【分类】非处方药（OTC）

【类别】脏腑病方剂

【性状】本品为灰黄色或黄棕色的粉末；气香，味苦涩、微咸。

【成分】藏木香、大黄、山柰、北寒水石（煅）、诃子、碱花。

【功能主治】和胃健脾，消积导滞，活血止痛。用于脾胃不和、积滞内停所致的胃痛胀满、消化不良、便秘、痛经。

【注意禁忌】孕妇忌服；饮食宜清淡，忌酒及忌食辛辣、生冷、油腻食物；忌愤怒、忧郁，保持心情舒畅；脾胃虚寒者不适用；有严重的高血压、心脏病、肝病、糖尿病、肾病等慢性病者，应在医师指导下服用；儿童、经期及哺乳期妇女、年老体弱者应在医师指导下服用；胃痛严重者，应及时去医院就诊；严格按用法用量服用，本品不宜长期服用；服药3天后症状无缓解者，应去医院就诊；对本品过敏者禁用，过敏体质者慎用；本品性状发生改变时禁止使用；儿童必须在成人监护下使用；请将本品放在儿童不能接触到的地方；如正在使用其他药品，使用本品前请咨询医师或药师。

【贮藏】密闭，防潮。

【生产企业】乌兰浩特中蒙制药有限公司

七味葡萄散（库伦）

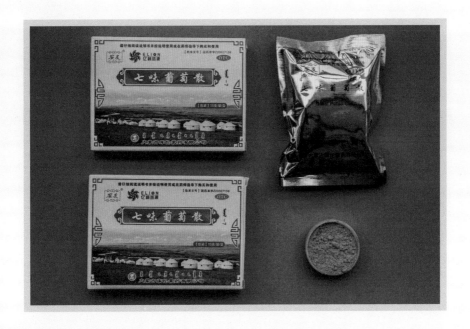

【药品名称】七味葡萄散（乌珠目-7），Qiwei Putao San

【批准文号】国药准字Z20027159

【执行标准】2015年版《中华人民共和国药典》（一部）

【剂型】散剂

【规格】每袋装15克

【用法用量】口服。一次3克，一日1～2次。

【分类】非处方药（OTC）

【类别】脏腑病方剂

【性状】本品为黄棕色的粉末；气香，味甘、微涩。

【成分】白葡萄干、石膏、红花、甘草、香附、肉桂、石榴。

【功能主治】清肺，止嗽，定喘。用于虚劳咳嗽、年老气喘、胸满郁闷。

【注意禁忌】忌烟、酒，忌食辛辣、生冷、油腻食物；不宜在服药期间同时服用滋补性中药；支气管扩张、肺脓肿、肺心病、肺结核患者，出现咳嗽时应去医院就诊；有严重的高血压、心脏病、肝病、糖尿病、肾病等慢性病者，应在医师指导下服用；儿童、孕妇、哺乳期妇女、年老体弱者应在医师指导下服用；服药期间，若患者发热体温超过38.5℃，或出现喘促气急，或咳嗽加重、痰量明显增多，应去医院就诊；服药3天后症状无缓解者，应去医院就诊；对本品过敏者禁用，过敏体质者慎用；本品性状发生改变时禁止服用；儿童必须在成人的监护下使用；请将本品放在儿童不能接触到的地方；如正在使用其他药品，使用本品前请咨询医师或药师。

【贮藏】密闭，防潮。

【生产企业】内蒙古库伦蒙药有限公司

七味葡萄散（蒙药股份）

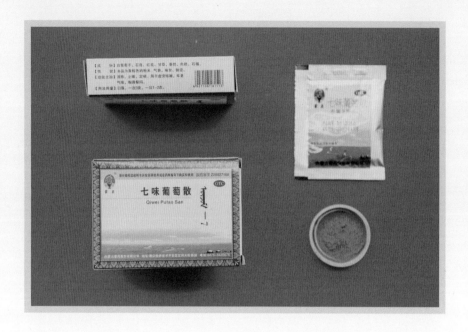

【药品名称】七味葡萄散（乌珠目-7），Qiwei Putao San

【批准文号】国药准字Z20027160

【执行标准】2015年版《中华人民共和国药典》（一部）

【剂型】散剂

【规格】每袋装15克

【用法用量】口服。一次3克，一日1～2次。

【分类】非处方药（OTC）

【类别】脏腑病方剂

【性状】本品为黄棕色的粉末；气香，味甘、微涩。

【成分】白葡萄干、石膏、红花、甘草、香附、肉桂、石榴。

【功能主治】清肺，止嗽，定喘。用于虚劳咳嗽、年老气喘、胸满郁闷。

【注意禁忌】忌烟、酒，忌食辛辣、生冷、油腻食物；不宜在服药期间同时服用滋补性中药；支气管扩张、肺脓肿、肺心病、肺结核患者，出现咳嗽时应去医院就诊；有严重的高血压、心脏病、肝病、糖尿病、肾病等慢性病者，应在医师指导下服用；儿童、孕妇、哺乳期妇女、年老体弱者应在医师指导下服用；服药期间，若患者发热体温超过38.5℃，或出现喘促气急，或咳嗽加重、痰量明显增多，应去医院就诊；服药3天后症状无缓解者，应去医院就诊；对本品过敏者禁用，过敏体质者慎用；本品性状发生改变时禁止服用；儿童必须在成人的监护下使用；请将本品放在儿童不能接触到的地方；如正在使用其他药品，使用本品前请咨询医师或药师。

【贮藏】密闭，防潮。

【生产企业】内蒙古蒙药股份有限公司

清肝七味散

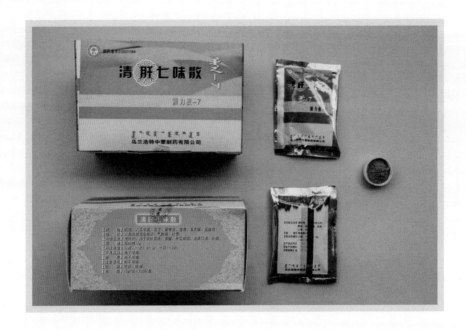

【药品名称】清肝七味散（额力根-7）， Qinggan Qiwei San

【批准文号】国药准字Z15021784

【执行标准】ZZ-8397

【剂型】散剂

【规格】每袋装15克

【用法用量】口服。一次1.5～3g，一日1～2次。

【分类】处方药

【类别】脏腑病方剂

【性状】本品为棕黄色粉末；气微香，味苦。

【成分】红花、人工牛黄、石膏、香青兰、瞿麦、五灵脂、轮锋菊。

【功能主治】清肝热。用于肝热目赤、黄疸、肝区疼痛、发热口渴、头痛。

【注意禁忌】尚不明确。

【贮藏】密闭，防潮。

【生产企业】乌兰浩特中蒙制药有限公司

槟榔七味丸

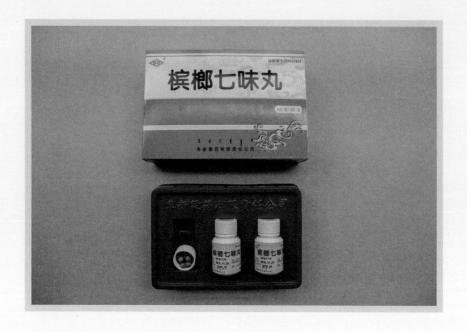

【药品名称】槟榔七味丸，Binlang Qiwei Wan

【批准文号】国药准字Z20025955

【执行标准】WS-10686（ZD-0686）-2002-2011Z

【剂型】丸剂

【规格】每10丸重1.25克

【用法用量】口服。一次2.5克，一日1～3次。

【分类】处方药

【类别】脏腑病方剂（补益类）

【性状】本品为棕黄色的水丸；味涩，有辣感。

【成分】槟榔、石榴子、官桂、荜茇、白硇砂、干姜、豆蔻。

【功能主治】祛寒补肾。用于肾寒肾虚所致的腰腿疼痛、小腹胀满、头昏眼花、耳鸣。

【注意禁忌】孕妇忌服。

【贮藏】密封。

【生产企业】阜新蒙药有限责任公司

德都红花七味丸（库伦）

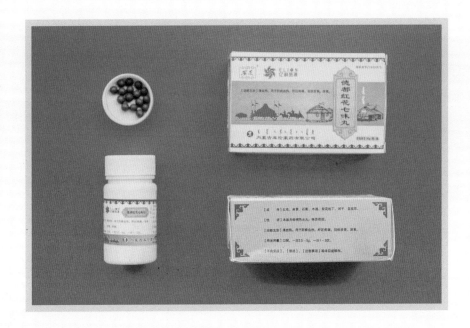

【药品名称】德都红花七味丸（德都古日古木-7），Dedu Honghua Qiwei Wan

【批准文号】国药准字Z15020875

【执行标准】ZZ-8424

【剂型】丸剂

【规格】每瓶装30克

【用法用量】口服。一次2.5～5克，一日1～3次。

【分类】处方药

【类别】脏腑病方剂

【性状】本品为棕褐色水丸；味苦而涩。

【成分】红花、麻黄、石膏、木通、紫花地丁、诃子、轮锋菊。

【功能主治】清血热。用于肝瘀血热所致的肝区疼痛、目肤发黄、尿黄。

【注意禁忌】运动员慎用。

【贮藏】密闭，防潮，置阴凉干燥处。

【生产企业】内蒙古库伦蒙药有限公司

德都红花七味丸（乌兰浩特）

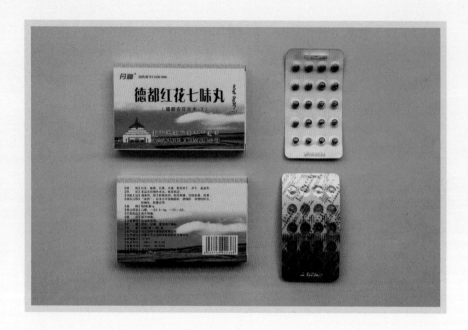

【药品名称】德都红花七味丸（德都古日古木-7），Deduhonghua Qiwei Wan

【批准文号】国药准字Z15021590

【执行标准】ZZ-8424

【剂型】丸剂

【规格】每8粒重1克

【用法用量】口服。一次2.5～5克，一日1～3次。

【分类】处方药

【类别】脏腑病方剂

【性状】本品为棕褐色水丸；味苦而涩。

【成分】红花、麻黄、石膏、木通、紫花地丁、诃子、轮锋菊。

【功能主治】清血热。用于肝瘀血热所致的肝区疼痛、目肤发黄、尿黄。

【注意禁忌】运动员慎用。

【贮藏】密闭，防潮，置于阴凉干燥处。

【生产企业】乌兰浩特中蒙制药有限公司

德都红花七味散

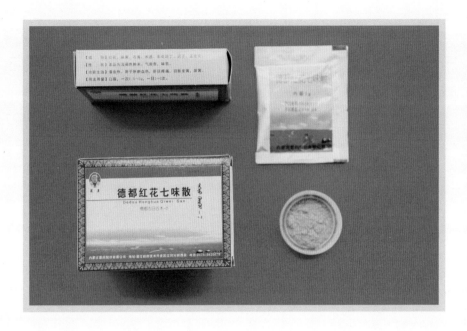

【药品名称】德都红花七味散（德都古日古木-7），Dedu Honghua Qiwei San

【批准文号】国药准字Z15020391

【执行标准】ZZ-8425

【剂型】散剂

【规格】每袋装3克

【用法用量】口服。一次1.5～3克，一日1～2次。

【分类】处方药

【类别】脏腑病方剂

【性状】本品为浅褐色粉末；气微香，味苦。

【成分】红花、麻黄、石膏、木通、紫花地丁、诃子、轮锋菊。

【功能主治】清血热。用于肝瘀血热所致的肝区疼痛、目肤发黄、尿黄。

【注意禁忌】运动员慎用。

【贮藏】密闭，防潮。

【生产企业】内蒙古蒙药股份有限公司

利尿八味散（乌兰浩特）

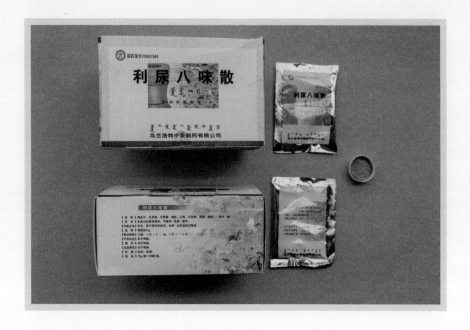

【药品名称】利尿八味散（阿拉坦额勒斯-8），Liniao Bawei San

【批准文号】国药准字Z15021594

【执行标准】ZZ-8340

【剂型】散剂

【规格】每袋装15克

【用法用量】口服。一次1.5～3克，一日1～3次。

【分类】处方药

【类别】脏腑病方剂

【性状】本品为灰黄色粉末；气微香，味咸、微辛。

【成分】海金沙、白豆蔻、冬葵果、硇砂、方海、天花粉、蒺藜（微炒）、蜗牛（煅）。

【功能主治】利水。用于寒热性尿闭、水肿、尿道结石等症。

【注意禁忌】尚不明确。

【贮藏】密闭，防潮。

【生产企业】乌兰浩特中蒙制药有限公司

利尿八味散（库伦）

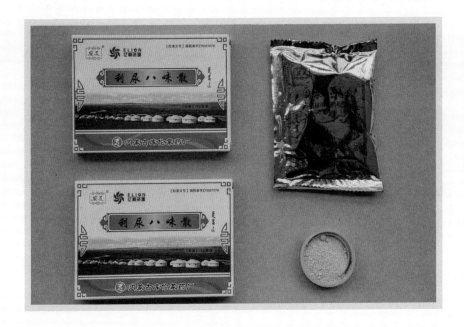

【药品名称】利尿八味散（阿拉坦额勒斯-8），Liniao Bawei San

【批准文号】国药准字Z15021079

【执行标准】ZZ-8340

【剂型】散剂

【规格】每袋装15克

【用法用量】口服。一次1.5～3克，一日1～3次。

【分类】处方药

【类别】脏腑病方剂

【性状】本品为灰黄色粉末；气微香，味咸、微辛。

【成分】海金沙、白豆蔻、冬葵果、硇砂、方海、天花粉、蒺藜（微炒）、蜗牛（煅）。

【功能主治】利水。用于寒热性尿闭、水肿、尿道结石等症。

【注意禁忌】尚不明确。

【贮藏】密闭，防潮。

【生产企业】内蒙古库伦蒙药有限公司

黄柏八味片

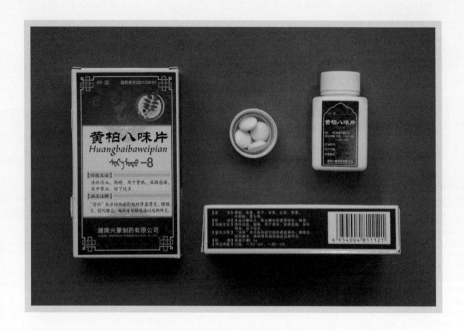

【药品名称】黄柏八味片（沙日毛都-8），Huangbai Bawei Pian

【批准文号】国药准字Z 20123010

【执行标准】YBZ07192006

【剂型】片剂

【规格】每基片重0.5克

【用法用量】口服。一次3～6片，一日2～3次。

【分类】处方药

【类别】脏腑病方剂

【性状】本品为糖衣片，除去糖衣后显黑绿色；味苦。

【成分】黄柏、香墨、栀子、甘草、红花、荜茇、牛胆粉、黑云香。

【功能主治】清热凉血，固精。用于肾热，尿路感染，尿中带血，经下过多。

【注意禁忌】本品性寒，脾胃虚寒者和便溏者应用本品时宜低剂量服用；服用本品，若排便次数增多，可减量服用或遵医嘱；服用本品期间，应避免生冷、辛辣、油腻、不消化食物；服用本品，应避免同时服用其他寒性药物。

【贮藏】密封。

【生产企业】湖南兴蒙制药有限公司

哈敦海鲁木勒九味丸（蒙药股份）

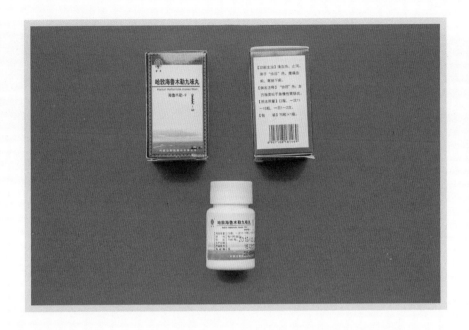

【药品名称】哈敦海鲁木勒九味丸（海鲁木勒-9），Hadun Hailumule Jiuwei Wan

【批准文号】国药准字Z15020453

【执行标准】ZZ-8365

【剂型】丸剂

【规格】每10粒重2克

【用法用量】口服。一次11～15粒，一日1～2次。

【分类】处方药

【类别】脏腑病方剂

【性状】本品为棕黄色水丸；气微香，味苦。

【成分】五灵脂、甘松、红花、白豆蔻、牛胆粉、麦冬、香青兰、诃子、拳参。

【功能主治】清血热，止泻。用于协日热，腹痛血痢，胃肠下痢。

【注意禁忌】尚不明确。

【贮藏】密闭，防潮。

【生产企业】内蒙古蒙药股份有限公司

哈敦海鲁木勒九味丸（库伦）

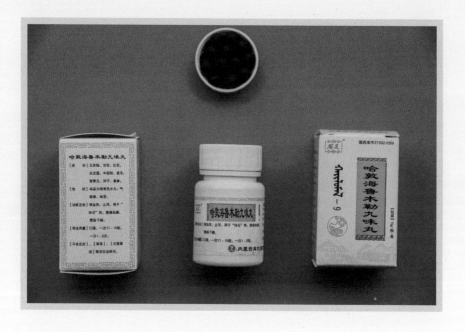

【药品名称】哈敦海鲁木勒九味丸（海鲁木勒-9），Hadun Hailumule Jiuwei Wan

【批准文号】国药准字Z15021059

【执行标准】ZZ-8365

【剂型】丸剂

【规格】每10粒重2克

【用法用量】口服。一次11～15粒，一日1～2次。

【分类】处方药

【类别】脏腑病方剂

【性状】本品为棕黄色水丸；气微香，味苦。

【成分】五灵脂、甘松、红花、白豆蔻、牛胆粉、麦冬、香青兰、诃子、拳参。

【功能主治】清血热，止泻。用于协日热，腹痛血痢，胃肠下痢。

【注意禁忌】尚不明确。

【贮藏】密闭，防潮。

【生产企业】内蒙古库伦蒙药有限公司

清肝九味散

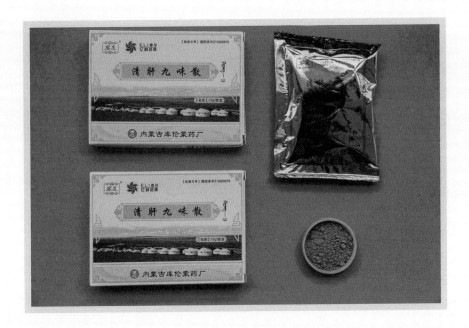

【药品名称】清肝九味散（给旺-9），Qinggan Jiuwei San

【批准文号】国药准字Z15020878

【执行标准】ZZ-8398

【剂型】散剂

【规格】每袋装15克

【用法用量】口服。一次1.5～3克，一日1～2次。

【分类】处方药

【类别】脏腑病方剂

【性状】本品为淡黄色粉末；气香，味苦。

【成分】人工牛黄、红花、轮锋菊、木通、苦地丁、五灵脂、木香、瞿麦、木鳖子（制）。

【功能主治】清肝，凉血。用于受损性肝热，肝血热盛，黄疸，肝宝日，宝日巴达干等症。

【注意禁忌】尚不明确。

【贮藏】密闭，防潮。

【生产企业】内蒙古库伦蒙药有限公司

健胃十味丸（蒙药股份）

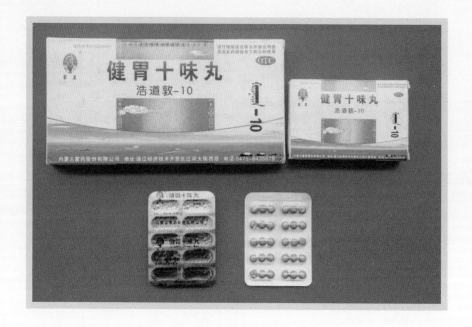

【药品名称】健胃十味丸（浩道敦-10），Jianwei Shiwei Wan

【批准文号】国药准字Z15020441

【执行标准】ZZ-8377

【剂型】丸剂

【规格】每10粒重2克

【用法用量】口服。一次9～15粒，一日1～2次。

【分类】非处方药（OTC）

【类别】脏腑病方剂

【性状】本品为浅棕色的水丸；气香，味辛、咸。

【成分】石榴、白豆蔻、诃子、光明盐、肉桂、五灵脂、胡椒、山奈、荜茇、寒水石（热制）。

【功能主治】暖胃助消。用于寒热积聚所致的消化不良、胃胀不适、呕吐泄泻。

【注意禁忌】忌食生冷、油腻食物；孕妇慎用；服用本药时不宜同时服用人参或其制剂；服用3天后症状无改善者，应停止服用，并去医院就诊；按照用法用量服用，小儿、年老体弱者应在医师指导下服用；如长期服用，应向医师咨询；对本品过敏者禁用，过敏体质者慎用；本品性状发生改变时禁止使用；儿童必须在成人的监护下使用；请将本品放在儿童不能接触到的地方；如正在使用其他药品，使用本品前请咨询医师或药师。

【贮藏】密闭，防潮。

【生产企业】内蒙古蒙药股份有限公司

健胃十味丸（库伦）

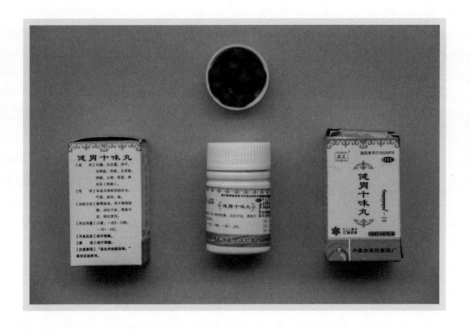

【药品名称】健胃十味丸（浩道敦-10），Jianwei Shiwei Wan

【批准文号】国药准字Z15020876

【执行标准】ZZ-8377

【剂型】丸剂

【规格】每10粒重2克

【用法用量】口服。一次9～15粒，一日1～2次。

【分类】非处方药（OTC）

【类别】脏腑病方剂

【性状】本品为浅棕色的水丸；气香，味辛、咸。

【成分】石榴、白豆蔻、诃子、光明盐、肉桂、五灵脂、胡椒、山奈、荜茇、寒水石（热制）。

【功能主治】暖胃助消。用于寒热积聚所致的消化不良、胃胀不适、呕吐泄泻。

【注意禁忌】孕妇忌服；忌食生冷、油腻食物；孕妇慎用；服用本药时不宜同时服用人参或其制剂；服用3天后症状无改善者，应停止服用，并去医院就诊；按照用法用量服用，小儿、年老体弱者应在医师指导下服用；如长期服用，应向医师咨询；对本品过敏者禁用，过敏体质者慎用；本品性状发生改变时禁止使用；儿童必须在成人的监护下使用；请将本品放在儿童不能接触到的地方；如正在使用其他药品，使用本品前请咨询医师或药师。

【贮藏】密闭，防潮。

【生产企业】内蒙古库伦蒙药有限公司

健胃十味丸（乌兰浩特）

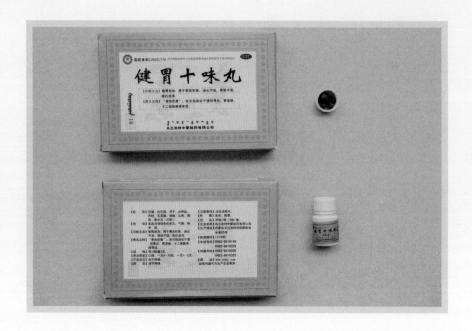

【药品名称】健胃十味丸（浩道敦-10），Jianwei Shiwei Wan

【批准文号】国药准字Z15021779

【执行标准】ZZ-8377

【剂型】丸剂

【规格】每10粒重2克

【用法用量】口服。一次9～15粒，一日1～2次。

【分类】非处方药（OTC）

【类别】脏腑病方剂

【性状】本品为浅棕色的水丸；气香，味辛、咸。

【成分】石榴、白豆蔻、诃子、光明盐、肉桂、五灵脂、胡椒、山奈、荜茇、寒水石（热制）。

【功能主治】暖胃助消。用于寒热积聚所致的消化不良、胃胀不适、呕吐泄泻。

【注意禁忌】忌食生冷、油腻食物；孕妇慎用；服用本药时不宜同时服用人参或其制剂；服用3天后症状无改善者，应停止服用，并去医院就诊；按照用法用量服用，小儿、年老体弱者应在医师指导下服用；如长期服用，应向医师咨询；对本品过敏者禁用，过敏体质者慎用；本品性状发生改变时禁止使用；儿童必须在成人的监护下使用；请将本品放在儿童不能接触到的地方；如正在使用其他药品，使用本品前请咨询医师或药师。

【贮藏】密闭，防潮。

【生产企业】乌兰浩特中蒙制药有限公司

益智温肾十味丸（库伦）

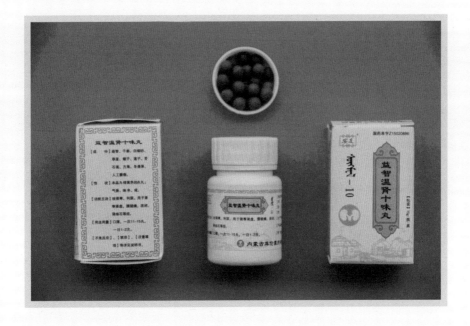

【药品名称】益智温肾十味丸（苏格木勒-10），Yizhi Wenshen Shiwei Wan

【批准文号】国药准字Z15020886

【执行标准】ZZ-8385

【剂型】丸剂

【规格】每10粒重2克

【用法用量】口服。一次11～15丸，一日1～2次。

【分类】处方药

【类别】脏腑病方剂

【性状】本品为棕黄色的水丸；气香，味辛、咸。

【成分】益智、干姜、白硇砂、荜茇、栀子、莲子、苦石莲、方海、冬葵果、人工麝香。

【功能主治】祛肾寒，利尿。用于肾寒肾虚，腰腿痛，尿闭，肾结石等症。

【注意禁忌】运动员慎用。

【贮藏】密闭，防潮。

【生产企业】内蒙古库伦蒙药有限公司

益智温肾十味丸（乌兰浩特）

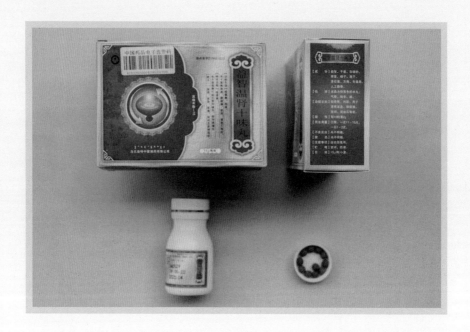

【药品名称】益智温肾十味丸（苏格木勒-10），Yizhi Wenshen Shiwei Wan

【批准文号】国药准字Z15021613

【执行标准】ZZ-8385

【剂型】丸剂

【规格】每10粒重2克

【用法用量】口服。一次11～15丸，一日1～2次。

【分类】处方药

【类别】脏腑病方剂

【性状】本品为棕黄色水丸；气香，味辛、咸。

【成分】益智、干姜、白硇砂、荜茇、栀子、莲子、苦石莲、方海、冬葵果、人工麝香。

【功能主治】祛肾寒，利尿。用于肾寒肾虚，腰腿痛，尿闭，肾结石等症。

【注意禁忌】运动员慎用。

【贮藏】密闭，防潮。

【生产企业】乌兰浩特中蒙制药有限公司

益智温肾十味丸（蒙药股份）

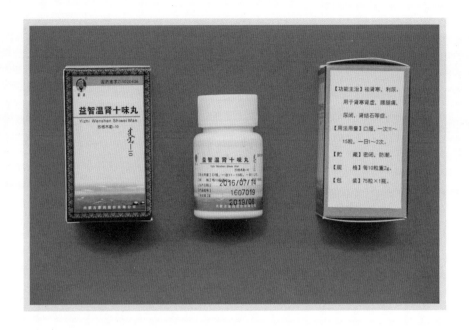

【药品名称】益智温肾十味丸（苏格木勒-10），Yizhi Wenshen Shiwei Wan

【批准文号】国药准字Z15020406

【执行标准】ZZ-8385

【剂型】丸剂

【规格】每10粒重2克

【用法用量】口服。一次11～15丸，一日1～2次。

【分类】处方药

【类别】脏腑方剂

【性状】本品为棕黄色的水丸；气香，味辛、咸。

【成分】益智、干姜、白硇砂、荜茇、榼子、莲子、苦石莲、方海、冬葵果、人工麝香。

【功能主治】祛肾寒，利尿。用于肾寒肾虚，腰腿痛，尿闭，肾结石等症。

【注意禁忌】运动员慎用。

【贮藏】密闭，防潮。

【生产企业】内蒙古蒙药股份有限公司

升阳十一味丸（颈复康）

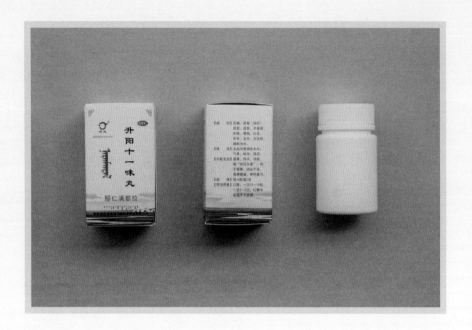

【药品名称】升阳十一味丸（那仁满都拉），Shengyang Shiyiwei Wan

【批准文号】国药准字Z20083182

【执行标准】YBZ03512008

【剂型】丸剂

【规格】每10粒重2克

【用法用量】口服，以红糖水或温开水送服。一次13～15粒，一日1～2次。

【分类】非处方药（OTC）

【类别】脏腑病方剂

【性状】本品为黄褐色水丸；气香，味辛、微涩。

【成分】石榴、蒺藜（微炒）、荜茇、益智、冬葵果、肉桂、黄精、红花、天冬、玉竹、天花粉，辅料为水。

【功能主治】温肾，利水，消食，燥协日乌素。用于胃寒消化不良，肾寒腰痛，寒性腹泻。

【注意禁忌】忌烟，忌食生冷、油腻食物；孕妇慎用；有严重的高血压、心脏病、肝病、糖尿病等慢性病者，应在医师指导下服用；服用1周后症状无改善者，应停止服用，并去医院就诊；按照用法用量服用，小儿、年老体弱者应在医师指导下服用；如长期服用，应向医师或药师咨询；对本品过敏者禁用，过敏体质者慎用；本品性状发生改变时禁止使用；儿童必须在成人监护下使用；请将本品放在儿童不能接触到的地方；如正在使用其他药品，使用本品前请咨询医师或药师。

【贮藏】密封，防潮。

【生产企业】颈复康药业集团赤峰丹龙药业有限公司

升阳十一味丸（库伦）

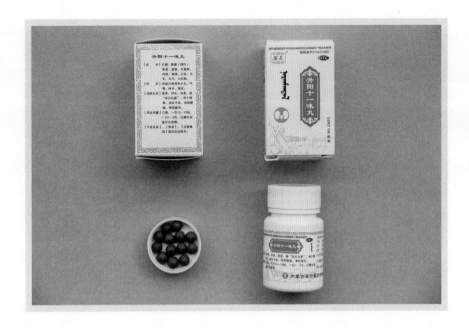

【药品名称】升阳十一味丸（那仁满都拉），Shengyang Shiyiwei Wan

【批准文号】国药准字Z15021085

【执行标准】ZZ-8302

【剂型】丸剂

【规格】每10粒重2克

【用法用量】口服，以红糖水或温开水送服。一次13~15粒，一日1~2次。

【分类】非处方药（OTC）

【类别】脏腑病剂

【性状】本品为黄褐色水丸；气香，味辛、微涩。

【成分】石榴、蒺藜（微炒）、荜茇、益智、冬葵果、肉桂、黄精、红花、天冬、玉竹、天花粉。

【功能主治】温肾利水，消食，燥协日乌素。用于胃寒消化不良，肾寒腰痛，寒性腹泻。

【注意禁忌】忌烟，忌食生冷、油腻食物；孕妇慎用；有严重的高血压、心脏病、肝病、糖尿病等慢性病者，应在医师指导下服用；服用1周后症状无改善者，应停止服用，并去医院就诊；按照用法用量服用，小儿、年老体弱者应在医师指导下服用；如长期服用，应向医师或药师咨询；对本品过敏者禁用，过敏体质者慎用；本品性状发生改变时禁止使用；儿童必须在成人监护下使用；请将本品放在儿童不能接触到的地方；如正在使用其他药品，使用本品前请咨询医师或药师。

【贮藏】密闭，防潮。

【生产企业】内蒙古库伦蒙药有限公司

升阳十一味丸（乌兰浩特）

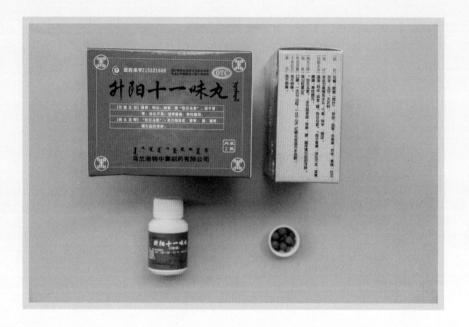

【药品名称】升阳十一味丸（那仁满都拉），Shengyang Shiyiwei Wan

【批准文号】国药准字Z15021608

【执行标准】ZZ-8302

【剂型】丸剂

【规格】每10粒重2克

【用法用量】口服，以红糖水或温开水送服。一次13～15粒，一日1～2次。

【分类】非处方药（OTC）

【类别】脏腑病方剂

【性状】本品为黄褐色水丸；气香，味辛、微涩。

【成分】石榴、蒺藜（微炒）、荜茇、益智、冬葵果、肉桂、黄精、红花、天冬、玉竹、天花粉。

【功能主治】温肾，利水，消食，燥协日乌素。用于胃寒消化不良，肾寒腰痛，寒性腹泻。

【注意禁忌】忌烟，忌食生冷、油腻食物；孕妇慎用；有严重的高血压、心脏病、肝病、糖尿病等慢性病者，应在医师指导下服用；服用1周后症状无改善者，应停止服用，并去医院就诊；按照用法用量服用，小儿、年老体弱者应在医师指导下服用；如长期服用，应向医师或药师咨询；对本品过敏者禁用，过敏体质者慎用；本品性状发生改变时禁止使用；儿童必须在成人监护下使用；请将本品放在儿童不能接触到的地方；如正在使用其他药品，使用本品前请咨询医师或药师。

【贮藏】密闭，防潮。

【生产企业】乌兰浩特中蒙制药有限公司

升阳十一味丸（蒙药股份）

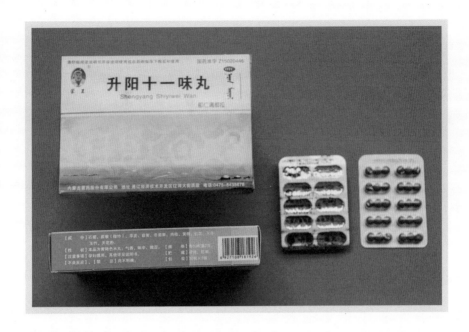

【药品名称】升阳十一味丸（那仁满都拉），Shengyang Shiyiwei Wan

【批准文号】国药准字Z15020446

【执行标准】ZZ-8302

【剂型】丸剂

【规格】每10粒重2克

【用法用量】口服，以红糖水或温开水送服。一次11～13粒，一日1～2次。

【分类】非处方药（OTC）

【类别】脏腑病方剂

【性状】本品为黄褐色水丸；气香，味辛、微涩。

【成分】石榴、蒺藜（微炒）、荜茇、益智、冬葵果、肉桂、黄精、红花、天冬、玉竹、天花粉。

【功能主治】温肾，利水，消食，燥协日乌素。用于胃寒消化不良，浮肿，水肿，肾寒腰痛，遗精淋下，寒性腹泻，宫寒带多。

【注意禁忌】忌烟，忌食生冷、油腻食物；孕妇慎用；有严重的高血压、心脏病、肝病、糖尿病等慢性病者，应在医师指导下服用；服用1周后症状无改善者，应停止服用，并去医院就诊；按照用法用量服用，小儿、年老体弱者应在医师指导下服用；如长期服用，应向医师或药师咨询；对本品过敏者禁用，过敏体质者慎用；本品性状发生改变时禁止使用；儿童必须在成人监护下使用；请将本品放在儿童不能接触到的地方；如正在使用其他药品，使用本品前请咨询医师或药师。

【贮藏】密闭，防潮。

【生产企业】内蒙古蒙药股份有限公司

升阳十一味丸（阜新）

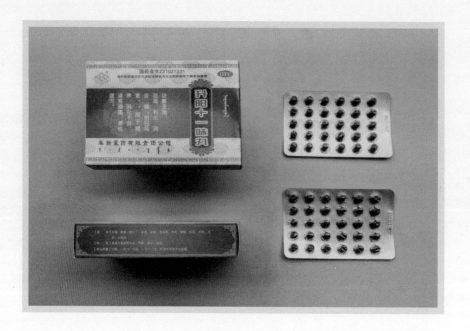

【药品名称】升阳十一味丸（那仁满都拉），Shengyang Shiyiwei Wan

【批准文号】国药准字Z21021231

【执行标准】ZZ-8302

【剂型】丸剂

【规格】每10粒重2克

【用法用量】口服，以红糖水或温开水送服。一次13～15粒，一日1～2次。

【分类】非处方药（OTC）

【类别】脏腑病方剂

【性状】本品为黄褐色水丸；气香，味辛、微涩。

【成分】石榴、蒺藜（微炒）、荜茇、益智、冬葵果、肉桂、黄精、红花、天冬、玉竹、天花粉。

【功能主治】温肾，利水，消食，燥协日乌素。用于胃寒消化不良，肾寒腰痛，寒性腹泻。

【注意禁忌】忌烟，忌食生冷、油腻食物；孕妇慎用；有严重的高血压、心脏病、肝病、糖尿病等慢性病者，应在医师指导下服用；服用1周后症状无改善者，应停止服用，并去医院就诊；按照用法用量服用，小儿、年老体弱者应在医师指导下服用；如长期服用，应向医师或药师咨询；对本品过敏者禁用，过敏体质者慎用；本品性状发生改变时禁止使用；儿童必须在成人监护下使用；请将本品放在儿童不能接触到的地方；如正在使用其他药品，使用本品前请咨询医师或药师。

【贮藏】密闭，防潮。

【生产企业】阜新蒙药有限责任公司

红花清肝十三味丸（蒙药股份）

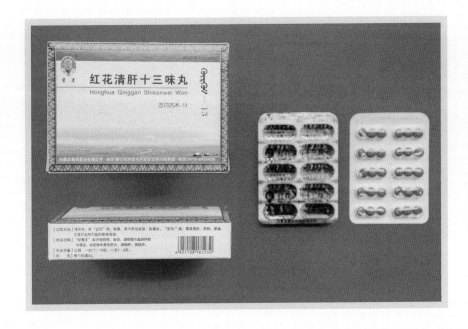

【药品名称】红花清肝十三味丸（古日古木-13），Honghua Qinggan Shisanwei Wan

【批准文号】国药准字Z15020395

【执行标准】ZZ-8329

【剂型】丸剂

【规格】每10粒重2克

【用法用量】口服。一次11～15粒，一日1～2次。

【分类】处方药

【类别】脏腑病方剂

【性状】本品为红色水丸，除去包衣显浅棕色；气香，味苦、涩。

【成分】红花、丁香、莲子、麦冬、木香、诃子、川楝子、栀子、紫檀香、人工麝香、水牛角浓缩粉、人工牛黄、银朱。

【功能主治】清肝热，除亚玛病，解毒。用于肝功能衰退，配毒症，亚玛病，腰肾损伤，尿频，尿血。尤其对血热引起的眼病有效。

【注意禁忌】孕妇忌服；运动员慎用。

【贮藏】密闭，防潮。

【生产企业】内蒙古蒙药股份有限公司

红花清肝十三味丸（乌兰浩特）

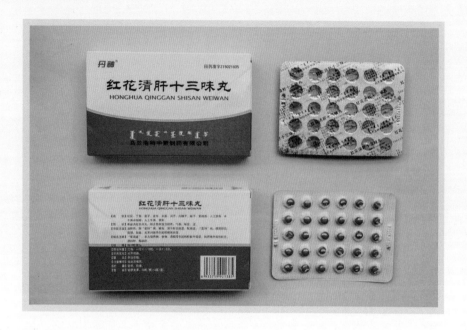

【药品名称】红花清肝十三味丸（古日古木-13），Honghua Qinggan Shisanwei Wan

【批准文号】国药准字Z15021605

【执行标准】ZZ-8329

【剂型】丸剂

【规格】每10粒重2克

【用法用量】口服。一次11～15粒，一日1～2次。

【分类】处方药

【类别】脏腑病方剂

【性状】本品为红色水丸，除去包衣显浅棕色；气香，味苦、涩。

【成分】红花、丁香、莲子、麦冬、木香、诃子、川楝子、栀子、紫檀香、人工麝香、水牛角浓缩粉、人工牛黄、银朱。

【功能主治】清肝热，除亚玛病，解毒。用于肝功能衰退，配毒症，亚玛病，腰肾损伤，尿频，尿血。尤其对血热引起的眼病有效。

【注意禁忌】孕妇忌服；运动员慎用。

【贮藏】密闭，防潮。

【生产企业】乌兰浩特中蒙制药有限公司

红花清肝十三味丸（库伦）

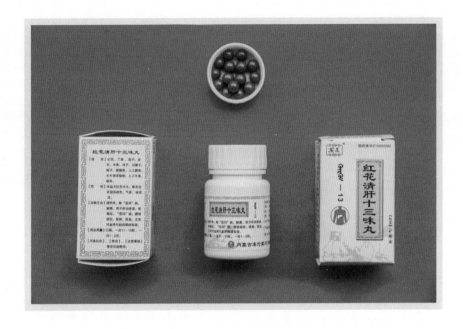

【药品名称】红花清肝十三味丸（古日古木-13），Honghua Qinggan Shisanwei Wan

【批准文号】国药准字Z15020282

【执行标准】ZZ-8329

【剂型】丸剂

【规格】每10粒重2克

【用法用量】口服。一次11~15粒，一日1~2次。

【分类】处方药

【类别】脏腑病方剂

【性状】本品为红色水丸，除去包衣显浅棕色；气香，味苦、涩。

【成分】红花、丁香、莲子、麦冬、木香、诃子、川楝子、栀子、紫檀香、人工麝香、水牛角浓缩粉、人工牛黄、银朱。

【功能主治】清肝热，除亚玛病，解毒。用于肝功能衰退，配毒症，亚玛病，腰肾损伤，尿频，尿血。尤其对血热引起的眼病有效。

【注意禁忌】孕妇忌服；运动员慎用。

【贮藏】密闭，防潮。

【生产企业】内蒙古库伦蒙药有限公司

红花清肝十三味丸（阜新）

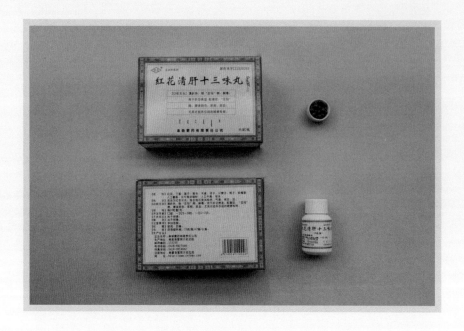

【药品名称】红花清肝十三味丸（古日古木-13），Honghua Qinggan Shisanwei Wan

【批准文号】国药准字Z21020293

【执行标准】ZZ-8329

【剂型】丸剂

【规格】每10粒重1克

【用法用量】口服。一次25～30粒，一日1～2次。

【分类】处方药

【类别】脏腑病方剂

【性状】本品为红色水丸，除去包衣显浅棕色；气香，味苦、涩。

【成分】红花、丁香、莲子、麦冬、木香、诃子、川楝子、栀子、紫檀香、人工麝香、水牛角浓缩粉、人工牛黄、银朱。

【功能主治】清肝热，除亚玛病，解毒。用于肝功能衰退，配毒症，亚玛病，腰肾损伤，尿频，尿血。尤其对血热引起的眼病有效。

【注意禁忌】孕妇忌服。

【贮藏】密闭，防潮。

【生产企业】阜新蒙药有限责任公司

顺气十三味散（库伦）

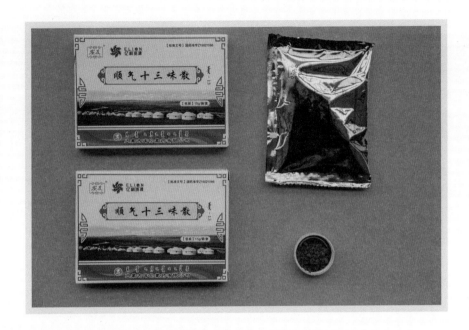

【药品名称】顺气十三味散（敖勒盖-13），Shunqi Shisanwei San

【批准文号】国药准字Z15021066

【执行标准】ZZ-8366

【剂型】散剂

【规格】每袋装15克

【用法用量】口服。一次1.5～3克，一日1～2次。

【分类】处方药

【类别】脏腑病方剂

【性状】本品为黄棕色粉末；气香，味微咸、辛。

【成分】石榴、肉桂、益智、荜茇、胡椒、光明盐、紫硇砂、草果、红花、黑种草子、白巨胜、诃子、干姜。

【功能主治】开郁顺气，化滞消肿。用于腹胀，肠鸣，消化不良，胃肠虚弱。

【注意禁忌】孕妇慎服。

【贮藏】密闭，防潮。

【生产企业】内蒙古库伦蒙药有限公司

顺气十三味散（乌兰浩特）

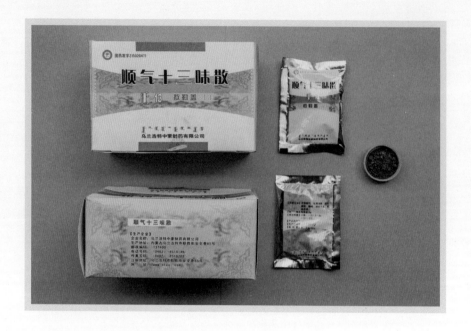

【药品名称】顺气十三味散（敖勒盖-13），Shunqi Shisanwei San

【批准文号】国药准字Z15020471

【执行标准】ZZ-8366

【剂型】散剂

【规格】每袋装15克

【用法用量】口服。一次1.5～3g，一日1～2次。

【分类】处方药

【类别】脏腑病方剂

【性状】本品为黄棕色粉末；气香，味微咸、辛。

【成分】石榴、肉桂、益智、荜茇、胡椒、光明盐、紫硇砂、草果、红花、黑种草子、白巨胜、诃子、干姜。

【功能主治】开郁顺气，化滞消胀。用于腹胀，肠鸣，消化不良，胃肠虚弱。

【注意禁忌】孕妇慎用。

【贮藏】密封，防潮。

【生产企业】乌兰浩特中蒙制药有限公司

清肺十三味散（蒙药股份）

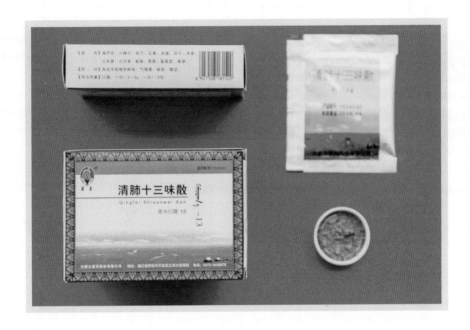

【药品名称】清肺十三味散（黑木日嘎-13），Qingfei Shisanwei San

【批准文号】国药准字Z15020426

【执行标准】ZZ-8401

【剂型】散剂

【规格】每袋装3克

【用法用量】口服。一次1.5～3g，一日1～2次。

【分类】处方药

【类别】脏腑病方剂

【性状】本品为棕褐色粉末；气微香，味苦、微涩。

【成分】漏芦花、川楝子、栀子、石膏、木通、诃子、木香、土木香、北沙参、紫草、茜草、紫草茸、拳参。

【功能主治】清肺，解表。用于肺热咳嗽、伤风感冒、久咳胸痛、咽喉肿痛、头痛。

【注意禁忌】尚不明确。

【贮藏】密闭，防潮。

【生产企业】内蒙古蒙药股份有限公司

清肺十三味散（乌兰浩特）

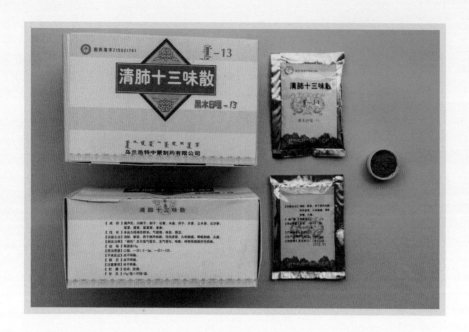

【药品名称】清肺十三味散（黑木日嘎-13），Qingfei Shisanwei San

【批准文号】国药准字Z15021781

【执行标准】ZZ-8401

【剂型】散剂

【规格】每袋装15克

【用法用量】口服。一次1.5～3g，一日1～2次。

【分类】处方药

【类别】脏腑病方剂

【性状】本品为棕褐色粉末；气微香，味苦、微涩。

【成分】漏芦花、川楝子、栀子、石膏、木通、诃子、木香、土木香、北沙参、紫草、茜草、紫草茸、拳参。

【功能主治】清肺，解表。用于肺热咳嗽、伤风感冒、久咳胸痛、咽喉肿痛、头痛。

【注意禁忌】尚不明确。

【贮藏】密闭，防潮。

【生产企业】乌兰浩特中蒙制药有限公司

清肺十三味散（库伦）

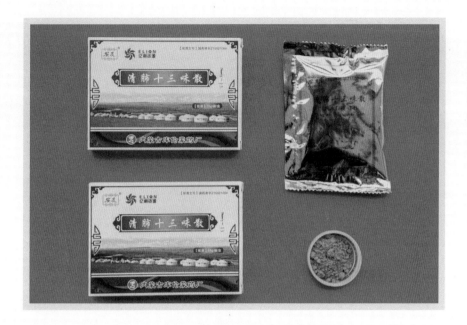

【药品名称】清肺十三味散（黑木日嘎-13），Qingfei Shisanwei San

【批准文号】国药准字Z15021064

【执行标准】ZZ-8401

【剂型】散剂

【规格】每袋装15克

【用法用量】口服。一次1.5～3克，一日1～2次。

【分类】处方药

【类别】脏腑病方剂

【性状】本品为棕褐色粉末；气微香，味苦、微涩。

【成分】漏芦花、川楝子、栀子、石膏、木通、诃子、木香、土木香、北沙参、紫草、茜草、紫草茸、拳参。

【功能主治】清肺，解表。用于肺热咳嗽、伤风感冒、久咳胸痛、咽喉肿痛、头痛。

【注意禁忌】尚不明确。

【贮藏】密闭，防潮。

【生产企业】内蒙古库伦蒙药有限公司

阿那日十四味散

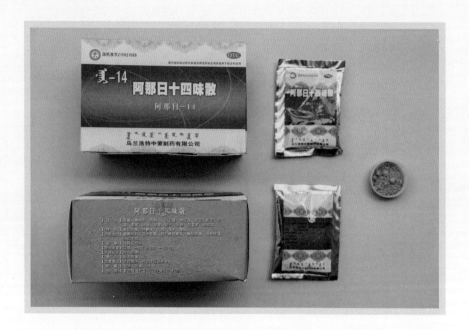

【药品名称】阿那日十四味散（阿那日-14），Anari Shisiwei San

【批准文号】国药准字Z15021588

【执行标准】ZZ-8346

【剂型】散剂

【规格】每袋装15克

【用法用量】口服。一次1.5～3克，一日1～2次。

【分类】非处方药（OTC）

【类别】脏腑病方剂

【性状】本品为黄白色粉末；气微，味辛、微咸。

【成分】石榴、寒水石（热制）、白豆蔻、肉豆蔻、红花、栀子、干姜、草果、肉桂、荜茇、诃子、木香、芫荽果、光明盐。

【功能主治】健脾消积，温中散寒。用于脾胃寒湿，胸肋胀满，恶呃痞满，消化不良。

【注意禁忌】忌食生冷、油腻食物；孕妇慎用；本药宜空腹用温开水服用；本药由香燥之品组成，如遇口干舌燥，手心、足心有发热感者慎用；服用3天后症状无改善者，应停止服用，并去医院就诊；按照用法用量服用，小儿、年老体弱者应在医师指导下服用；如长期服用，应向医师咨询；对本品过敏者禁用，过敏体质者慎用；本品性状发生改变时禁止使用；儿童必须在成人监护下使用；请将本品放在儿童不能接触到的地方；如正在使用其他药品，使用本品前请咨询医师或药师。

【贮藏】密闭，防潮。

【生产企业】乌兰浩特中蒙制药有限公司

玉簪清咽十五味丸（库伦）

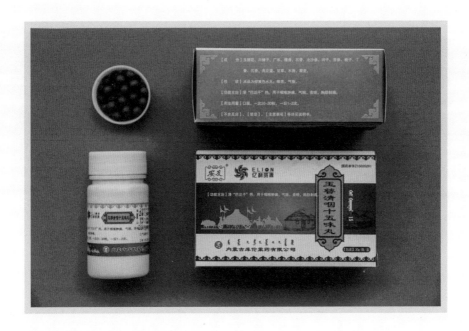

【药品名称】玉簪清咽十五味丸（哈斯哈图呼日-15），Yuzan Qingyan Shiwuwei Wan

【批准文号】国药准字Z15020291

【执行标准】ZZ-8312、国药典发［2008］340号

【剂型】丸剂

【规格】每10粒重1.25克

【用法用量】口服。一次20～30粒，一日1～2次。

【分类】处方药

【类别】脏腑病方剂

【性状】本品为棕黄色水丸；气香，味苦。

【成分】玉簪花、川楝子、广枣、檀香、石膏、北沙参、诃子、苦参、栀子、丁香、沉香、肉豆蔻、甘草、木香、瞿麦。

【功能主治】清巴达干热。用于咽喉肿痛、气喘、失音、胸肋刺痛。

【注意禁忌】尚不明确。

【贮藏】密闭，防潮。

【生产企业】内蒙古库伦蒙药有限公司

玉簪清咽十五味丸（蒙药股份）

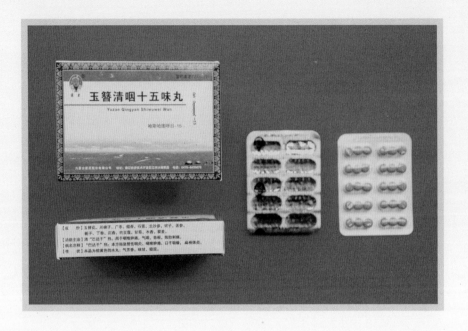

【药品名称】玉簪清咽十五味丸（哈斯哈图呼日-15），Yuzan Qingyan Shiwuwei Wan

【批准文号】国药准字Z20053199

【执行标准】ZZ-8312-1

【剂型】丸剂

【规格】每10粒重2克

【用法用量】口服。一次10～15粒，一日1～2次。

【分类】处方药

【类别】脏腑病方剂

【性状】本品为棕黄色的水丸；气芳香，味甘、微涩。

【成分】玉簪花、川楝子、广枣、檀香、石膏、北沙参、诃子、苦参、栀子、丁香、沉香、肉豆蔻、甘草、木香、瞿麦。

【功能主治】清巴达干热。用于咽喉肿痛、气喘、失音、胸肋刺痛。

【注意禁忌】尚不明确。

【贮藏】密闭，防潮。

【生产企业】内蒙古蒙药股份有限公司

玉簪清咽十五味丸（乌兰浩特）

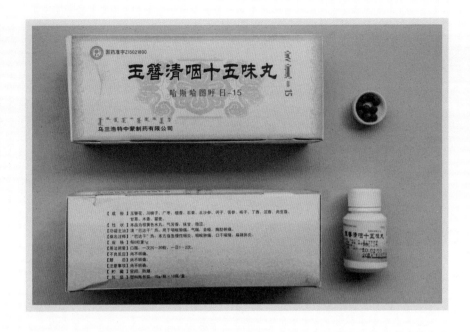

【药品名称】玉簪清咽十五味丸（哈斯哈图呼日-15），Yuzan Qingyan Shiwuwei Wan

【批准文号】国药准字Z15021600

【执行标准】ZZ-8312

【剂型】散剂

【规格】每10粒重1.25克

【用法用量】口服。一次20～30粒，一日1～2次。

【分类】处方药

【类别】脏腑病方剂

【性状】本药品为棕黄色水丸；气芳香，味甘、微涩。

【成分】玉簪花、川楝子、广枣、檀香、石膏、北沙参、诃子、苦参、栀子、丁香、沉香、肉豆蔻、甘草、木香、瞿麦。

【功能主治】清巴达干热。用于咽喉肿痛、气喘、失音、胸肋刺痛。

【注意禁忌】尚不明确。

【贮藏】密闭，防潮。

【生产企业】乌兰浩特中蒙制药有限公司

玉簪清咽十五味丸（阜新）

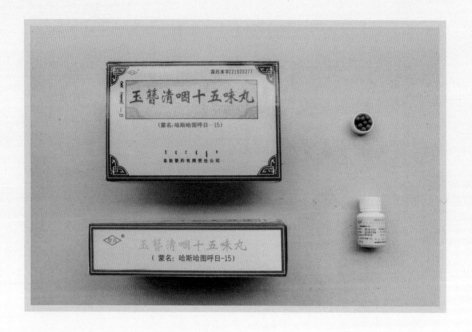

【药品名称】玉簪清咽十五味丸（哈斯哈图呼日-15），Yuzan Qingyan Shiwuwei Wan

【批准文号】国药准字Z21020277

【执行标准】ZZ-8312

【剂型】丸剂

【规格】每10粒重1.25克

【用法用量】口服。一次20～30粒，一日1～2次。

【分类】处方药

【类别】脏腑病方剂

【性状】本品为棕黄色水丸；气香，味苦。

【成分】玉簪花、川楝子、广枣、檀香、石膏、北沙参、诃子、苦参、栀子、丁香、沉香、肉豆蔻、甘草、木香、瞿麦。

【功能主治】清巴达干热。用于咽喉肿痛、气喘、失音、胸肋刺痛。

【注意禁忌】尚不明确。

【贮藏】密闭，防潮。

【生产企业】阜新蒙药有限责任公司

玉簪清咽十五味散

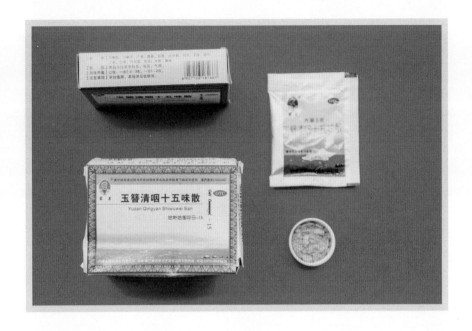

【药品名称】玉簪清咽十五味散（哈斯哈图呼日-15），Yuzan Qingyan Shiwuwei San

【批准文号】国药准字Z15020407

【执行标准】ZZ-8311

【剂型】散剂

【规格】每袋装3克

【用法用量】口服。一次1.5～3克，一日1～2次。

【分类】非处方药（OTC）

【类别】脏腑病方剂

【性状】本品为浅黄色粉末；气香，味苦。

【成分】玉簪花、川楝子、广枣、檀香、石膏、北沙参、诃子、苦参、栀子、丁香、沉香、肉豆蔻、甘草、木香、瞿麦。

【功能主治】清巴达干热。用于咽喉肿痛、气喘、失音、胸肋刺痛。

【注意禁忌】忌烟、酒，忌食辛辣、油腻食物；孕妇慎用；急性咽炎、急性喉炎、急性扁桃体炎，发热较重、热度持续不减者，应及时去医院就诊；一般在服用3天内症状无改善或出现发热渐高等其他症状者，应去医院就诊；按照用法用量服用，儿童应在医师指导下服用；如长期服用，应向医师咨询；对本品过敏者禁用，过敏体质者慎用；本品性状发生改变时禁止使用；儿童必须在成人监护下使用；请将本品放在儿童不能接触到的地方；如正在使用其他药品，使用本品前请咨询医师或药师。

【贮藏】密闭，防潮。

【生产企业】内蒙古蒙药股份有限公司

益肾十七味丸（库伦）

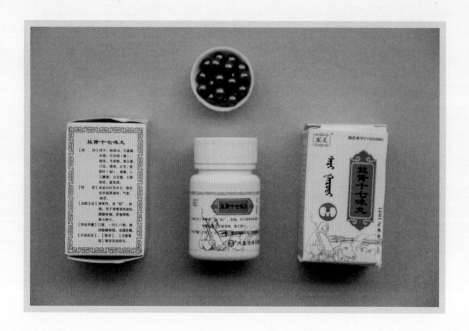

【药品名称】益肾十七味丸（萨丽嘎日迪），Yishen Shiqiwei Wan

【批准文号】国药准字Z15020885

【执行标准】ZZ-8384

【剂型】丸剂

【规格】每10粒重2克

【用法用量】口服。一次5～11粒，晚间临睡前服；或遵医嘱。

【分类】处方药

【类别】脏腑病方剂

【性状】本品为红色水丸，除去包衣显黑褐色；气香，味苦。

【成分】诃子、制草乌、石菖蒲、木香、石决明（煅）、银朱、牛胆粉、黑云香、刀豆、茜草、红花、枇杷叶（制）、香墨、人工麝香、 白豆蔻、蜀葵花、紫草茸。

【功能主治】清肾热，消粘，固精。用于肾寒肾热诸症，腰膝疼痛，梦遗滑精，睾丸肿大。

【注意禁忌】孕妇忌服；年老体弱者慎用，运动员慎用。

【贮藏】密闭，防潮。

【生产企业】内蒙古库伦蒙药有限公司

益肾十七味丸（蒙药股份）

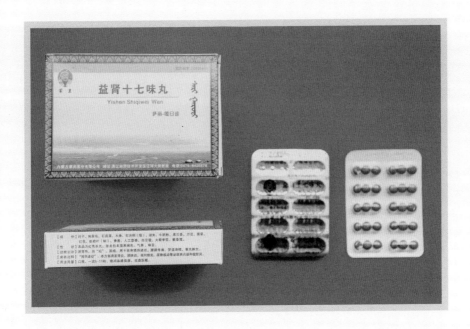

【药品名称】益肾十七味丸（萨丽嘎日迪），Yishen Shiqiwei Wan

【批准文号】国药准字Z15020405

【执行标准】ZZ-8384

【剂型】丸剂

【规格】每10粒重2克

【用法用量】口服。一次5～11粒，晚间临睡前服；或遵医嘱。

【分类】处方药

【类别】脏腑病方剂

【性状】本品为红色水丸，除去包衣显黑褐色；气香，味苦。

【成分】诃子、制草乌、石菖蒲、木香、石决明（煅）、银朱、牛胆粉、黑云香、刀豆、茜草、红花、枇杷叶（制）、香墨、人工麝香、白豆蔻、蜀葵花、紫草茸。

【功能主治】清肾热，消粘，固精。用于肾寒肾热诸症，腰膝疼痛，梦遗滑精，睾丸肿大。

【注意禁忌】孕妇忌服；年老体弱者、运动员慎用；本品含乌头碱，应严格在医师指导下按规定量服用，不得任意增加服用量和服用时间；服用后如果出现唇舌发麻、头痛头昏、腹痛腹泻、心烦欲呕、呼吸困难等情况，应立即停药并到医院救治；有文献报道酒能增加乌头类药物的毒性而易导致中毒。

【贮藏】密闭，防潮。

【生产企业】内蒙古蒙药股份有限公司

益肾十七味丸（乌兰浩特）

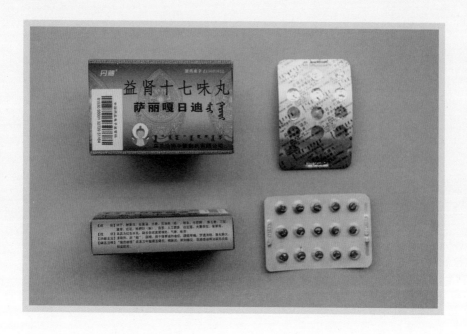

【药品名称】益肾十七味丸（萨丽嘎日迪），Yishen Shiqiwei Wan

【批准文号】国药准字Z15021612

【执行标准】ZZ-8384

【剂型】丸剂

【规格】每10粒重2克

【用法用量】口服。一次5～11粒，晚间临睡前服；或遵医嘱。

【分类】处方药

【类别】脏腑病方剂

【性状】本品为红色水丸，除去包衣显黑褐色；气香，味苦。

【成分】诃子、制草乌、石菖蒲、木香、石决明（煅）、银朱、牛胆粉、黑云香、刀豆、茜草、红花、枇杷叶（制）、香墨、人工麝香、白豆蔻、蜀葵花、紫草茸。

【功能主治】清肾热，消粘，固精。用于肾寒肾热诸症，腰膝疼痛，梦遗滑精，睾丸肿大。

【注意禁忌】孕妇忌服；运动员慎用，年老体弱者慎用。

【贮藏】密闭，防潮。

【生产企业】乌兰浩特中蒙制药有限公司

益肾十七味丸（阜新）

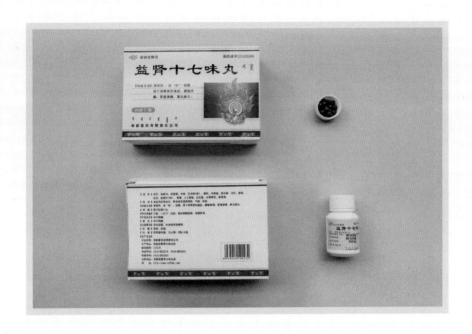

【药品名称】益肾十七味丸（萨丽嘎日迪），Yishen Shiqiwei Wan

【批准文号】国药准字Z21020304

【执行标准】ZZ-8384

【剂型】丸剂

【规格】每10粒重0.8克

【用法用量】口服。一次12～26粒，晚间临睡前服；或遵医嘱。

【分类】处方药

【类别】脏腑病方剂

【性状】本品为红色水丸，除去包衣显黑褐色；气香，味苦。

【成分】诃子、制草乌、石菖蒲、木香、石决明（煅）、银朱、牛胆粉、黑云香、刀豆、茜草、红花、枇杷叶（制）、香墨、人工麝香、白豆蔻、蜀葵花、紫草茸。

【功能主治】清肾热，消粘，固精。用于肾寒肾热诸症，腰膝疼痛，梦遗滑精，睾丸肿大。

【注意禁忌】孕妇忌服；年老体弱者慎用。

【贮藏】密闭，防潮。

【生产企业】阜新蒙药有限责任公司

清肺十八味丸（库伦）

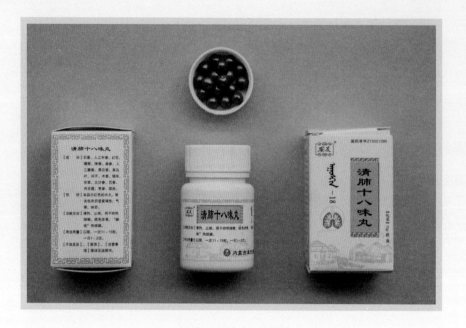

【药品名称】清肺十八味丸（敖西根-18），Qingfei Shibawei Wan

【批准文号】国药准字Z15021080

【执行标准】ZZ-8400

【剂型】丸剂

【规格】每10粒重2克

【用法用量】口服。一次11～15粒，一日1～2次。

【分类】处方药

【类别】脏腑病方剂

【性状】本品为红色的水丸，除去包衣后显紫褐色；气香，味苦。

【成分】石膏、人工牛黄、红花、檀香、降香、拳参、人工麝香、黑云香、草乌叶、诃子、木香、银朱、甘草、北沙参、沉香、肉豆蔻、苦参、蒜炭。

【功能主治】清热，止咳。用于肺热咳嗽、痰色赤黄，赫依热烦躁。

【注意禁忌】孕妇慎服，运动员慎用。

【贮藏】密闭，防潮。

【生产企业】内蒙古库伦蒙药有限公司

清肺十八味丸（蒙药股份）

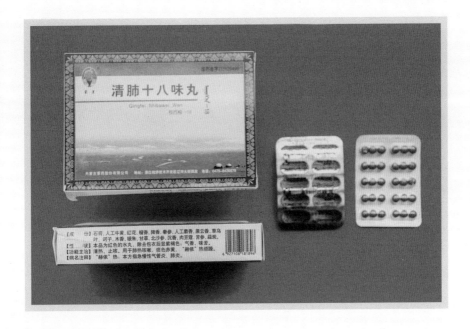

【药品名称】清肺十八味丸（敖西根-18），Qingfei Shibawei Wan

【批准文号】国药准字Z15020400

【执行标准】ZZ-8400

【剂型】丸剂

【规格】每10粒重2克

【用法用量】口服。一次11～15粒，一日1～2次。

【分类】处方药

【类别】脏腑病方剂

【性状】本品为红色的水丸，除去包衣后显紫褐色；气香，味苦。

【成分】石膏、人工牛黄、红花、檀香、降香、拳参、人工麝香、黑云香、草乌叶、诃子、木香、银朱、甘草、北沙参、沉香、肉豆蔻、苦参、蒜炭。

【功能主治】清热，止咳。用于肺热咳嗽、痰色赤黄，赫依热烦躁。

【注意禁忌】孕妇慎服，运动员慎用。

【贮藏】密闭，防潮。

【生产企业】内蒙古蒙药股份有限公司

清肺十八味丸（乌兰浩特）

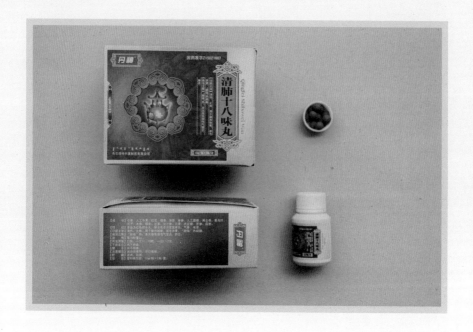

【药品名称】清肺十八味丸（敖西根-18），Qingfei Shibawei Wan

【批准文号】国药准字Z15021607

【执行标准】ZZ-8400

【剂型】丸剂

【规格】每10粒重2克

【用法用量】口服。一次11～15粒，一日1～2次。

【分类】处方药

【类别】脏腑病方剂

【性状】本品为红色的水丸，除去包衣显紫褐色；气香，味苦。

【成分】石膏、人工牛黄、红花、檀香、降香、拳参、人工麝香、黑云香、草乌叶、诃子、木香、银朱、甘草、北沙参、沉香、肉豆蔻、苦参、蒜炭。

【功能主治】清热，止咳。用于肺热咳嗽、痰色赤黄，赫依热烦躁。

【注意禁忌】运动员慎用，孕妇慎服。

【贮藏】密闭，防潮。

【生产企业】乌兰浩特中蒙制药有限公司

清肺十八味丸（阜新）

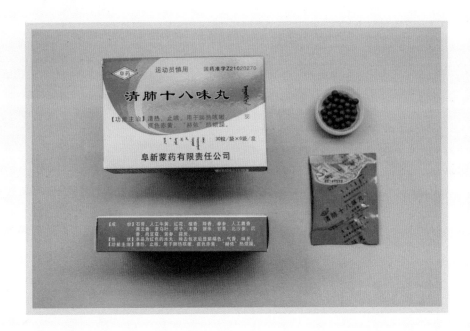

【药品名称】清肺十八味丸（敖西根-18），Qingfei Shibawei Wan

【批准文号】国药准字Z21020270

【执行标准】ZZ-8400

【剂型】丸剂

【规格】每10 粒重1克

【用法用量】口服。一次20~30粒，一日1~2次。

【分类】处方药

【类别】脏腑病方剂

【性状】本品为红色的水丸，除去包衣后显紫褐色；气香，味苦。

【成分】石膏、人工牛黄、红花、檀香、降香、拳参、人工麝香、黑云香、草乌叶、诃子、木香、银朱、甘草、北沙参、沉香、肉豆蔻、苦参、蒜炭。

【功能主治】清热，止咳。用于肺热咳嗽、痰色赤黄，赫依热烦躁。

【注意禁忌】孕妇慎服。

【贮藏】密闭，防潮。

【生产企业】阜新蒙药有限责任公司

补肾健胃二十一味丸（库伦）

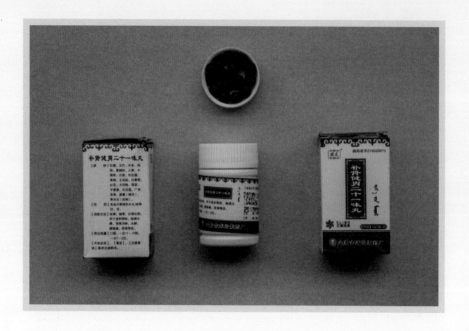

【药品名称】补肾健胃二十一味丸（希莫音满都拉），Bushen Jianwei Ershiyiwei Wan

【批准文号】国药准字Z15020873

【执行标准】ZZ-8345

【剂型】丸剂

【规格】每10粒重2克

【用法用量】口服。一次11～15粒，一日1～2次。

【分类】处方药

【类别】脏腑病方剂

【性状】本品为黄褐色水丸；味微甘、苦。

【成分】石榴、玉竹、天冬、肉桂、紫硇砂、人参、小蜀季、沉香、肉豆蔻、黄精、五灵脂、白葡萄、红花、天花粉、荜茇、佛手参、白豆蔻、广枣、草果、蒺藜（微炒）、寒水石（奶制）。

【功能主治】祛寒，健胃，补肾壮阳。用于食积胃胀、胸满头晕、肾寒浮肿、水肿、腰酸痛、尿频等症。

【注意禁忌】尚不明确。

【贮藏】密闭，防潮。

【生产企业】内蒙古库伦蒙药有限公司

补肾健胃二十一味丸（蒙药股份）

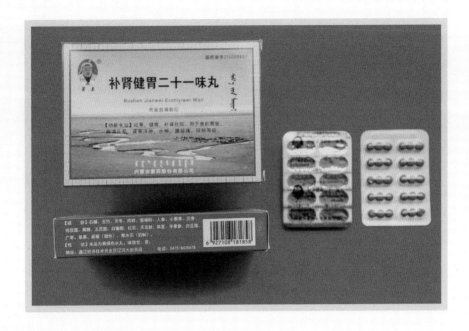

【药品名称】补肾健胃二十一味丸（希莫音满都拉），Bushen Jianwei Ershiyiwei Wan

【批准文号】国药准字Z15020437

【执行标准】ZZ-8345

【剂型】丸剂

【规格】每10粒重2克

【用法用量】口服。一次11～15丸，一日1～2次。

【分类】处方药

【类别】脏腑病方剂

【性状】本品为黄褐色水丸；味微甘、苦。

【成分】石榴、玉竹、天冬、肉桂、紫硇砂、人参、小蜀季、沉香、肉豆蔻、黄精、五灵脂、白葡萄、红花、天花粉、荜茇、佛手参、白豆蔻、广枣、草果、蒺藜（微炒）、寒水石（奶制）。

【功能主治】祛寒，健胃，补肾壮阳。用于食积胃胀、胸满头晕、肾寒浮肿、水肿、腰腿痛、尿频等症。

【注意禁忌】尚不明确。

【贮藏】密闭，防潮。

【生产企业】内蒙古蒙药股份有限公司

补肾健胃二十一味丸（乌兰浩特）

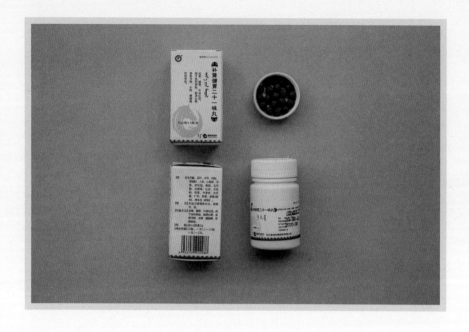

【药品名称】补肾健胃二十一味丸（希莫音满都拉），Bushen Jianwei Ershiyiwei Wan

【批准文号】国药准字Z15021776

【执行标准】ZZ-8345

【剂型】丸剂

【规格】每10粒重2克

【用法用量】口服。一次11～15粒，一日1～2次。

【分类】处方药

【类别】脏腑病方剂

【性状】本品为黄褐色水丸；味微甘、苦。

【成分】石榴、玉竹、天冬、肉桂、紫硇砂、人参、小蜀季、沉香、肉豆蔻、黄精、五灵脂、白葡萄、红花、天花粉、荜茇、佛手参、白豆蔻、广枣、草果、蒺藜（微炒）、寒水石（奶制）。

【功能主治】祛寒，健胃，补肾壮阳。用于食积胃胀、胸满头晕、肾寒浮肿、水肿、腰腿痛、尿频等症。

【注意禁忌】尚不明确。

【贮藏】密闭，防潮。

【生产企业】乌兰浩特中蒙制药有限公司

石膏二十五味散

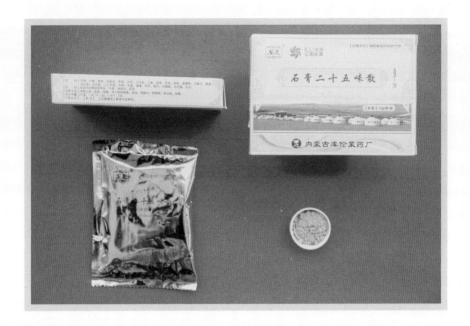

【药品名称】石膏二十五味散（朱岗-25），Shigao Ershiwuwei San

【批准文号】国药准字Z15021109

【执行标准】ZZ-8313

【剂型】散剂

【规格】每袋装15克

【用法用量】口服。一次1.5～3g，一日1～2次。

【分类】处方药

【类别】脏腑病方剂

【性状】本品为淡黄棕色粉末；气香，味微甘、涩苦。

【成分】石膏、沙棘、拳参、胡黄连、茜草、红花、北沙参、丁香、草果、甘草、茵陈、紫檀香、川楝子、青蒿、白巨胜、肉豆蔻、人工牛黄、木香、木通、檀香、诃子、栀子、白葡萄、白豆蔻、远志。

【功能主治】清肺止咳，祛痰，镇痛。用于肺热咳嗽、咯血，胸膜炎，肺脓肿，百日咳，肺痨。

【注意禁忌】尚不明确。

【贮藏】密闭，防潮。

【生产企业】内蒙古库伦蒙药有限公司

清肝二十七味丸（库伦）

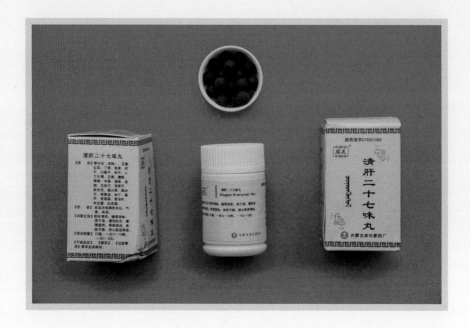

【药品名称】清肝二十七味丸（钦纳得棍斯勒），Qinggan Ershiqiwei Wan

【批准文号】国药准字Z15021083

【执行标准】ZZ-8396

【剂型】丸剂

【规格】每10粒重2克

【用法用量】口服。一次11～15粒，一日1～2次。

【分类】处方药

【类别】脏腑病方剂

【性状】本品为棕褐色水丸；气香、味苦。

【成分】寒水石（凉制）、石膏、红花、丁香、草果、诃子、川楝子、栀子、人工牛黄、沉香、檀香、降香、木香、茵陈、连翘、五味子、使君子、款冬花、猫儿眼、黑冰片、胡黄连、地丁、漏芦、苦荬菜、草乌叶、肉豆蔻、白豆蔻。

【功能主治】疏肝清热，健胃消食。用于急、慢性肝炎；脾胃虚热，骨蒸烦闷，食欲不振，恶心呕逆等症。

【注意禁忌】孕妇慎服。

【贮藏】密闭，防潮。

【生产企业】内蒙古库伦蒙药有限公司

清肝二十七味丸（乌兰浩特）

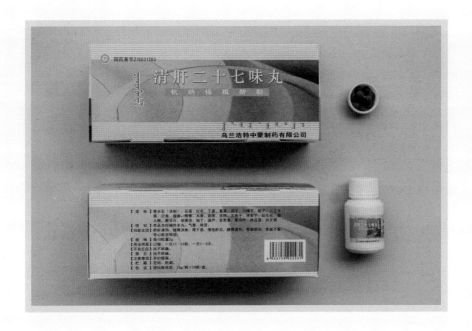

【药品名称】清肝二十七味丸（钦纳得棍斯勒），Qinggan Ershiqiwei Wan

【批准文号】国药准字Z15021783

【执行标准】ZZ-8396

【剂型】丸剂

【规格】每10粒重2克

【用法用量】口服。一次11～15粒，一日1～2次。

【分类】处方药

【类别】脏腑病方剂

【性状】本品为棕褐色水丸；气香、味苦。

【成分】寒水石（凉制）、石膏、红花、丁香、草果、诃子、川楝子、栀子、人工牛黄、沉香、檀香、降香、木香、茵陈、连翘、五味子、使君子、款冬花、猫儿眼、黑冰片、胡黄连、地丁、漏芦、苦荬菜、草乌叶、肉豆蔻、白豆蔻。

【功能主治】疏肝清热，健胃消食。用于急、慢性肝炎；脾胃虚热，骨蒸烦闷，食欲不振，恶心呕逆等症。

【注意禁忌】孕妇慎服。

【贮藏】密闭，防潮。

【生产企业】乌兰浩特中蒙制药有限公司

清肝二十七味丸（乌兰浩特）

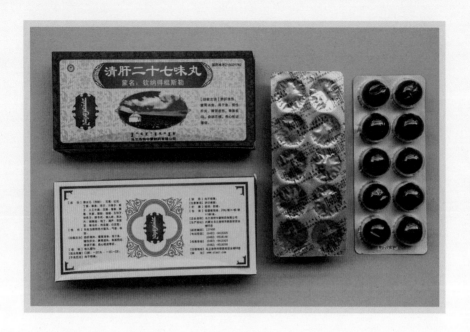

【药品名称】清肝二十七味丸（钦纳得棍斯勒），Qinggan Ershiqiwei Wan

【批准文号】国药准字Z15021782

【执行标准】ZZ-8396

【剂型】丸剂

【规格】每丸重9克

【用法用量】口服。一次1丸，一日1～2次。

【分类】处方药

【类别】脏腑病方剂

【性状】本品为黑棕色大蜜丸；气香、味苦。

【成分】寒水石（凉制）、石膏、红花、丁香、草果、诃子、川楝子、栀子、人工牛黄、沉香、檀香、降香、木香、茵陈、连翘、五味子、使君子、款冬花、猫儿眼、黑冰片、胡黄连、地丁、漏芦、苦荬菜、草乌叶、肉豆蔻、白豆蔻。

【功能主治】疏肝清热，健胃消食。用于急、慢性肝炎；脾胃虚热，骨蒸烦闷，食欲不振，恶心呕逆等症。

【注意禁忌】孕妇慎服。

【贮藏】密闭，防潮。

【生产企业】乌兰浩特中蒙制药有限公司

清肝二十七味丸（蒙药股份）

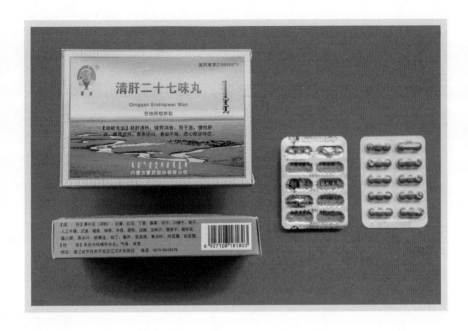

【药品名称】清肝二十七味丸（钦纳得棍斯勒），Qinggan Ershiqiwei Wan

【批准文号】国药准字Z15020375

【执行标准】ZZ-8396

【剂型】丸剂

【规格】每10粒重2克

【用法用量】口服。一次11～15粒，一日1～2次。

【分类】处方药

【类别】脏腑病方剂

【性状】本品为棕褐色水丸；气香、味苦。

【成分】寒水石（凉制）、石膏、红花、丁香、草果、诃子、川楝子、栀子、人工牛黄、沉香、檀香、降香、木香、茵陈、连翘、五味子、使君子、款冬花、猫儿眼、黑冰片、胡黄连、地丁、漏芦、苦荬菜、草乌叶、肉豆蔻、白豆蔻。

【功能主治】疏肝清热，健胃消食。用于急、慢性肝炎；脾胃虚热，骨蒸烦闷，食欲不振，恶心呕逆等症。

【注意禁忌】孕妇慎服。

【贮藏】密闭，防潮。

【生产企业】内蒙古蒙药股份有限公司

清肝二十七味丸（阜新）

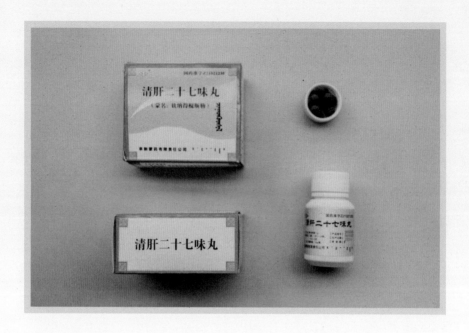

【药品名称】清肝二十七味丸（钦纳得棍斯勒），Qinggan Ershiqiwei Wan

【批准文号】国药准字Z21021230

【执行标准】ZZ-8396

【剂型】丸剂

【规格】每10粒重2克

【用法用量】口服。一次11～15粒，一日1～2次。

【分类】处方药

【类别】脏腑病方剂

【性状】本品为棕褐色水丸；气香、味苦。

【成分】寒水石（凉制）、石膏、红花、丁香、草果、诃子、川楝子、栀子、人工牛黄、沉香、檀香、降香、木香、茵陈、连翘、五味子、使君子、款冬花、猫儿眼、黑冰片、胡黄连、地丁、漏芦、苦荬菜、草乌叶、肉豆蔻、白豆蔻。

【功能主治】疏肝清热，健胃消食。用于急、慢性肝炎；脾胃虚热，骨蒸烦闷，食欲不振，恶心呕逆等症。

【注意禁忌】孕妇慎用。

【贮藏】密闭，防潮。

【生产企业】阜新蒙药有限责任公司

手掌参三十七味丸（库伦）

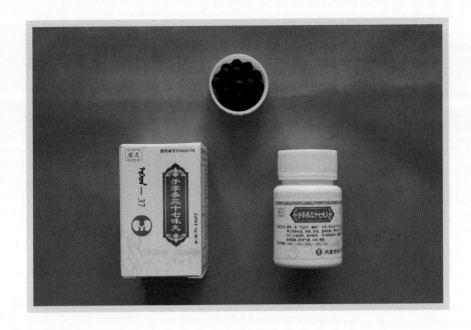

【药品名称】手掌参三十七味丸（额日赫腾-37），Shouzhangshen Sanshiqiwei Wan

【批准文号】国药准字Z20025146

【执行标准】WS-10136（ZD-0136）-2002-2012Z

【剂型】丸剂

【规格】每10丸重2克

【用法用量】口服。一次9～15丸，一日1～2次。

【分类】处方药

【类别】脏腑病方剂

【性状】本品为棕色的水丸；气微，味甘、微涩、苦。

【成分】佛手参、石榴、蛤蚧（制）、五灵芝、白葡萄干、槟榔（制）、益智、蒺藜（微炒）、照山白、北寒水石（焖煅）、丁香、沉香、天冬、诃子、降香、肉豆蔻、阿魏、辣椒、紫硇砂、玉竹、黄精、胡麻仁、干姜、广枣、冬葵果、黑冰片、草果、胡椒、天花粉、荜茇、肉桂。

【功能主治】

蒙医：祛巴达干、赫依，补肾，调元，燥协日乌素。用于肾寒肾虚，浮肿，耳鸣，遗精阳痿；胃寒，消化不良。

中医：补肾壮阳，温中散寒。用于脾肾虚寒所致的腰酸腿痛、遗精阳痿、脘腹气痛、纳差便溏。

【注意禁忌】本品含有多种矿物药，建议在医生指导下服用。

【贮藏】密封。

【生产企业】内蒙古库伦蒙药有限公司

手掌参三十七味丸（蒙利）

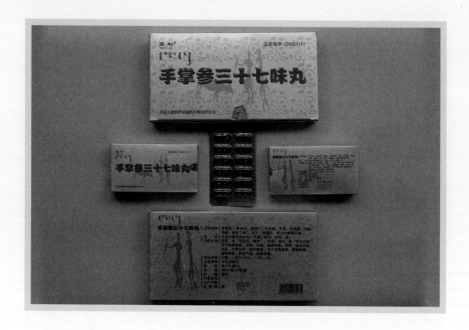

【药品名称】手掌参三十七味丸（额日赫腾-37），Shouzhangshen Sanshiqiwei Wan

【批准文号】国药准字Z20025147

【执行标准】WS-10136（ZD-0136）-2002-2012Z

【剂型】丸剂

【规格】每10丸重2克

【用法用量】口服。一次9～15丸，一日1～2次。

【分类】处方药

【类别】脏腑病方剂

【性状】本品为棕色的水丸；气微，味甘、微涩、苦。

【成分】佛手参、寒水石、益智仁、全石榴、干姜、五灵脂、肉桂、荜茇、蛤蚧（制）、诃子、紫硇砂、照山白等37味。

【功能主治】

蒙医：祛巴达干、赫依，补肾，调元，燥协日乌素。用于肾寒肾虚，浮肿，耳鸣，遗精阳痿；胃寒，消化不良。

中医：补肾壮阳，温中散寒。用于脾肾虚寒所致的腰酸腿痛、遗精阳痿、脘腹气痛、纳差便溏。

【注意禁忌】本品含有多种矿物药，建议在医生指导下使用。

【贮藏】密封。

【生产企业】内蒙古蒙利中蒙制药有限责任公司

五根油丸

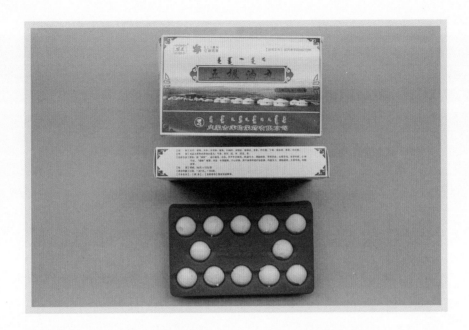

【药品名称】五根油丸（塔本温都森油剂），Wugenyou Wan

【批准文号】国药准字Z20027285

【执行标准】WS-11510（ZD-1510）-2002-2011Z

【剂型】丸剂

【规格】每丸重3克

【用法用量】口服。一次1丸，一日3次。

【分类】处方药

【类别】脏腑病方剂

【性状】本品为黑色的浓缩水蜜丸；气香，味甘、咸、辛、微涩、苦。

【成分】玉竹、黄精、天冬、天花粉、菱角、白硇砂、光明盐、紫硇砂、苦参、肉豆蔻、丁香、高良姜、荜茇、白豆蔻。

【功能主治】

蒙医：镇赫依，滋补健身，壮阳。用于年迈体弱、四肢无力、腰酸腿痛；肾寒肾虚、头晕耳鸣、多梦失眠、心神不安；赫依集聚。

中医：补肾健脾，宁心安神。用于脾肾两虚所致虚痨、四肢无力、腰酸腿痛、头晕耳鸣、失眠多梦。

【注意禁忌】孕妇忌服。

【贮藏】密封。

【生产企业】内蒙古库伦蒙药有限公司

止嗽立效胶囊

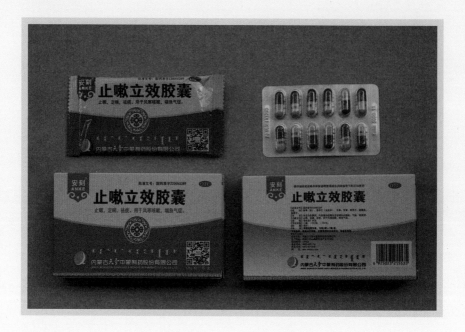

【药品名称】止嗽立效胶囊，Zhisou Lixiao Jiaonang

【批准文号】国药准字Z20050289

【执行标准】YBZ00442005-2009Z

【剂型】胶囊剂

【规格】每粒装0.35克

【用法用量】口服。一次2粒，一日2次。

【分类】非处方药（OTC）

【类别】脏腑病方剂

【性状】本品为胶囊剂，内容物为棕黄色至棕褐色的颗粒；气微，味微苦。

【成分】麻黄（制）、苦杏仁（去皮炒）、石膏、甘草、葶苈子、罂粟壳、莱菔子。

【功能主治】止嗽，定喘，祛痰。用于风寒咳嗽、喘急气促。

【注意禁忌】忌烟、酒，忌食辛辣、生冷、油腻食物；不宜在服药期间同时服用滋补性中药；虚喘者不适用，其表现为咳声低弱、动则气喘气短、自汗怕风；运动员慎用；支气管扩张、肺脓肿、肺心病、肺结核患者，出现咳嗽时应去医院就诊；高血压、心脏病及失眠、心悸患者慎用，有严重的肝病、糖尿病、肾病等慢性病者，应在医师指导下服用；儿童、孕妇、哺乳期妇女、年老体弱者应在医师指导下服用；服药期间，若患者发热体温超过38.5℃，或喘甚，或咳嗽加重、痰量明显增多，应去医院就诊；严格按用法用量服用，本品不宜长期服用；用药3天后症状无缓解者，应去医院就诊；对本品过敏者禁用，过敏体质者慎用；本品性状发生改变时禁止使用；儿童必须在成人监护下使用；请将本品放在儿童不能接触到的地方；如正在使用其他药品，使用本品前请咨询医师或药师。

【贮藏】密封。

【生产企业】内蒙古天奇中蒙制药股份有限公司

老蔻丸

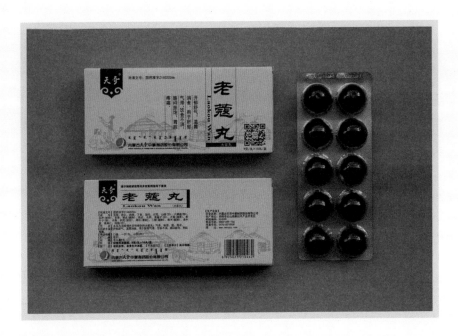

【药品名称】老蔻丸，Laokou Wan

【批准文号】国药准字Z15020266

【执行标准】WS$_3$-B-1321-93

【剂型】丸剂

【规格】每丸重9克

【用法用量】口服。一次1丸，一日2次。

【分类】处方药

【类别】脏腑病方剂

【性状】本品为浅棕褐色至棕褐色的大蜜丸；气香，味苦、甜、微辛。

【成分】豆蔻、砂仁、肉桂、丁香、当归、川芎、山楂（炒）、六神曲（炒）、白术（麸炒）、甘草、青皮（醋制）、陈皮、乌药、莱菔子（炒）、大黄（酒蒸）、牵牛子（炒）、木香、枳壳（麸炒）、厚朴（姜制）、三棱（醋制）、莪术（醋制）、清半夏、草果仁、槟榔（炒）。

【功能主治】开郁舒气，温胃消食。用于肝郁气滞，饮食不消，胀饱，胃脘疼痛。

【注意禁忌】孕妇忌服；忌食生冷、油腻食物。

【贮藏】密封。

【生产企业】内蒙古天奇中蒙制药股份有限公司

沙参止咳汤散（库伦）

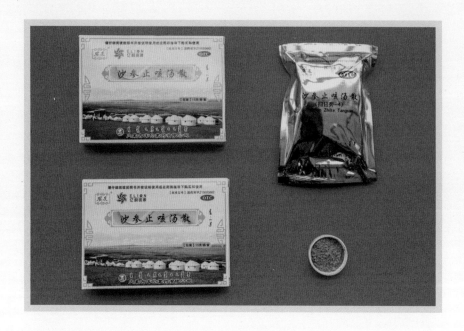

【药品名称】沙参止咳汤散（扫日劳-4），Shashen Zhike Tangsan

【批准文号】国药准字Z15020882

【执行标准】ZZ-8343

【剂型】散剂

【规格】每袋装15克

【用法用量】水煎服。一次3～5克，一日1～3次。

【分类】非处方药（OTC）

【类别】脏腑病方剂

【性状】本品为淡红色粉末；气微香，味甘。

【成分】北沙参、甘草、紫草茸、拳参。

【功能主治】清热，止咳，祛痰。用于肺热咳嗽、多痰，胸背刺痛。

【注意禁忌】忌烟、酒，忌食辛辣食物；有支气管扩张、肺脓肿、肺结核、肺心病的患者，应在医师指导下服用；服用3天后症状无改善者，应停止服用，并去医院就诊；按照用法用量服用，小儿、年老体弱者应在医师指导下服用；如长期服用，应向医师咨询；对本品过敏者禁用，过敏体质者慎用；本品性状发生改变时禁止使用；儿童必须在成人监护下使用；请将本品放在儿童不能接触到的地方；如正在使用其他药品，使用本品前请咨询医师或药师。

【贮藏】密闭，防潮。

【生产企业】内蒙古库伦蒙药有限公司

沙参止咳汤散（乌兰浩特）

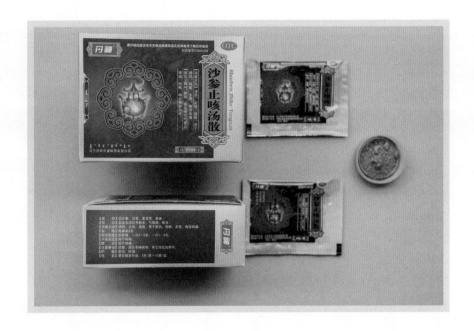

【药品名称】沙参止咳汤散（扫日劳-4），Shashen Zhike Tangsan

【批准文号】国药准字Z15021598

【执行标准】ZZ-8343

【剂型】散剂

【规格】每袋装3克

【用法用量】水煎服。一次3～5克，一日1～3次。

【分类】非处方药（OTC）

【类别】脏腑病方剂

【性状】本品为淡红色粉末；气微香，味甘。

【成分】北沙参、甘草、紫草茸、拳参。

【功能主治】清热，止咳，祛痰。用于肺热咳嗽，多痰，胸背刺痛。

【注意禁忌】忌烟、酒，忌食辛辣食物；有支气管扩张、肺脓肿、肺结核、肺心病的患者，应在医师指导下服用；服用3天后症状无改善者，应停止服用，并去医院就诊；按照用法用量服用，小儿、年老体弱者应在医师指导下服用；如长期服用，应向医师咨询；对本品过敏者禁用，过敏体质者慎用；本品性状发生改变时禁止使用；儿童必须在成人监护下使用；请将本品放在儿童不能接触到的地方；如正在使用其他药品，使用本品前请咨询医师或药师。

【贮藏】密闭，防潮。

【生产企业】乌兰浩特中蒙制药有限公司

沙参止咳汤散（蒙药股份）

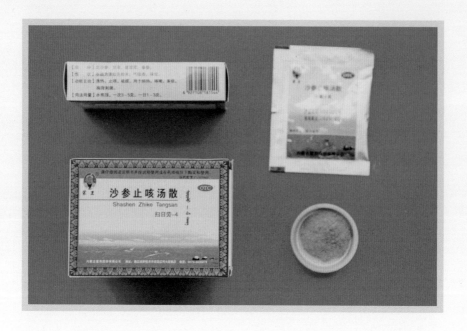

【药品名称】沙参止咳汤散（扫日劳-4），Shashen Zhike TangSan

【批准文号】国药准字Z15020403

【执行标准】ZZ-8343

【剂型】散剂

【规格】每袋装3克

【用法用量】水煎服。一次3~5克，一日1~3次。

【分类】非处方药（OTC）

【类别】脏腑病方剂

【性状】本品为淡红色粉末；气微香，味甘。

【成分】北沙参、甘草、紫草茸、拳参。

【功能主治】清热，止咳，祛痰。用于肺热咳嗽、多痰，胸背刺痛。

【注意禁忌】忌烟、酒，忌食辛辣食物；有支气管扩张、肺脓肿、肺结核、肺心病的患者，应在医师指导下服用；服用3天后症状无改善者，应停止服用，并去医院就诊；按照用法用量服用，小儿、年老体弱者应在医师指导下服用；如长期服用，应向医师咨询；对本品过敏者禁用，过敏体质者慎用；本品性状发生改变时禁止使用；儿童必须在成人监护下使用；请将本品放在儿童不能接触到的地方；如正在使用其他药品，使用本品前请咨询医师或药师。

【贮藏】密闭，防潮。

【生产企业】内蒙古蒙药股份有限公司

三、赫依病方剂

三味檀香汤散

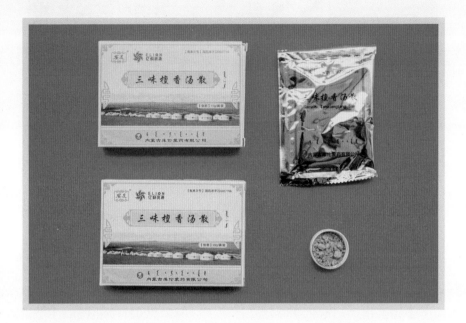

【药品名称】三味檀香汤散（赞丹-3汤），Sanwei Tanxiang TangSan

【批准文号】国药准字Z20027786

【执行标准】WS-11471（ZD-1471）-2002

【剂型】散剂

【规格】每袋装15克

【用法用量】口服，煎服冷却后服用。一次3～4g，一日2～3次。

【分类】处方药

【类别】赫依病方剂

【性状】本品为浅黄褐色至黄褐色的粉末；气微香，味辣、涩。

【成分】檀香、肉豆蔻、广枣。

【功能主治】清热。用于清心热。

【注意禁忌】尚不明确。

【贮藏】密封。

【生产企业】内蒙古库伦蒙药有限公司

诃子五味胶囊

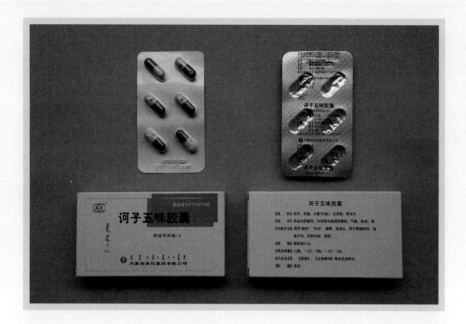

【药品名称】诃子五味胶囊（阿拉坦阿如-5），Hezi Wuwei Jiaonang

【批准文号】国药准字Z15021089

【执行标准】ZZ-8344

【剂型】胶囊剂

【规格】每粒装0.3克

【用法用量】口服。一次3～5粒，一日1～2次。

【分类】处方药

【类别】赫依病方剂

【性状】本品为胶囊剂，内容物为黑褐色颗粒；气香，味涩、苦。

【成分】诃子、石榴、木鳖子（制）、五灵脂、黑冰片。

【功能主治】调节赫依、协日，健胃，助消化。用于胃胸积热，宿食不消，肝胆热证，黄疸。

【注意禁忌】尚不明确。

【贮藏】密封。

【生产企业】内蒙古库伦蒙药有限公司

健脾五味丸

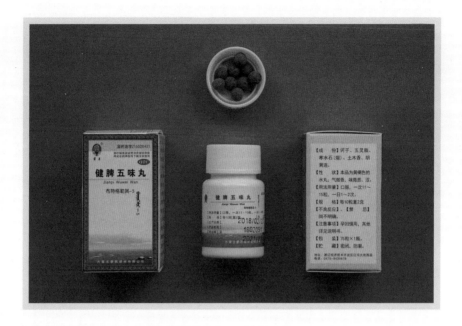

【药品名称】健脾五味丸(布特格勒其-5)，Jianpi Wuwei Wan

【批准文号】国药准字Z15020421

【执行标准】ZZ-8379

【剂型】丸剂

【规格】每10粒重2克

【用法用量】口服。一次11～15粒，一日1～2次。

【分类】非处方药（OTC）

【类别】赫依病方剂

【性状】本品为黄褐色的水丸；气微香，味微苦、涩。

【成分】诃子、五灵脂、寒水石（煅）、土木香、胡黄连。

【功能主治】健脾和胃，理气镇痛。用于赫依、协日、宝日、巴达干病引起的胃脘胀满、上腹疼痛诸症。

【注意禁忌】孕妇慎用；服用本药时不宜同时服用人参或其制剂；服用1周后症状未改善者，应去医院就诊；按照用法用量服用，小儿、年老体弱者应在医师指导下服用；如长期服用，应向医师或药师咨询；对本品过敏者禁用，过敏体质者慎用；本品性状发生改变时禁止使用；儿童必须在成人的监护下使用；请将本品放在儿童不能接触到的地方；如正在使用其他药品，使用本品前请咨询医师或药师。

【贮藏】密闭，防潮。

【生产企业】内蒙古蒙药股份有限公司

安神补心六味丸

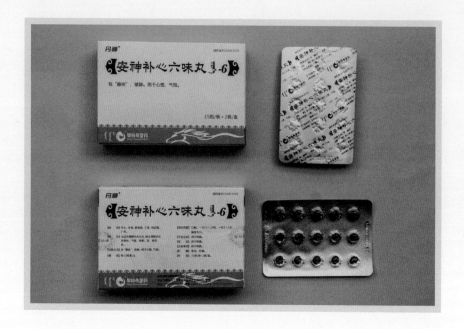

【药品名称】安神补心六味丸(吉如和-6)，Anshen Buxin Liuwei Wan

【批准文号】国药准字Z20063939

【执行标准】YBZ12792006

【剂型】丸剂

【规格】每10粒重2克

【用法用量】口服。一次11~15粒，一日1~2次，以蜂蜜为引。

【分类】处方药

【类别】赫依病方剂

【性状】本品为薄膜包衣水丸，除去薄膜衣后显褐色；气微，味酸、涩、微苦、辛。

【成分】牛心、木香、枫香脂、丁香、肉豆蔻、广枣。

【功能主治】祛赫依，镇静。用于心慌、气短。

【注意禁忌】尚不明确。

【贮藏】密闭，防潮。

【生产企业】乌兰浩特中蒙制药有限公司

冠心七味片（乌兰浩特）

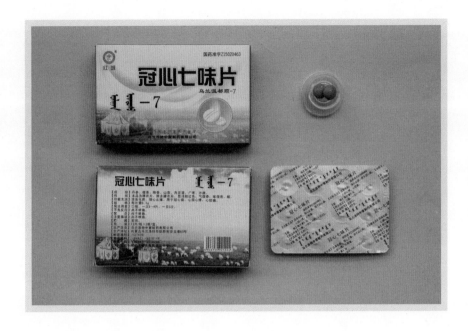

【药品名称】冠心七味片（乌兰温都顺-7），Guanxin Qiwei Pian

【批准文号】国药准字Z15020463

【执行标准】ZZ-8361

【剂型】片剂

【规格】每片重0.3克

【用法用量】口服。一次3～4片，一日3次。

【分类】处方药

【类别】赫依病方剂

【性状】本品为糖衣片，除去糖衣后，显浅棕红色；气微香，味微苦、酸。

【成分】丹参、檀香、降香、山柰、肉豆蔻、广枣、沙棘。

【功能主治】活血化瘀，强心止痛。用于冠心病、心烦心悸、心绞痛。

【注意禁忌】尚不明确。

【贮藏】密闭。

【生产企业】乌兰浩特中蒙制药有限公司

冠心七味片（颈复康）

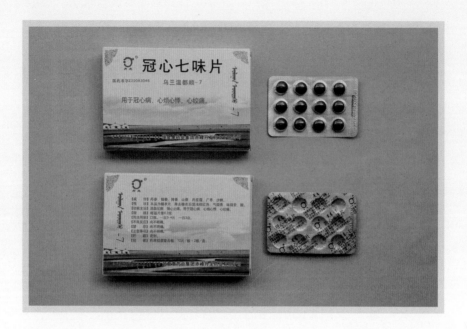

【药品名称】冠心七味片（颈复康，乌兰温都顺-7），Guanxin Qiwei Pian

【批准文号】国药准字Z20083046

【执行标准】YBZ01112008

【剂型】片剂

【规格】每基片重0.3克

【用法用量】口服。一次3-4片，一日3次。

【分类】处方药

【类别】赫依病方剂

【性状】本品为糖衣片，除去糖衣后显浅棕红色；气微香，味微苦、酸。

【成分】丹参、檀香、降香、山柰、肉豆蔻、广枣、沙棘。

【功能主治】活血化瘀，强心止痛。用于冠心病、心烦心悸、心绞痛。

【注意禁忌】尚不明确。

【贮藏】密封。

【生产企业】颈复康药业集团赤峰丹龙药业有限公司

冠心七味片（蒙药股份）

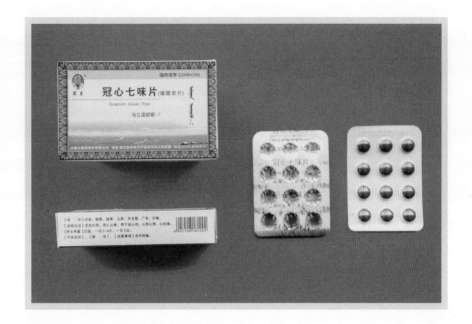

【药品名称】冠心七味片（乌兰温都顺-7），Guanxin Qiwei Pian

【批准文号】国药准字Z20064290

【执行标准】ZZ-8361-1

【剂型】片剂

【规格】每片重0.31克

【用法用量】口服。一次3～4片，一日3次。

【分类】处方药

【类别】赫依病方剂

【性状】本品为薄膜衣片，除去薄膜衣后显浅棕红色；气微香，味微苦、酸。

【成分】丹参、檀香、降香、山奈、肉豆蔻、广枣、沙棘。

【功能主治】活血化瘀，强心止痛。用于冠心病、心烦心悸、心绞痛。

【注意禁忌】尚不明确。

【贮藏】密封。

【生产企业】内蒙古蒙药股份有限公司

冠心七味片（包头）

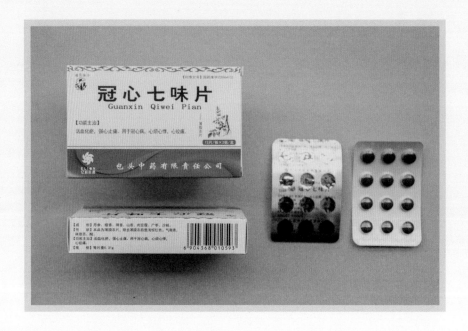

【药品名称】冠心七味片，Guanxin Qiwei Pian

【批准文号】国药准字Z20064102

【执行标准】ZZ-8361-3

【剂型】片剂

【规格】每片重0.31克

【用法用量】口服。一次3～4片，一日3次。

【分类】处方药

【类别】赫依病方剂

【性状】本品为薄膜衣片，除去薄膜衣后显浅棕红色；气微香，味微苦、酸。

【成分】丹参、檀香、降香、山奈、肉豆蔻、广枣、沙棘。

【功能主治】活血化瘀，强心止痛。用于冠心病、心烦心悸、心绞痛。

【注意禁忌】尚不明确。

【贮藏】密封。

【生产企业】包头中药有限责任公司

冠心七味片（天奇）

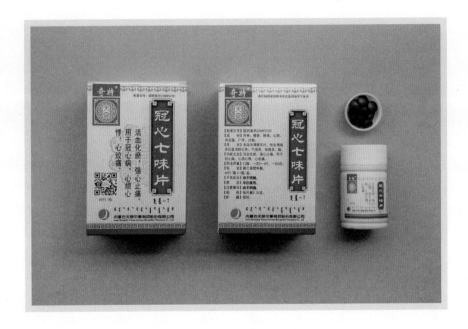

【药品名称】冠心七味片，Guanxin Qiwei Pian

【批准文号】国药准字 Z20093720

【执行标准】YBZ16512009

【剂型】片剂

【规格】每片重0.32克

【用法用量】口服。一次3～4片，一日3次。

【分类】处方药

【类别】赫依病方剂

【性状】本品为薄膜衣片，去除薄膜衣后显浅棕红色；气微香，味微苦、酸。

【成分】丹参、檀香、降香、山奈、肉豆蔻、广枣、沙棘。

【功能主治】活血化瘀，强心止痛。用于冠心病、心烦心悸、心绞痛。

【注意禁忌】孕妇禁用。

【贮藏】密封。

【生产企业】内蒙古天奇中蒙制药股份有限公司

冠心七味片（辽宁康博士）

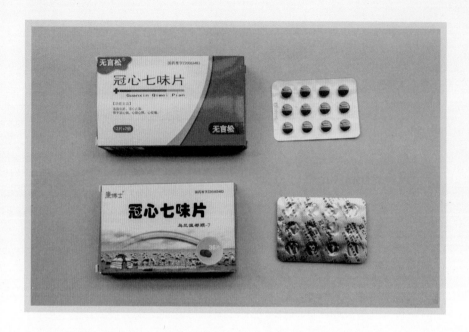

【药品名称】冠心七味片（乌兰温都顺-7），Guanxin Qiwei Pian

【批准文号】国药准字Z20063483

【执行标准】ZZ-8361-5

【剂型】片剂

【规格】每片重0.3克

【用法用量】口服。一次3～4片，一日3次。

【分类】处方药

【类别】赫依病方剂

【性状】本品为薄膜衣片，除去薄膜衣后显浅棕红色；气微香，味微苦、酸。

【成分】丹参、檀香、降香、山柰、肉豆蔻、广枣、沙棘。

【功能主治】活血化瘀，强心止痛。用于冠心病、心烦心悸、心绞痛。

【注意禁忌】尚不明确。

【贮藏】密封。

【生产企业】辽宁康博士制药有限公司

冠心七味片（宁夏紫荆花）

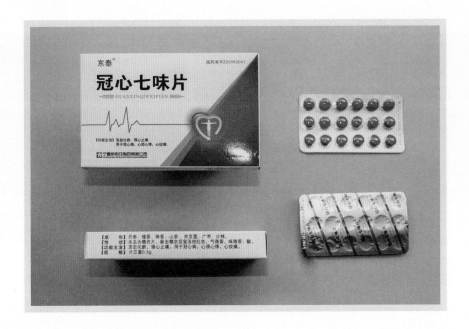

【药品名称】冠心七味片（乌兰温都顺-7），Guanxin Qiwei Pian

【批准文号】国药准字Z20063041

【执行标准】ZZ-8361-1

【剂型】片剂

【规格】片芯重0.3克

【用法用量】口服。一次3～4片，一日3次。

【分类】处方药

【类别】赫依病方剂

【性状】本品为糖衣片，除去糖衣后显浅棕红色；气微香，味微苦、酸。

【成分】丹参、檀香、降香、山奈、肉豆蔻、广枣、沙棘。

【功能主治】活血化瘀，强心止痛。用于冠心病、心烦心悸、心绞痛。

【注意禁忌】尚不明确。

【贮藏】密封。

【生产企业】宁夏紫荆花制药有限公司

八味三香散（蒙药股份）

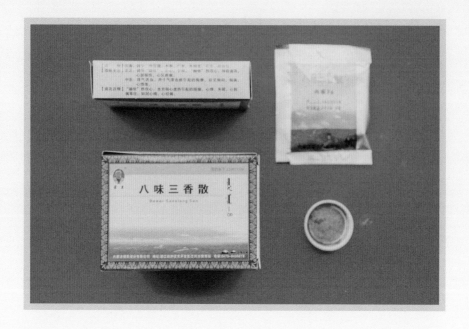

【药品名称】八味三香散（吉如很-阿嘎如-8），Bawei Sanxiang San

【批准文号】国药准字Z20027104

【执行标准】WS-11311（ZD-1311）-2002-2012Z

【分类】处方药

【剂型】散剂

【规格】每袋装3克

【用法用量】口服。一次1.5～3克，一日1～2次。

【类别】赫依病方剂

【性状】本品为黄褐色的粉末；气香，味涩。

【成分】沉香、诃子、肉豆蔻、木香、广枣、木棉花、石膏、枫香脂。

【功能主治】

蒙医：调节赫依，补心，宁神。用于赫依热攻心，神昏谵语；心脏损伤，心区疼痛。

中医：理气活血。用于气滞血瘀引起的胸痹，症见胸闷、胸痛、心悸等。

【注意禁忌】尚不明确。

【贮藏】密闭，防潮。

【生产企业】内蒙古蒙药股份有限公司

八味三香散（库伦）

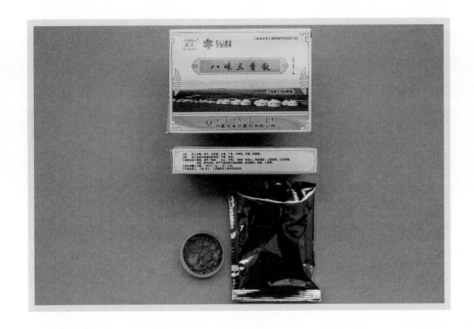

【药品名称】八味三香散（吉如很-阿嘎如-8），Bawei Sanxiang San

【批准文号】国药准字Z20027103

【执行标准】WS-11311（ZD-1311）-2002-2012Z

【剂型】散剂

【规格】每袋装15克

【用法用量】口服。一次1.5～3克，一日1～2次。

【分类】处方药

【类别】赫依病方剂

【性状】本品为黄褐色的粉末；气香，味涩。

【成分】沉香、诃子、肉豆蔻、木香、广枣、木棉花、石膏、枫香脂。

【功能主治】

蒙医：调节赫依，补心，宁神。用于赫依热攻心，神昏谵语；心脏损伤，心区疼痛。

中医：理气活血。用于气滞血瘀引起的胸痹，症见胸闷、胸痛、心悸等。

【注意禁忌】尚不明确。

【贮藏】密闭，防潮。

【生产企业】内蒙古库伦蒙药有限公司

阿魏八味丸

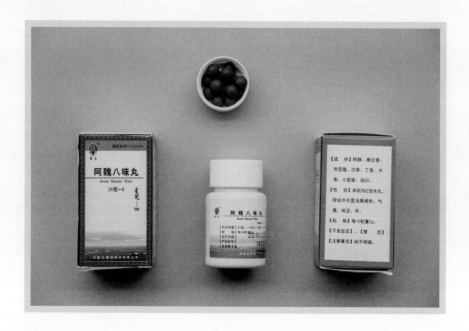

【药品名称】阿魏八味丸（兴棍-8），Awei Bawei Wan

【批准文号】国药准字Z15020451

【执行标准】ZZ-8352

【剂型】丸剂

【规格】每10粒重2克

【用法用量】口服。一次9～15粒，一日1～2次。

【分类】处方药

【类别】赫依病方剂

【性状】本品为红色水丸，除去外衣显浅黄褐色；气臭，味涩、辛。

【成分】阿魏、黑云香、肉豆蔻、沉香、丁香、木香、小茴香、当归。

【功能主治】祛巴达干赫依病，止痛。用于巴达干赫依性头痛、头晕、恶心、呕吐。

【注意禁忌】尚不明确。

【贮藏】密闭，防潮。

【生产企业】内蒙古蒙药股份有限公司

清心沉香八味丸

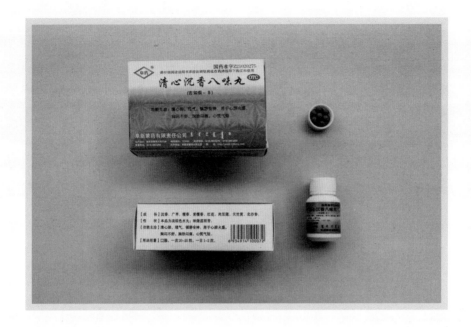

【药品名称】清心沉香八味丸（吉如痕-8），Qingxin Chenxiang Bawei Wan

【批准文号】国药准字Z21020275

【执行标准】ZZ-8393

【剂型】丸剂

【规格】每丸重7.5克

【用法用量】口服。一次20～25粒，一日1～2次。

【分类】非处方药（OTC）

【类别】赫依病方剂

【性状】本品为淡棕色水丸；味微涩而苦。

【成分】沉香、广枣、檀香、紫檀香、红花、肉豆蔻、天竺黄、北沙参。

【功能主治】清心肺，理气，镇静安神。用于心肺火盛所致的胸闷不舒、胸肋闷痛、心慌气短。

【注意禁忌】孕妇忌服；忌烟、酒，忌食生冷、辛辣、油腻食物；服药期间要保持情绪乐观，切忌生气恼怒；有严重的高血压、心脏病、糖尿病、肝病、肾病等慢性病者，应在医师指导下服用；服药7天后症状无缓解者，应去医院就诊；儿童、年老体弱者应在医师指导下服用；对本品过敏者禁用，过敏体质者慎用；本品性状发生改变时禁止使用；儿童必须在成人监护下使用；请将本品放在儿童不能接触到的地方；如正在使用其他药品，使用本品前请咨询医师或药师。

【贮藏】密闭，防潮。

【生产企业】阜新蒙药有限责任公司

清心沉香八味散（库伦）

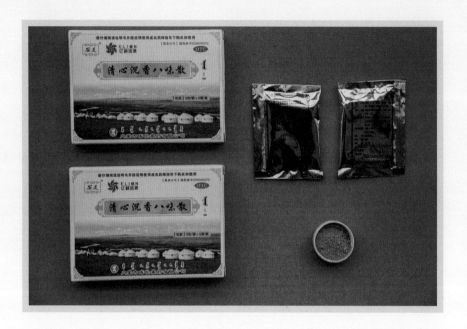

【药品名称】清心沉香八味散（阿嘎日-8），Qingxin Chenxiang Bawei San

【批准文号】国药准字Z20026370

【执行标准】WS-10948（ZD-0948）-2002-2012Z

【剂型】散剂

【规格】每袋装3克

【用法用量】口服，以温开水送服。一次1.5～3克，一日1～2次。

【分类】非处方药（OTC）

【类别】赫依病方剂

【性状】本品为浅棕红色粉末；气香，味微涩、苦。

【成分】沉香、广枣、檀香、紫檀香、红花、肉豆蔻、天竺黄、北沙参。

【功能主治】清心肺，理气，安神。用于心肺火盛所致的失眠、胸闷不舒、胸胁闷痛、心慌气短。

【注意禁忌】孕妇忌服；忌食生冷、辛辣、动物油脂食物；患有出血性疾病及糖尿病者，应在医师指导下服用；服药1周后症状无改善者，应去医院就诊；按照用法用量服用，年老体弱者应在医师指导下服用；如长期服用，应向医师咨询；对本品过敏者禁用，过敏体质者慎用；本品性状发生改变时禁止使用；儿童必须在成人的监护下使用；请将本品放在儿童不能接触到的地方；如正在使用其他药品，使用本品前请咨询医师或药师。

【贮藏】密封。

【生产企业】内蒙古库伦蒙药有限公司

清心沉香八味散（乌兰浩特）

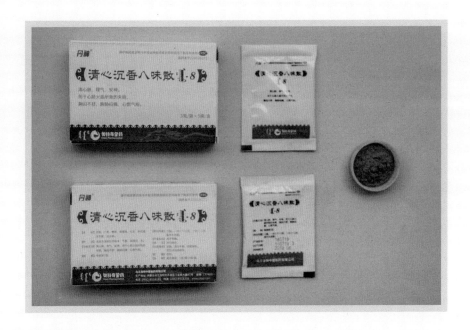

【药品名称】清心沉香八味散（阿嘎日-8），Qingxin Chenxiang Bawei San

【批准文号】国药准字Z20026372

【执行标准】WS-10948（ZD-0948）-2002-2012Z

【剂型】散剂

【规格】每袋装3克

【用法用量】口服，以温开水送服。一次1.5～3克，一日1～2次。

【分类】非处方药（OTC）

【类别】赫依病方剂

【性状】本品为浅棕红色粉末；气香，味微涩、苦。

【成分】沉香、广枣、檀香、紫檀香、红花、肉豆蔻、天竺黄、北沙参。

【功能主治】清心肺，理气，安神。用于心肺火盛所致的失眠、胸闷不舒、胸胁闷痛、心慌气短。

【注意禁忌】孕妇禁用；忌烟、酒，忌食辛辣、油腻食物；服药期间要保持情绪乐观，切忌生气恼怒；有严重的高血压、心脏病、糖尿病、肝病、肾病等慢性病者，应在医师指导下服用；服药7天后症状无缓解者，应去医院就诊；儿童、年老体弱者应在医师指导下服用；对本品过敏者禁用，过敏体质者慎用；本品性状发生改变时禁止使用；儿童必须在成人监护下使用；请将本品放在儿童不能接触到的地方；如正在使用其他药品，使用本品前请咨询医师或药师。

【贮藏】密封。

【生产企业】乌兰浩特中蒙制药有限公司

清血八味胶囊

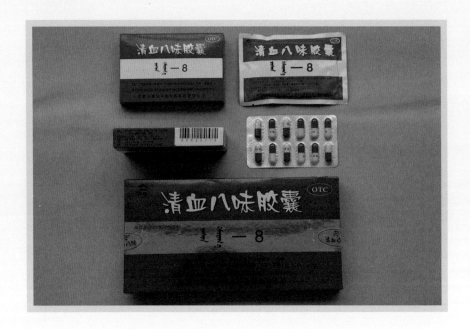

【药品名称】清血八味胶囊（琪孙黑木拉-8），Qingxue Bawei Jiaonang

【批准文号】国药准字Z15020084

【执行标准】ZZ-8394-2008

【剂型】胶囊剂

【规格】每粒装0.45克

【用法用量】口服。一次2～3粒，一日1～2次。

【分类】非处方药（OTC）

【类别】赫依病方剂

【性状】本品为胶囊剂，内容物为灰至灰绿色颗粒；气香，味微甘。

【成分】寒水石（凉制）、紫草、土木香、人工牛黄、栀子、瞿麦、石膏、甘草。

【功能主治】清"讧血"。用于血热头痛、口渴目赤、中暑。

【注意禁忌】孕妇禁用；饮食宜清淡；高血压、高血脂、高血糖、血液黏稠均属"讧血"范畴， 有严重的高血压、高血脂等慢性病者，应在医师指导下服用；应严格按照用法用量服用，婴幼儿、年老体虚患者应在医师指导下服用；服药1周后症状无缓解，或症状加重，或出现新的严重症状者，应立即停药并去医院就诊；对本品过敏者禁用，过敏体质者慎用；药品性状发生改变时禁止服用；儿童必须在成人监护下使用；请将此药品放在儿童不能接触到的地方；如正在服用其他药品，使用本品前请咨询医师或药师。

【贮藏】密封。

【生产企业】内蒙古蒙利中蒙制药有限责任公司

顺气补心十一味丸

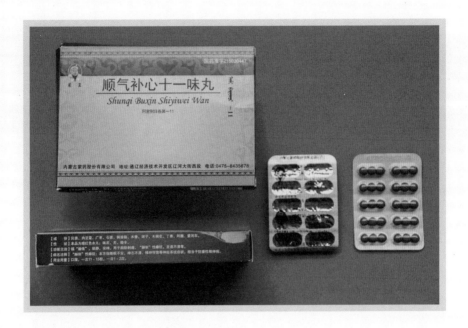

【药品名称】顺气补心十一味丸（阿密别日各其-11），Shunqi Buxin Shiyiwei Wan

【批准文号】国药准字Z15020447

【执行标准】ZZ-8367

【剂型】丸剂

【规格】每10粒重2克

【用法用量】口服。一次11～15粒，一日1～2次。

【分类】处方药

【类别】赫依病方剂

【性状】本品为暗红色水丸；味涩、苦、微辛。

【成分】沉香、肉豆蔻、广枣、石膏、枫香脂、木香、诃子、木棉花、丁香、阿魏、紫河车。

【功能主治】镇赫依，镇静，安神。用于胸肋刺痛，赫依性癫狂、言语不清等。

【注意禁忌】尚不明确。

【贮藏】密封，防潮。

【生产企业】内蒙古蒙药股份有限公司

槟榔十三味丸（库伦）

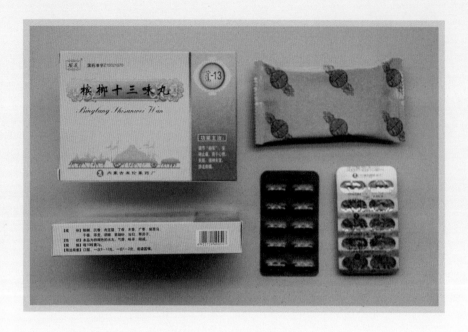

【药品名称】槟榔十三味丸（高尤-13），Binlang Shisanwei Wan

【批准文号】国药准字Z15021070

【执行标准】ZZ-8426

【剂型】丸剂

【规格】每10粒重2克

【用法用量】口服。一次9～13丸，一日1～2次；或遵医嘱。

【分类】处方药

【类别】赫依病方剂

【性状】本品为棕褐色的水丸；气香，味辛、微咸。

【成分】槟榔、沉香、肉豆蔻、丁香、木香、广枣、制草乌、干姜、荜茇、胡椒、紫硇砂、当归、葶苈子。

【功能主治】调节赫依，安神止痛。用于心悸、失眠、精神失常、游走刺痛。

【注意禁忌】孕妇忌服。

【贮藏】密闭，防潮。

【生产企业】内蒙古库伦蒙药有限公司

槟榔十三味丸（乌兰浩特）

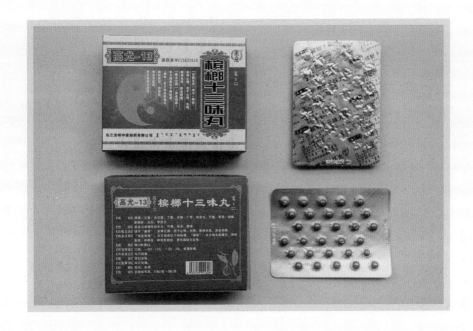

【药品名称】槟榔十三味丸（高尤-13），Binlang Shisanwei Wan

【批准文号】国药准字Z15021616

【执行标准】ZZ-8426

【剂型】丸剂

【规格】每10粒重2克

【用法用量】口服。一次9～13丸，一日1～2次；或遵医嘱。

【分类】处方药

【类别】赫依病方剂

【性状】本品为棕褐色的水丸；气香，味辛、微咸。

【成分】槟榔、沉香、肉豆蔻、丁香、木香、广枣、制草乌、干姜、荜茇、胡椒、紫硇砂、当归、葶苈子。

【功能主治】调节赫依，安神止痛。用于心悸、失眠、精神失常、游走刺痛。

【注意禁忌】孕妇忌服。

【贮藏】密闭，防潮。

【生产企业】乌兰浩特中蒙制药有限公司

槟榔十三味丸（蒙药股份）

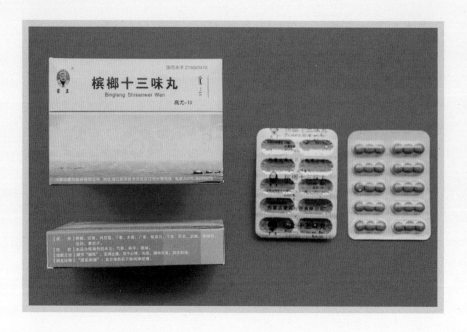

【药品名称】槟榔十三味丸（高尤-13），Binlang Shisanwei Wan

【批准文号】国药准字Z15020412

【执行标准】ZZ-8426

【剂型】丸剂

【规格】每10粒重2克

【用法用量】口服。一次9～13粒，一日1～2次；或遵医嘱。

【分类】处方药

【类别】赫依病方剂

【性状】本品为棕褐色的水丸；气香，味辛、微咸。

【成分】槟榔、沉香、肉豆蔻、丁香、木香、广枣、制草乌、干姜、荜茇、胡椒、紫硇砂、当归、葶苈子。

【功能主治】调节赫依，安神止痛。用于心悸、失眠、精神失常、游走刺痛。

【注意禁忌】孕妇忌服；本品含乌头碱，应严格在医生指导下按规定量服用，不得任意增加服用量和服用时间；服药后如果出现唇舌发麻、头痛头昏、腹痛腹泻、心烦欲呕、呼吸困难等情况，应立即停药并到医院就治；有文献报道酒能增加乌头类药物的毒性而易导致中毒。

【贮藏】密闭，防潮。

【生产企业】内蒙古蒙药股份有限公司

沉香十七味丸

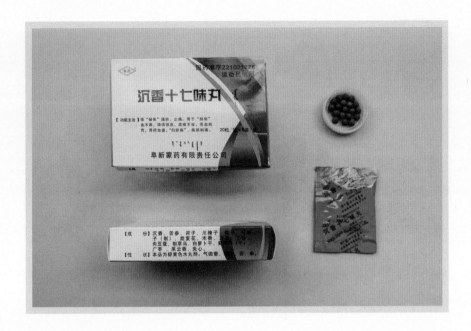

【药品名称】沉香十七味丸（阿嘎日-17），Chenxiang Shiqiwei Wan

【批准文号】国药准字Z21021226

【执行标准】ZZ-8342

【剂型】丸剂

【规格】每10粒重1.25克

【用法用量】口服。一次14～24粒，一日1～2次；或遵医嘱。

【分类】处方药

【类别】赫依病方剂（镇静安神类）

【性状】本品为棕黄色水丸剂；气微香，味涩、苦、辛。

【成分】沉香、苦参、诃子、川楝子、栀子、马钱子（制）、旋覆花、木香、刀豆、丁香、肉豆蔻、制草乌、白萝卜干、紫河车（干）、广枣、黑云香、兔心。

【功能主治】镇赫依通脉，止痛。用于赫依血不调，颈项强直，烦躁不安，恶血陷肾，肾损血盛，白脉病，脑部刺痛。

【注意禁忌】孕妇慎用。

【贮藏】密闭，防潮。

【生产企业】阜新蒙药有限责任公司

安神镇惊二十味丸

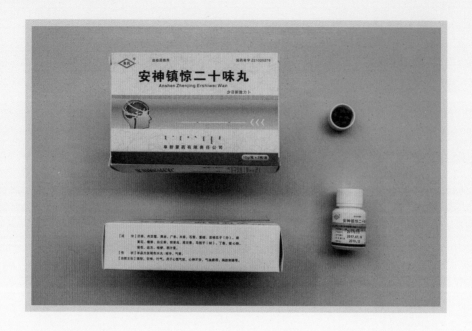

【药品名称】安神镇惊二十味丸（少日新敖力卜），Anshen Zhenjing Ershiwei Wan

【批准文号】国药准字Z21020278

【执行标准】ZZ-8325

【剂型】丸剂

【规格】每10粒重1.25克

【用法用量】口服。一次20～25粒，一日1～2次。

【分类】处方药

【类别】赫依病方剂（镇静安神类）

【性状】本品为灰褐色水丸；味辛，气香。

【成分】沉香、肉豆蔻、青皮、广枣、木香、石膏、重楼、波棱瓜子（炒）、旋覆花、檀香、白云香、制草乌、黑云香、马钱子（制）、丁香、猪心粉、菊花、远志、桔梗、胆汁膏。

【功能主治】镇惊，安神，行气。用于心慌气短、心神不宁、气血瘀滞引起的胸肋刺痛等。

【注意禁忌】孕妇慎服。

【贮藏】密闭，防潮。

【生产企业】阜新蒙药有限责任公司

调元大补二十五味汤散（乌兰浩特）

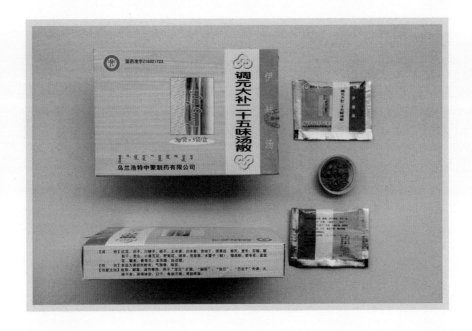

【药品名称】调元大补二十五味汤散（伊赫汤），Tiaoyuan Dabu Ershiwuwei Tangsan

【批准文号】国药准字Z15021723

【执行标准】ZZ-8387

【剂型】汤剂

【规格】每袋装3克

【用法用量】水煎服。一次1.5～3克，一日1～3次。

【分类】处方药

【类别】赫依病方剂

【性状】本品为黄棕色粉末；气微香、味苦。

【成分】红花、诃子、川楝子、栀子、土木香、川木香、苦地丁、胡黄连、秦艽、麦冬、石榴、酸梨干、贯众、小秦艽花、野菊花、细辛、芫荽果、木鳖子（制）、猪血粉、款冬花、轮锋菊、瞿麦、香青兰、五灵脂、白豆蔻。

【功能主治】收敛，解毒，调节寒热。用于宝日扩散，赫依、协日、巴达干失调，久病不愈，身倦体怠，口干，食欲不振，胃脘疼痛。

【注意禁忌】尚不明确。

【贮藏】密闭，防潮。

【生产企业】乌兰浩特中蒙制药有限公司

调元大补二十五味汤散（蒙药股份）

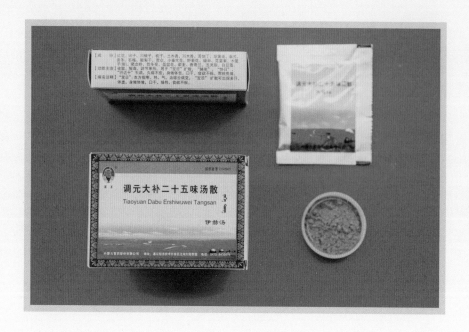

【药品名称】调元大补二十五味汤散（伊赫汤），Tiaoyuan Dabu Ershiwuwei Tangsan

【批准文号】国药准字Z15020415

【执行标准】ZZ-8387

【剂型】散剂

【规格】每袋装3克

【用法用量】水煎服。一次1.5～3克，一日1～3次。

【分类】处方药

【类别】赫依病方剂

【性状】本品为黄棕色粉末；气微香，味苦。

【成分】红花、诃子、川楝子、栀子、土木香、川木香、苦地丁、胡黄连、秦艽、麦冬、石榴、酸梨干、贯众、小秦艽花、野菊花、细辛、芫荽果、木鳖子（制）、猪血粉、款冬花、轮锋菊、瞿麦、香青兰、五灵脂、白豆蔻。

【功能主治】收敛，解毒，调节寒热。用于宝日扩散，赫依、协日、巴达干失调，久病不愈，身倦体怠，口干，食欲不振，胃脘疼痛。

【注意禁忌】尚不明确。

【贮藏】密闭，防潮。

【生产企业】内蒙古蒙药股份有限公司

调元大补二十五味汤散（库伦）

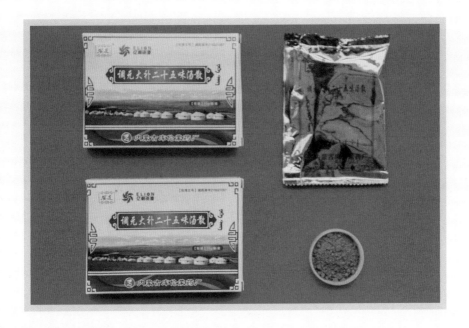

【药品名称】调元大补二十五味汤散（伊赫汤），Tiaoyuan Dabu Ershiwuwei Tangsan

【批准文号】国药准字Z15021057

【执行标准】ZZ-8387

【剂型】散剂

【规格】每袋装15克

【用法用量】水煎服。一次1.5～3克，一日1～3次。

【分类】处方药

【类别】赫依病方剂

【性状】本品为黄棕色粉末；气微香，味苦。

【成分】红花、诃子、川楝子、栀子、土木香、川木香、苦地丁、胡黄连、秦艽、麦冬、石榴、酸梨干、贯众、小秦艽花、野菊花、细辛、芫荽果、木鳖子（制）、猪血粉、款冬花、轮锋菊、瞿麦、香青兰、五灵脂、白豆蔻。

【功能主治】收敛，解毒，调节寒热。用于宝日扩散，赫依、协日、巴达干失调，久病不愈，身倦体怠，口干，食欲不振，胃脘疼痛。

【注意禁忌】尚不明确。

【贮藏】密闭，防潮。

【生产企业】内蒙古库伦蒙药有限公司

沉香安神散（库伦）

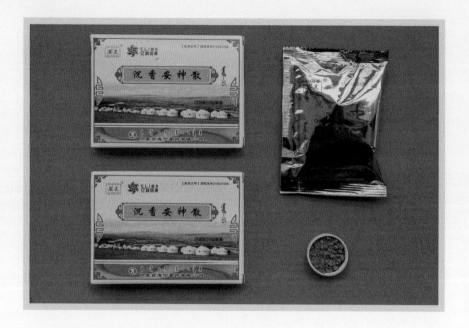

【药品名称】沉香安神散（阿嘎日-35），Chenxiang Anshen San

【批准文号】国药准字Z15021056

【执行标准】ZZ-8341

【剂型】散剂

【规格】每袋装15克

【用法用量】口服。一次1.5～3克，一日1～2次。

【分类】处方药

【类别】赫依病方剂

【性状】本品为棕黄色粉末；气香，味苦。

【成分】沉香、紫檀香、红花、白豆蔻、诃子、旋覆花、细辛、制草乌、木棉花、胡黄连、黑云香、枫香脂、山沉香、檀香、石膏、肉豆蔻、草果、栀子、白头翁、瞿麦、石榴、北沙参、丁香、木香、紫花地丁、苦参、川楝子、悬钩子木、山奈、广枣、兔心、土木香、人工麝香、降香、马钱子（制）。

【功能主治】调节赫依、热、粘交争。用于"山川间热"，赫依、热兼盛；胸满气喘，干咳痰少，游走刺痛，心悸失眠，神昏谵语。

【注意禁忌】孕妇慎服。

【贮藏】密闭，防潮。

【生产企业】内蒙古库伦蒙药有限公司

沉香安神散（蒙药股份）

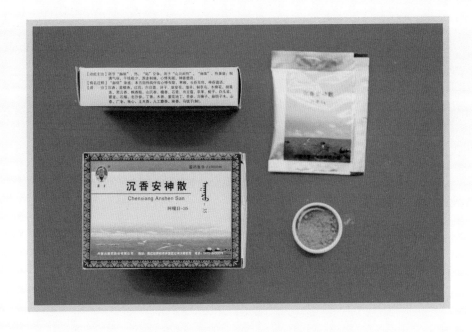

【药品名称】沉香安神散（阿嘎日-35），Chenxiang Anshen San

【批准文号】国药准字Z15020390

【执行标准】ZZ-8341

【剂型】散剂

【规格】每袋装3克

【用法用量】口服。一次1.5～3克，一日1～2次。

【分类】处方药

【类别】赫依病方剂

【性状】本品为棕黄色粉末；气香，味苦。

【成分】沉香、紫檀香、红花、白豆蔻、诃子、旋覆花、细辛、制草乌、木棉花、胡黄连、黑云香、枫香脂、山沉香、檀香、石膏、肉豆蔻、草果、栀子、白头翁、瞿麦、石榴、北沙参、丁香、木香、紫花地丁、苦参、川楝子、悬钩子木、山奈、广枣、兔心、土木香、人工麝香、降香、马钱子（制）。

【功能主治】调节赫依、热、粘交争。用于"山川间热"，赫依、热兼盛；胸满气喘，干咳痰少，游走刺痛，心悸失眠，神昏谵语。

【注意禁忌】孕妇慎服，运动员慎用。

【贮藏】密闭，防潮。

【生产企业】内蒙古蒙药股份有限公司

沉香安神散（乌兰浩特）

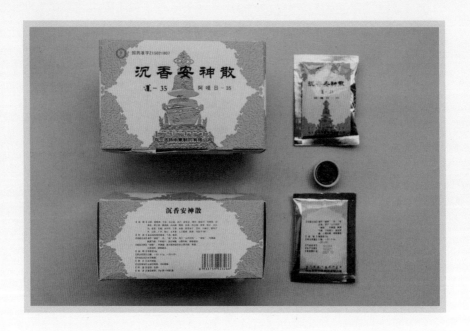

【药品名称】沉香安神散（阿嘎日-35），Chenxiang Anshen San

【批准文号】国药准字Z15021807

【执行标准】ZZ-8341

【剂型】散剂

【规格】每袋装15克

【用法用量】口服。一次1.5～3g，一日1～2次。

【分类】处方药

【类别】赫依病方剂

【性状】本品为棕黄色粉末；气香，味苦。

【成分】沉香、紫檀香、红花、白豆蔻、诃子、旋覆花、细辛、制草乌、木棉花、胡黄连、黑云香、枫香脂、山沉香、檀香、石膏、肉豆蔻、草果、栀子、白头翁、瞿麦、石榴、北沙参、丁香、木香、紫花地丁、苦参、川楝子、悬钩子木、山奈、广枣、兔心、土木香、人工麝香、降香、马钱子（制）。

【功能主治】调节赫依、热、粘交争。用于"山川间热"，赫依、热兼盛；胸满气喘，干咳痰少，游走刺痛，心悸失眠，神昏谵语。

【注意禁忌】运动员慎用，孕妇慎服。

【贮藏】密闭，防潮。

【生产企业】乌兰浩特中蒙制药有限公司

顺气安神丸（库伦）

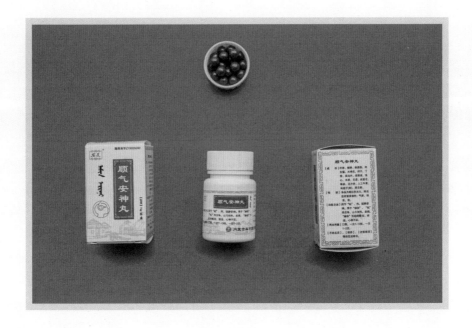

【药品名称】顺气安神丸（阿敏-额日敦），Shunqi Anshen Wan

【批准文号】国药准字Z15020290

【执行标准】ZZ-8368

【剂型】丸剂

【规格】每10粒重2克

【用法用量】口服。一次7～13粒，一日1～2次。

【分类】处方药

【类别】赫依病方剂

【性状】本品为暗红色水丸，除去包衣显黄褐色；气香，味苦、涩。

【成分】沉香、檀香、枫香脂、肉豆蔻、木棉花、诃子、丁香、草乌叶、胡黄连、兔心、木香、石膏、旋覆花、拳参、北沙参、人工牛黄、马钱子（制）、黑云香。

【功能主治】调节粘、热，镇静安神。用于赫依，粘、热交争，"山川间热"，发热，赫依引起的癫狂、昏迷、心神不安。

【注意禁忌】运动员慎用。

【贮藏】密闭，防潮。

【生产企业】内蒙古库伦蒙药有限公司

顺气安神丸（乌兰浩特）

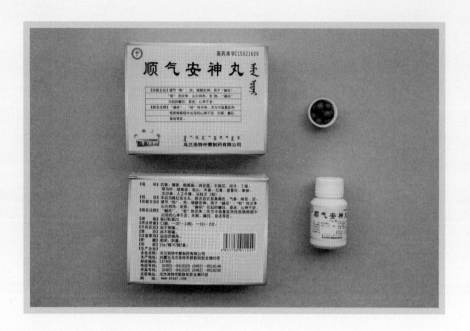

【药品名称】顺气安神丸（阿敏-额日敦），Shunqi Anshen Wan

【批准文号】国药准字Z15021609

【执行标准】ZZ-8368

【剂型】丸剂

【规格】每10粒重2克

【用法用量】口服。一次7～13粒，一日1～2次。

【分类】处方药

【类别】赫依病方剂

【性状】本品为暗红色水丸，除去包衣显黄褐色；气香，味苦、涩。

【成分】沉香、檀香、枫香脂、肉豆蔻、木棉花、诃子、丁香、草乌叶、胡黄连、兔心、木香、石膏、旋覆花、拳参、北沙参、人工牛黄、马钱子（制）。

【功能主治】调节粘、热，镇静安神。用于赫依，粘、热交争，"山川间热"，发热，赫依引起的癫狂、昏迷、心神不安。

【注意禁忌】运动员慎用。

【贮藏】密闭，防潮。

【生产企业】乌兰浩特中蒙制药有限公司

顺气安神丸（蒙药股份）

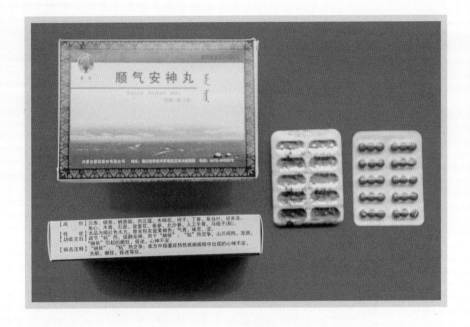

【药品名称】顺气安神丸（阿敏-额日敦），Shunqi Anshen Wan

【批准文号】国药准字Z15020431

【执行标准】ZZ-8368

【剂型】丸剂

【规格】每10粒重2克

【用法用量】口服。一次7~13粒，一日1~2次。

【分类】处方药

【类别】赫依病方剂

【性状】本品为暗红色水丸，除去包衣后显黄褐色；气香，味苦、涩。

【成分】沉香、檀香、枫香脂、肉豆蔻、木棉花、诃子、丁香、草乌叶、胡黄连、兔心、木香、石膏、旋覆花、拳参、北沙参、人工牛黄、马钱子（制）。

【功能主治】调节粘、热，镇静安神。用于赫依，粘、热交争，"山川间热"，发热，赫依引起的癫狂、昏迷、心神不安。

【注意禁忌】运动员慎用。

【贮藏】密闭，防潮。

【生产企业】内蒙古蒙药股份有限公司

四、杀粘剂

嘎日迪五味丸（乌兰浩特）

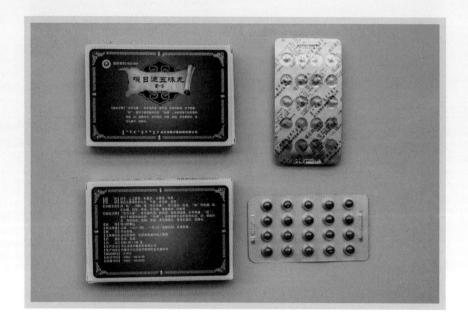

【药品名称】嘎日迪五味丸（嘎日迪-5），Garidi Wuwei Wan

【批准文号】国药准字Z15021604

【执行标准】ZZ-8427

【剂型】丸剂

【规格】每10粒重2克

【用法用量】口服。一次3～5粒，一日1次，临睡前服，或遵医嘱。

【分类】处方药

【类别】杀粘剂

【性状】本品为黄褐色的水丸；气香，味涩麻、微苦。

【成分】诃子、人工麝香、制草乌、水菖蒲、木香。

【功能主治】消粘，消肿，燥协日乌素。用于瘟热，风湿，粘性刺痛，偏、正头痛，白喉，炭疽，坏血病，瘰疬疮疡，疥癣等。

【注意禁忌】孕妇忌服；运动员慎用，年老体弱者和幼儿慎用。

【贮藏】密闭，防潮。

【生产企业】乌兰浩特中蒙制药有限公司

嘎日迪五味丸（蒙药股份）

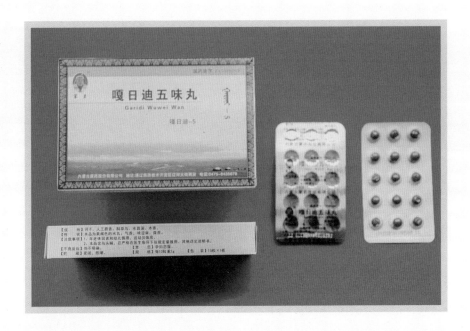

【药品名称】嘎日迪五味丸（嘎日迪-5），Garidi Wuwei Wan

【批准文号】国药准字Z15020392

【执行标准】ZZ-8427

【剂型】丸剂

【规格】每10粒重2克

【用法用量】口服。一次3～5粒，一日1次，临睡前服，或遵医嘱。

【分类】处方药

【类别】杀粘剂

【性状】本品为黄褐色的水丸；气香，味涩麻、微苦。

【成分】诃子、人工麝香、制草乌、水菖蒲、木香。

【功能主治】消粘，消肿，燥协日乌素。用于瘟热，风湿，粘性刺痛，偏、正头痛，白喉，炭疽，坏血病，瘰疬疮疡，疥癣等。

【注意禁忌】孕妇忌服；年老体弱者和幼儿慎用，运动员慎用；本品含乌头碱，应严格在医生指导下按规定量服用，不得任意增加服用量和服用时间，服用后如果出现唇舌发麻、头痛头昏、腹痛腹泻、心烦欲呕、呼吸困难等情况，应立即停药并到医院就治，有关文献报道酒能增加乌头类药物的毒性而易导致中毒。

【贮藏】密闭，防潮。

【生产企业】内蒙古蒙药股份有限公司

嘎日迪五味丸（库伦）

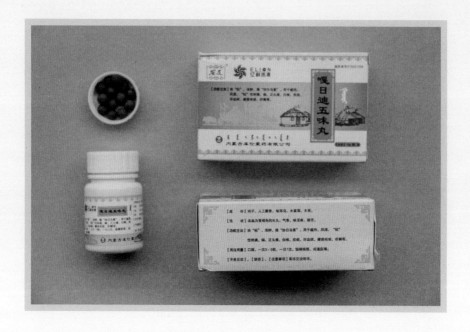

【药品名称】嘎日迪五味丸（嘎日迪-5），Garidi Wuwei Wan

【批准文号】国药准字Z15021058

【执行标准】ZZ-8427

【剂型】丸剂

【规格】每10粒重2克

【用法用量】口服。一次3～5粒，一日1次，临睡前服，或遵医嘱。

【分类】处方药

【类别】杀粘剂

【性状】本品为黄褐色的水丸；气香，味涩麻、微苦。

【成分】诃子、人工麝香、制草乌、水菖蒲、木香。

【功能主治】消粘，消肿，燥协日乌素。用于瘟热，风湿，粘性刺痛，偏、正头痛，白喉，炭疽，坏血病，瘰疬疮疡，疥癣等。

【注意禁忌】孕妇忌服。

【贮藏】密闭，防潮。

【生产企业】内蒙古库伦蒙药有限公司

巴特日七味丸（乌兰浩特）

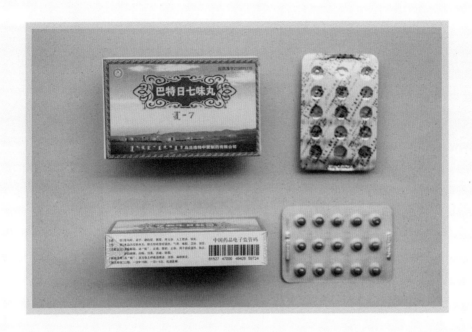

【药品名称】巴特日七味丸（巴特日-7），Bateri Qiwei Wan

【批准文号】国药准字Z15021775

【执行标准】ZZ-8309

【剂型】丸剂

【规格】每10粒重2克

【用法用量】口服。一次9～13粒，一日1～2次；或遵医嘱。

【分类】处方药

【类别】杀粘剂

【性状】本品为红色水丸，除去包衣显棕褐色；气香，味酸、涩麻、微苦。

【成分】草乌叶、诃子、翻白草、茜草、黑云香、人工麝香、银朱。

【功能主治】清瘟解毒，消粘，止痛，散瘀，止痢。用于瘟疫盛热，脑炎，赤白痢疾，白喉，目黄，失音，转筋。

【注意禁忌】运动员慎用；孕妇忌服。

【贮藏】密闭，防潮。

【生产企业】乌兰浩特中蒙制药有限公司

巴特日七味丸（蒙药股份）

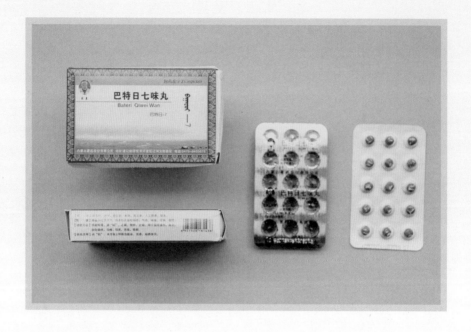

【药品名称】巴特日七味丸（巴特日-7），Bateri Qiwei Wan

【批准文号】国药准字Z15020389

【执行标准】ZZ-8309

【剂型】丸剂

【规格】每10粒重2克

【用法用量】口服。一次9～13粒，一日1～2次；或遵医嘱。

【分类】处方药

【类别】杀粘剂

【性状】本品为红色水丸，除去包衣显棕褐色；气香，味酸、涩麻、微苦。

【成分】草乌叶、诃子、翻白草、茜草、黑云香、人工麝香、银朱。

【功能主治】清瘟解毒，消粘，止痛，散瘀，止痢。用于瘟疫盛热，脑炎，赤白痢疾，白喉，目黄，失音，转筋。

【注意禁忌】孕妇忌服；运动员慎用。

【贮藏】密闭，防潮。

【生产企业】内蒙古蒙药股份有限公司

巴特日七味丸（库伦）

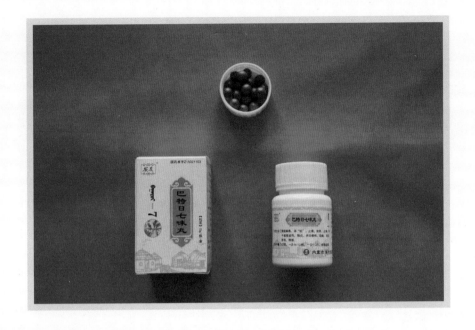

【药品名称】巴特日七味丸（巴特日-7），Bateri Qiwei Wan

【批准文号】国药准字Z15021103

【执行标准】ZZ-8309

【剂型】丸剂

【规格】每10粒重2克

【用法用量】口服。一次9～13粒，一日1～2次；或遵医嘱。

【分类】处方药

【类别】杀粘剂

【性状】本品为红色水丸，除去包衣显棕褐色；气香，味酸、涩麻、微苦。

【成分】草乌叶、诃子、翻白草、茜草、黑云香、人工麝香、银朱。

【功能主治】清瘟解毒，消粘，止痛，散瘀，止痢。用于瘟疫盛热，脑炎，赤白痢疾，白喉，目黄，失音，转筋。

【注意禁忌】孕妇忌服；运动员慎用。

【贮藏】密闭，防潮。

【生产企业】内蒙古库伦蒙药有限公司

清感九味丸（蒙药股份）

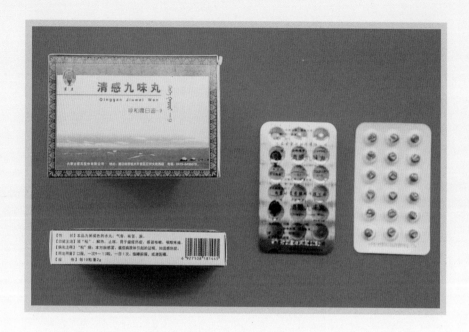

【药品名称】清感九味丸（呼和嘎日迪-9），Qinggan Jiuwei Wan

【批准文号】国药准字Z15020456

【执行标准】ZZ-8408

【剂型】丸剂

【规格】每10粒重2克

【用法用量】口服。一次9～13粒，一日1次。临睡前服，或遵医嘱。

【分类】处方药

【类别】杀粘剂

【性状】本品为黑褐色的水丸；气香，味苦、麻。

【成分】制草乌、诃子、土木香、黑云香、漏芦花、胡黄连、拳参、北沙参、翻白草。

【功能主治】消粘，解热，止咳。用于瘟疫热证，感冒咳嗽，咽喉疼痛。

【注意禁忌】孕妇忌服；本品含乌头碱，应严格在医生指导下按规定量服用；不得任意增加服用量和服用时间；服药后如果出现唇舌发麻、头痛头昏、腹痛腹泻、心烦欲呕、呼吸困难等情况，应立即停药并到医院就治；有文献报道酒能增加乌头类药物的毒性而易导致中毒。

【贮藏】密闭，防潮。

【生产企业】内蒙古蒙药股份有限公司

清感九味丸（格拉丹东）

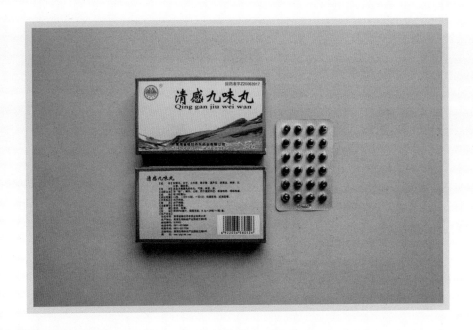

【药品名称】清感九味丸，Qinggan Jiuwei Wan

【批准文号】国药准字Z20063917

【执行标准】YBZ12552006

【剂型】丸剂

【规格】每10粒重2克

【用法用量】口服。一次9～13粒，一日1次，临睡前服，或遵医嘱。

【分类】处方药

【类别】杀粘剂

【性状】本品为黑褐色的水丸；气香，味苦、麻。

【成分】制草乌、诃子、土木香、黑云香、漏芦花、胡黄连、拳参、北沙参、翻白草。

【功能主治】消粘，解热，止咳。用于瘟疫热证，感冒咳嗽，咽喉疼痛。

【注意禁忌】孕妇忌服。

【贮藏】密闭，防潮。

【生产企业】青海省格拉丹东药业有限公司

清瘟消肿九味丸

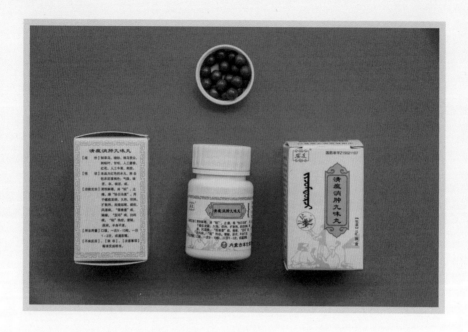

【药品名称】清瘟消肿九味丸（吉召木道日吉），Qingwen Xiaozhong Jiuwei Wan

【批准文号】国药准字Z15021107

【执行标准】ZZ-8413

【剂型】丸剂

【规格】每10粒重2克

【用法用量】口服。一次9～13粒，一日1～2次；或遵医嘱。

【分类】处方药

【类别】杀粘剂

【性状】本品为红色的水丸，除去包衣后显褐色；气微，味苦、辛、微涩、咸。

【成分】制草乌、硇砂、绵马贯众、刺柏叶、甘松、人工麝香、红花、人工牛黄等。

【功能主治】清热解毒，消粘，止痛，燥协日乌素。用于瘟疫发热，久热，炽热，扩散热，炭疽结喉，痢疾，风湿病，吾雅曼病，偏瘫，亚玛病，妇科病，粘热症，便秘，尿闭，半身不遂。

【注意禁忌】孕妇忌服；年老、体弱者慎用，运动员慎用。

【贮藏】密闭，防潮。

【生产企业】内蒙古库伦蒙药有限公司

清瘟止痛十一味丸

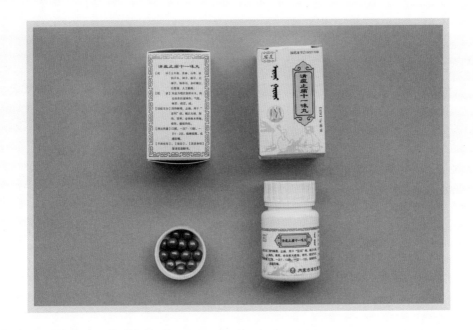

【药品名称】清瘟止痛十一味丸（额日敦嘎日迪），Qingwen Zhitong Shiyiwei Wan

【批准文号】国药准字Z15021108

【执行标准】ZZ-8411

【剂型】丸剂

【规格】每10粒重2克

【用法用量】口服。一次7～13粒，一日1～2次，临睡前服，或遵医嘱。

【分类】处方药

【类别】杀粘剂

【性状】本品为暗红色的水丸，除去包衣后显褐色；气微，味苦、微涩、咸。

【成分】土木香、苦参、山奈、悬钩子木、诃子、栀子、川楝子、制草乌、多叶棘豆、石菖蒲、人工麝香。

【功能主治】清热解毒，止痛。用于亚玛病，偏、正头痛，胸热，肾寒，全身麻木、疼痛，疮伤，瘟疫热证。

【注意禁忌】孕妇忌服；运动员慎用。

【贮藏】密闭，防潮。

【生产企业】内蒙古库伦蒙药有限公司

哈敦海鲁木勒十三味丸（蒙药股份）

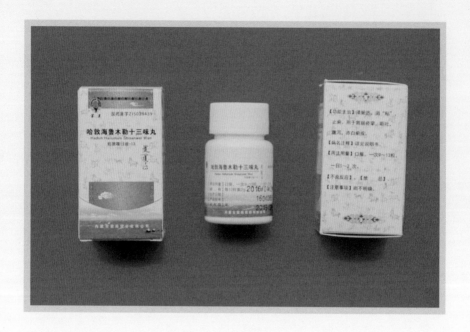

【药品名称】哈敦海鲁木勒十三味丸（哈敦嘎日迪-13），Hadun Hailumule Shisanwei Wan

【批准文号】国药准字Z15020439

【执行标准】ZZ-8364

【剂型】丸剂

【规格】每10粒重2克

【用法用量】口服。一次9～13粒，一日1～2次。

【分类】处方药

【类别】杀粘剂

【性状】本品为黑褐色水丸；气微香，味苦。

【成分】五灵脂、甘松、红花、白豆蔻、香青兰、牛胆粉、诃子、拳参、草乌叶、木香、水菖蒲、黑冰片、麦冬。

【功能主治】清腑热，消粘，止痢。用于胃肠痉挛，呕吐，腹泻，赤白痢疾。

【注意禁忌】尚不明确。

【贮藏】密闭，防潮。

【生产企业】内蒙古蒙药股份有限公司

哈敦海鲁木勒十三味丸（乌兰浩特）

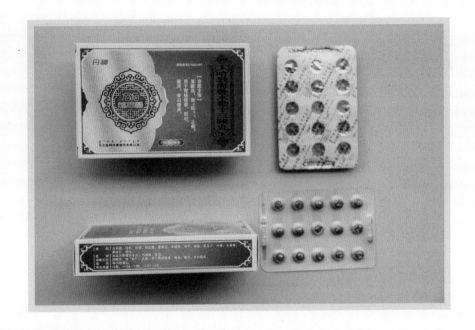

【药品名称】哈敦海鲁木勒十三味丸（哈敦嘎日迪-13），Hadun Hailumule Shisanwei Wan

【批准文号】国药准字Z15021591

【执行标准】ZZ-8364

【剂型】丸剂

【规格】每10粒重2克

【用法用量】口服。一次9～13粒，一日1～2次。

【分类】处方药

【类别】杀粘剂

【性状】本品为黑褐色水丸；气微香，味苦。

【成分】五灵脂、甘松、红花、白豆蔻、香青兰、牛胆粉、诃子、拳参、草乌叶、木香、水菖蒲、黑冰片、麦冬。

【功能主治】清腑热，消粘，止痢。用于胃肠痉挛，呕吐，腹泻，赤白痢疾。

【注意禁忌】尚不明确。

【贮藏】密闭，防潮。

【生产企业】乌兰浩特中蒙制药有限公司

哈敦海鲁木勒十三味丸（库伦）

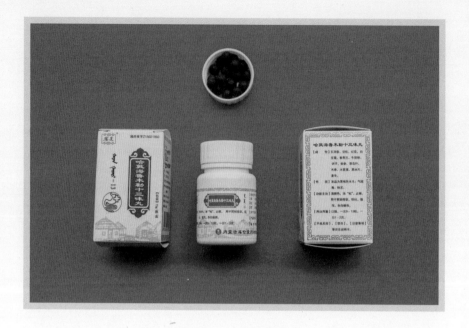

【药品名称】哈敦海鲁木勒十三味丸（哈敦嘎日迪-13），Hadun Hailumule Shisanwei Wan

【批准文号】国药准字Z15021060

【执行标准】ZZ-8364

【剂型】丸剂

【规格】每10粒重2克

【用法用量】口服。一次9～13粒，一日1～2次。

【分类】处方药

【类别】杀粘剂

【性状】本品为黑褐色水丸；气微香，味苦。

【成分】五灵脂、甘松、红花、白豆蔻、香青兰、牛胆粉、诃子、拳参、草乌叶、木香、水菖蒲、黑冰片、麦冬。

【功能主治】清腑热，消粘，止痢。用于胃肠痉挛，呕吐，腹泻，赤白痢疾。

【注意禁忌】尚不明确。

【贮藏】密闭，防潮。

【生产企业】内蒙古库伦蒙药有限公司

檀香清肺二十味丸

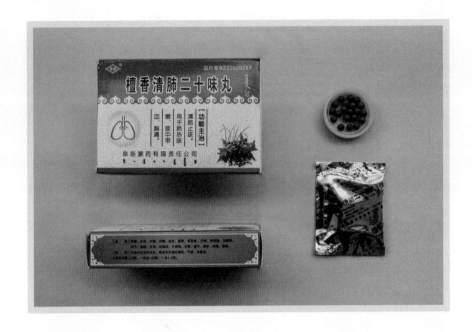

【药品名称】檀香清肺二十味丸（赞旦-20），Tanxiang Qingfei Ershiwei Wan

【批准文号】国药准字Z21020283

【执行标准】ZZ-8429

【剂型】丸剂

【规格】每10粒重1.25克

【用法用量】口服。一次20～25粒，一日1～2次。

【分类】处方药

【类别】杀粘剂（清肺热类）

【性状】本品为红色的水丸，除去包衣显红褐色；气香，味微苦。

【成分】降香、红花、木香、沙棘、远志、紫草、胡黄连、丹参、枫香脂、白葡萄、诃子、茵陈、甘草、玫瑰花、牛胆粉、石膏、栀子、拳参、桔梗、檀香。

【功能主治】清肺止咳。用于肺热咳嗽、痰中带血、胸痛。

【注意禁忌】尚不明确。

【贮藏】密闭，防潮。

【生产企业】阜新蒙药有限责任公司

克感额日敦片（天奇）

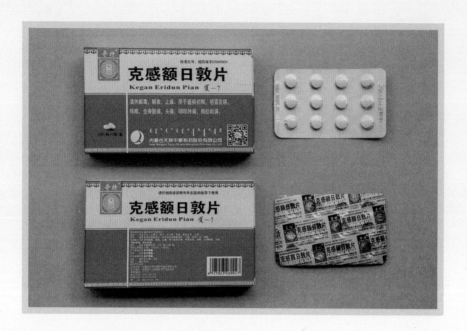

【药品名称】克感额日敦片（额日敦-7），Kegan Eridun Pian

【批准文号】国药准字Z20093071

【执行标准】YBZ01592009

【剂型】片剂

【规格】每片重0.25克

【用法用量】口服。一次4片，一日3次。

【分类】处方药

【类别】杀粘剂

【性状】本品为薄膜衣片，去除包衣后显黄褐色；气微，味苦、辛、微酸。

【成分】诃子、川楝子、栀子、土木香、苦参、悬钩子木、山奈。

【功能主治】清热解毒，解表，止痛。用于瘟病初期，感冒发热，咳嗽，全身酸痛，头痛，咽喉肿痛，胸肋刺痛。

【注意禁忌】尚不明确。

【贮藏】密封。

【生产企业】内蒙古天奇中蒙制药股份有限公司

克感额日敦片（乌兰浩特）

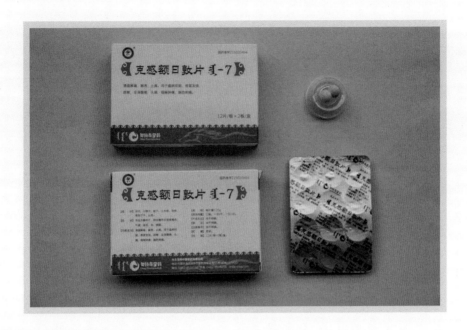

【药品名称】克感额日敦片（额日敦-7），Kegan Eridun Pian

【批准文号】国药准字Z15020464

【执行标准】ZZ-8330

【剂型】片剂

【规格】每片重0.25克

【用法用量】口服。一次4片，一日3次。

【分类】处方药

【类别】杀粘剂

【性状】本品为薄膜衣片，除去包衣后显黄褐色；气微，味苦、辛、微酸。

【成分】诃子、川楝子、栀子、土木香、苦参、悬钩子木、山柰。

【功能主治】清瘟解毒，解表，止痛。用于瘟病初期，感冒发热，咳嗽，全身酸痛，头痛，咽喉肿痛，胸肋刺痛。

【注意禁忌】尚不明确。

【贮藏】密封。

【生产企业】乌兰浩特中蒙制药有限公司

克感额日敦片（蒙药股份）

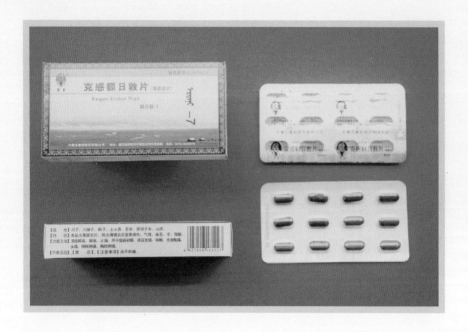

【药品名称】克感额日敦片（额日敦-7），Kegan Eridun Pian

【批准文号】国药准字Z15020423

【执行标准】YBZ00452003

【剂型】片剂

【规格】每片重0.52克

【用法用量】口服。一次2片，一日3次。

【分类】处方药

【类别】杀粘剂

【性状】本品为薄膜衣片，除去薄膜衣后显黄褐色；气微，味苦、辛、微酸。

【成分】诃子、川楝子、栀子、土木香、苦参、悬钩子木、山奈。

【功能主治】清瘟解毒，解表，止痛。用于瘟病初期，感冒发热，咳嗽，全身酸痛，头痛，咽喉肿痛，胸肋刺痛。

【注意禁忌】尚不明确。

【贮藏】密封。

【生产企业】内蒙古蒙药股份有限公司

五、妇科病方剂

暖宫七味丸（乌兰浩特）

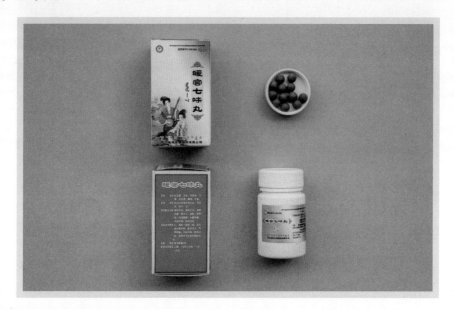

【药品名称】暖宫七味丸（苏格木勒-7），Nuangong Qiwei Wan

【批准文号】国药准字Z15021606

【执行标准】ZZ-8422

【剂型】丸剂

【规格】每10粒重2克

【用法用量】口服。一次11～15丸，一日1～2次。

【分类】非处方药（OTC）

【类别】妇科病方剂

【性状】本品为棕褐色的水丸；气芳香，味辛、甘。

【成分】白豆蔻、天冬、佛手参、沉香、肉豆蔻、黄精、丁香。

【功能主治】调经养血，温暖子宫，祛寒止痛。用于心、肾脏赫依病，气滞腰痛，小腹冷痛，月经不调，白带过多。

【注意禁忌】孕妇忌服；忌食寒凉、生冷食物；感冒时不宜服用本药；忌气恼劳碌；平素月经量正常，突然出现经量过多、经期延长、月经后错、经量过少者，须去医院就诊；经期延长，月经量过多合并贫血者，应在医师指导下服用；青春期少女及更年期的妇女应在医师的指导下服用；一般服药一个月经周期，其症状无改善，或月经量过多，或经水淋漓不净超过半个月，或出现其他症状者，应去医院就诊；对本品过敏者禁用，过敏体质者慎用；本品性状发生改变时禁止使用；请将本品放在儿童不能接触到的地方；如正在使用其他药品，使用本品前请咨询医师或药师。

【贮藏】密闭，防潮。

【生产企业】乌兰浩特中蒙制药有限公司

暖宫七味丸（蒙药股份）

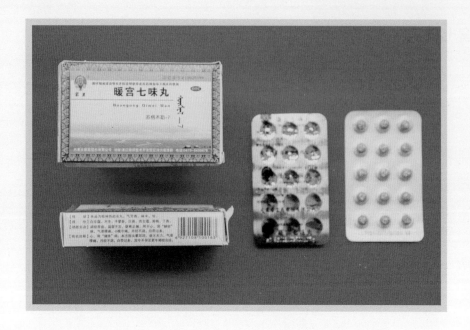

【药品名称】暖宫七味丸（苏格木勒-7），Nuangong Qiwei Wan

【批准文号】国药准字Z15020399

【执行标准】ZZ-8422

【剂型】丸剂

【规格】每10粒重2克

【用法用量】口服。一次11～15粒，一日1～2次。

【分类】非处方药（OTC）

【类别】妇科病方剂

【性状】本品为棕褐色的水丸；气芳香，味辛、甘。

【成分】白豆蔻、天冬、佛手参、沉香、肉豆蔻、黄精、丁香。

【功能主治】调经养血，温暖子宫，祛寒止痛。用于心、肾赫依病，气滞腰痛，小腹冷痛，月经不调，白带过多。

【注意禁忌】孕妇忌服；忌食寒凉、生冷食物；感冒时不宜服用本药；忌气恼劳碌；平素月经量正常，突然出现经量过多、经期延长、月经后错、经量过少者，须去医院就诊；经期延长，月经量过多合并贫血者，应在医师指导下服用；青春期少女及更年期的妇女应在医师的指导下服用；一般服药一个月经周期，其症状无改善，或月经量过多，或经水淋漓不净超过半个月，或出现其他症状者，应去医院就诊；对本品过敏者禁用，过敏体质者慎用；本品性状发生改变时禁止使用；请将本品放在儿童不能接触到的地方；如正在使用其他药品，使用本品前请咨询医师或药师。

【贮藏】密闭，防潮。

【生产企业】内蒙古蒙药股份有限公司

暖宫七味丸（库伦）

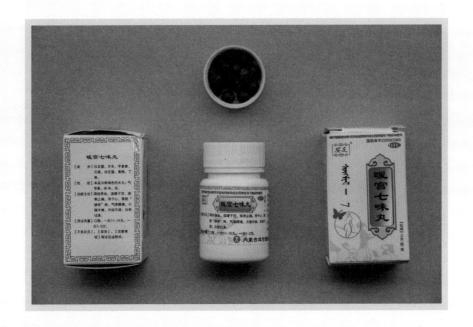

【药品名称】暖宫七味丸（苏格木勒-7），Nuangong Qiwei Wan

【批准文号】国药准字Z20063369

【执行标准】ZZ-8422-1

【剂型】丸剂

【规格】每10粒重2克

【用法用量】口服。一次11～15丸，一日1～2次。

【分类】非处方药（OTC）

【类别】妇科病方剂

【性状】本品为棕褐色的水丸；气芳香，味辛、甘。

【成分】白豆蔻、天冬、佛手参、沉香、肉豆蔻、黄精、丁香。

【功能主治】调经养血，温暖子宫，祛寒止痛。用于心、肾脏赫依病，气滞腰痛，小腹冷痛，月经不调，白带过多。

【注意禁忌】孕妇忌服；忌食寒凉、生冷食物；感冒时不宜服用本药；忌气恼劳碌；平素月经量正常，突然出现经量过多、经期延长、月经后错、经量过少者，须去医院就诊；经期延长，月经量过多合并贫血者，应在医师指导下服用；青春期少女及更年期的妇女应在医师的指导下服用；一般服药一个月经周期，其症状无改善，或月经量过多，或经水淋漓不净超过半个月，或出现其他症状者，应去医院就诊；对本品过敏者禁用，过敏体质者慎用；本品性状发生改变时禁止使用；请将本品放在儿童不能接触到的地方；如正在使用其他药品，使用本品前请咨询医师或药师。

【贮藏】密闭，防潮。

【生产企业】内蒙古库伦蒙药有限公司

暖宫七味丸（阜新）

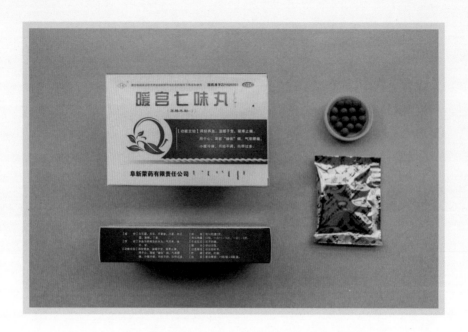

【药品名称】暖宫七味丸（苏格木勒-7），Nuangong Qiwei Wan

【批准文号】国药准字Z21020303

【执行标准】ZZ-8422

【剂型】丸剂

【规格】每10粒重2克

【用法用量】口服。一次11～15丸，一日1～2次。

【分类】非处方药

【类别】妇科病方剂

【性状】本品为棕褐色的水丸；气芳香，味辛、甘。

【成分】白豆蔻、天冬、佛手参、沉香、肉豆蔻、黄精、丁香。

【功能主治】调经养血，温暖子宫，祛寒止痛。用于心、肾脏赫依病，气滞腰痛，小腹冷痛，月经不调，白带过多。

【注意禁忌】孕妇忌服；忌食寒凉、生冷食物；感冒时不宜服用本药；忌气恼劳碌；平素月经量正常，突然出现经量过多、经期延长、月经后错、经量过少者，须去医院就诊；经期延长，月经量过多合并贫血者，应在医师指导下服用；青春期少女及更年期的妇女应在医师的指导下服用；一般服药一个月经期，其症状无改善，或月经量过多，或经水淋漓不净超过半个月，或出现其他症状者，应去医院就诊；对本品过敏者禁用，过敏体质者慎用；本品性状发生改变时禁止使用；请将本品放在儿童不能接触到的地方；如正在使用其他药品，使用本品前请咨询医师或药师。

【贮藏】密闭，防潮。

【生产企业】阜新蒙药有限责任公司

暖宫七味散

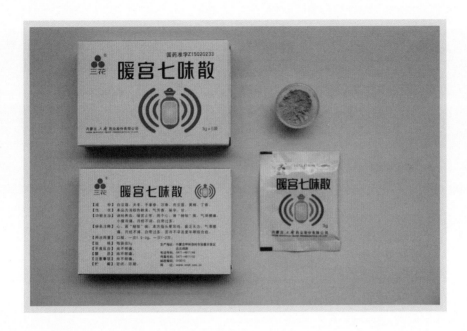

【药品名称】暖宫七味散（苏格木勒-7），Nuangong Qiwei San

【批准文号】国药准字Z15020233

【执行标准】ZZ-8423

【剂型】散剂

【规格】每袋装3克

【用法用量】口服。一次1.5～3克，一日1～2次。

【分类】处方药

【类别】妇科病方剂

【性状】本品为浅棕色粉末；气芳香，味辛、甘。

【成分】白豆蔻、天冬、佛手参、沉香、肉豆蔻、黄精、丁香。

【功能主治】调经养血，暖宫止带。用于心、肾赫依病，气滞腰痛，小腹冷痛，月经不调，白带过多。

【注意禁忌】尚不明确。

【贮藏】密闭，防潮。

【生产企业】内蒙古大唐药业股份有限公司

牛黄十三味丸

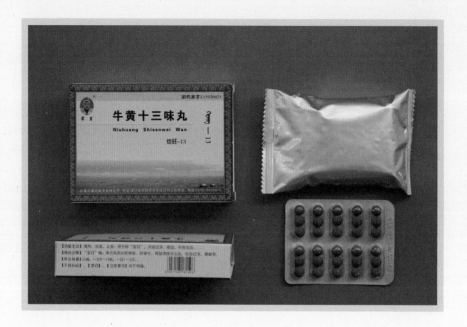

【药品名称】牛黄十三味丸（给旺-13），Niuhuang Shisanwei Wan

【批准文号】国药准字Z15020425

【执行标准】ZZ-8301

【剂型】丸剂

【规格】每10粒重2克

【用法用量】口服。一次9～13粒，一日1～2次。

【分类】处方药

【类别】妇科病方剂

【性状】本品为黄棕色水丸；气微，味苦。

【成分】人工牛黄、红花、瞿麦、苦地丁、轮锋菊、木通、五灵脂、土木香、木香、木鳖子（制）、芫荽果、沙棘、香青兰。

【功能主治】清热，凉血，止血。用于肝宝日，月经过多，呕血，外伤出血。

【注意禁忌】尚不明确。

【贮藏】密闭，防潮。

【生产企业】内蒙古蒙药股份有限公司

吉祥安坤丸

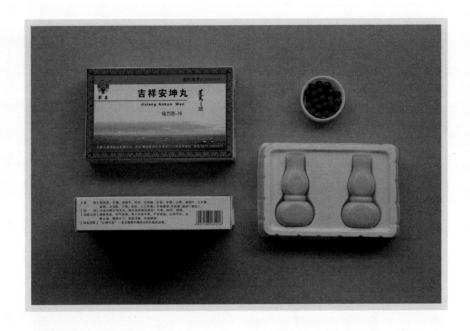

【药品名称】吉祥安坤丸(乌力吉-18)，Jixiang Ankun Wan

【批准文号】国药准字Z15020454

【执行标准】ZZ-8316

【剂型】丸剂

【规格】每10粒重0.8克

【用法用量】口服。一次11～15粒，一日1～2次。

【分类】处方药

【类别】妇科病方剂

【性状】本品为暗红色水丸，除去包衣显浅黄色；气香，味苦、微酸。

【成分】益母草、沙棘、赤胞子、诃子、五灵脂、红花、木香、山奈、刺柏叶、土木香、鹿茸、小白蒿、丁香、朱砂、人工牛黄、冬虫夏草、牛胆粉、硼砂（微炒）。

【功能主治】调经活血，补气安神。用于月经不调，产后发热，心神不安，头昏头痛，腰膝无力，四肢浮肿，乳腺肿胀。

【注意禁忌】尚不明确。

【贮藏】密闭，防潮。

【生产企业】内蒙古蒙药股份有限公司

六、巴达干病方剂

四味光明盐汤散

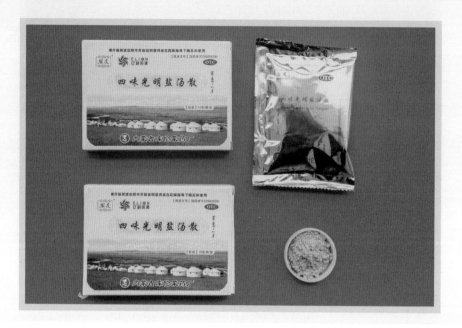

【药品名称】四味光明盐汤散（毛勒日-达布斯-4汤），Siwei Guangmingyan Tangsan

【批准文号】国药准字Z20026206

【执行标准】WS-10827（ZD-0827）-2002

【剂型】散剂

【规格】每袋装15克

【用法用量】水煎服。一次3～5克，一日1～3次。

【分类】非处方药

【类别】巴达干病方剂

【性状】本品为浅黄色的粉末；气香，味咸、辛。

【成分】光明盐、诃子、荜茇、干姜。

【功能主治】温胃散寒，消食化滞。用于脾胃虚寒、食滞不消所致的消化不良、胃脘胀痛。

【注意禁忌】孕妇禁用；饮食宜清淡，忌烟、酒，忌食辛辣、生冷、油腻食物；忌情绪激动及生闷气；胃阴虚者不宜用，主要表现为口干欲饮、大便干结、小便短少；有严重的高血压、心脏病、糖尿病、肝病、肾病等慢性病者应在医师指导下服用；服药3天后症状无缓解者，应去医院就诊；儿童、年老体弱者应在医师指导下服用；对本品过敏者禁用，过敏体质者慎用；本品性状发生改变时禁止使用；儿童必须在成人的监护下使用；请将本品放在儿童不能接触到的地方；如正在使用其他药品，使用本品前请咨询医师或药师。

【贮藏】密封。

【生产企业】内蒙古库伦蒙药有限公司

菖蒲四味丸

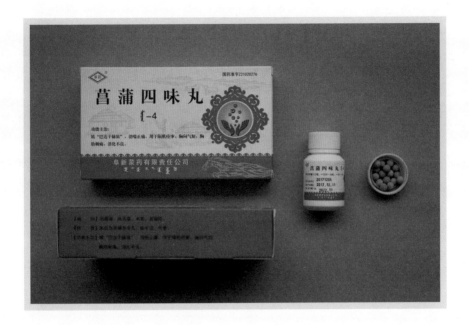

【药品名称】菖蒲四味丸，Changpu Siwei Wan

【批准文号】国药准字Z21020276

【执行标准】ZZ-8388

【剂型】丸剂

【规格】 每丸0.125克

【用法用量】口服。一次20～25粒，一日1～2次。

【分类】处方药

【类别】巴达干病方剂

【性状】本品为灰褐色水丸；味辛、涩，气香。

【成分】石菖蒲、高良姜、木香、紫硇砂。

【功能主治】镇巴达干赫依，消喘止痛。用于膈肌痉挛，胸闷气短，胸肋刺痛，消化不良。

【注意禁忌】孕妇慎服。

【贮藏】密闭，防潮。

【生产企业】阜新蒙药有限责任公司

菖蒲四味胶囊

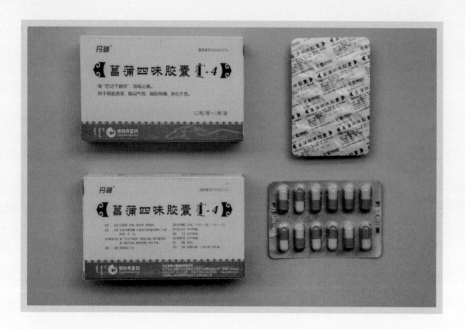

【药品名称】菖蒲四味胶囊（述达格-4），Changpu Siwei Jiaonang

【批准文号】国药准字Z20063151

【执行标准】ZZ-8389-1

【剂型】胶囊剂

【规格】每粒装0.25克

【用法用量】口服。一次2～3粒，一日1～2次。

【分类】处方药

【类别】巴达干病方剂

【性状】本品为硬胶囊，内容物为棕褐色颗粒；气香，味咸、辛、涩。

【成分】石菖蒲、木香、高良姜、紫硇砂。

【功能主治】镇巴达干赫依，消喘止痛。用于膈肌痉挛，胸闷气短，胸肋刺痛，消化不良。

【注意禁忌】尚不明确。

【贮藏】密封。

【生产企业】乌兰浩特中蒙制药有限公司生产

五味清浊丸（库伦）

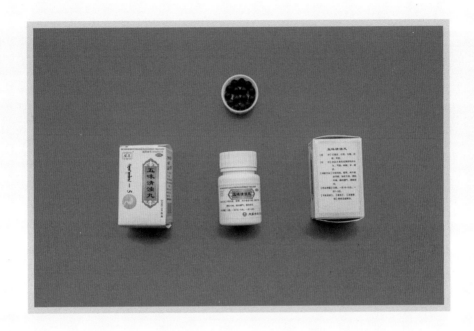

【药品名称】五味清浊丸（通拉嘎-5），Wuwei Qingzhuo Wan
【批准文号】国药准字Z20025218
【执行标准】WS-10197（ZD-0197）-2002-2012Z
【剂型】丸剂
【规格】每10丸重2克
【用法用量】口服。一次10～15丸，一日1～3次。
【分类】非处方药
【类别】巴达干病方剂
【性状】本品为黄色或黄棕色的水丸；气香，味酸、辛、微涩。
【成分】石榴皮、红花、豆蔻、肉桂、荜茇。
【功能主治】开郁消食，暖胃。用于食欲不振、消化不良、胃脘冷痛、满闷嗳气、腹胀泄泻。
【注意禁忌】孕妇禁用；饮食宜清淡，忌烟、酒，忌食辛辣、生冷、油腻食物；忌情绪激动及生闷气；胃阴虚者不宜用，主要表现为口干欲饮、大便干结、小便短少；有严重的高血压、心脏病、肝病、糖尿病、肾病等慢性病者，应在医师指导下服用；服药3天后症状未缓解者，应去医院就诊；严格按用法用量服用，儿童、年老体弱者应在医师指导下服用；对本品过敏者禁用，过敏体质者慎用；本品性状发生改变时禁止使用；儿童必须在成人的监护下使用；请将本品放在儿童不能接触到的地方；如正在使用其他药品，使用本品前请咨询医师或药师。
【贮藏】密封。
【生产企业】内蒙古库伦蒙药有限公司

五味清浊丸（乌兰浩特）

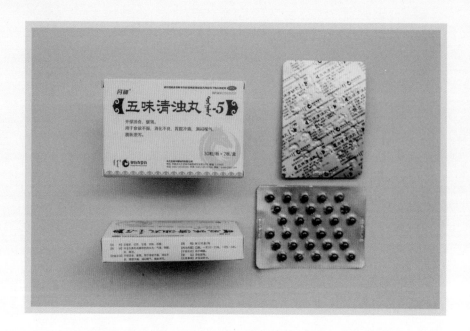

【药品名称】五味清浊丸，Wuwei Qingzhuo Wan

【批准文号】国药准字Z20025220

【执行标准】WS-10197（ZD-0197）-2002-2012Z

【剂型】丸剂

【规格】每10丸重2克

【用法用量】口服。一次10～15丸，一日1～3次。

【分类】非处方药

【类别】巴达干病方剂

【性状】本品为黄色或黄棕色的水丸；气香，味酸、辛、微涩。

【成分】石榴皮、红花、豆蔻、肉桂、荜茇。

【功能主治】开郁消食，暖胃。用于食欲不振、消化不良、胃脘冷痛、满闷暖气、腹胀泄泻。

【注意禁忌】孕妇禁用；饮食宜清淡，忌烟、酒，忌食辛辣、生冷、油腻食物；忌情绪激动及生闷气；胃阴虚者不宜用，主要表现为口干欲饮、大便干结、小便短少；有严重的高血压、心脏病、肝病、糖尿病、肾病等慢性病者，应在医师指导下服用；服药3天后症状未缓解者，应去医院就诊；严格按用法用量服用，儿童、年老体弱者应在医师指导下服用；对本品过敏者禁用，过敏体质者慎用；本品性状发生改变时禁止使用；儿童必须在成人的监护下使用；请将本品放在儿童不能接触到的地方；如正在使用其他药品，使用本品前请咨询医师或药师。

【贮藏】密封。

【生产企业】乌兰浩特中蒙制药有限公司

五味清浊丸（蒙药股份）

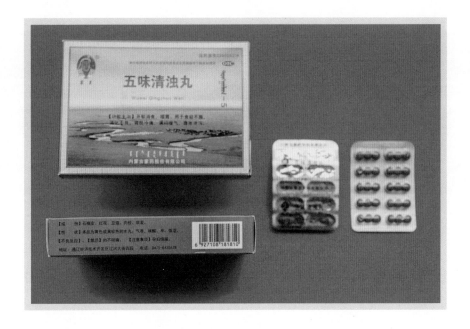

【药品名称】五味清浊丸，Wuwei Qingzhuo Wan
【批准文号】国药准字Z20025219
【执行标准】WS-10197（ZD-0197）-2002-2012Z
【剂型】丸剂
【规格】每10丸重2克
【用法用量】口服。一次10～15克，一日1～3次。
【分类】非处方药
【类别】巴达干病方剂
【性状】本品为黄色或黄棕色的水丸；气香，味酸、辛、微涩。
【成分】石榴皮、红花、豆蔻、肉桂、荜茇。
【功能主治】开郁消食，暖胃。用于食欲不振、消化不良、胃脘冷痛、满闷暖气、腹胀泄泻。
【注意禁忌】孕妇慎服；饮食宜清淡，忌烟、酒，忌食辛辣、生冷、油腻食物；忌情绪激动及生闷气；胃阴虚者不宜用，主要表现为口干欲饮、大便干结、小便短少；有严重的高血压、心脏病、肝病、糖尿病、肾病等慢性病者，应在医师指导下服用；服药3天后症状未缓解者，应去医院就诊；严格按用法用量服用，儿童、年老体弱者应在医师指导下服用；对本品过敏者禁用，过敏体质者慎用；本品性状发生改变时禁止使用；儿童必须在成人的监护下使用；请将本品放在儿童不能接触到的地方；如正在使用其他药品，使用本品前请咨询医师或药师。
【贮藏】密封。
【生产企业】内蒙古蒙药股份有限公司

六味木香散

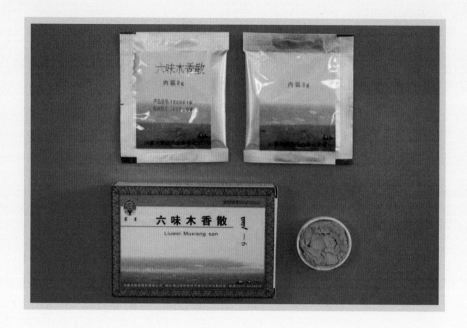

【药品名称】六味木香散，Liuwei Muxiang San

【批准文号】国药准字Z20025603

【执行标准】2015年版《中华人民共和国药典》（一部）

【剂型】散剂

【规格】每袋装3克

【用法用量】口服。一次2～3克，一日1～2次。

【分类】处方药

【类别】巴达干病方剂

【性状】本品为浅黄色至黄色的粉末；气香，味辛、苦。

【成分】木香、栀子、石榴、羊踯躅、豆蔻、荜茇。

【功能主治】开郁行气止痛。用于寒热错杂、气滞中焦所致的胃脘痞满疼痛、吞酸嘈杂、嗳气腹胀、腹痛、大便不爽。

【注意禁忌】尚不明确。

【贮藏】密闭，防潮。

【生产企业】内蒙古蒙药股份有限公司

壮西六味丸（乌兰浩特）

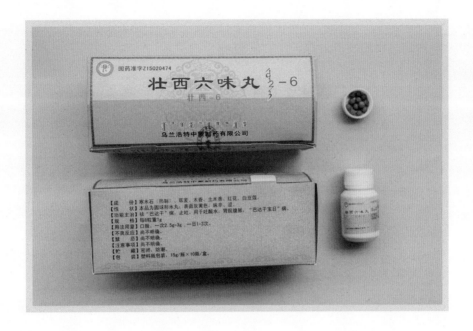

【药品名称】壮西六味丸（壮西-6）， Zhuangxi Liuwei Wan

【批准文号】国药准字Z15020474

【执行标准】ZZ-8322

【剂型】丸剂

【规格】每8粒重1克

【用法用量】口服。一次2.5～3克，一日1～3次。

【分类】处方药

【类别】巴达干病方剂

【性状】本品为圆球形水丸，表面灰黄色；味辛、涩。

【成分】寒水石(热制)、荜茇、木香、土木香、红花、白豆蔻。

【功能主治】祛巴达干病，止吐。用于吐酸，胃脘腹胀，巴达干宝日病。

【注意禁忌】尚不明确。

【贮藏】密闭，防潮。

【生产企业】乌兰浩特中蒙制药有限公司

壮西六味丸（库伦）

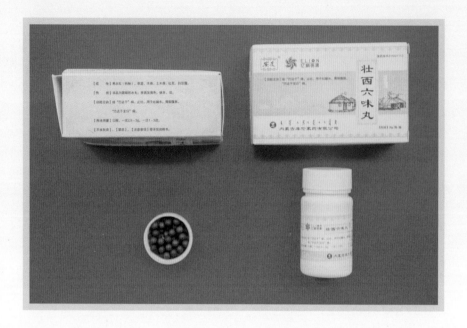

【药品名称】壮西六味丸（壮西-6），Zhuangxi Liuwei Wan

【批准文号】国药准字Z15021113

【执行标准】ZZ-8322

【剂型】散剂

【规格】每瓶装30克

【用法用量】口服。一次2.5～3克，一日1～3次。

【分类】处方药

【类别】巴达干病方剂

【性状】本品为圆球形水丸，表面灰黄色；味辛、涩。

【成分】寒水石（热制）、荜茇、木香、土木香、红花、白豆蔻。

【功能主治】祛巴达干病，止吐。用于吐酸，胃脘腹胀，巴达干宝日病。

【注意禁忌】尚不明确。

【贮藏】密闭，防潮。

【生产企业】内蒙古库伦蒙药有限公司

壮西六味散

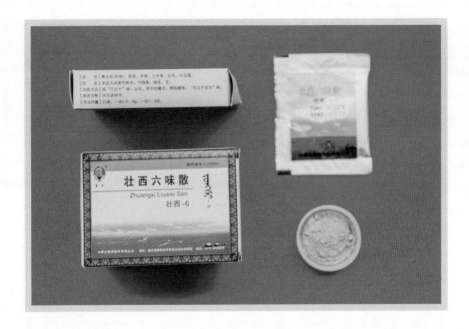

【药品名称】壮西六味散（壮西-6），Zhuangxi Liuwei San

【批准文号】国药准字Z15020460

【执行标准】ZZ-8323

【剂型】散剂

【规格】每袋装3克

【用法用量】口服。一次1.5～3克，一日1～2次。

【分类】处方药

【类别】巴达干病方剂

【性状】本品为浅黄色粉末；气微香，味辛、涩。

【成分】寒水石（热制）、荜茇、木香、土木香、红花、白豆蔻。

【功能主治】祛巴达干病，止吐。用于吐酸，胃脘腹胀，巴达干宝日病。

【注意禁忌】尚不明确。

【贮藏】密闭，防潮。

【生产企业】内蒙古蒙药股份有限公司

阿那日八味散

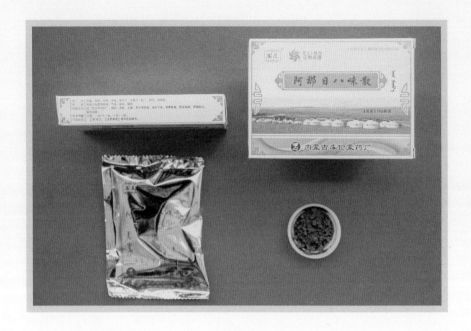

【药品名称】阿那日八味散（阿那日巴达玛），Anari Bawei San

【批准文号】国药准字Z15021102

【执行标准】ZZ-8347

【剂型】散剂

【规格】每袋装15克

【用法用量】口服。一次1.5～3克，一日1～2次。

【分类】处方药

【类别】巴达干病方剂

【性状】本品为灰黑色粉末；气香，味辛、微苦。

【成分】石榴、益智、肉桂、荜茇、黑冰片、木鳖子（制）、诃子、玫瑰花。

【功能主治】祛巴达干协日，散瘀，消食，止痛。用于胃溃疡、消化不良、胃寒疼痛、胃脘胀满、胃酸呕吐、腹泻浮肿。

【注意禁忌】尚不明确。

【贮藏】密闭，防潮。

【生产企业】内蒙古库伦蒙药有限公司

消积洁白丸（库伦）

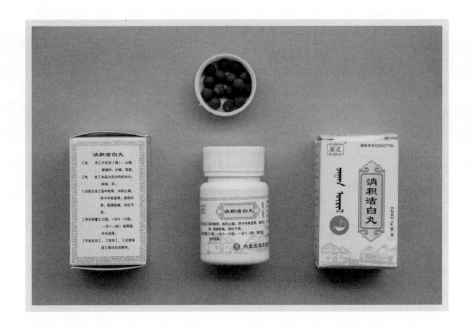

【药品名称】消积洁白丸（查干-乌日勒），Xiaoji Jiebai Wan

【批准文号】国药准字Z20027790

【执行标准】WS-11472（ZD-1472）-2002-2011Z

【剂型】丸剂

【规格】每10丸重2克

【用法用量】口服，饭前以温开水送服。一次9～15粒，一日1～2次。

【分类】处方药

【类别】巴达干病方剂

【性状】本品为灰白色的水丸；味咸、辛。

【成分】万年灰（煅）、山奈、紫硇砂、沙棘、荜茇。

【功能主治】温中散寒，消积止痛。用于中焦虚寒，食积内停，痞满胀痛，消化不良。

【注意禁忌】孕妇忌服。

【贮藏】密封。

【生产企业】内蒙古库伦蒙药有限公司

消积洁白丸（乌兰浩特）

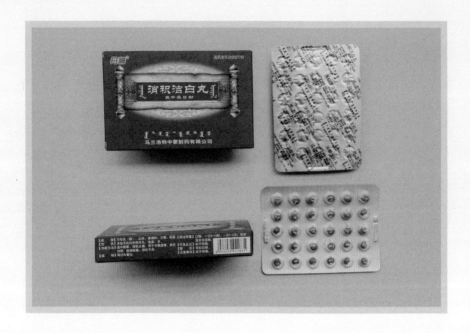

【药品名称】消积洁白丸，Xiaoji Jiebai Wan

【批准文号】国药准字Z20027792

【执行标准】WS-11472（ZD-1472)-2002-2011Z

【剂型】丸剂

【规格】每10粒重2克

【用法用量】口服，饭前以温开水送服。一次9～15粒，一日1～2次。

【分类】处方药

【类别】巴达干病方剂

【性状】本品为灰白色的水丸；味咸、辛。

【成分】万年灰（煅）、山奈、紫硇砂、沙棘、荜茇。

【功能主治】温中散寒，消积止痛。用于中焦虚寒，食积内停，痞满胀痛，消化不良。

【注意禁忌】孕妇忌服。

【贮藏】密封。

【生产企业】乌兰浩特中蒙制药有限公司

消积洁白丸（蒙药股份）

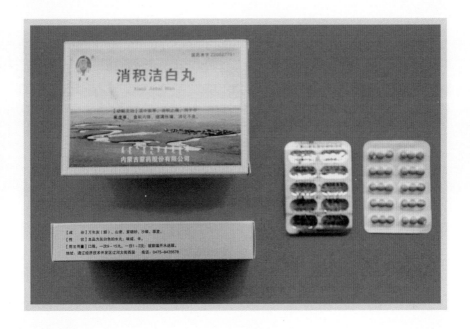

【药品名称】消积洁白丸，Xiaoji Jiebai Wan

【批准文号】国药准字Z20027791

【执行标准】WS-11472（ZD-1472）-2002-2011Z

【剂型】丸剂

【规格】每10丸重2克

【用法用量】口服，饭前以温开水送服。一次9～15丸，一日1～2次。

【分类】处方药

【类别】巴达干病方剂

【性状】本品为灰白色的水丸；味咸、辛。

【成分】万年灰（煅）、山柰、紫硇砂、沙棘、荜茇。

【功能主治】温中散寒，消积止痛。用于中焦虚寒，食积内停，痞满胀痛，消化不良。

【注意禁忌】孕妇忌服。

【贮藏】密封。

【生产企业】内蒙古蒙药股份有限公司

寒水石小灰散

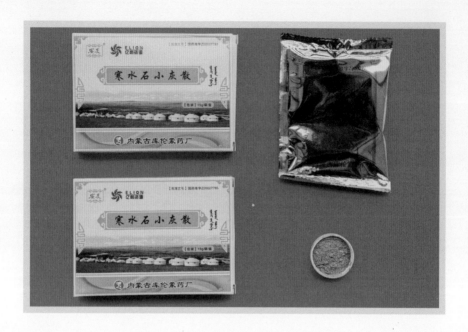

【药品名称】寒水石小灰散（壮西音乌奴顺额莫），Hanshuishi Xiaohui San

【批准文号】国药准字Z20027785

【执行标准】WS-11470（ZD-1470）-2002-2012Z

【剂型】散剂

【规格】每袋装15克

【用法用量】口服。一次1.5～3.0克，一日1次。

【分类】处方药

【类别】巴达干病方剂

【性状】本品为浅灰色的粉末；气微，味咸。

【成分】北寒水石、光明盐、麦冬、硼砂、荜茇、硫黄（制）。

【功能主治】

蒙医：消食，除痞。用于食积不消，胃溃疡，胃痞证。

中医：消食导滞，散结消痞。用于食积内停，脘腹痞满，不思饮食。

【注意禁忌】尚不明确。

【贮藏】密封。

【生产企业】内蒙古库伦蒙药有限公司

七、痞病方剂

哈日十二味散（库伦）

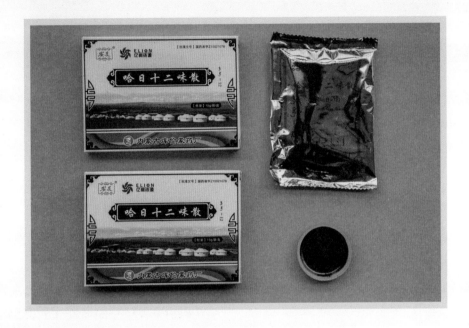

【药品名称】哈日十二味散（伊赫哈日-12），Hari Shierwei San

【批准文号】国药准字Z15021078

【执行标准】ZZ-8363

【剂型】散剂

【规格】每袋装15克

【用法用量】口服。一次1.5～3克，一日1～2次。

【分类】处方药

【类别】痞病方剂

【性状】本品为黑色粉末；气微香，味苦、微涩。

【成分】黑冰片、土木香、苦地丁、胡黄连、诃子、川楝子、栀子、人工牛黄、牛胆粉、石膏、红花、甘松。

【功能主治】清协日热。用于协日病，目肤发黄，瘟疫，口渴烦躁，消化不良。

【注意禁忌】尚不明确。

【贮藏】密闭，防潮。

【生产企业】内蒙古库伦蒙药有限公司

哈日十二味散（蒙药股份）

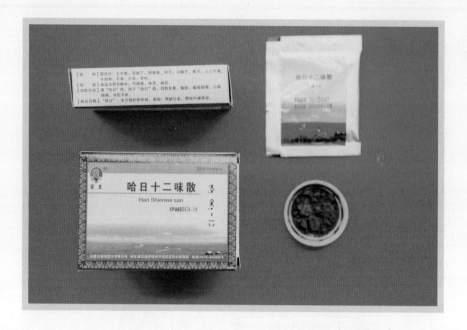

【药品名称】哈日十二味散（伊赫哈日-12），Hari Shierwei San

【批准文号】国药准字Z15020393

【执行标准】ZZ-8363

【剂型】散剂

【规格】每袋装3克

【用法用量】口服。一次1.5～3克，一日1～2次。

【分类】处方药

【类别】痞病方剂

【性状】本品为黑色粉末；气微香，味苦、微涩。

【成分】黑冰片、土木香、苦地丁、胡黄连、诃子、川楝子、栀子、人工牛黄、牛胆粉、石膏、红花、甘松。

【功能主治】清协日热。用于协日病，目肤发黄，瘟疫，口渴烦躁，消化不良。

【注意禁忌】尚不明确。

【贮藏】密闭，防潮。

【生产企业】内蒙古蒙药股份有限公司

八、聚合型包如病方剂

寒水石二十一味散

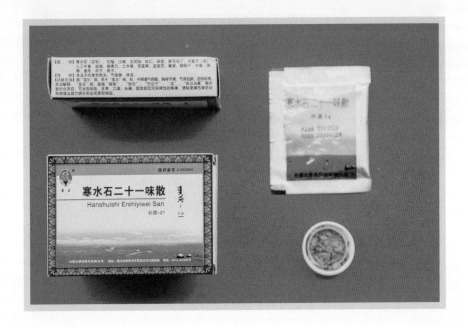

【药品名称】寒水石二十一味散（壮西-21），Hanshuishi Ershiyiwei San

【批准文号】国药准字Z15020394

【执行标准】ZZ-8421

【剂型】散剂

【规格】每袋装3克

【用法用量】口服。一次1.5～3克，一日1～2次。

【分类】处方药

【类别】聚合型包如病方剂

【性状】本品为灰黄色粉末；气微香，味苦。

【成分】寒水石（凉制）、石榴、沙棘、五灵脂、砂仁、荜茇、紫花地丁、木鳖子（制）、人工牛黄、连翘、香青兰、土木香、芫荽果、轮锋菊、瞿麦、酸梨干、木香、降香、麦冬、诃子、栀子。

【功能主治】祛宝日。用于宝日病，初、中期嗳气吞酸，胸背作痛，气滞血瘀，血热陷胃。

【注意禁忌】尚不明确。

【贮藏】密闭，防潮。

【生产企业】内蒙古蒙药股份有限公司

利肝和胃丸（库伦）

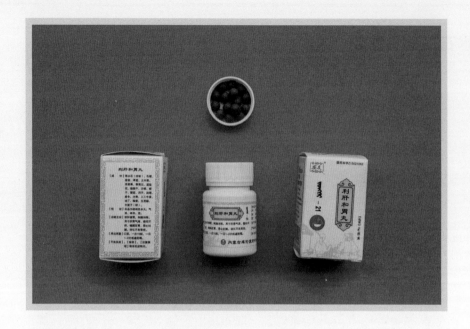

【药品名称】利肝和胃丸（壮西-21），Ligan Hewei Wan

【批准文号】国药准字Z15021062

【执行标准】ZZ-8338

【剂型】丸剂

【规格】每10粒重2克

【用法用量】口服。一次15粒，一日1～2次或遵医嘱。

【分类】处方药

【类别】聚合型包如病方剂

【性状】本品为棕褐色水丸；气香，味辛、涩。

【成分】寒水石（凉制）、石榴、益智、荜茇、土木香、芫荽果、香青兰、轮锋菊、 酸梨干、沙棘、栀子、瞿麦、诃子、连翘、麦冬、木香、人工牛黄 、紫花地丁、降香、五灵脂、木鳖子（制）。

【功能主治】疏肝健胃，制酸消胀。用于肝胃气滞所致的痞闷不舒、噎膈反胃、恶心吐酸、消化不良等症。

【注意禁忌】孕妇慎服。

【贮藏】密闭，防潮。

【生产企业】内蒙古库伦蒙药有限公司

利肝和胃丸（乌兰浩特）

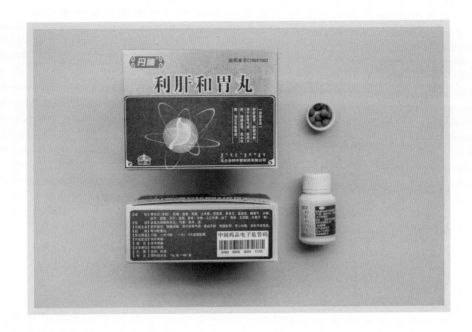

【药品名称】利肝和胃丸（壮西-21），Ligan Hewei Wan

【批准文号】国药准字Z15021602

【执行标准】ZZ-8338

【剂型】丸剂

【规格】每10粒重2克

【用法用量】口服。一次15粒，一日1～2次；或遵医嘱。

【分类】处方药

【类别】聚合型包如病方剂

【性状】本品为棕褐色水丸；气香，味辛、涩。

【成分】寒水石（凉制）、石榴、益智、荜茇、土木香、芫荽果、香青兰、轮锋菊、酸梨干、沙棘、栀子、瞿麦、诃子、连翘、麦冬、木香、人工牛黄、紫花地丁、降香、五灵脂、木鳖子（制）。

【功能主治】疏肝健胃，制酸消胀。用于肝胃气滞所致的痞闷不舒、噎膈反胃、恶心吐酸、消化不良等症。

【注意禁忌】孕妇慎服。

【贮藏】密闭，防潮。

【生产企业】乌兰浩特中蒙制药有限公司

利肝和胃丸（阜新）

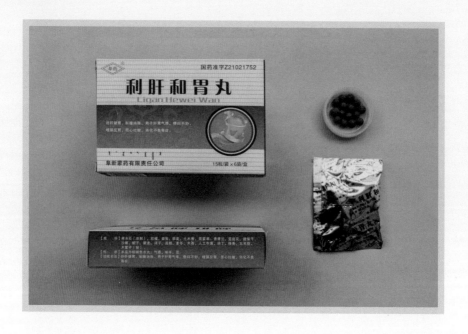

【药品名称】利肝和胃丸（壮西-21），Ligan Hewei Wan

【批准文号】国药准字Z21021752

【执行标准】ZZ-8338

【剂型】丸剂

【规格】每10粒重2克

【用法用量】口服。一次15粒，一日1～2次，或遵医嘱。

【分类】处方药

【类别】聚合型包如病方剂

【性状】本品为棕褐色水丸；气香，味辛、涩。

【成分】寒水石（凉制）、石榴、益智、荜茇、土木香、莨菪果、香青兰、轮锋菊、酸梨干、沙棘、栀子、瞿麦、诃子、连翘、麦冬、木香、人工牛黄、紫花地丁、降香、五灵脂、木鳖子（制）。

【功能主治】疏肝健胃，制酸消胀。用于肝胃气滞所致的痞闷不舒、噎膈反胃、恶心吐酸、消化不良等症。

【注意禁忌】孕妇慎服。

【贮藏】密闭，防潮。

【生产企业】阜新蒙药有限责任公司

九、五官病方剂

清热止痛三味汤散

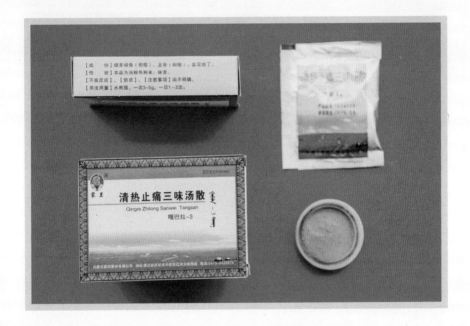

【药品名称】清热止痛三味汤散（嘎巴拉-3），Qingre Zhitong Sanwei Tangsan

【批准文号】国药准字Z15020401

【执行标准】ZZ-8407

【剂型】散剂

【规格】每袋装3克

【用法用量】水煎服。一次3～5克，一日1～2次。

【分类】处方药

【类别】五官病方剂

【性状】本品为浅棕色粉末；味苦。

【成分】绵羊颅骨（明煅）、龙骨（焖煅）、紫花地丁。

【功能主治】清热，止痛。用于赫依、协日引起的头痛、脑刺痛。

【注意禁忌】尚不明确。

【贮藏】密闭，防潮。

【生产企业】内蒙古蒙药股份有限公司

胡日查六味丸（库伦）

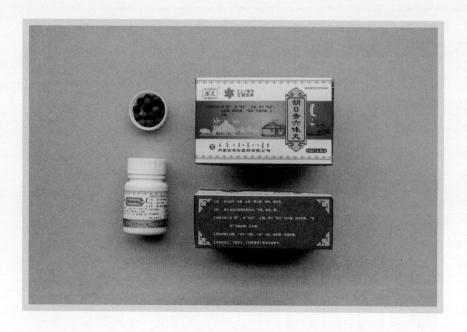

【药品名称】胡日查六味丸（胡日查-6），Huricha Liuwei Wan

【批准文号】国药准字Z15020284

【执行标准】ZZ-8360

【剂型】丸剂

【规格】每10粒重2克

【用法用量】口服。一次9～15粒，一日1～2次，饭后服，或遵医嘱。

【分类】处方药

【类别】五官病方剂

【性状】本品为棕褐色的水丸；气香，味苦、酸。

【成分】诃子、木香、红花、黑云香、甘松、羊蹄蹢。

【功能主治】消粘，清协日，止痛。用于协日性头痛，目赤红肿，亚玛引起的偏、正头痛。

【注意禁忌】孕妇忌服。

【贮藏】密闭，防潮。

【生产企业】内蒙古库伦蒙药有限公司

胡日查六味丸（蒙药股份）

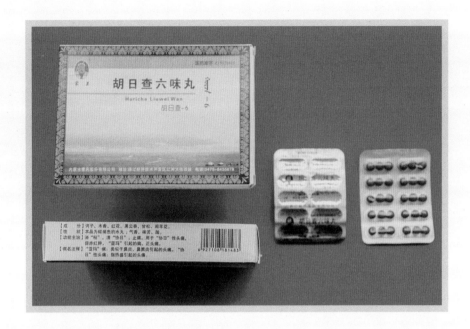

【药品名称】胡日查六味丸（胡日查-6），Huricha Liuwei Wan

【批准文号】国药准字Z15020418

【执行标准】ZZ-8360

【剂型】丸剂

【规格】每10粒重2克

【用法用量】口服。一次9～15粒，一日1～2次，饭后服，或遵医嘱。

【分类】处方药

【类别】五官病方剂

【性状】本品为棕褐色的水丸；气香，味苦、酸。

【成分】诃子、木香、红花、黑云香、甘松、羊蹄蹋。

【功能主治】消粘，清协日，止痛。用于协日性头痛，目赤红肿，亚玛引起的偏、正头痛。

【注意禁忌】孕妇忌服。

【贮藏】密闭，防潮。

【生产企业】内蒙古蒙药股份有限公司

胡日查六味丸（乌兰浩特）

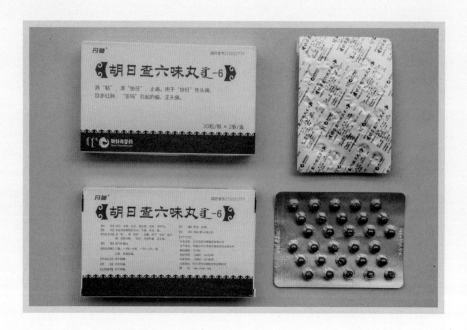

【药品名称】胡日查六味丸（胡日查-6），Huricha Liuwei Wan

【批准文号】国药准字Z15021777

【执行标准】ZZ-8360

【剂型】丸剂

【规格】每10粒重2克

【用法用量】口服。一次9～15粒，一日1～2次，饭后服，或遵医嘱。

【分类】处方药

【类别】五官病方剂

【性状】本品为棕褐色的水丸；气香，味苦、酸。

【成分】诃子、木香、红花、黑云香、甘松、羊踯躅。

【功能主治】消粘，清协日，止痛。用于协日性头痛，目赤红肿，亚玛引起的偏、正头痛。

【注意禁忌】孕妇忌服。

【贮藏】密闭，防潮。

【生产企业】乌兰浩特中蒙制药有限公司

清咽六味散（库伦）

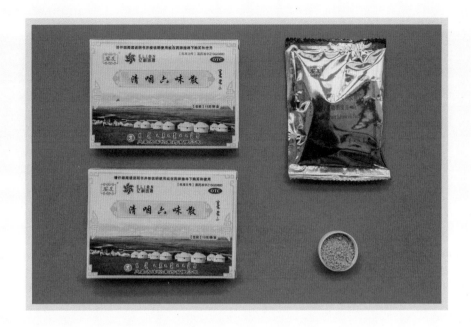

【药品名称】清咽六味散（高勒图宝日-6），Qingyan Liuwei San

【批准文号】国药准字Z15020880

【执行标准】ZZ-8402

【剂型】散剂

【规格】每袋装15克

【用法用量】口服。一次1.5～3克，一日1～2次。

【分类】非处方药（OTC）

【类别】五官病方剂

【性状】本品为浅黄色粉末；气芳香，味甘、微辛。

【成分】丁香、石膏、甘草、木香、诃子、玉簪花。

【功能主治】理肺，清咽。用于外感咳嗽、失音声嘶、咽喉肿痛。

【注意禁忌】忌烟、酒，忌食辛辣、油腻食物；不宜在服药期间同时服用滋补类药品；有严重的肝病、糖尿病、肾病等慢性病者，应在医师指导下服用；服用3天后症状无改善，或出现发热咳嗽加重，并有其他严重症状如胸闷、心悸等时，应去医院就诊；按照用法用量服用，小儿、年老体弱者及孕妇应在医师指导下服用；如长期服用应向医师咨询；对本品过敏者禁用，过敏体质者慎用；本品性状发生改变时禁止使用；儿童必须在成人的监护下使用；请将本品放在儿童不能接触到的地方；如正在使用其他药品，使用本品前请咨询医师或药师。

【贮藏】密闭，防潮。

【生产企业】内蒙古库伦蒙药有限公司

清咽六味散（乌兰浩特）

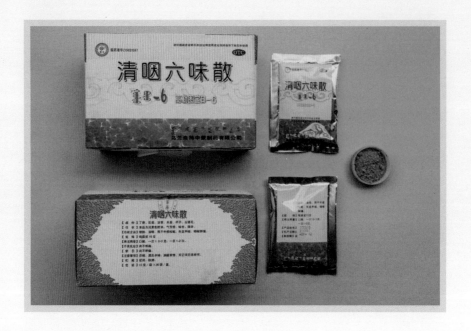

【药品名称】清咽六味散（高勒图宝日-6），Qingyan Liuwei San

【批准文号】国药准字Z15021597

【执行标准】ZZ-8402

【剂型】散剂

【规格】每袋装15克

【用法用量】口服。一次1.5～3克，一日1～2次。

【分类】非处方药

【类别】五官病方剂

【性状】本品为浅黄色粉末；气芳香，味甘、微辛。

【成分】丁香、石膏、甘草、木香、诃子、玉簪花。

【功能主治】理肺，清咽。用于外感咳嗽、失音声嘶、咽喉肿痛。

【注意禁忌】忌烟、酒，忌食辛辣、油腻食物；不宜在服药期间同时服用滋补类药品；有严重的肝病、糖尿病、肾病等慢性病者，应在医师指导下服用；服用3天后症状无改善，或出现发热咳嗽加重，并有其他严重症状如胸闷、心悸等时，应去医院就诊；按照用法用量服用，小儿、年老体弱者及孕妇应在医师指导下服用；如长期服用应向医师咨询；对本品过敏者禁用，过敏体质者慎用；本品性状发生改变时禁止使用；儿童必须在成人的监护下使用；请将本品放在儿童不能接触到的地方；如正在使用其他药品，使用本品前请咨询医师或药师。

【贮藏】密闭，防潮。

【生产企业】乌兰浩特中蒙制药有限公司

清咽六味散（蒙药股份）

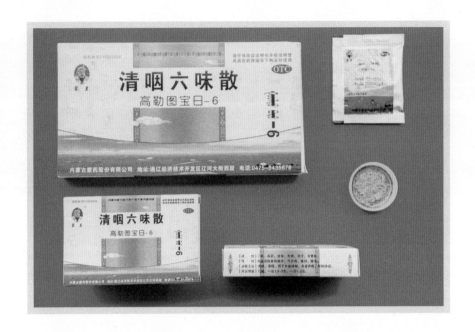

【药品名称】清咽六味散（高勒图宝日-6），Qingyan Liuwei San

【批准文号】国药准字Z15020428

【执行标准】ZZ-8402

【剂型】散剂

【规格】每袋1.5克

【用法用量】口服。一次1.5～3克，一日1～2次。

【分类】非处方药

【类别】五官病方剂

【性状】本品为浅黄色粉末；气芳香，味甘、微辛。

【成分】丁香、石膏、甘草、木香、诃子、玉簪花。

【功能主治】理肺，清咽。用于外感咳嗽、失音声嘶、咽喉肿痛。

【注意禁忌】忌烟、酒，忌食辛辣、油腻食物；不宜在服药期间同时服用滋补类药品；有严重的肝病、糖尿病、肾病等慢性病者，应在医师指导下服用；服用3天后症状无改善，或出现发热咳嗽加重，并有其他严重症状如胸闷、心悸等时，应去医院就诊；按照用法用量服用，小儿、年老体弱者及孕妇应在医师指导下服用；如长期服用应向医师咨询；对本品过敏者禁用，过敏体质者慎用；本品性状发生改变时禁止使用；儿童必须在成人的监护下使用；请将本品放在儿童不能接触到的地方；如正在使用其他药品，使用本品前请咨询医师或药师。

【贮藏】密闭，防潮。

【生产企业】内蒙古蒙药股份有限公司

清咽六味散（阜新）

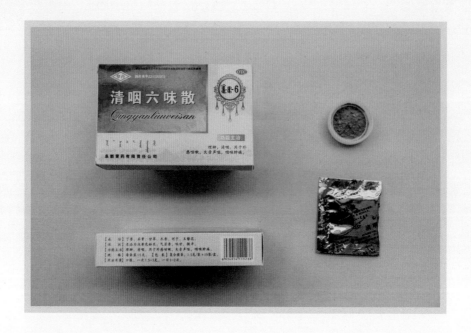

【药品名称】清咽六味散（高勒图宝日-6），Qingyan Liuwei San

【批准文号】国药准字Z21020302

【执行标准】ZZ-8402

【剂型】散剂

【规格】每袋装15克

【用法用量】口服。一次1.5～3克，一日1～2次。

【分类】非处方药（OTC）

【类别】五官病方剂

【性状】本品为浅黄色粉末；气芳香，味甘、微辛。

【成分】丁香、石膏、甘草、木香、诃子、玉簪花。

【功能主治】理肺，清咽。用于外感咳嗽、失音声嘶、咽喉肿痛。

【注意禁忌】忌烟、酒，忌食辛辣、油腻食物；不宜在服药期间同时服用滋补类
药品；有严重的肝病、糖尿病、肾病等慢性病者，应在医师指导下服用；服用3
天后症状无改善，或出现发热咳嗽加重，并有其他严重症状如胸闷、心悸等时，
应去医院就诊；按照用法用量服用，小儿、年老体弱者及孕妇应在医师指导下服
用；如长期服用应向医师咨询；对本品过敏者禁用，过敏体质者慎用；本品性状
发生改变时禁止使用；儿童必须在成人的监护下使用；请将本品放在儿童不能接
触到的地方；如正在使用其他药品，使用本品前请咨询医师或药师。

【贮藏】密闭，防潮。

【生产企业】阜新蒙药有限责任公司

凉血十味散（乌兰浩特）

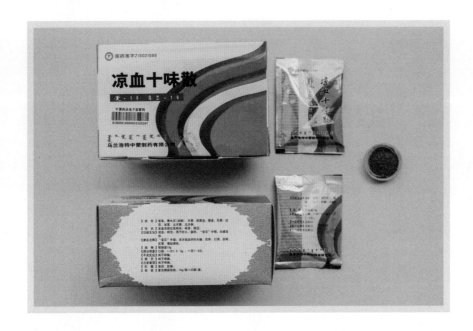

【药品名称】凉血十味散（乌兰-10），Liangxue Shiwei San

【批准文号】国药准字Z15021595

【执行标准】ZZ-8381

【剂型】散剂

【规格】每袋装15克

【用法用量】口服。一次1.5～3克，一日1～2次。

【分类】处方药

【类别】五官病方剂

【性状】本品为棕红色粉末；味苦、微涩。

【成分】紫草、寒水石（凉制）、木香、胡黄连、瞿麦、石膏、红花、甘草、土木香、北沙参。

【功能主治】凉血，明目。用于肝火，肺热，宝日中期，头痛目赤。

【注意禁忌】尚不明确。

【贮藏】密闭，防潮。

【生产企业】乌兰浩特中蒙制药有限公司

凉血十味散（库伦）

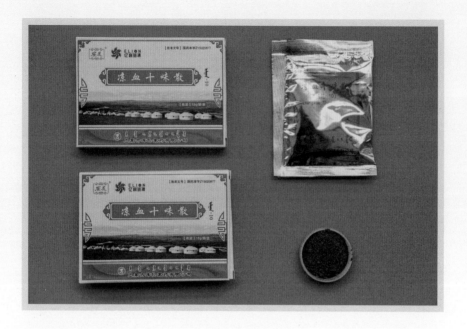

【药品名称】凉血十味散（乌兰-10），Liangxue Shiwei San

【批准文号】国药准字Z15020877

【执行标准】ZZ-8381

【剂型】散剂

【规格】每袋装15克

【用法用量】口服。一次1.5～3克，一日1～2次。

【分类】处方药

【类别】五官病方剂

【性状】本品为棕红色粉末；味苦、微涩。

【成分】紫草、寒水石（凉制）、木香、胡黄连、瞿麦、石膏、红花、甘草、土木香、北沙参。

【功能主治】凉血，明目。用于肝火，肺热，宝日中期，头痛目赤。

【注意禁忌】尚不明确。

【贮藏】密闭，防潮。

【生产企业】内蒙古库伦蒙药有限公司

凉血十味散（蒙药股份）

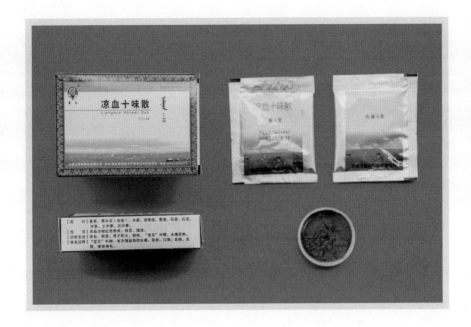

【药品名称】凉血十味散（乌兰-10），Liangxue Shiwei San

【批准文号】国药准字Z15020444

【执行标准】ZZ-8381

【剂型】散剂

【规格】每袋装3克

【用法用量】口服。一次1.5～3克，一日1～2次。

【分类】处方药

【类别】五官病方剂

【性状】本品为棕红色粉末；味苦、微涩。

【成分】紫草、寒水石（凉制）、木香、胡黄连、瞿麦、石膏、红花、甘草、土木香、北沙参。

【功能主治】凉血，明目。用于肝火，肺热，宝日中期，头痛目赤。

【注意禁忌】尚不明确。

【贮藏】密闭，防潮。

【生产企业】内蒙古蒙药股份有限公司

明目十六味丸

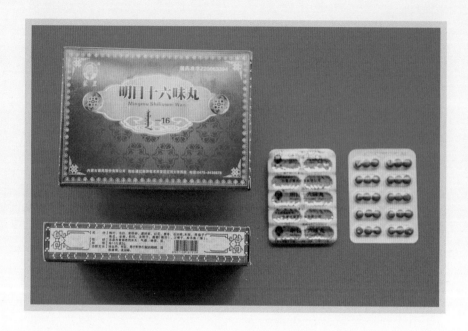

【药品名称】明目十六味丸，Mingmu Shiliuwei Wan

【批准文号】国药准字Z20063394

【执行标准】YBZ05722006

【剂型】丸剂

【规格】每10丸重2克

【用法用量】口服。一次9～13丸，一日1～2次。

【分类】处方药

【类别】五官病方剂

【性状】本品为黄褐色的水丸；气微，味苦、涩。

【成分】枸杞、当归、夜明砂、通经草、红花、麦冬、石决明、木贼、青葙子、菊花、全蝎、防风、决明子、蒺藜（微炒）、川楝子等。

【功能主治】清血热，明目。用于肝热引起的眼病、目赤痒病、流泪等。

【注意禁忌】尚不明确。

【贮藏】密封，防潮。

【生产企业】内蒙古蒙药股份有限公司

明目二十五味丸

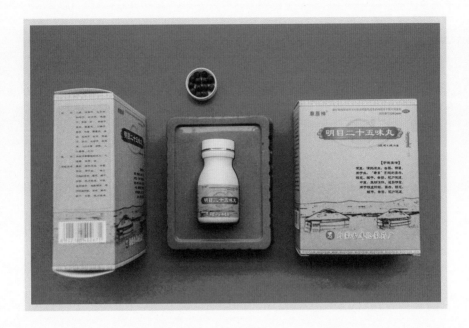

【药品名称】明目二十五味丸（陶特日呼-25），Mingmu Ershiwuwei Wan

【批准文号】国药准字Z20026086

【执行标准】WS-10777（ZD-0777）-2002-2011Z

【剂型】丸剂

【规格】每10丸重2克

【用法用量】口服。一次9～13丸，一日1～2次。

【分类】非处方药（OTC）

【类别】五官病方剂

【性状】本品为黄棕色的水丸；气微香，味苦、涩。

【成分】人参、决明子、土茯苓、枸杞子、石决明、茺蔚子、蒺藜（炒）、青葙子、麦冬、密蒙花、川楝子、茜草、牛膝、野菊花、当归、五味子、红花、菟丝子、玉竹、车前子、人工牛黄、珍珠、人工麝香、三七等。

【功能主治】

蒙医：清热凉血，去翳明目。用于血、"希日"引起的目赤、眼花、眼干、云翳、视力减退。

中医：养阴清肝，退翳明目。用于阴虚肝旺引起的目赤、眼花、眼干、云翳、视力减退。

【注意禁忌】忌烟、酒，忌食辛辣刺激性食物；有严重的高血压、心脏病、肝病、糖尿病、肾病等慢性病者，应在医师指导下服用；孕妇慎用，儿童、哺乳期妇女及脾虚大便溏者应在医师指导下服用；如视力下降、视物变形、目赤加重，应及时去医院就诊；服药2周后症状无缓解者，应去医院就诊；对本品过敏者禁用，过敏体质者慎用；药品性状发生改变时禁止服用；请将此药品放在儿童不能接触到的地方；如正在服用其他药品，使用本品前请咨询医师或药师。

【贮藏】密封。

【生产企业】内蒙古库伦蒙药有限公司

十、黄水病方剂

那如三味丸（库伦）

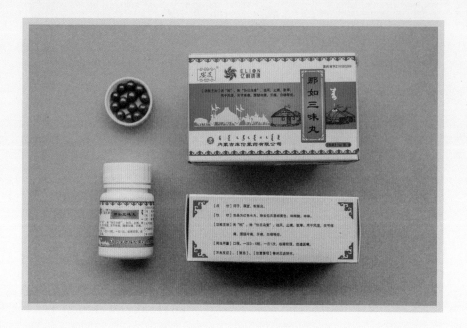

【药品名称】那如三味丸（那如-3），Naru Sanwei Wan

【批准文号】国药准字Z15020288

【执行标准】ZZ-8328

【剂型】散剂

【规格】每10粒重2克

【用法用量】口服。一次3～5粒，一日1次，临睡前服，或遵医嘱。

【分类】处方药

【类别】黄水病方剂

【性状】本品为红色水丸，除去包衣显棕黄色；味微酸、辛麻。

【成分】诃子、荜茇、制草乌。

【功能主治】消粘，除协日乌素，祛风，止痛，散寒。用于风湿，关节疼痛，腰腿冷痛，牙痛，白喉等。

【注意禁忌】孕妇忌服；年老体弱者及幼儿慎用。

【贮藏】密闭，防潮。

【生产企业】内蒙古库伦蒙药有限公司

那如三味丸（蒙药股份）

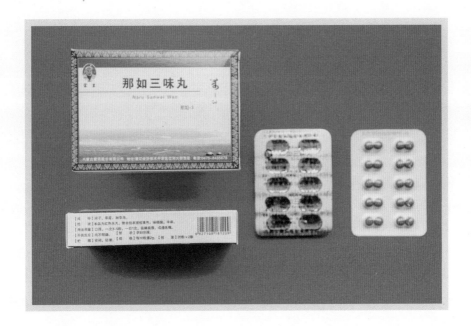

【药品名称】那如三味丸（那如-3），Naru Sanwei Wan

【批准文号】国药准字Z15020398

【执行标准】ZZ-8328

【剂型】丸剂

【规格】每10粒重2克

【用法用量】口服。一次3~5粒，一日1次，临睡前服，或遵医嘱。

【分类】处方药

【类别】黄水病方剂

【性状】本品为红色水丸，除去包衣显棕黄色；味微酸、辛麻。

【成分】诃子、荜茇、制草乌。

【功能主治】消粘，除协日乌素，祛风，止痛，散寒。用于风湿，关节疼痛，腰腿冷痛，牙痛，白喉等。

【注意禁忌】孕妇忌服；年老体弱者及幼儿慎用；本品含乌头碱，应严格在医生指导下按规定量服用；不得任意增加服用量和服用时间；服用后如果出现唇舌发麻、头痛头昏、腹痛腹泻、心烦欲呕、呼吸困难等情况，应立即停药并到医院就治；有文献报道酒能增加乌头类药物的毒性而易导致中毒。

【贮藏】密闭，防潮。

【生产企业】内蒙古蒙药股份有限公司

那如三味丸（乌兰浩特）

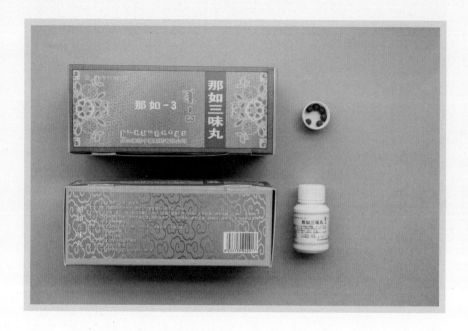

【药品名称】那如三味丸（那如-3），Naru Sanwei Wan

【批准文号】国药准字Z15021596

【执行标准】ZZ-8328

【剂型】丸剂

【规格】每10粒重2克

【用法用量】口服。一次3～5粒，一日1次，临睡前服，或遵医嘱。

【分类】处方药

【类别】黄水病方剂

【性状】本品为红色水丸，除去包衣显棕黄色；味微酸、辛麻。

【成分】诃子、荜茇、制草乌。

【功能主治】消粘、除协日乌素，祛风，止痛，散寒。用于风湿，关节疼痛，腰腿冷痛，牙痛，白喉等。

【注意禁忌】孕妇忌服；年老体弱者及幼儿慎用。

【贮藏】密闭，防潮。

【生产企业】乌兰浩特中蒙制药有限公司

那如三味丸（阜新）

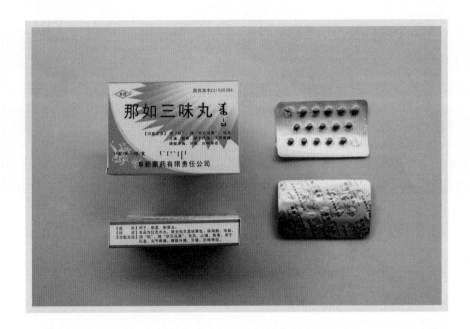

【药品名称】那如三味丸（那如-3），Naru Sanwei Wan

【批准文号】国药准字Z21020386

【执行标准】ZZ-8328

【剂型】丸剂

【规格】每10粒重2克

【用法用量】口服。一次3～5粒，一日1次，临睡前服，或遵医嘱。

【分类】处方药

【类别】黄水病方剂

【性状】本品为红色水丸，除去包衣显棕黄色；味微酸、辛麻。

【成分】诃子、荜茇、制草乌。

【功能主治】消粘，除协日乌素，祛风，止痛，散寒。用于风湿，关节疼痛，腰腿冷痛，牙痛，白喉等。

【注意禁忌】孕妇忌服，年老体弱者及幼儿慎用。

【贮藏】密闭，防潮。

【生产企业】阜新蒙药有限责任公司

那如八味丸

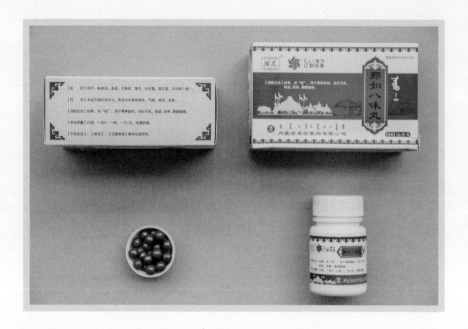

【药品名称】那如八味丸（那如-8），Naru Bawei Wan

【批准文号】国药准字Z15021105

【执行标准】ZZ-8327

【剂型】丸剂

【规格】每10粒重2克

【用法用量】口服。一次9～11粒，一日1次，或遵医嘱。

【分类】处方药

【类别】黄水病方剂（祛风湿类）

【性状】本品为暗红色水丸，除去包衣显棕褐色；气微，味涩、辛麻。

【成分】诃子、制草乌、荜茇、芒果核、莲子、白豆蔻、苦石莲、石决明（煅）。

【功能主治】祛寒，消粘。用于胃寒食积，消化不良，肾虚，肾寒，腰腿酸痛。

【注意禁忌】孕妇慎用。

【贮藏】密闭，防潮。

【生产企业】内蒙古库伦蒙药有限公司

枫香脂十味丸

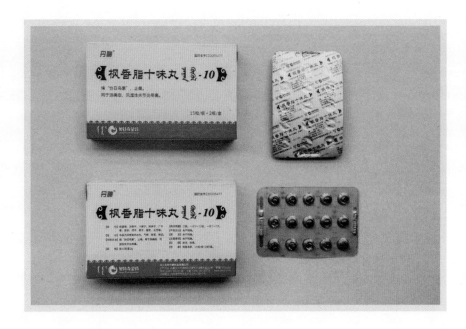

【药品名称】枫香脂十味丸，Fengxiangzhi Shiwei Wan

【批准文号】国药准字Z20055477

【执行标准】ZZ-8354-2014

【剂型】丸剂

【规格】每10粒重2克

【用法用量】口服。一次9～13粒，一日1～2次。

【分类】处方药

【类别】黄水病方剂

【性状】本品为深棕色水丸；气微，味苦、微涩。

【成分】枫香脂、决明子、川楝子、苘麻子、广木香、苦参、诃子、栀子、瞿麦、五灵脂。

【功能主治】燥协日乌素，止痛。用于游痛症、风湿性关节炎疼痛。

【注意禁忌】尚不明确。

【贮藏】密闭，防潮。

【生产企业】乌兰浩特中蒙制药有限公司

云香十五味丸（库伦）

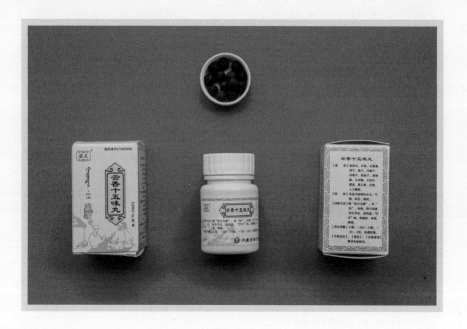

【药品名称】云香十五味丸（嘎日迪-15），Yunxiang Shiwuwei Wan

【批准文号】国药准字Z15020292

【执行标准】ZZ-8294

【剂型】丸剂

【规格】每10粒重2克

【用法用量】口服。一次9～15粒，一日1～2次；或遵医嘱。

【分类】处方药

【类别】黄水病方剂

【性状】本品为棕褐色水丸；气微，味苦、微涩。

【成分】制草乌、木香、石菖蒲、诃子、栀子、川楝子、决明子、苘麻子、枫香脂、五灵脂、文冠木、瞿麦、黑云香、沉香、人工麝香。

【功能主治】燥协日乌素，消粘，消肿。用于风湿性关节炎，类风湿病，巴木病，游痛症，疮疡，梅毒。

【注意禁忌】孕妇忌服；运动员慎用。

【贮藏】密闭，防潮。

【生产企业】内蒙古库伦蒙药有限公司

云香十五味丸（乌兰浩特）

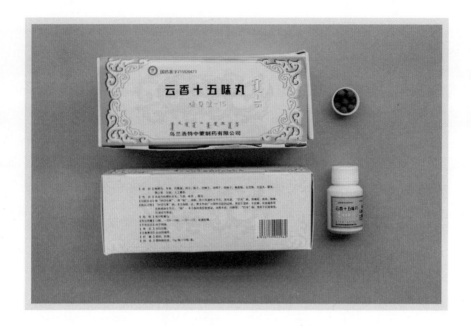

【药品名称】云香十五味丸（嘎日迪-15），Yunxiang Shiwuwei Wan

【批准文号】国药准字Z15020473

【执行标准】ZZ-8294

【剂型】丸剂

【规格】每10粒重2克

【用法用量】口服。一次9～15粒，一日1～2次，或遵医嘱。

【分类】处方药

【类别】黄水病方剂

【性状】本品为棕褐色水丸；气微，味苦、微涩。

【成分】制草乌、木香、石菖蒲、诃子、栀子、川楝子、决明子、茼麻子、枫香脂、五灵脂、文冠木、瞿麦、黑云香、沉香、人工麝香。

【功能主治】燥协日乌素，消粘，消肿。用于风湿性关节炎，类风湿病，巴木病，游痛症，疮疡，梅毒。

【注意禁忌】孕妇忌服；运动员慎用。

【贮藏】密闭，防潮。

【生产企业】乌兰浩特中蒙制药有限公司

云香十五味丸（蒙药股份）

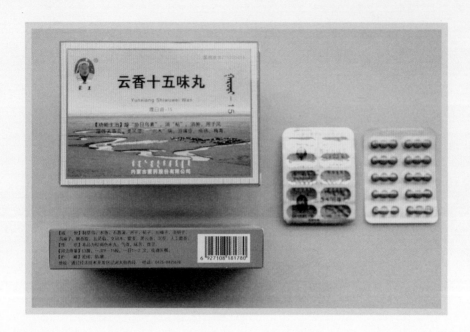

【药品名称】云香十五味丸（嘎日迪-15），Yunxiang Shiwuwei Wan

【批准文号】国药准字Z15020408

【执行标准】ZZ-8294

【剂型】丸剂

【规格】每10粒重2克

【用法用量】口服。一次9～15粒，一日1～2次，或遵医嘱。

【分类】处方药

【类别】黄水病方剂

【性状】本品为棕褐色水丸；气微，味苦、微涩。

【成分】制草乌、木香、石菖蒲、诃子、栀子、川楝子、决明子、茼麻子、枫香脂、五灵脂、文冠木、瞿麦、黑云香、沉香、人工麝香。

【功能主治】燥协日乌素，消粘，消肿。用于风湿性关节炎，类风湿病，巴木病，游痛症，疮疡，梅毒。

【注意禁忌】孕妇忌服；运动员慎用；本品含乌头碱，应严格在医生指导下按规定量服用；不得任意增加服用量和服用时间；服用后如果出现唇舌发麻、头痛头昏、腹痛腹泻、心烦欲呕、呼吸困难等情况，应立即停药并到医院就治；有文献报道酒能增加乌头类药物的毒性而易导致中毒。

【贮藏】密闭，防潮。

【生产企业】内蒙古蒙药股份有限公司

十一、热病方剂

地丁三味汤散

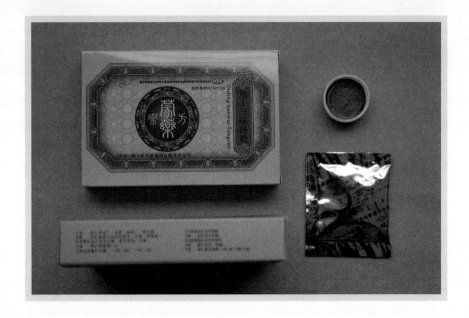

【药品名称】地丁三味汤散（地格达-3），Diding Sanwei Tangsan

【批准文号】国药准字Z21021228

【执行标准】ZZ-8314

【剂型】散剂

【规格】每袋装1.5克

【用法用量】口服。一次3～5克，一日1～2次。

【分类】非处方药

【类别】热病方剂

【性状】本品为灰白色粉末；气香，味微苦。

【成分】苦地丁、龙骨（焖煅）、黑云香。

【功能主治】活血止痛。用于血热，头痛。

【注意禁忌】服用3天后症状无改善者，应停止服用，并去医院就诊；孕妇慎用；按照用法用量服用，小儿、年老体弱者应在医师指导下服用；长期服用应向医师咨询；对本品过敏者禁用，过敏体质者慎用；本品性状发生改变时禁止使用；儿童必须在成人监护下使用；请将本品放在儿童不能接触到的地方；如正在使用其他药品，使用本品前请咨询医师或药师。

【贮藏】密闭，防潮。

【生产企业】阜新蒙药有限责任公司

四味土木香散（蒙药股份）

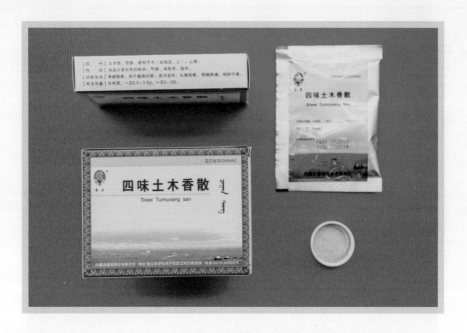

【药品名称】四味土木香散（查干汤），Siwei Tumuxiang San

【批准文号】国药准字Z20026382

【执行标准】2015年版《中华人民共和国药典》（一部）

【剂型】散剂

【规格】每袋10克

【用法用量】水煎服。一次2.5～3.6克，一日2～3次。

【分类】处方药

【类别】热病方剂

【性状】本品为黄白色的粉末；气香，味极苦、微辛。

【成分】土木香、苦参、悬钩子木（去粗皮、心）、山柰。

【功能主治】清瘟解表。用于瘟病初期，发冷发热，头痛咳嗽，咽喉肿痛，胸胁作痛。

【注意禁忌】尚不明确。

【贮藏】密闭，防潮。

【生产企业】内蒙古蒙药股份有限公司

四味土木香散（库伦）

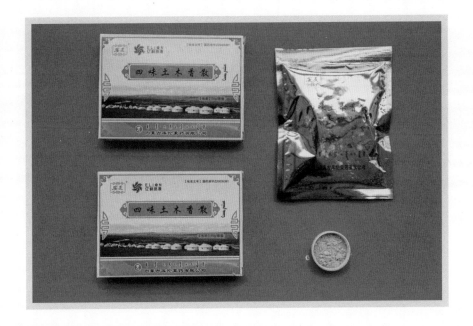

【**药品名称**】四味土木香散（查干汤），Siwei Tumuxiang San

【**批准文号**】国药准字Z20026381

【**执行标准**】2015年版《中华人民共和国药典》（一部）

【**剂型**】散剂

【**规格**】每袋装20克

【**用法用量**】水煎服，一次2.5～3.6克，一日2～3次。

【**分类**】处方药

【**类别**】热病方剂

【**性状**】本品为黄白色的粉末；气香，味极苦、微辛。

【**成分**】土木香、苦参、悬钩子木（去粗皮、心）、山奈。

【**功能主治**】清瘟解表。用于瘟病初期，发冷发热，头痛咳嗽，咽喉肿痛，胸胁作痛。

【**注意禁忌**】尚不明确。

【**贮藏**】密闭，防潮。

【**生产企业**】内蒙古库伦蒙药有限公司

清热八味丸

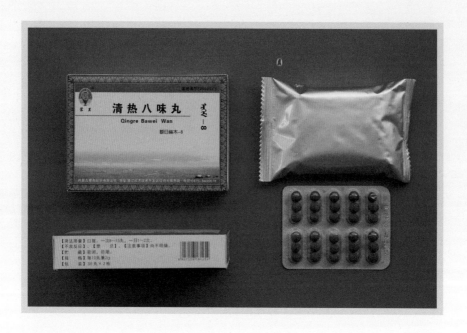

【药品名称】清热八味丸（额日赫木-8），Qingre Bawei Wan

【批准文号】国药准字Z20050116

【执行标准】YBZ04172005-2009Z

【剂型】丸剂

【规格】每10丸重2克

【用法用量】口服。一次8～15丸，一日1～2次。

【分类】处方药

【类别】热病方剂

【性状】本品为黄色的水丸；气香，味苦。

【成分】檀香、石膏、红花、苦地丁、瞿麦、胡黄连、麦冬、人工牛黄。

【功能主治】清热解毒。用于炽热，血热，脏腑之热；肺热咳嗽，痰中带血；肝火肋痛。

【注意禁忌】尚不明确。

【贮藏】密闭，防潮。

【生产企业】内蒙古蒙药股份有限公司

清热八味胶囊

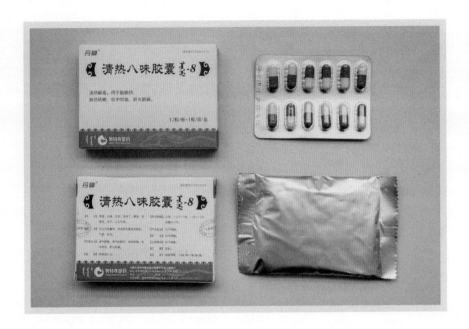

【药品名称】清热八味胶囊（额日赫木-8），Qingre Bawei Jiaonang

【批准文号】国药准字Z20063676

【执行标准】ZZ-8404-1

【剂型】胶囊剂

【规格】每粒装0.3克

【用法用量】口服，以白糖水为引。一次3～5粒，一日1～2次。

【分类】处方药

【类别】热病方剂

【性状】本品为胶囊剂，内容物为黄褐色颗粒；气香，味苦。

【成分】檀香、石膏、红花、苦地丁、瞿麦、胡黄连、麦冬、人工牛黄。

【功能主治】清热解毒。用于脏腑热；肺热咳嗽，痰中带血；肝火胁痛。

【注意禁忌】尚不明确。

【贮藏】密封。

【生产企业】内蒙古奥特奇蒙药股份有限公司金山蒙药厂

清热八味散（蒙药股份）

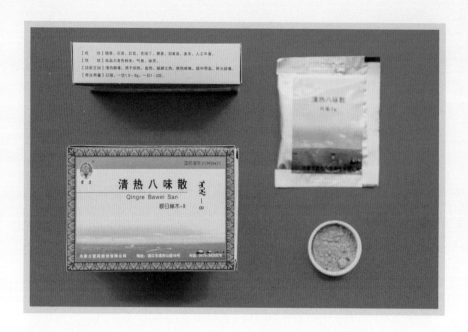

【药品名称】清热八味散（额日赫木-8），Qingre Bawei San

【批准文号】国药准字Z15020427

【执行标准】ZZ-8405

【剂型】散剂

【规格】每袋装3克

【用法用量】口服。一次1.5～3克，一日1～2次。

【分类】处方药

【类别】热病方剂

【性状】本品为黄色粉末；气香，味苦。

【成分】檀香、石膏、红花、苦地丁、瞿麦、胡黄连、麦冬、人工牛黄。

【功能主治】清热解毒。用于炽热，血热，脏腑之热；肺热咳嗽，痰中带血；肝火肋痛。

【注意禁忌】尚不明确。

【贮藏】密闭，防潮。

【生产企业】内蒙古蒙药股份有限公司

清热八味散（库伦）

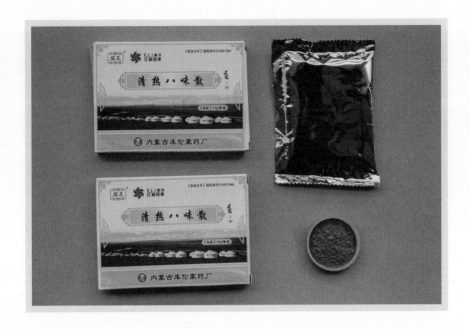

【药品名称】清热八味散（额日赫木-8），Qingre Bawei San

【批准文号】国药准字Z15021084

【执行标准】ZZ-8405

【剂型】丸剂

【规格】每袋装15克

【用法用量】口服。一次1.5～3克，一日1～2次。

【分类】处方药

【类别】热病方剂

【性状】本品为黄色粉末；气香，味苦。

【成分】檀香、石膏、红花、苦地丁、瞿麦、胡黄连、麦冬、人工牛黄。

【功能主治】清热解毒。用于炽热，血热，脏腑之热；肺热咳嗽，痰中带血；肝火肋痛。

【注意禁忌】尚不明确。

【贮藏】密闭，防潮。

【生产企业】内蒙古库伦蒙药有限公司

清热八味散（乌兰浩特）

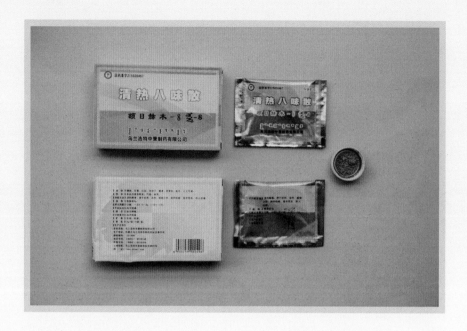

【药品名称】清热八味散（额日赫木-8），Qingre Bawei San

【批准文号】国药准字Z15020467

【执行标准】ZZ-8405

【剂型】散剂

【规格】每袋装3克

【用法用量】口服。一次1.5～3克，一日1～2次。

【分类】处方药

【类别】热病方剂

【性状】本品为黄色粉末；气香，味苦。

【成分】檀香、石膏、红花、苦地丁、瞿麦、胡黄连、麦冬、人工牛黄。

【功能主治】清热解毒。用于炽热，血热，脏腑之热；肺热咳嗽，痰中带血；肝火肋痛。

【注意禁忌】尚不明确。

【贮藏】密闭，防潮。

【生产企业】乌兰浩特中蒙制药有限公司

清热二十五味丸

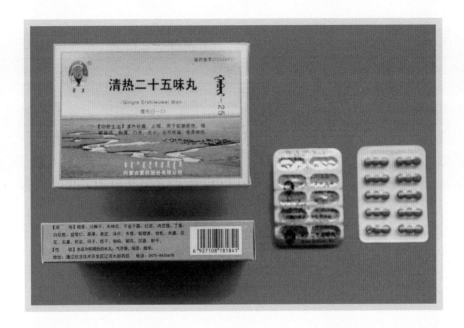

【药品名称】清热二十五味丸（嘎布日-25），Qingre Ershiwuwei Wan

【批准文号】国药准字Z15020457

【执行标准】ZZ-8403

【剂型】丸剂

【规格】每10粒重2克

【用法用量】口服。一次9～15粒，一日1～2次，或遵医嘱。

【分类】处方药

【类别】热病方剂

【性状】本品为棕褐色的水丸；气芳香，味苦、微辛。

【成分】檀香、川楝子、木棉花、千金子霜、红花、肉豆蔻、丁香、白巨胜、益智仁、草果、青皮、冰片、木香、紫檀香、甘松、木通、石花、石膏、枳实、诃子、栀子、卷柏、菊花、沉香、射干。

【功能主治】清热祛瘟，止咳。用于脏腑瘀热，咳嗽脓疡，胸痛，口苦，舌干，关节疼痛，骨蒸痨热。

【注意禁忌】孕妇慎服。

【贮藏】密闭，防潮。

【生产企业】内蒙古蒙药股份有限公司

三子散（蒙利）

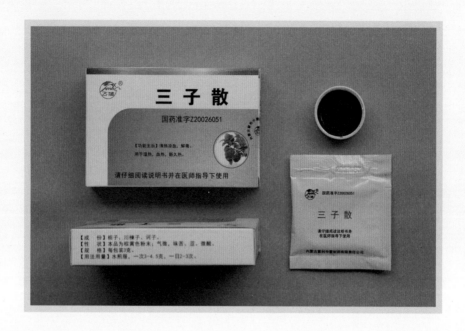

【药品名称】三子散，Sanzi San

【批准文号】国药准字Z20026051

【执行标准】2015年版《中华人民共和国药典》（一部）

【剂型】散剂

【规格】每袋装3克

【用法用量】水煎服。一次3～4.5克，一日2～3次。

【分类】处方药

【类别】热病方剂

【性状】本品为姜黄色至棕黄色的粉末；气微，味苦、涩、微酸。

【成分】栀子、川楝子、诃子。

【功能主治】清热凉血，解毒。用于温热、血热、新久热。

【注意禁忌】肝、肾功能不全者慎用。

【贮藏】密闭、防潮。

【生产企业】内蒙古蒙利中蒙制药有限责任公司

三子散（蒙药股份）

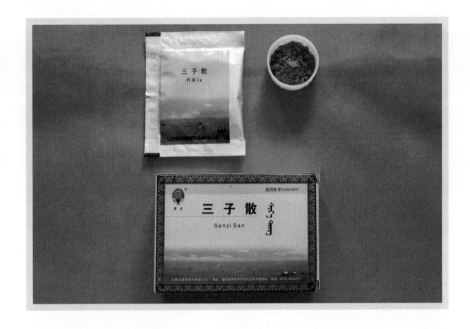

【药品名称】三子散，Sanzi San

【批准文号】国药准字Z20026052

【执行标准】2015年版《中华人民共和国药典》（一部）

【剂型】散剂

【规格】每袋装3克

【用法用量】水煎服。一次3～4.5克，一日2～3次。

【分类】处方药

【类别】热病方剂

【性状】本品为姜黄色至棕黄色的粉末；气微，味苦、涩、微酸。

【成分】栀子、川楝子、诃子。

【功能主治】清热凉血，解毒。用于温热、血热、新久热。

【注意禁忌】尚不明确。

【贮藏】密闭，防潮。

【生产企业】内蒙古蒙药股份有限公司

十二、儿科方剂

小儿清肺八味丸（库伦）

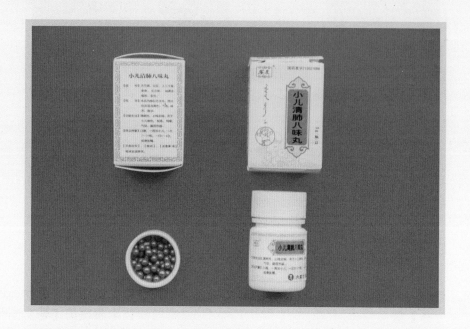

【药品名称】小儿清肺八味丸（胡勒森竹岗-8），Xiaoer Qingfei Bawei Wan

【批准文号】国药准字Z15021088

【执行标准】ZZ-8293

【剂型】丸剂

【规格】每25粒重1克

【用法用量】口服。一周岁小儿，一次7～11粒，一日1～3次，或遵医嘱。

【分类】处方药

【类别】儿科病方剂

【性状】本品为暗红色水丸，除去包衣显浅黄色；气香，味苦、微甘。

【成分】天竺黄、红花、人工牛黄、拳参、北沙参、胡黄连、檀香、麦冬。

【功能主治】清肺热，止咳定喘。用于小儿肺热引起的发热、咳嗽、气促，瘟疫热盛。

【注意禁忌】尚不明确。

【贮藏】密闭，防潮。

【生产企业】内蒙古库伦蒙药有限公司

小儿清肺八味丸（蒙药股份）

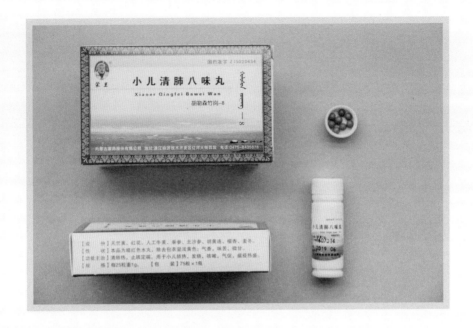

【药品名称】小儿清肺八味丸（胡勒森竹岗-8），Xiaoer Qingfei Bawei Wan

【批准文号】国药准字Z15020434

【执行标准】ZZ-8293

【剂型】丸剂

【规格】每25粒重1克

【用法用量】口服。一周岁小儿，一次7～11粒，一日1～3次，或遵医嘱。

【分类】处方药

【类别】儿科病方剂

【性状】本品为暗红色水丸，除去包衣显浅黄色；气香，味苦、微甘。

【成分】天竺黄、红花、人工牛黄、拳参、北沙参、胡黄连、檀香、麦冬。

【功能主治】清肺热，止咳定喘。用于小儿肺热引起的发热、咳嗽、气促，瘟疫热盛。

【注意禁忌】尚不明确。

【贮藏】密闭，防潮。

【生产企业】内蒙古蒙药股份有限公司

小儿清肺八味丸（乌兰浩特）

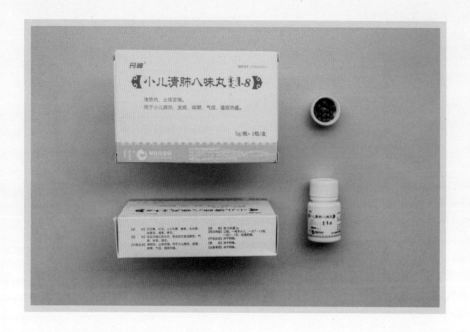

【药品名称】小儿清肺八味丸（胡勒森竹岗-8），Xiaoer Qingfei Bawei Wan

【批准文号】国药准字Z15021611

【执行标准】ZZ-8293

【剂型】丸剂

【规格】每25粒重1克

【用法用量】口服。一周岁小儿，一次7～11粒，一日1～3次，或遵医嘱。

【分类】处方药

【类别】儿科病方剂

【性状】本品为暗红色水丸，除去包衣显浅黄色；气香，味苦、微甘。

【成分】天竺黄、红花、人工牛黄、拳参、北沙参、胡黄连、檀香、麦冬。

【功能主治】清肺热，止咳定喘。用于小儿肺热引起的发热、咳嗽、气促，瘟疫热盛。

【注意禁忌】尚不明确。

【贮藏】密闭，防潮。

【生产企业】乌兰浩特中蒙制药有限公司

桔梗八味颗粒

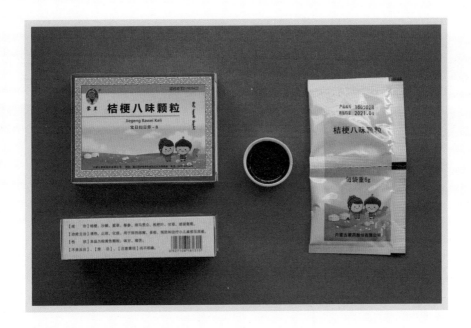

【药品名称】桔梗八味颗粒(宝日扫日劳-8)，Jiegeng Bawei Keli

【批准文号】国药准字Z15020422

【执行标准】ZZ-8376

【剂型】颗粒剂

【规格】每袋重6克（相当于原生药量5克）

【用法用量】用开水冲服。一次服1袋，一日2～3次，小儿酌减。

【分类】处方药

【类别】儿科病方剂

【性状】本品为棕黄色颗粒；味甘、微苦。

【成分】桔梗、沙棘、紫草、拳参、绵马贯众、枇杷叶、甘草、琐琐葡萄。

【功能主治】清热，止咳，化痰。用于肺热咳嗽、多痰，预防和治疗小儿麻疹及流感。

【注意禁忌】尚不明确。

【贮藏】密闭，防潮。

【生产企业】内蒙古蒙药股份有限公司

三臣丸（库伦）

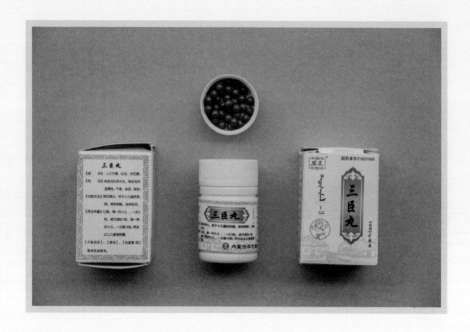

【药品名称】三臣丸（图喜木勒-3），Sanchen Wan

【批准文号】国药准字Z15021065

【执行标准】ZZ-8289

【剂型】丸剂

【规格】每25粒重1克

【用法用量】口服。满一月小儿，一次3粒，逐月增加1粒；满一周岁小儿，一次服15粒；两岁以上儿童或遵医嘱。

【分类】处方药

【类别】儿科病方剂（清肺热类）

【性状】本品为红色水丸，除去包衣显黄色；气香，味苦、微甘。

【成分】人工牛黄、红花、天竺黄。

【功能主治】息风降火。用于小儿瘟热高热，肺热咳嗽，各种惊风。

【注意禁忌】尚不明确。

【贮藏】密闭，防潮。

【生产企业】内蒙古库伦蒙药有限公司

三臣丸（蒙药股份）

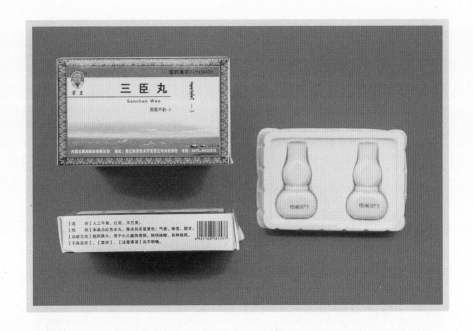

【药品名称】三臣丸（图喜木勒-3），Sanchen Wan

【批准文号】国药准字Z15020429

【执行标准】ZZ-9289

【剂型】丸剂

【规格】每25粒重1克

【用法用量】口服。满一月小儿，一次3粒，逐月增加1粒；满一周岁小儿，一次服15粒；两岁以上儿童遵医嘱。

【分类】处方药

【类别】儿科病方剂

【性状】本品为红色水丸，除去包衣显黄色；气香，味苦、微甘。

【成分】人工牛黄、红花、天竺黄。

【功能主治】息风降火。用于小儿瘟热高热，肺热咳嗽，各种惊风。

【注意禁忌】尚不明确。

【贮藏】密闭，防潮。

【生产企业】内蒙古蒙药股份有限公司

十三、白脉病方剂

扎冲十三味丸（蒙药股份）

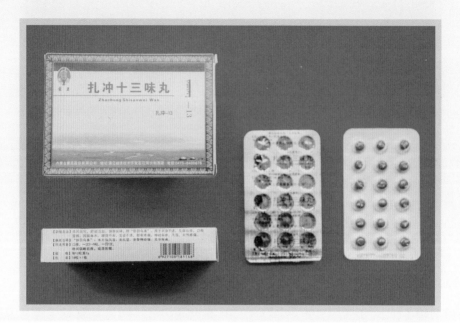

【药品名称】扎冲十三味丸（扎冲-13），Zhachong Shisanwei Wan

【批准文号】国药准字Z15020409

【执行标准】ZZ-8300

【剂型】丸剂

【规格】每10粒重2克

【用法用量】口服。一次5～9粒，一日1次，晚间临睡前服，或遵医嘱。

【分类】处方药

【类别】白脉病方剂

【性状】本品为暗红色水丸，除去包衣显棕红色；气香，味苦、辛、微涩。

【成分】诃子、制草乌、石菖蒲、木香、人工麝香、珊瑚（制）、珍珠（制）、丁香、肉豆蔻、沉香、禹粮土、磁石（煅）、甘草。

【功能主治】祛风通窍，舒筋活血，镇静安神，除协日乌素。用于半身不遂，左瘫右痪，口眼㖞斜，四肢麻木，腰腿不利，言语不清，筋骨疼痛，神经麻痹，风湿，关节疼痛。

【注意禁忌】孕妇忌服；年老体弱者慎用，运动员慎用；本品含乌头碱，应严格在医生指导下按规定量服用，不得任意增加服用量和服用时间；服药后如果出现唇舌发麻、头痛头昏、腹痛腹泻、心烦欲呕、呼吸困难等情况，应立即停药并到医院就治；有文献报道酒能增加乌头类药物的毒性而易导致中毒。

【贮藏】密闭，防潮。

【生产企业】内蒙古蒙药股份有限公司

扎冲十三味丸（库伦）

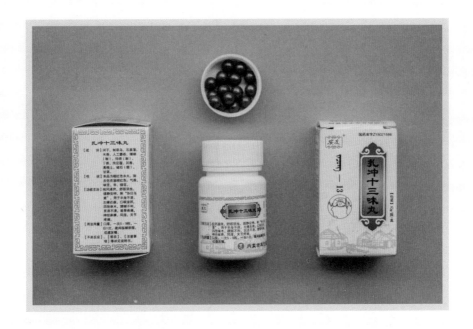

【药品名称】扎冲十三味丸（扎冲-13），Zhachong Shisanwei Wan

【批准文号】国药准字Z15021586

【执行标准】ZZ-8300

【剂型】丸剂

【规格】每10粒重2克

【用法用量】口服。一次9～15粒，一日1次，晚间临睡前服，或遵医嘱。

【分类】处方药

【类别】白脉病方剂

【性状】本品为暗红色水丸，除去包衣显棕红色；气香，味苦、辛、微涩。

【成分】诃子、制草乌、石菖蒲、木香、人工麝香、珊瑚（制）、珍珠（制）、丁香、肉豆蔻、沉香、禹粮土、磁石（煅）、甘草。

【功能主治】祛风通窍，舒筋活血，镇静安神，除协日乌素。用于半身不遂，左瘫右痪，口眼㖞斜，四肢麻木，腰腿不利，言语不清，筋骨疼痛，神经麻痹，风湿，关节疼痛。

【注意禁忌】孕妇忌服；年老体弱者慎用，运动员慎用。

【贮藏】密闭，防潮。

【生产企业】内蒙古库伦蒙药有限公司

扎冲十三味丸（乌兰浩特）

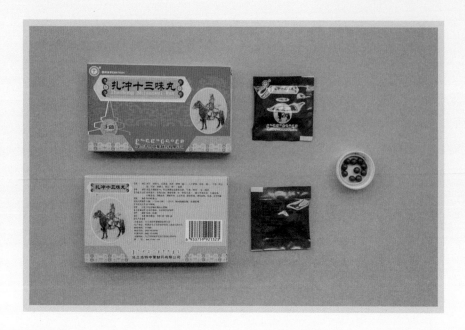

【药品名称】扎冲十三味丸（扎冲-13），Zhachong Shisanwei Wan

【批准文号】国药准字Z20073324

【执行标准】YBZ02522007

【剂型】丸剂

【规格】每10粒重1克

【用法用量】口服。一次10～20粒，一日1次，晚间临睡前服，或遵医嘱。

【分类】处方药

【类别】白脉病方剂

【性状】本品为薄膜衣丸，除去薄膜衣后显棕红色；气香，味苦、辛、微涩。

【成分】诃子、制草乌、石菖蒲、木香、珊瑚（制）、人工麝香、珍珠（制）、丁香、肉豆蔻、沉香、禹粮土、磁石（煅）、甘草。

【功能主治】祛风通窍，舒筋活血，镇静安神，除协日乌素。用于半身不遂，左瘫右痪，口眼喎斜，四肢麻木，腰腿不利，言语不清，筋骨疼痛，神经麻痹，风湿，关节疼痛。

【注意禁忌】孕妇及哺乳期妇女禁服；运动员慎用，年老体弱者慎用。

【贮藏】密闭，防潮。

【生产企业】乌兰浩特中蒙制药有限公司

扎冲十三味丸（天奇）

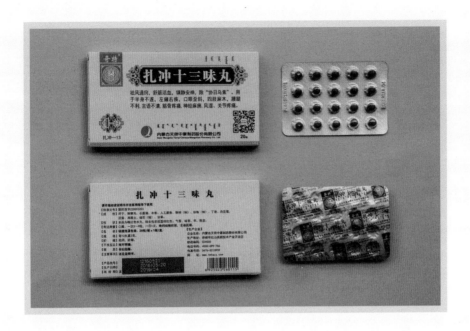

【药品名称】扎冲十三味丸（扎冲-13），Zhachong Shisanwei Wan

【批准文号】国药准字Z20093203

【执行标准】YBZ03922009

【剂型】丸剂

【规格】每10丸重2克

【用法用量】口服。一次5～9粒，一日1次。晚间临睡前服，或遵医嘱。

【分类】处方药

【类别】白脉病方剂

【性状】本品为暗红色水丸，除去包衣后显棕红色；气香，味苦、辛、微涩。

【成分】诃子、制草乌、石菖蒲、木香、人工麝香、珊瑚（制）、珍珠（制）、丁香、肉豆蔻、沉香、禹粮土、磁石（煅）、甘草。

【功能主治】祛风通窍，舒筋活血，镇静安神，除协日乌素。用于半身不遂，左瘫右痪，口眼㖞斜，四肢麻木，腰腿不利，言语不清，筋骨疼痛，神经麻痹，风湿，关节疼痛。

【注意禁忌】孕妇忌服；运动员慎用，年老体弱者慎用。

【贮藏】密封，防潮。

【生产企业】内蒙古天奇中蒙制药股份有限公司

扎冲十三味丸（阜新）

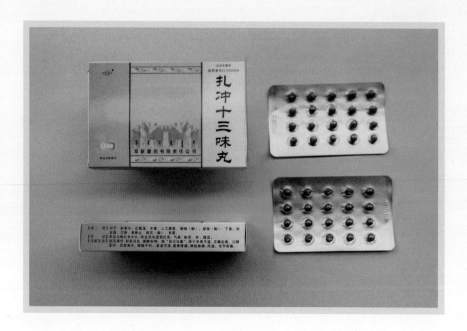

【药品名称】扎冲十三味丸（扎冲-13），Zhachong Shisanwei Wan

【批准文号】国药准字Z21020364

【执行标准】ZZ-8300

【剂型】丸剂

【规格】每10粒重2克

【用法用量】口服。一次5～9粒，一日1次，晚间临睡前服，或遵医嘱。

【分类】处方药

【类别】白脉病方剂

【性状】本品为暗红色水丸，除去包衣显棕红色；气香，味苦、辛、微涩。

【成分】诃子、制草乌、石菖蒲、木香、人工麝香、珊瑚（制）、珍珠（制）、丁香、肉豆蔻、沉香、禹粮土、磁石（煅）、甘草。

【功能主治】祛风通窍，舒筋活血，镇静安神，除协日乌素。用于半身不遂，左瘫右痪，口眼喎斜，四肢麻木，腰腿不利，言语不清，筋骨疼痛，神经麻痹，风湿，关节疼痛。

【注意禁忌】孕妇忌服；年老体弱者慎用。

【贮藏】密闭，防潮。

【生产企业】阜新蒙药有限责任公司

珍珠活络二十九味丸

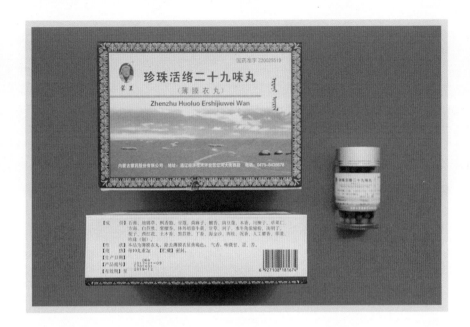

【药品名称】珍珠活络二十九味丸，Zhenzhu Huoluo Ershijiuwei Wan

【批准文号】国药准字Z20025519

【执行标准】WS-10391（ZD-0391）-2002-2012Z

【剂型】丸剂

【规格】每10丸重2克

【用法用量】口服，以温开水送服。一次13～17丸，一日1～2次。

【分类】处方药

【类别】白脉病方剂

【性状】本品为薄膜衣丸，除去薄膜衣显黄褐色；气香，味微甘、涩、苦。

【成分】石膏、地锦草、枫香脂、豆蔻、茼麻子、檀香、肉豆蔻、木香、川楝子、草果仁、方海、白巨胜、紫檀香、体外培育牛黄、甘草、诃子、水牛角浓缩粉、决明子、栀子、西红花、土木香、黑苣胜、丁香、海金沙、肉桂、沉香、人工麝香、荜茇、珍珠（制）。

【功能主治】

蒙医：愈白脉伤，清热，安神，燥协日乌素。用于白、黑脉病，半身不遂，风湿，类风湿，布病，肌筋萎缩，神经麻痹，肾损脉伤，瘟疫热病、久热不愈。

中医：清热除湿，活血通络。用于风湿热邪痹阻经络所致的关节红肿热痛以及中风偏瘫、肢体麻木。

【注意禁忌】孕妇忌服；运动员慎用。

【贮藏】密封。

【生产企业】内蒙古蒙药股份有限公司

四香祛湿丸

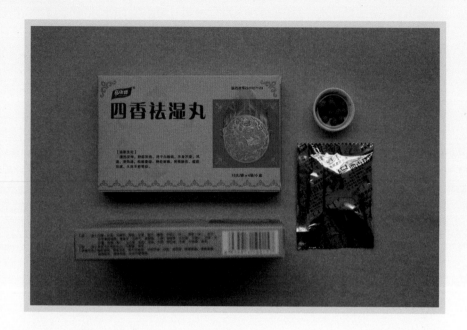

【药品名称】四香祛湿丸，Sixiang Qushi Wan

【批准文号】国药准字Z20027123

【执行标准】 WS-11319（ZD-1319）-2002-2012Z

【剂型】丸剂

【规格】每10丸重1克

【用法用量】口服。一次15～20丸，一日1～2次。

【分类】处方药

【类别】白脉病方剂

【性状】本品为红色的水丸；气微香，味苦。

【成分】沉香、红花、川楝子、降香、石膏、栀子、檀香、草果仁（炒）、益智（炒）诃子、水牛角浓缩粉、海金沙、决明子、枫香脂、丁香、地锦草、白巨胜、火麻仁、方海、肉豆蔻、珍珠（制）、土木香、荜茇、肉桂、木香、黑苣胜、甘草、牛胆膏、银朱。

【功能主治】清热安神，舒筋活络。用于白脉病，半身不遂，风湿，类风湿，肌筋萎缩，神经麻痹，肾损脉伤，瘟疫热病、久治不愈等病症。

【注意禁忌】肝、肾功能不全者，有造血系统疾病者，孕妇及哺乳期妇女禁用；本品含银朱，不宜长期服用；本品为处方药，须在医生指导下使用；服用本品应定期检查血、尿中汞离子浓度，检查肝、肾功能，如超过规定限度者应立即停用；儿童及老人一般不宜服用。

【贮藏】密封。

【生产企业】阜新蒙药有限责任公司

珍宝丸（蒙药股份）

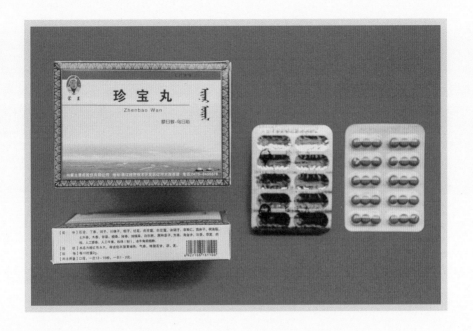

【药品名称】珍宝丸（额日敦-乌日勒），Zhenbao Wan

【批准文号】国药准字Z15020410

【执行标准】ZZ-8358

【剂型】丸剂

【规格】每10粒重2克

【用法用量】口服。一次13～15粒，一日1～2次。

【分类】处方药

【类别】白脉病方剂

【性状】本品为暗红色水丸，除去包衣显黄褐色；气香，味微苦甘、涩、苦。

【成分】石膏、丁香、诃子、川楝子、栀子、红花、肉豆蔻、白豆蔻、决明子、草果仁、苘麻子、枫香脂、土木香、木香、甘草、檀香、降香、地锦草、白巨胜、黑种草子、方海、海金沙、沉香、荜茇、肉桂、人工麝香、人工牛黄、珍珠（制）、水牛角浓缩粉。

【功能主治】清热，安神，舒筋活络，除协日乌素。用于白脉病，半身不遂，风湿，类风湿，肌筋萎缩，神经麻痹，肾损脉伤，瘟疫热病、久治不愈等病症。

【注意禁忌】运动员慎用。

【贮藏】密闭，防潮。

【生产企业】内蒙古蒙药股份有限公司

珍宝丸（库伦）

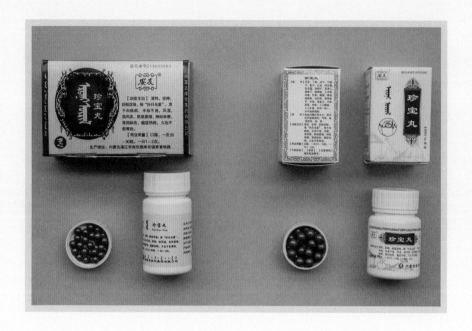

【药品名称】珍宝丸（额日敦-乌日勒），Zhenbao Wan

【批准文号】国药准字Z15020293

【执行标准】ZZ-8358

【剂型】丸剂

【规格】每10粒重2克；每10粒重1克。

【用法用量】口服。一次13～15粒，一日1～2次；口服。一次20～30粒，一日1～2次。

【分类】处方药

【类别】白脉病方剂

【性状】本品为暗红色水丸，除去包衣显黄褐色；气香，味微苦甘、涩、苦。

【成分】石膏、丁香、诃子、川楝子、栀子、红花、肉豆蔻、白豆蔻、决明子、草果仁、茼麻子、枫香脂、土木香、木香、甘草、檀香、降香、地锦草、白巨胜、黑种草子、方海、海金沙、沉香、荜茇、肉桂、人工麝香、人工牛黄、珍珠（制）、水牛角浓缩粉。

【功能主治】清热，安神，舒筋活络，除协日乌素。用于白脉病，半身不遂，风湿，类风湿，肌筋萎缩，神经麻痹，肾损脉伤，瘟疫热病、久治不愈等病症。

【注意禁忌】运动员慎用。

【贮藏】密闭，防潮。

【生产企业】内蒙古库伦蒙药有限公司

珍宝丸（乌兰浩特）

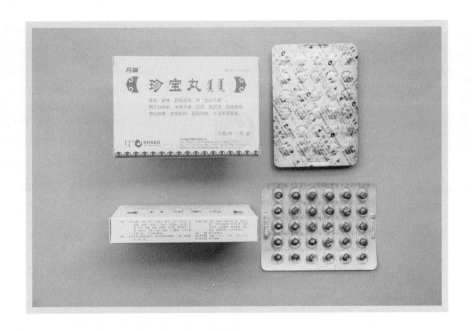

【药品名称】珍宝丸（额日敦-乌日勒），Zhenbao Wan

【批准文号】国药准字Z15021615

【执行标准】ZZ-8358

【剂型】丸剂

【规格】每10粒重2克

【用法用量】口服。一次13～15粒，一日1～2次。

【分类】处方药

【类别】白脉病方剂

【性状】本品为暗红色水丸，除去包衣显黄褐色；气香，味微苦甘、涩、苦。

【成分】石膏、丁香、诃子、川楝子、栀子、红花、肉豆蔻、白豆蔻、决明子、草果仁、茼麻子、枫香脂、土木香、木香、甘草、檀香、降香、地锦草、白巨胜、黑种草子、方海、海金沙、沉香、荜茇、肉桂、人工麝香、人工牛黄、珍珠（制）、水牛角浓缩粉。

【功能主治】清热，安神，舒筋活络，除协日乌素。用于白脉病，半身不遂，风湿，类风湿，肌筋萎缩，神经麻痹，肾损脉伤，瘟疫热病、久治不愈等病症。

【注意禁忌】运动员慎用。

【贮藏】密闭，防潮。

【生产企业】乌兰浩特中蒙制药有限公司

珍宝丸（乌兰浩特）

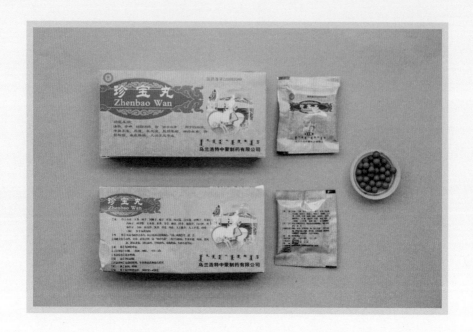

【药品名称】珍宝丸（额日敦-乌日勒），Zhenbao Wan

【批准文号】国药准字Z20083349

【执行标准】YBZ05682008

【剂型】丸剂

【规格】每10粒重1克

【用法用量】口服。一次20～30粒，一日1～2次。

【分类】处方药

【类别】白脉病方剂

【性状】本品为暗红色水丸，除去包衣显黄褐色；气香，味微苦甘、涩、苦。

【成分】石膏、丁香、诃子、川楝子、栀子、红花、肉豆蔻、白豆蔻、决明子、草果仁、茼麻子、枫香脂、土木香、木香、甘草、檀香、降香、地锦草、白巨胜、黑种草子、方海、海金沙、沉香、荜茇、肉桂、人工麝香、人工牛黄、珍珠（制）、水牛角浓缩粉。

【功能主治】清热，安神，舒筋活络，除协日乌素。用于白脉病，半身不遂，风湿，类风湿，肌筋萎缩，神经麻痹，肾损脉伤，瘟疫热病、久治不愈等病症。

【注意禁忌】孕妇忌服；运动员慎用，年老体弱者和幼儿慎用。

【贮藏】密闭，防潮。

【生产企业】乌兰浩特中蒙制药有限公司

珍宝丸（阜新）

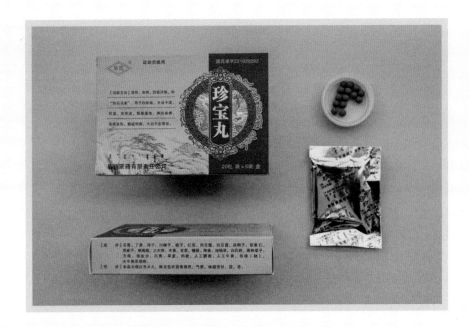

【药品名称】珍宝丸（额日敦-乌日勒），Zhenbao Wan

【批准文号】国药准字Z21020292

【执行标准】ZZ-8358

【剂型】丸剂

【规格】每10粒重1克

【用法用量】口服。一次20～30粒，一日1～2次。

【分类】处方药

【类别】白脉病方剂

【性状】本品为暗红色水丸，除去包衣显黄褐色；气香，味微苦甘、涩、苦。

【成分】石膏、丁香、诃子、川楝子、栀子、红花、肉豆蔻、白豆蔻、决明子、草果仁、茼麻子、枫香脂、土木香、木香、甘草、檀香、降香、地锦草、白巨胜、黑种草子、方海、海金沙、沉香、荜茇、肉桂、人工麝香、人工牛黄、珍珠（制）、水牛角浓缩粉。

【功能主治】清热，安神，舒筋活络，除协日乌素。用于白脉病，半身不遂，风湿，类风湿，肌筋萎缩，神经麻痹，肾损脉伤，瘟疫热病、久治不愈等病症。

【注意禁忌】尚不明确。

【贮藏】密闭，防潮。

【生产企业】阜新蒙药有限责任公司

珍珠通络丸

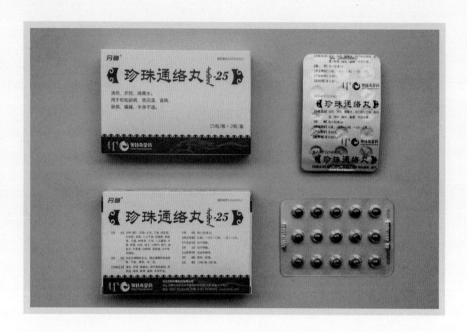

【药品名称】珍珠通络丸，Zhenzhu Tongluo Wan

【批准文号】国药准字Z20083022

【执行标准】YBZ00802008

【剂型】丸剂

【规格】每10粒重2克

【用法用量】口服。一次9～13粒，一日1～2次。

【分类】处方药

【类别】白脉病方剂

【性状】本品为薄膜衣水丸，除去薄膜衣后显棕色；气香，味苦、辛、涩。

【成分】珍珠（制）、石膏、红花、丁香、肉豆蔻、白豆蔻、草果、人工牛黄、白檀香、紫檀香、沉香、地锦草、方海、人工麝香、木香、荜茇、肉桂、诃子、川楝子、栀子、海金沙、冬葵果、白巨胜、黑苣胜、水牛角浓缩粉。

【功能主治】清热，开窍，燥黄水。用于和如胡病，类风湿病，肾病，脉病，偏瘫，半身不遂。

【注意禁忌】运动员慎用。

【贮藏】密闭，防潮。

【生产企业】乌兰浩特中蒙制药有限公司

活血应痛丸

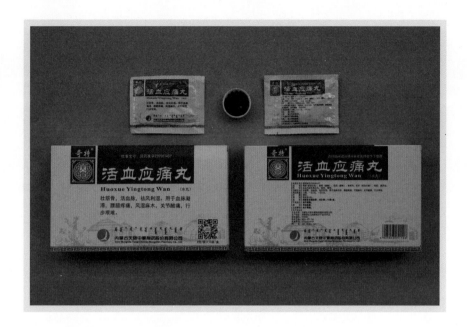

【药品名称】活血应痛丸，Huoxue Yingtong Wan

【批准文号】国药准字Z20083437

【执行标准】YBZ10292008

剂型：丸剂

【规格】每袋装4克

【用法用量】口服。一次2克，一日2次。

【分类】处方药

【类别】白脉病方剂

【性状】本品为棕色的水丸；味苦、微辛。

【成分】狗脊（砂烫去毛）、香附（醋制）、没药（醋制）、制草乌、苍术（米泔水制）、陈皮、威灵仙。

【功能主治】壮筋骨，活血脉，祛风利湿。用于血脉凝滞，腰腿疼痛，风湿麻木，关节酸痛，行步艰难。

【注意禁忌】孕妇忌服。

【贮藏】密封。

【生产企业】内蒙古天奇中蒙制药股份有限公司

鸿茅药酒

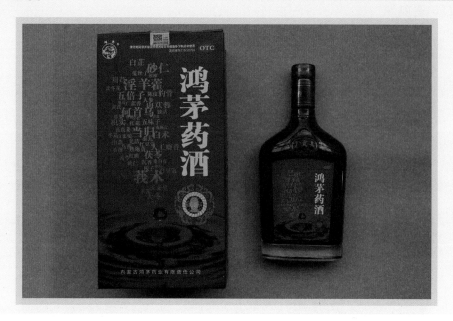

【药品名称】鸿茅药酒，Hongmao Yaojiu

【批准文号】国药准字Z15020795

【执行标准】WS₃-B-2792-97

【剂型】酒剂

【规格】每瓶装500毫升

【用法用量】口服。一次15毫升，一日2次。

【分类】非处方药（OTC）

【类别】白脉病方剂

【性状】本品为深红棕色的液体；味微甜、微苦。

【成分】制何首乌、地黄、白芷、山药（炒）、五倍子、广藿香、人参、桑白皮、海桐皮、甘松、独活、苍术（炒）、川芎、菟丝子（盐炒）、茯神、青皮（炒）、草果、山茱萸（去核）、附子（制）、厚朴、陈皮、五味子、牛膝、枳实（炒）、高良姜、山奈、款冬花、小茴香（盐炒）、桔梗、熟地黄、九节菖蒲、白术（炒）、槟榔、甘草、当归、秦艽、红花、莪术、莲子（去心）、木瓜、麦冬（去心）、羌活、香附（炒）、肉苁蓉、黄芪、天冬、桃仁、栀子（炒）、泽泻、乌药、半夏（制）、天南星（制）、苦杏仁（去皮、尖）、茯苓、远志、淫羊藿（炒）、三棱（醋制）、茜草、砂仁、肉桂、白豆蔻、红豆蔻、荜茇、沉香、豹骨、人工麝香、红曲，辅料为白酒、红糖、冰糖。

【功能主治】祛风除湿，补气通络，舒筋活血，健脾温肾。用于风寒湿痹、筋骨疼痛，脾胃虚寒，肾亏腰酸及妇女气虚血亏。

【注意禁忌】儿童、孕妇禁用；阴虚阳亢者禁服；肝、肾功能不全及酒精过敏者禁服；忌食寒凉、辛辣及油腻食物；本品宜饭后服用，不胜酒者慎服；不宜在服药期间同时服用其他泻火及滋补中药；热痹者不适用，主要表现为关节肿痛如灼伤、痛处发热、疼痛窜痛无定处、口干舌燥；有严重的高血压、心脏病、糖尿病等慢性病者应在医师指导下服用；服药7天后症状无缓解，应在医院就诊；严格按照用法用量服用，年老体弱者应在医师指导下服用；对本品过敏者禁用，过敏体质者慎用；药品性状发生改变时禁止服用；儿童必须在成人监护下使用；请将此药品放在儿童不能接触到的地方；如正在服用其他药品，使用本品前请咨询医师或药师；如出现沉淀请摇匀服用；运动员慎用。

【贮藏】密封，置阴凉处。

【生产企业】内蒙古鸿茅药业有限责任公司

疏风定痛丸

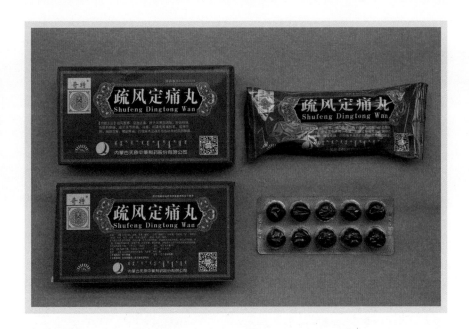

【药品名称】疏风定痛丸，Shufeng Dingtong Wan

【批准文号】国药准字Z15020270

【执行标准】2015年版《中华人民共和国药典》（一部）

【剂型】丸剂

【规格】每丸重6克

【用法用量】口服。一次1丸，一日2次。

【分类】处方药

【类别】白脉病方剂

【性状】本品为灰黑色的大蜜丸；气辛香，味苦、酸。

【成分】马钱子粉、麻黄、乳香（醋制）、没药（醋制）、千年健、自然铜（煅）、地枫皮、桂枝、牛膝、木瓜、甘草、杜仲（盐炙）、防风、羌活、独活。

【功能主治】祛风散寒，活血止痛。用于风寒湿闭阻、瘀血阻络所致的痹病，症见关节疼痛、冷痛、刺痛或疼痛致甚、屈伸不利、局部恶寒，腰腿疼痛、四肢麻木及跌打损伤所致的局部肿痛。

【注意禁忌】孕妇忌服；按规定量服用，不宜多服，体弱者慎服；运动员慎用。

【贮藏】密封。

【生产企业】内蒙古天奇中蒙制药股份有限公司

十四、血病方剂

肋柱花四味汤散

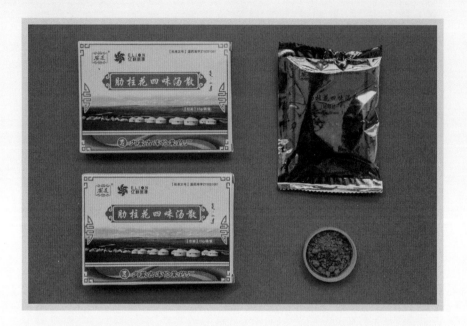

【药品名称】肋柱花四味汤散（地格达-4），Leizhuhua Siwei Tangsan

【批准文号】国药准字Z15021061

【执行标准】ZZ-8321

【剂型】散剂

【规格】每袋装15克

【用法用量】水煎服。一次3～5克，一日1～3次。

【分类】处方药

【类别】血病方剂

【性状】本品为灰黄色粉末；味苦。

【成分】肋柱花、黄连、栀子、瞿麦。

【功能主治】清协日，凉血，调糟归精。用于血热相搏，肝胆热，咽喉肿痛，口渴烦躁。

【注意禁忌】尚不明确。

【贮藏】密闭，防潮。

【生产企业】内蒙古库伦蒙药有限公司

乌兰十三味汤散

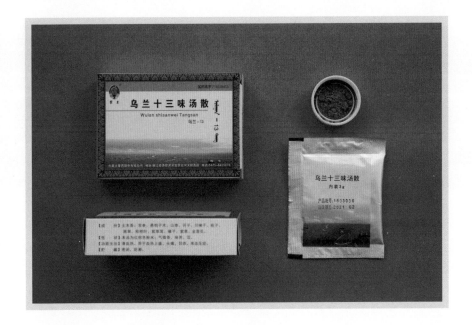

【药品名称】乌兰十三味汤散（乌兰-13），Wulan Shisanwei Tangsan

【批准文号】国药准字Z15020433

【执行标准】ZZ-8303

【剂型】散剂

【规格】每袋装3克

【用法用量】水煎服。一次3～5克，一日1～3次。

【分类】处方药

【类别】血病方剂

【性状】本品为红棕色粉末；气微香，味苦、涩。

【成分】土木香、苦参、悬钩子木、山柰、诃子、川楝子、栀子、茜草、枇杷叶、紫草茸、橡子、紫草、金莲花。

【功能主治】清血热。用于血热上盛引起的头痛、目赤、高血压。

【注意禁忌】尚不明确。

【贮藏】密闭，防潮。

【生产企业】内蒙古蒙药股份有限公司

麦冬十三味丸

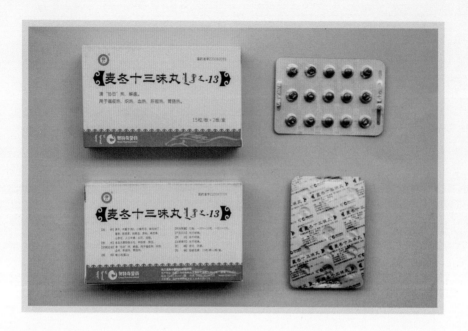

【药品名称】麦冬十三味丸（查干泵阿-13），Maidong Shisanwei Wan

【批准文号】国药准字Z20083059

【执行标准】YBZ01242008

【剂型】丸剂

【规格】每10粒重2克

【用法用量】口服。一次9～15粒，一日1～2次。

【分类】处方药

【类别】血病方剂（清血热）

【性状】本品为黄棕色水丸；味极苦、微涩。

【成分】麦冬、木鳖子（制）、小秦艽花、紫花地丁、瞿麦、苦荬菜、胡黄连、黄柏、角茴香、山茶花、人工牛黄、红花、连翘。

【功能主治】清协日热，解瘟。用于瘟疫热、炽热、血热、肝胆热、肠胃热。

【注意禁忌】尚不明确。

【贮藏】密闭，防潮。

【生产企业】乌兰浩特中蒙制药有限公司

十五、外用药

消肿九味散

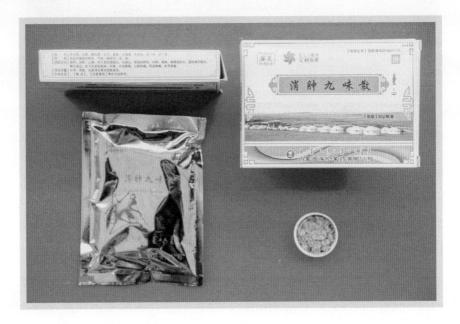

【药品名称】消肿九味散（哈布德仁-9），Xiaozhong Jiuwei San

【批准文号】国药准字Z15021110

【执行标准】ZZ-8382

【剂型】散剂

【规格】每袋装30克

【用法用量】外用，用醋、鸡蛋清或香油调敷患处。

【分类】处方药

【类别】外用药（清热解毒）

【性状】本品为黄绿色粉末；气微，味微辛、涩、麻。

【成分】京大戟、大黄、翻白草、玉竹、姜黄、水菖蒲、生草乌、天冬、亚大黄。

【功能主治】退热，消肿，止痛。用于急性腮腺炎，乳腺炎，软组织损伤，疖肿，痈肿，蜂窝织炎，急性淋巴管炎，淋巴结炎，皮下及深部脓肿，丹毒，无名肿毒，红肿热痛，风湿寒痹、关节疼痛。

【注意禁忌】尚不明确。

【贮藏】密闭，防潮。

【生产企业】内蒙古库伦蒙药有限公司

外用溃疡散（乌兰浩特）

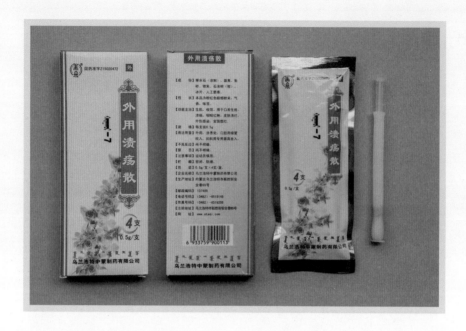

【药品名称】外用溃疡散（哈它各其-7），Waiyong Kuiyang San

【批准文号】国药准字Z15020472

【执行标准】ZZ-8420

【剂型】散剂

【规格】每支装0.5克

【用法用量】外用，涂患处，口腔内用细管吹入；妇科用专用器具放入。

【分类】处方药

【类别】外用药

【性状】本品为粉红色极细粉末；气香，味苦。

【成分】寒水石（凉制）、雄黄、朱砂、银朱、石决明（煅）、冰片、人工麝香。

【功能主治】生肌，收敛。用于口舌生疮，溃疡，咽喉红肿，皮肤溃烂，外伤感染，宫颈糜烂。

【注意禁忌】运动员慎用。

【贮藏】密闭，防潮。

【生产企业】乌兰浩特中蒙制药有限公司

外用溃疡散（蒙药股份）

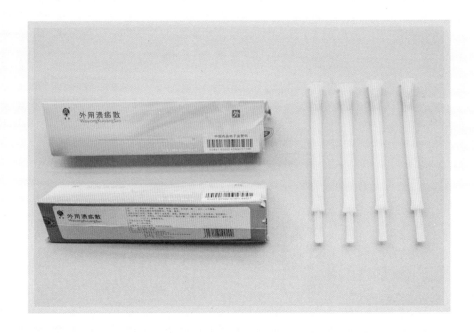

【药品名称】外用溃疡散（哈它各其-7），Waiyong Kuiyang San

【批准文号】国药准字Z15020458

【执行标准】ZZ-8420

【剂型】散剂

【规格】每支0.5克，每支0.75克

【用法用量】外用，涂患处。口腔内用细管吹入；每次少量，一日数次；妇科用专用器具放入，每次一支，一日1次，临睡前使用。

【分类】处方药

【类别】外用药

【性状】本品为粉红色极细粉末；气香，味苦。

【成分】寒水石（凉制）、雄黄、朱砂、银朱、石决明（煅）、冰片、人工麝香。

【功能主治】生肌，收敛。用于口舌生疮，溃疡，咽喉红肿，皮肤溃烂，外伤感染，宫颈糜烂。

【注意禁忌】孕妇禁用；本品因含有毒性药材，不宜长期大量使用；过敏体质者慎用；溃疡面积较大或创伤深者慎用；运动员慎用。

【贮藏】密闭，防潮。

【生产企业】内蒙古蒙药股份有限公司

祛痛橡胶膏

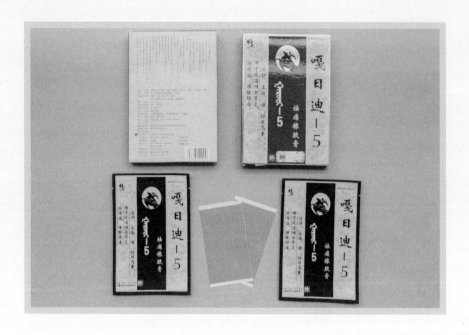

【药品名称】祛痛橡胶膏（嘎日迪-5），Qutong Xiangjiao Gao

【批准文号】国药准字Z20063427

【执行标准】YBZ06182006

【剂型】贴膏剂

【规格】5厘米×6厘米

【用法用量】外用，贴患处。一次1片。

【分类】处方药

【类别】外用药

【性状】本品为淡黄色片状橡胶膏；气芳香。

【成分】生草乌、水菖蒲、木香、枫香脂、决明子、苘麻子、薄荷油、樟脑。

【功能主治】消肿，止痛，燥协日乌素。用于风湿性关节炎，游痛症，腰酸腿痛。

【注意禁忌】对橡胶膏过敏者及皮肤破裂糜烂者不宜贴用。

【贮藏】密封，置阴凉处。

【生产企业】内蒙古科尔沁药业有限公司

透骨灵橡胶膏

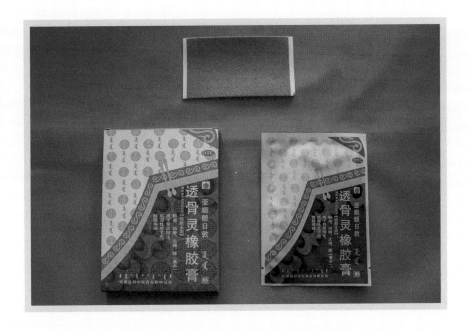

【药品名称】透骨灵橡胶膏(亚顺额日敦)，Touguling Xiangjiao Gao

【批准文号】国药准字Z15021517

【执行标准】ZZ-8386

【剂型】贴膏剂

【规格】4厘米×6厘米

【用法用量】外用，每12小时左右更换一次，贴患处。

【分类】非处方药（OTC）

【类别】外用药

【性状】本品为橡胶膏，浅褐色；气芳香。

【成分】透骨草、川附子、白附子、制草乌、制川乌、天南星、鸡血藤、薄荷脑、冰片、樟脑，辅料为橡胶、松香、氧化锌、锌钡白、凡士林、羊毛脂、液状石蜡、椰子油。

【功能主治】解毒，消肿，止痛，燥黄水。用于骨质增生，风湿性关节炎，腰腿疼痛。

【注意禁忌】孕妇禁用；皮肤破溃处禁用；本品为外用药，禁止内服；忌食生冷、油腻食物；经期及哺乳期妇女慎用，儿童、年老体弱者应在医师指导下使用；本品不宜长期大面积使用，用药后若出现皮肤发红、瘙痒或其他不适等过敏反应时应停用，症状严重者应去医院就诊；用药3天后症状无缓解者，应去医院就诊；对橡胶膏及本品过敏者禁用，过敏体质者慎用；本品性状发生改变时禁止使用；儿童必须在成人的监护下使用；请将此药品放在儿童不能接触到的地方；如正在使用其他药品，使用本品前请咨询医师或药师。

【贮藏】密闭，置暗处。

【生产企业】内蒙古科尔沁药业有限公司

消肿橡胶膏（科尔沁）

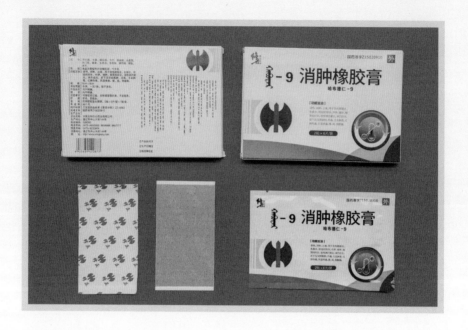

【药品名称】消肿橡胶膏（哈布德仁-9），Xiaozhong Xiangjiao Gao

【批准文号】国药准字Z15020910

【执行标准】ZZ-8383

【剂型】贴膏剂

【规格】5厘米×6厘米

【用法用量】外用，贴于患处。一次1块。

【分类】处方药

【类别】外用药

【性状】本品为淡黄色片状橡胶膏；气芳香。

【成分】京大戟、大黄、翻白草、玉竹、蒙酸模、水菖蒲、天冬、姜黄、生草乌、冬青油、薄荷脑、樟脑、冰片。

【功能主治】退热，消肿，止痛。用于急性腮腺炎，乳腺炎，软组织损伤，疖肿，痈肿，蜂窝织炎，急性淋巴管炎，淋巴结炎，皮下及深部脓肿，丹毒，无名肿毒，红肿热痛，风湿疼痛，腰、肩、背酸痛。

【注意禁忌】对橡胶膏过敏者及皮肤破裂糜烂者不宜贴用。

【贮藏】密闭，置暗处。

【生产企业】内蒙古科尔沁药业有限公司

消肿橡胶膏（福瑞）

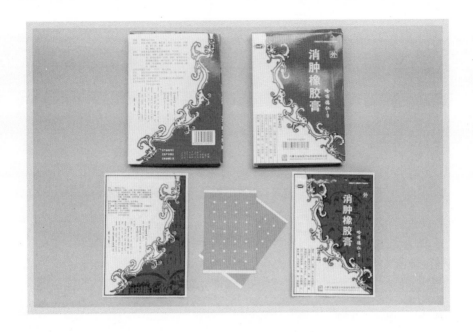

【药品名称】消肿橡胶膏（哈布德仁-9），Xiaozhong Xiangjiao Gao

【批准文号】国药准字Z15020016

【执行标准】ZZ-8383

【剂型】贴膏剂

【规格】5厘米×6厘米

【用法用量】外用，一次1片，贴于患处。

【分类】处方药

【类别】外用药

【性状】本品为黄棕色片状橡胶膏；气芳香。

【成分】大戟、大黄、翻白草、玉竹、亚大黄、水菖蒲、天冬、姜黄、生草乌、冬青油、薄荷脑、樟脑、冰片。

【功能主治】退热，消肿，止痛。用于急性腮腺炎，乳腺炎，软组织损伤，疖肿，痈肿，蜂窝织炎，急性淋巴管炎，淋巴结炎，皮下及深部脓肿，丹毒，无名肿毒，红肿热痛，风湿疼痛，腰、肩、背酸痛。

【注意禁忌】对橡胶膏过敏者及皮肤破裂糜烂者不宜贴用。

【贮藏】密闭，置暗处。

【生产企业】内蒙古福瑞医疗科技股份有限公司

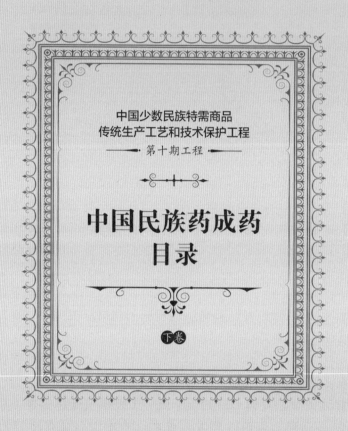

中国少数民族特需商品
传统生产工艺和技术保护工程

· 第十期工程 ·

中国民族药成药目录

下卷

第四章

维吾尔族成药

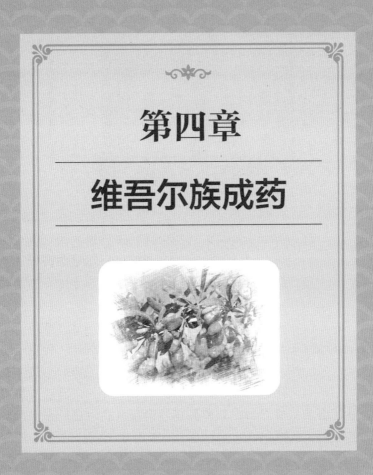

一、五官病方剂

西帕依固龈液

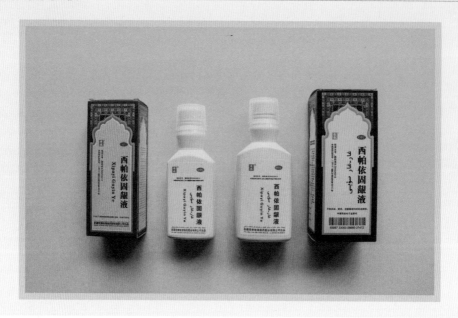

【药品名称】西帕依固龈液，Xipayi Guyinye

【批准文号】国药准字Z65020012

【执行标准】WS$_3$-BW-0123-2001（Z）

【剂型】合剂

【规格】每瓶装100毫升，每瓶装150毫升

【用法用量】含漱2～3分钟，吞服无妨。一次约3～5毫升，一日3～5次。

【分类】非处方药（OTC）

【类别】五官病症方剂

【性状】本品为淡黄色至淡棕黄色的液体；气清香，味涩、微甜。

【成分】没食子，辅料为甜蜜素、薄荷香精、苯甲酸钠。

【功能主治】健齿固龈，清血止痛。用于牙周疾病引起的牙齿酸软、咀嚼无力、松动移位，牙龈出血，以及口舌生疮、咽喉肿痛、口臭烟臭。

【注意禁忌】忌烟、酒，忌食辛辣食物；以牙龈出血为主症者，应排除血液系统疾患后方可使用；按照用法用量使用，小儿、年老体弱者应在医师指导下使用；用药同时应注意口腔卫生，并配合牙周治疗以增加疗效；对本品过敏者禁用，过敏体质者慎用；本品性状发生改变时禁止使用；儿童必须在成人的监护下使用；请将本品放在儿童不能接触到的地方；如正在使用其他药物，使用本品前请咨询医师。

【贮藏】密封，置阴凉处（不超过20℃）。贮藏期间有少量沉淀不影响疗效。

【生产企业】新疆奇康哈博维药股份有限公司

除障则海甫片（维吾尔药业）

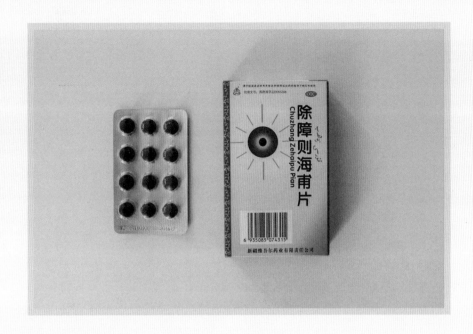

【药品名称】除障则海甫片，Chuzhang Zehaifu Pian

【批准文号】国药准字Z20055308

【执行标准】YBZ25262005

【剂型】片剂

【规格】每片重0.52克

【用法用量】口服。一次5～7片，一日1次。

【分类】非处方药（OTC）

【类别】五官病症方剂（异常黑胆质及胆液质）

【性状】本品为薄膜衣片，除去薄膜衣后成黄棕色；有特异香气，味苦。

【成分】芦荟、盒果藤、玫瑰花、诃子肉、乳香、西红花、司卡摩尼亚脂。

【功能主治】清除异常黑胆质及胆液质，除障明目。用于白内障。

【注意禁忌】用药期间勿饮酒及吸烟，禁食刺激性食物；患慢性腹泻、痢疾者及月经过多者不宜服用；服药期间不宜同时服用止泻药；服用2周后症状无改善者，应去医院就诊；按用法用量服用；儿童、孕妇应在医师的指导下服用；长期服用，应向医师咨询；对本品过敏者禁用，过敏体质者慎用；本品性状发生改变时禁止使用；儿童必须在成人的监护下使用；请将本品放在儿童不能接触到的地方；如正在使用其他药品，使用本品前请咨询医师或药师。

【贮藏】密封，置阴凉处（不超过20℃）。

【生产企业】新疆维吾尔药业有限责任公司

除障则海甫片（黑龙江济仁）

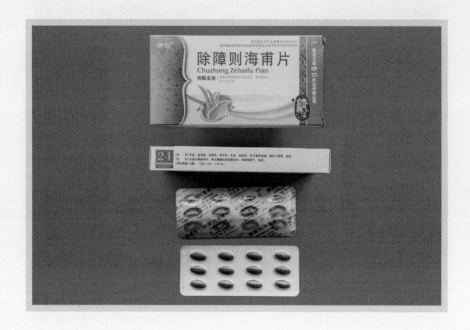

【药品名称】除障则海甫片，Chuzhang Zehai Pian

【批准文号】国药准字Z20093302

【执行标准】YBZ09132009

【剂型】片剂

【规格】每片重0.53克

【用法用量】口服。一次5～7片，一日1次。

【分类】非处方药（OTC）

【类别】五官病症方剂（异常黑胆质及胆液质）

【性状】本品为薄膜衣片，除去薄膜衣后显黄棕色；有特异香气、味苦。

【成分】芦荟、盒果藤、玫瑰花、诃子肉、乳香、西红花、司卡摩尼亚脂，辅料为蔗糖、淀粉。

【功能主治】清除异常黑胆质及胆液质，除障明目。用于白内障。

【注意禁忌】忌烟、酒，忌食辛辣食物；患慢性腹泻、痢疾者及月经过多者不宜服用；服药期间不宜同时服用止泻药；服用2周后症状无改善者，应去医院就诊；按用法用量服用；儿童、孕妇应在医师的指导下服用；长期服用，应向医师咨询；对本品过敏者禁用，过敏体质者慎用；本品性状发生改变时禁止使用；儿童必须在成人的监护下使用；请将本品放在儿童不能接触到的地方；如正在使用其他药品，使用本品前请咨询医师或药师。

【贮藏】密封。

【生产企业】黑龙江省济仁药业有限公司

二、头痛病症方剂

复方高滋斑片

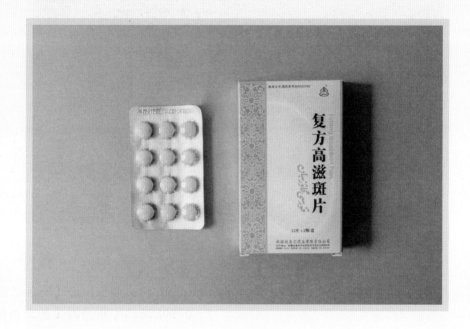

【药品名称】复方高滋斑片，Fufang Gaoziban Pian

【批准文号】国药准字Z65020165

【执行标准】WS$_3$-BW-0168-98

【剂型】片剂

【规格】每片重0.3克

【用法用量】口服。一次4～6片，一日2次。

【分类】非处方药（OTC）

【类别】头痛病症方剂（黑胆质性）

【性状】本品为糖衣片，除去糖衣后显灰白色；气微香，味酸、涩。

【成分】牛舌草、欧矢车菊根、檀香、大叶补血草、香青兰、家独行菜子、紫苏子、牛舌草花、蚕茧、薰衣草、芫荽籽。

【功能主治】强身健脑，安神，通脉。用于异常黑胆质性心悸、失眠、头晕、头痛、神经衰弱、高血压等。

【注意禁忌】尚不明确。

【贮藏】密封。

【生产企业】新疆维吾尔药业有限责任公司

通滞埃提勒菲力沙那片

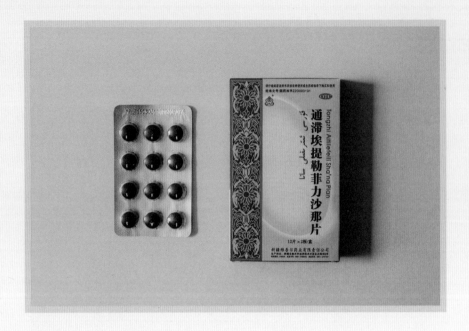

【药品名称】通滞埃提勒菲力沙那片，Tongzhi Aitilefeilisha'na Pian

【批准文号】国药准字Z20093131

【执行标准】WS$_3$-BW-0182-98-2005

【剂型】片剂

【规格】每粒重0.5克

【用法用量】口服。一次4～6片，一日2次。

【分类】非处方药（OTC）

【类别】头痛病症方剂（热性头痛）

【性状】本品为薄膜衣片，除去薄膜衣后显灰黄色至灰绿色；味苦、涩。

【成分】番泻叶、余甘子、西青果、诃子肉、毛诃子肉。

【功能主治】开通阻滞，通便止痛。用于热性头痛、便秘、瘙痒及关节疼痛等。

【注意禁忌】孕妇忌服；忌酒，忌食辛辣、油腻食物；有慢性腹泻及痢疾者不宜服用，其表现为大便次数增多及经常腹泻，里急后重，脓血便；服药期间不宜同时服用止泻药；服用后症状无改善者，应去医院就诊；按用法用量服用；儿童、胃肠功能不全者，应在医师的指导下服用；长期服用，应向医师或药师咨询；对本品过敏者禁用，过敏体质者慎用；本品性状发生改变时禁止使用；儿童必须在成人监护下使用；请将本品放在儿童不能接触到的地方；如正在使用其他药品，使用本品前请咨询医师或药师。

【贮藏】密封。

【生产企业】新疆维吾尔药业有限责任公司

三、感冒病症方剂

复方一枝蒿颗粒

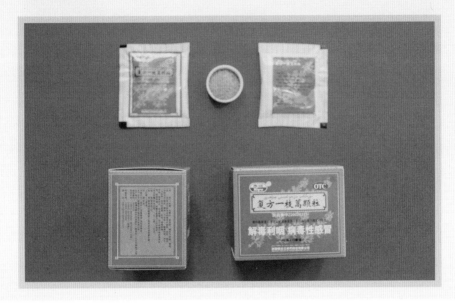

【药品名称】复方一枝蒿颗粒，Fufang Yizhihao Keli

【批准文号】国药准字Z20026711

【执行标准】WS-11137（ZD-1137）-2002-2012Z

【剂型】颗粒剂

【规格】每袋装10克

【用法用量】开水冲服。一次1~2袋，一日3次。

【分类】非处方药（OTC）

【类别】感冒病症方剂（寒性）

【性状】本品为棕色或棕褐色的颗粒；味甜、微苦。

【成分】一枝蒿、板蓝根、大青叶。

【功能主治】

维医：清除乃孜来，解毒利咽，用于乃孜来所致的感冒、发热、咽喉肿痛。

中医：解表祛风，凉血解毒。用于邪毒所致的感冒发热、咽喉肿痛；病毒性感冒见上述证候者。

【注意禁忌】忌烟、酒，忌食辛辣、生冷、油腻食物；不宜在服药期间同时服用滋补性中药；风寒感冒者不适用；糖尿病患者及有严重的高血压、心脏病、肝病、肾病等慢性病者应在医师指导下服用；儿童、孕妇、哺乳期妇女、年老体弱者及脾虚便溏者应在医师指导下服用；扁桃体有化脓或发热体温超过38.5℃的患者应去医院就诊；服药3天后症状无缓解者，应去医院就诊；对本品过敏者禁用，过敏体质者慎用；本品性状发生改变时禁止使用。

【贮藏】密闭，避光。

【生产企业】新疆银朵兰维药股份有限公司

祖卡木颗粒（银朵兰）

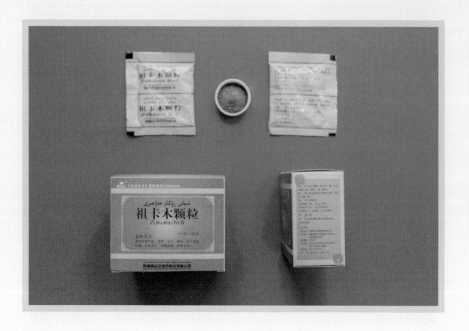

【药品名称】祖卡木颗粒，Zukamu Keli

【批准文号】国药准字Z20063086

【执行标准】YB00902006

【剂型】颗粒剂

【规格】每袋装12克

【用法用量】口服。一次12克，一日3次。

【分类】处方药

【类别】感冒病症方剂（热性）

【性状】本品为浅黄棕色至棕褐色的颗粒；气微香，味甜、微苦。

【成分】山柰、睡莲花、薄荷、大枣、洋甘菊、破布木果、甘草、蜀葵子、大黄、罂粟壳。

【功能主治】调节异常气质，清热，发汗，通窍。用于感冒咳嗽、发热无汗、咽喉肿痛、鼻塞流涕。

【注意禁忌】儿童禁用；运动员慎用。

【贮藏】密闭。

【生产企业】新疆银朵兰维药股份有限公司

祖卡木颗粒（维吾尔药业）

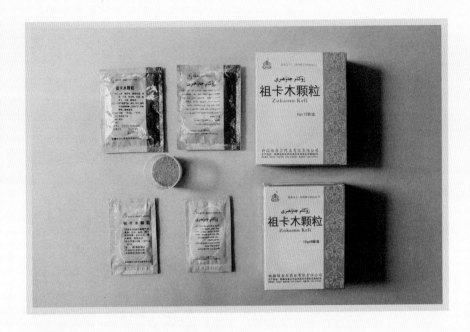

【药品名称】祖卡木颗粒，Zukamu Keli

【批准文号】国药准字Z65020179

【执行标准】WS₃-BW-0172-98

【剂型】颗粒剂

【规格】每袋装12克

【用法用量】口服。一次12克，一日3次。

【类别】感冒病症方剂（热性）

【性状】本品为黄棕色的颗粒；气微香，味甜、微苦。

【成分】山奈、睡莲花、薄荷、大枣、洋甘菊、破布木果、甘草、蜀葵子、大黄、罂粟壳。

【功能主治】调节异常气质，清热，发汗，通窍。用于感冒咳嗽、发热无汗、咽喉肿痛、鼻塞流涕。

【注意禁忌】运动员慎用；糖尿病患者遵医嘱服用。

【贮藏】密封。

【生产企业】新疆维吾尔药业有限责任公司

祖卡木颗粒（奇康哈博）

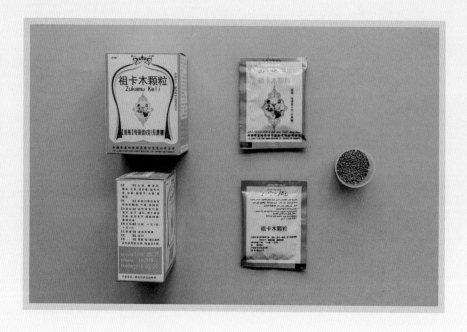

【药品名称】祖卡木颗粒（无蔗糖），Zukamu Keli

【批准文号】国药准字Z20054213

【执行标准】WS₃-BW-0172-98-1

【剂型】颗粒剂

【规格】每袋装6克（无蔗糖）

【用法用量】口服。一次1袋，一日3次。

【分类】处方药

【类别】感冒病症方剂（热性）

【性状】本品为黄棕色至棕色的颗粒；气香，味微苦。

【成分】山奈、睡莲花、薄荷、大枣、洋甘菊、破布木果、甘草、蜀葵子、大黄、罂粟壳。

【功能主治】调节异常气质，清热，发汗，通窍。用于感冒咳嗽、发热无汗、咽喉肿痛、鼻塞流涕。

【注意禁忌】运动员慎用。

【贮藏】密封。

【生产企业】新疆奇康哈博维药股份有限公司

祖卡木颗粒（哈尔滨美君）

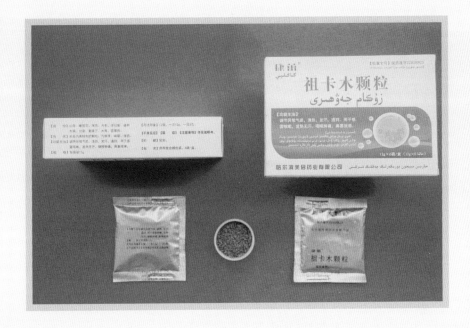

【药品名称】祖卡木颗粒，Zukamu Keli

【批准文号】国药准字Z23020923

【执行标准】WS$_3$-BW-0172-98

【剂型】颗粒剂

【规格】每袋装12g

【用法用量】口服。一次12克，一日3次。

【分类】处方药

【类别】感冒病症方剂（寒性）

【性状】本品为黄棕色的颗粒；气微香，味甜、微苦。

【成分】山奈、睡莲花、薄荷、大枣、洋甘菊、破布木果、甘草、蜀葵子、大黄、罂粟壳。

【功能主治】调节异常气质，清热，发汗，通窍。用于感冒咳嗽、发热无汗、咽喉肿痛、鼻塞流涕。

【注意禁忌】运动员慎用；糖尿病患者遵医嘱。

【贮藏】密封。

【生产企业】哈尔滨美君药业有限公司

柴银感冒颗粒

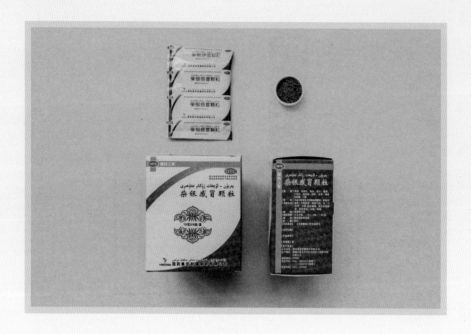

【药品名称】柴银感冒颗粒，Chaiyin Ganmao Keli

【批准文号】国药准字Z20025872

【执行标准】WS-10634-（ZD-0634）-2002-2012Z

【剂型】颗粒剂

【规格】每袋装15克

【用法用量】开水冲服。一次1～2袋，一日3次。

【分类】非处方药（OTC）

【类别】感冒病症方剂（寒性）

【性状】本品为棕黄色至棕褐色的颗粒；味微苦。

【成分】柴胡、金银花、拳参、射干、僵蚕、大青叶、板蓝根、陈皮、甘草，辅料为蔗糖、乙醇。

【功能主治】

维医：平衡体液，调整气质，抗乃孜来。

中医：清热解毒。用于风热感冒，症见发热、头痛、咽痛。

【注意禁忌】忌烟、酒，忌食辛辣、生冷、油腻食物；不宜在服药期间同时服用滋补性中药；风寒感冒者不适用，其表现为恶寒重、发热轻、无汗、头痛、鼻塞、流清涕、喉痒咳嗽；有严重的高血压、心脏病、肝病、肾病等慢性病者应在医师指导下服用；儿童、年老体弱者、孕妇应在医师指导下服用；服药3天后症状无缓解者，应去医院就诊；糖尿病患者忌服。

【贮藏】密封。

【生产企业】国药集团新疆制药有限公司

四、神经衰弱病症方剂

益心巴迪然吉布亚颗粒

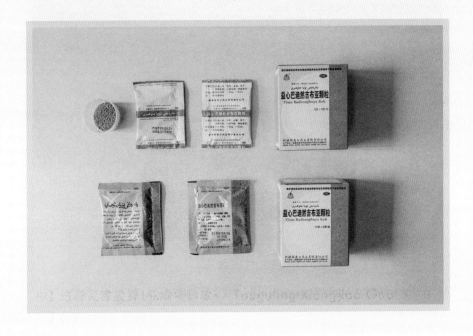

【药品名称】益心巴迪然吉布亚颗粒，Yixin Badiranjibuya Keli

【批准文号】国药准字Z65020176

【执行标准】WS₃-BW-0178-98

【剂型】颗粒剂

【规格】每袋装6克；每袋装12克

【用法用量】开水冲服。一次6克，一日3次。

【分类】非处方药（OTC）

【类别】神经衰弱病症方剂

【性状】本品为棕褐色的颗粒；味甜、微苦。

【成分】香青兰。

【功能主治】补益心脑，利尿，止喘。用于神疲失眠、心烦气喘、神经衰弱。

【注意禁忌】忌烟、酒，忌食辛辣、油腻食物；服用1周症状无改善或加重者，应去医院就诊。

【贮藏】密封。

【生产企业】新疆维吾尔药业有限责任公司

五、呼吸系统病症方剂

阿里红咳喘口服液

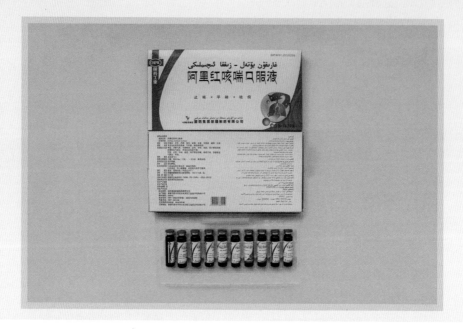

【药品名称】阿里红咳喘口服液，Alihong Kechuan Koufuye

【批准文号】国药准字Z20025298

【执行标准】WS-10245（ZD-0245）-2002-2012Z

【剂型】合剂

【规格】每瓶装10毫升

【用法用量】口服。每次10毫升（1瓶），一日3次，重者加倍。

【分类】处方药

【类别】呼吸系统病症方剂（寒性）

【性状】本品为红棕色的液体；气芳香，味甜而微苦。

【成分】阿里红、洋李、芦根、甘草、麻黄、木香、洋茴香、香附、豆蔻。

【功能主治】

维医：调整气质，平衡体液，止咳，平喘，祛痰；用于寒性咳嗽，急、慢性支气管炎，哮喘，以及咳痰不爽。

中医：止咳，平喘，祛痰；用于寒性咳嗽，咳痰不爽，急、慢性支气管炎，哮喘。

【注意禁忌】孕妇禁服；本品如有少量沉淀，振摇后服用；高血压、冠心病患者慎服，或在医生指导下服用。

【贮藏】密封，置阴凉处（不超过20℃）。

【生产企业】国药集团新疆制药有限公司

热感赛比斯坦颗粒

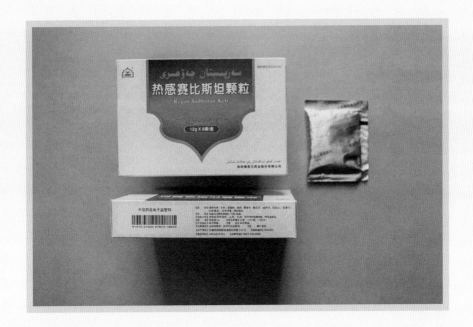

【药品名称】热感赛比斯坦颗粒，Regan Saibisitan Keli

【批准文号】国药准字Z65020143

【执行标准】WS₃-BW-0147-98

【剂型】颗粒剂

【规格】每袋装12克

【用法用量】口服。一次1袋，一日3次。

【分类】处方药

【类别】呼吸系统病症方剂（热性）

【性状】本品为浅黄色的颗粒；气香，味甜。

【成分】破布木果、大枣、罂粟壳、甘草、蜀葵子、黄瓜子、榅桲子、巴旦仁、罂粟子、西黄蓍胶、甘草浸膏、阿拉伯胶。

【功能主治】清除异常胆液质，止咳，化痰。用于热性感冒咳嗽、呼吸道感染。

【注意禁忌】本品不宜长期服用，如服用3～7天症状未缓解，请及时咨询医师；对本品过敏者禁用，过敏体质者慎用；哺乳期妇女慎用；儿童用量请咨询医师或药师；药品性状发生改变时禁止服用；儿童必须在成人监护下使用；请将此药品放在儿童不能接触到的地方；如正在服用其他药品，使用本品前咨询医师或药师；运动员慎用。

【贮藏】密封。

【生产企业】和田维吾尔药业股份有限公司

寒喘祖帕颗粒（银朵兰）

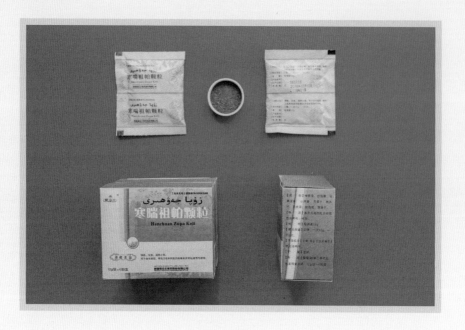

【药品名称】寒喘祖帕颗粒，Hanchuan Zupa Keli

【批准文号】国药准字Z20063506

【执行标准】YBZ08182006

【剂型】颗粒剂

【规格】每袋装12克

【用法用量】口服。一次12克，一日2次。

【分类】处方药

【类别】呼吸系统病症方剂（寒性）

【性状】本品为浅棕色至棕褐色的颗粒；味甜。

【成分】小茴香、芹菜子、神香草、玫瑰花、芸香草、荨麻子、铁线蕨、胡芦巴、甘草浸膏。

【功能主治】镇咳，化痰，温肺止喘。用于急性感冒、寒性乃孜来所致的咳嗽及异常黏液质性哮喘。

【注意禁忌】尚不明确。

【贮藏】密封。

【生产企业】新疆银朵兰维药股份有限公司

寒喘祖帕颗粒（维吾尔药业）

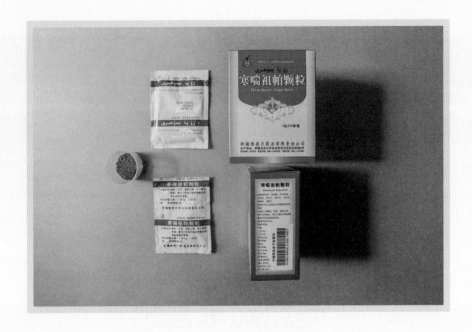

【药品名称】寒喘祖帕颗粒，Hanchuan Zupa Keli

【批准文号】国药准字Z20063931

【执行标准】WS$_3$-BW-0195-98-1

【剂型】颗粒剂

【规格】每袋装12克

【用法用量】口服。一次12克，一日2次。

【分类】处方药

【类别】呼吸系统病症方剂（寒性）

【性状】本品为浅棕色至棕褐色的颗粒；味甜。

【成分】小茴香、芹菜子、神香草、玫瑰花、芸香草、荨麻子、铁线蕨、胡芦巴、甘草浸膏。

【功能主治】镇咳，化痰，温肺止喘。用于急性感冒、寒性"乃孜来"所致的咳嗽及异常黏液质性哮喘。

【注意禁忌】尚不明确。

【贮藏】密封。

【生产企业】新疆维吾尔药业有限责任公司

寒喘祖帕颗粒（奇康哈博）

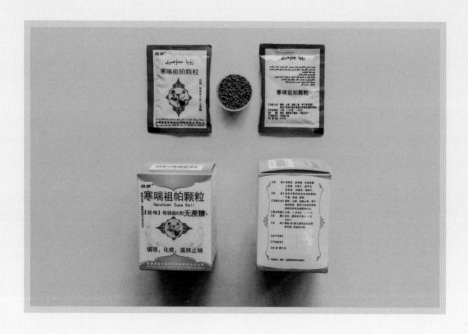

【药品名称】寒喘祖帕颗粒（无蔗糖），Hanchuan Zupa Keli

【批准文号】国药准字Z20053932

【执行标准】WS$_3$-BW 0195-98-1

【剂型】颗粒剂

【规格】每袋装6克（无蔗糖）

【用法用量】口服。一次6克，一日2次。

【分类】处方药

【类别】呼吸系统病症方剂（寒性）

【性状】本品为黄棕色至棕色的颗粒；气香，味甜、微苦。

【成分】小茴香、芹菜子、神香草、玫瑰花、芸香草、荨麻子、铁线蕨、胡芦巴、甘草浸膏。

【功能主治】镇咳，化痰，温肺止喘。用于急性感冒、寒性乃孜来所致的咳嗽及异常黏液质性哮喘。

【注意禁忌】忌烟、酒，忌食辛辣、油腻食物；服用1周后症状无改善者，应去医院就诊；药品性状发生改变时禁止服用。

【贮藏】密封，置阴凉处（不超过20℃）。

【生产企业】新疆奇康哈博维药股份有限公司

六、心脏病症方剂

六味西红花口服液

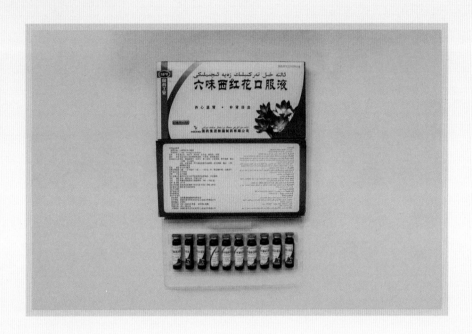

【药品名称】六味西红花口服液，Liuwei Xihonghua Koufuye

【批准文号】国药准字Z20026018

【执行标准】WS-10723（ZD-0723）-2002-2012Z

【剂型】合剂

【规格】每支装10毫升

【用法用量】口服。一次10毫升（一支），一日2次，早、晚空腹时服；儿童减半。

【分类】处方药

【类别】心脏病症方剂

【性状】本品为棕红色的略透明液体；气芳香，味甘爽清凉。

【成分】西红花、枸杞子、肉苁蓉、牡丹皮、新塔花、甘草。

【功能主治】

维医：增强精神力、生命力，养心温胃，补肾强身。用于胸痹、胸闷、冠心病、心绞痛等。

中医：补肾活血。用于肾虚血瘀引起的胸痹，症见胸痛、胸闷、心悸、腰膝酸软等。

【注意禁忌】服药前后半小时不宜进食奶及奶制品；孕妇慎用。

【贮藏】密封，置阴凉处（不超过20℃）。

【生产企业】国药集团新疆制药有限公司

石榴补血糖浆

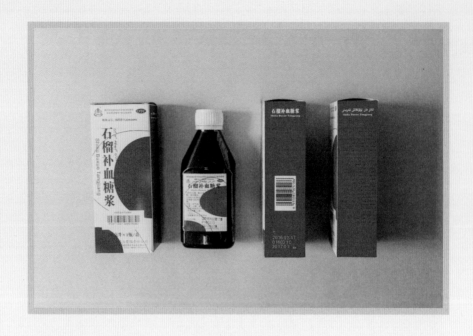

【药品名称】石榴补血糖浆，Shiliu Buxue Tangjiang

【批准文号】国药准字Z20026094

【执行标准】WS-10785（ZD-0785）-2002-2001Z

【剂型】糖浆剂

【规格】每瓶装200毫升

【用法用量】口服。一次20~30毫升，一日3次。

【分类】非处方药（OTC）

【类别】心脏病症方剂（胆液质）

【性状】本品为棕红色的液体；气芳香，味甜。

【成分】石榴、酸石榴。

【功能主治】

维医：补血健脑。用于异常胆液质偏盛引起的贫血、心悸、气短、焦虑、头晕等。

中医：补气血。用于气血虚引起的气短、头晕、心悸、健忘等。

【注意禁忌】忌食不易消化食物；有高血压、心脏病、肝病，糖尿病、肾病等慢性病的患者，应在医师指导下服用。

【贮藏】密封，置阴凉处（不超过20℃）。

【生产企业】新疆维吾尔药业有限责任公司

玫瑰花口服液

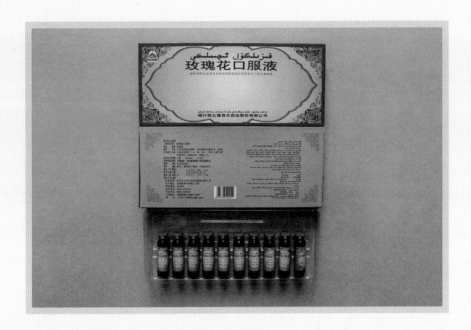

【药品名称】玫瑰花口服液，Meiguihua Koufuye

【批准文号】国药准字Z65020019

【执行标准】WS$_3$-BW-0149-98

【剂型】合剂

【规格】每支装10毫升

【用法用量】口服。一次10毫升，一日3次。

【分类】处方药

【类别】心脏病症方剂

【性状】本品为淡棕色液体；具有浓郁的玫瑰香气，味甜。

【成分】玫瑰花。

【功能主治】补益支配器官（心、脑、肝）。用于心慌气短、胃痛呕吐、肢瘫疼痛、神疲乏力。

【注意禁忌】忌酒，忌食辛辣食物；糖尿病患者不宜服用；本品不宜久服，服药3天后症状无好转或加重者，应立即停药并到医院就诊；按照用法用量服用，孕妇、小儿、年老体弱者应在医师指导下服用；对本品过敏者禁用，过敏体质者慎用；本品性状发生改变时禁止使用；儿童必须在成人监护下使用；请将本品放在儿童不能接触到的地方；如正在使用其他药品，使用本品前请咨询医师或药师。

【贮藏】密封，置阴凉干燥处。

【生产企业】和田维吾尔药业股份有限公司

养心达瓦依米西克蜜膏

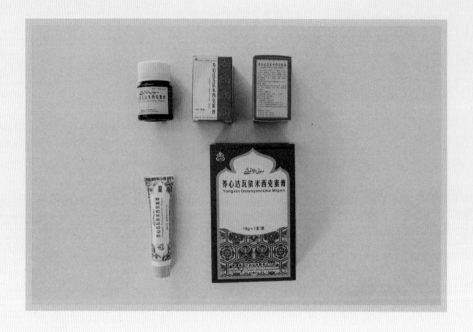

【药品名称】养心达瓦依米西克蜜膏，Yangxin Dawayimixike Migao

【批准文号】国药准字Z65020175

【执行标准】WS$_3$-BW-0171-98

【剂型】煎膏剂

【规格】每瓶装18克

【用法用量】口服。一次3克，一天2次。

【分类】处方药

【类别】心脏病症方剂

【性状】本品为棕色的黏稠状蜜膏；气特异，味甜、微苦。

【成分】檀香、紫檀香、人工麝香、西红花、天竺黄、薰鲁香、牛舌草花、蚕茧、珍珠、沉香、金箔、银箔、肉桂、盒果藤、苹果、余甘子、香青兰、马齿苋子、琥珀、松萝、欧矢车菊根、芫荽子、玫瑰花、豆蔻、小檗果、大叶补血草。

【功能主治】增强支配器官的功能，健胃爽神。用于心胸作痛、心悸、胃虚、视弱及神经衰弱。

【注意禁忌】服药期间忌食生冷、辛辣、油腻之物；哺乳期妇女慎用；服药3天后症状未改善，或症状加重，或出现新的症状者，应立即停药并去医院就诊；有慢性结肠炎、溃疡性结肠炎便脓血等慢性病史者，患泄泻后应在医师指导下使用；小儿用法用量，请咨询医师或药师；过敏体质者慎用；药品性状发生改变时禁止服用；儿童必须在成人监护下使用；请将此药品放在儿童不能接触到的地方；如正在服用其他药品，使用本品前请咨询医师或药师。

【贮藏】密封，置阴凉处（不超过20℃）。

【生产企业】新疆维吾尔药业有限责任公司

健心合米尔高滋斑安比热片

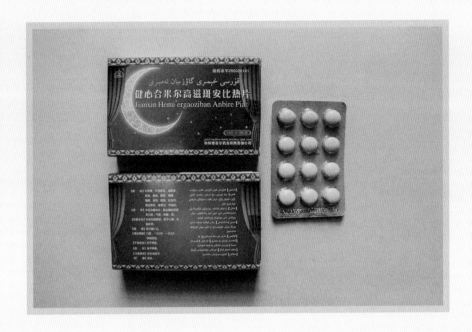

【药品名称】健心合米尔高滋斑安比热片，Jianxin Hemi'er Gaoziban, anbire Pian

【批准文号】国药准字Z65020141

【执行标准】WS₃-BW-0175-98

【剂型】片剂

【规格】每片重0.5克

【用法用量】口服。一次2片，一日2次，早、晚服用。

【分类】处方药

【类别】心脏病方剂

【性状】本品为糖衣片，除去糖衣后显灰白色；气香，味酸、甜。

【成分】牛舌草、牛舌草花、龙涎香、珍珠、琥珀、蚕茧、珊瑚、檀香、金箔、银箔、红宝石、黄花柳花、香青兰、玫瑰花。

【功能主治】补益支配气管。用于心悸、失眠多梦。

【注意禁忌】忌烟酒，忌食辛辣、油腻食物；本品不宜久服，服药1周后症状无好转或加重者，应立即停药并到医院就诊；服药期间保持情绪乐观，切忌生气恼怒；儿童必须在成人监护下使用；如果正在使用其他药品，使用本品前请咨询医师或药师。

【贮藏】密封。

【生产企业】和田维吾尔药业股份有限公司

爱维心口服液（新维）

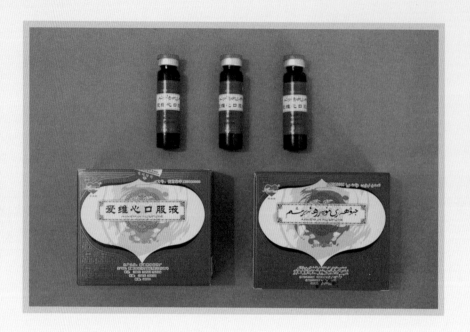

【药品名称】爱维心口服液，Aiweixin Koufuye

【批准文号】国药准字Z65020005

【执行标准】 WS₃-BW0176-98

【剂型】合剂

【规格】每支装10毫升

【用法用量】口服。一次10毫升，一日2次。

【分类】处方药

【类别】心脏病症方剂

【性状】本品为棕红色的液体；气芳香，味甜。

【成分】蚕茧、牛舌草、甘松、黄花柳花、人工麝香、西红花、香青兰、薰衣草、牛舌草花、小豆蔻、松萝、玫瑰花、肉豆蔻衣、丁香、三条筋。

【功能主治】通络行血，强心醒脑，强健支配器官。用于心胸疼痛、心悸心慌、失眠健忘、心律不齐、神经衰弱。

【注意禁忌】运动员慎用，孕妇、哺乳期妇女、儿童应在医师指导下服用。

【贮藏】密封，置阴凉处（不超过20℃）。

【生产企业】新疆新维制药厂

爱维心口服液（哈尔滨美君）

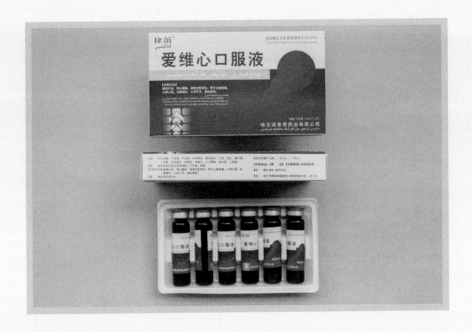

【药品名称】爱维心口服液，Aiweixin Koufuye

【批准文号】国药准字Z23020919

【执行标准】WS$_3$-BW-0176-98

【剂型】合剂

【规格】每支装10毫升

【用法用量】口服。一次10毫升，一日2次。

【分类】处方药

【类别】心脏病症方剂

【性状】本品为棕红色的液体；气芳香，味甜。

【成分】蚕茧、小豆蔻、牛舌草、牛舌草花、黄花柳花、丁香、甘松、薰衣草、松萝、肉豆蔻衣、玫瑰花、香青兰、人工麝香、西红花、三条筋。

【功能主治】通络行血，强心醒脑，强健支配器官。用于心胸疼痛、心悸心慌、失眠健忘、心律不齐、神经衰弱。

【注意禁忌】运动员慎用，孕妇、哺乳期妇女、儿童应在医师指导下使用。

【贮藏】密封，置阴凉处。

【生产企业】哈尔滨美君药业有限公司

七、消化病症方剂

玛木然止泻胶囊

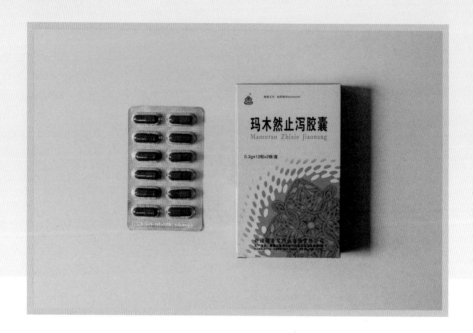

【药品名称】玛木然止泻胶囊，Mamuran Zhixie Jiaonang

【批准文号】国药准字Z65020169

【执行标准】WS$_3$-BW-0132-98

【剂型】胶囊剂

【规格】每粒装0.3克

【用法用量】口服。一次3粒，一日3次。

【分类】处方药

【类别】消化病症方剂（异常胆液质）

【性状】本品为胶囊剂，内容物为棕红色的粉末；味苦。

【成分】黄连、血竭、乳香、没食子、西黄蓍胶、石榴花、天竺黄、蚤状车前子、西青果、芜菁子、诃子肉、小檗果、毛诃子肉、石榴皮。

【功能主治】清除败血，降解异常胆液质过剩，止泻。用于腹痛泻痢、呕恶、消化不良。

【注意禁忌】尚不明确。

【贮藏】密封。

【生产企业】新疆维吾尔药业有限责任公司

玫瑰花糖膏

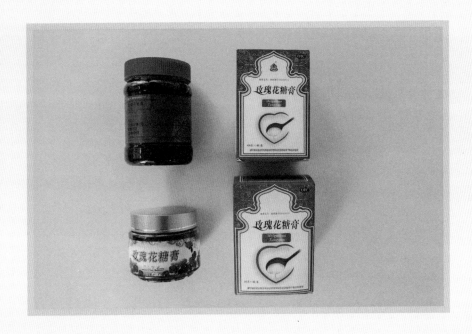

【药品名称】玫瑰花糖膏，Meiguihua Tanggao

【批准文号】国药准字Z65020170

【执行标准】WS$_3$-BW-0150-98

【剂型】煎膏剂

【规格】每瓶装200g克

【用法用量】口服。一次20克，一日3次。

【分类】非处方药（OTC）

【类别】消化病症方剂

【性状】本品为暗红色的糖膏；有浓郁的玫瑰香气，味甜。

【成分】新鲜玫瑰花，辅料为蔗糖。

【功能主治】舒心爽神，健胃止痛。用于肝郁津滞引起的胁闷腹胀、胃痛、心烦、健忘、便秘、食少。

【注意禁忌】忌酒，忌食辛辣食物；糖尿病患者不宜服用；该药品不宜久服，服药3天后症状无好转或加重者，应立即停药并到医院就诊；按照用法用量服用，孕妇、小儿、年老体弱者应在医师指导下服用；对该药品过敏者禁用，过敏体质者慎用；该药品性状发生改变时禁止使用；儿童必须在成人监护下使用；请将该药品放在儿童不能接触到的地方；如正在使用其他药品，使用该药品前请咨询医师或药师。

【贮藏】密封，置阴凉处（不超过20℃）。

【生产企业】新疆维吾尔药业有限责任公司

散寒药茶

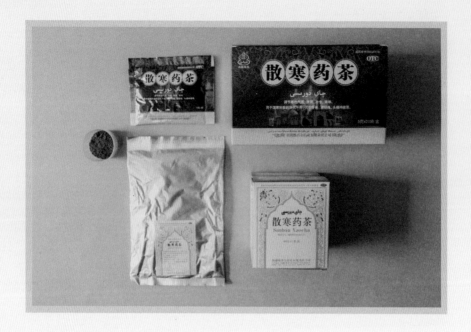

【药品名称】散寒药茶，Sanhan Yaocha

【批准文号】国药准字Z65020178

【执行标准】WS₃-BW-0189-98

【剂型】茶剂

【规格】每袋装100克

【用法用量】口服，与茶叶混合后，用开水沏泡或温火煨煮片刻均可。一次5克，一日3～5次，连服30天以上。

【分类】非处方药（OTC）

【类别】消化病症方剂（寒性）

【性状】本品为棕色的粉末；气香，味辛。

【成分】小豆蔻、缬草、茴芹果、肉桂、草果、肉桂子、高良姜、荜茇、丁香、小茴香、芹菜籽、栀子。

【功能主治】调解寒性气质，养胃，助食，爽神。用于湿寒所致的消化不良、关节骨痛、腰腿痛、头痛神疲等。

【注意禁忌】感冒发热者不宜服用，其表现为鼻塞流清涕、恶寒发热、全身疼痛；按用法用量服用；儿童、孕妇及内热者，应在医师的指导下服用；年老体弱者应在医师指导下服用；长期服用，应向医师或药师咨询；对本品过敏者禁用，过敏体质者慎用；本品性状发生改变时禁止使用；儿童必须在成人监护下使用；请将本品放在儿童不能接触到的地方；如正在使用其他药品，使用本品前请咨询医师或药师。

【贮藏】密封，置阴凉处（不超过20℃）。

【生产企业】新疆维吾尔药业有限责任公司

八、肝病症方剂

护肝布祖热颗粒

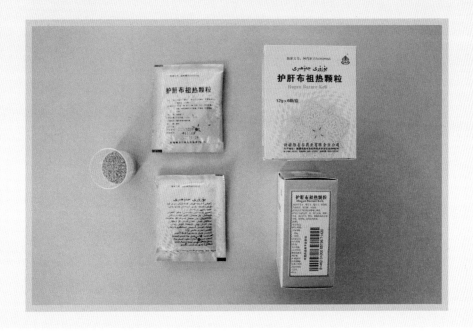

【药品名称】护肝布祖热颗粒，Hugan Buzure Keli

【批准文号】国药准字Z65020168

【执行标准】WS$_3$-BW-0135-98

【剂型】颗粒剂

【规格】每袋装12克

【用法用量】开水冲服。一次6克，一日3次。

【分类】处方药

【类别】肝病症方剂

【性状】本品为棕黄色的颗粒；味甜。

【成分】芹菜子、菊苣子、菟丝子、芹菜根、茴香根皮、菊苣根、小茴香。

【功能主治】补益肝胃，散气止痛，利胆，利水。用于肝寒、胃痛、脾阻胁痛及关节骨痛；风湿病，泌尿系统疾病。

【注意禁忌】糖尿病患者遵医嘱服用。

【贮藏】密封。

【生产企业】新疆维吾尔药业有限责任公司

炎消迪娜儿糖浆

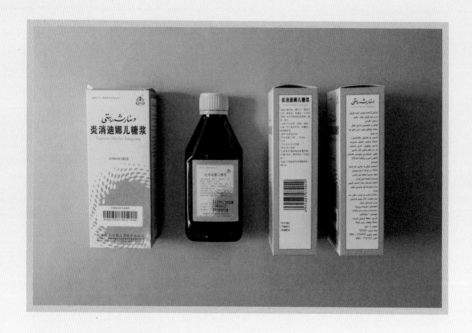

【药品名称】炎消迪娜儿糖浆，Xiaoyan Dina'er Tangjiang

【批准文号】国药准字Z65020183

【执行标准】WS$_3$-BW-0156-98-2005

【剂型】糖浆剂

【规格】每瓶装200毫升

【用法用量】口服。一次30毫升，一日3次。

【分类】处方药

【类别】肝病症方剂

【性状】本品为棕褐色的液体；味甜、微苦。

【成分】菊苣根、菊苣子、菟丝子、大黄、睡莲花、玫瑰花、牛舌草。

【功能主治】利尿，消肿，降热，止痛。用于各种肝炎、胆囊炎、尿路感染等。

【注意禁忌】糖尿病患者遵医嘱服用。

【贮藏】密封，置阴凉处（不超过20℃）。

【生产企业】新疆维吾尔药业有限责任公司

清热卡森颗粒

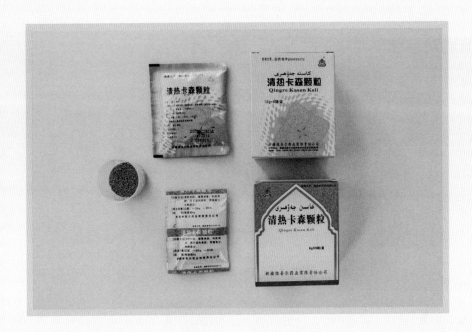

【药品名称】清热卡森颗粒，Qingre Kasen Keli

【批准文号】国药准字Z65020172

【执行标准】WS$_3$-BW-0186-98

【剂型】颗粒剂

【规格】每袋装6克

【用法用量】口服。一次6克，一日3次。

【分类】处方药

【类别】肝病症方剂

【性状】本品为黄棕色的颗粒；味甜、微苦。

【成分】菊苣。

【功能主治】清肝利胆，健胃消食，利尿消肿。用于湿热黄疸、胃痛食少、水肿尿少。

【注意禁忌】糖尿病患者遵医嘱。

【贮藏】密封。

【生产企业】新疆维吾尔药业有限责任公司

九、肾病症方剂

化瘀固精合剂

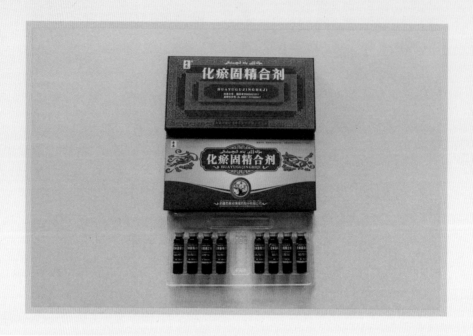

【药品名称】化瘀固精合剂，Huayu Gujing Heji

【批准文号】国药准字B20021011

【执行标准】WS-5991（B-0991）-2002

【剂型】合剂

【规格】每支装10毫升

【用法用量】口服。一次10毫升，一日3次。

【分类】处方药

【类别】肾病症方剂

【性状】本品为棕色液体或棕红色液体，有少量沉淀；气清香，味苦。

【成分】桑椹、怀牛膝、川芎、赤芍、丹参、泽兰、没药、王不留行、莪术、蒲公英、栀子等。

【功能主治】益肾固精，行气活血，化瘀散结，清热解毒。用于前列腺炎所致尿频、尿急、尿痛、腰膝酸软、淋漓滴浊等症。

【注意禁忌】有少量沉淀，不影响疗效，摇匀后服用。

【贮藏】密封，置阴凉干燥处（不超过20℃）。

【生产企业】新疆奇康哈博维药股份有限公司

西帕依麦孜彼子口服液

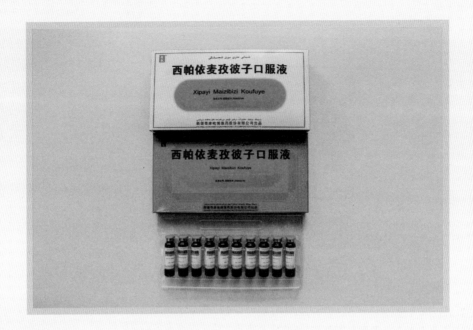

【药品名称】西帕依麦孜彼子口服液，Xipayi Maizibizi Koufuye

【批准文号】国药准字Z65020145

【执行标准】WS₃-BW-0122-98

【剂型】合剂

【规格】每支装10毫升

【用法用量】口服。一次10毫升，一日3次。

【分类】处方药

【类别】肾病症方剂

【性状】本品为棕色的液体；气清香，味甜、微苦。

【成分】桑椹、芡实、绵萆薢、金樱子、栀子。

【功能主治】清增强机体营养力、摄住力及排泄力，清浊利尿。用于前列腺炎和前列腺增生所致小便频数、余沥不尽、腰膝酸软、头晕目眩、寐差耳鸣、早泄梦遗等。

【注意禁忌】有少量沉淀，不影响疗效，摇匀后服用；治疗期间，忌酒及忌食辛辣食物。

【贮藏】密封，置阴凉干燥处（不超过20℃）。

【生产企业】新疆奇康哈博维药股份有限公司

伊木萨克片

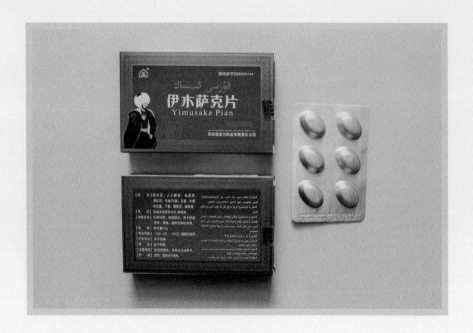

【药品名称】伊木萨克片，Yimusake Pian

【批准文号】国药准字Z65020144

【执行标准】WS$_3$-BW-0125-98

【剂型】片剂

【规格】每片重0.5克

【用法用量】口服。一次2～3片，一日1次，晚饭后服用。

【分类】处方药

【类别】肾病症方剂

【性状】本品为灰黄色的片；味微甜。

【成分】欧白及、人工麝香、龙涎香、西红花、马钱子（制）、乳香、牛鞭、肉豆蔻、丁香、罂粟壳、高良姜。

【功能主治】补肾壮阳，益精固涩。用于阳痿、早泄、滑精、遗尿及神经衰弱。

【注意禁忌】运动员慎用，高血压及陈旧性心梗患者慎用。

【贮藏】密封，置阴凉干燥处。

【生产企业】和田维吾尔药业股份有限公司

尿通卡克乃其片

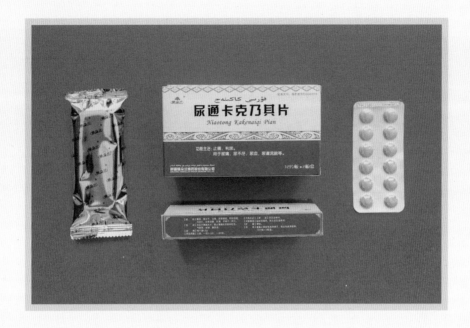

【药品名称】尿通卡克乃其片，Niaotong Kake'naiqi Pian

【批准文号】国药准字Z20083004

【执行标准】YBZ00342008

【剂型】片剂

【规格】每片重0.5g克

【用法用量】口服。一次3～5片，一日2次。

【分类】处方药

【类别】肾病症方剂

【性状】本品为薄膜衣片，除去薄膜衣后显棕红色；气微香，味甜、微苦涩。

【成分】黄瓜子、血竭、西黄蓍胶、酸浆、阿拉伯胶、巴旦仁、甘草浸膏、乳香、芹菜子、阿片。

【功能主治】止痛，利尿。用于尿痛、尿不尽、尿血、尿道流脓等。

【注意禁忌】运动员慎用。

【贮藏】密闭。

【生产企业】新疆银朵兰维药股份有限公司

固精麦斯哈片

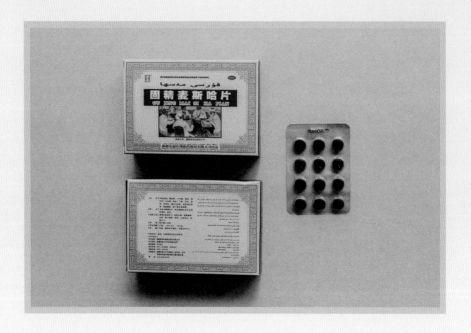

【药品名称】固精麦斯哈片，Gujing Maisiha Pian

【批准文号】国药准字Z20053179

【执行标准】WS₃-BW-0153-98-1

【剂型】片剂

【规格】每片重0.36克

【用法用量】口服。一次4～6片，一日2次。

【分类】非处方药（OTC）

【类别】肾病症方剂

【性状】本品为薄膜衣片，除去薄膜衣后片芯呈棕褐色；味苦。

【成分】阿纳其根、肉豆蔻、薰鲁香、玫瑰花、西红花、甘松、小豆蔻、丁香、草果、香附、郁金，辅料为淀粉、羧甲基淀粉钠、硬脂酸镁、聚乙烯吡咯烷酮。

【功能主治】增强机体捏住力，强身补脑，固精缩尿，乌发。用于遗尿、体弱、头发早白、神疲乏力等。

【注意禁忌】忌饮酒过量，忌食寒性食物；感冒发热者不宜服用，其表现为鼻塞流清涕、恶寒发热、全身疼痛；服药期间不宜同时服用利尿及通便药物；患有严重的高血压、冠心病、心绞痛、心肌梗死病症者，应在医师的指导下服用；服用1周后症状无改善者，应去医院就诊；按用法用量服用；哺乳期妇女应在医师的指导下服用；若长期服用，应向医师咨询；对本品过敏禁用，过敏体质者慎用；本品性状发生改变时禁止使用；请将本品放在儿童不能接触到的地方；如正在使用其他药品，使用本品前请咨询医师或药师。

【贮藏】密封，置阴凉干燥处（不超过20℃）。

【生产企业】新疆奇康哈博维药股份有限公司

罗补甫克比日丸

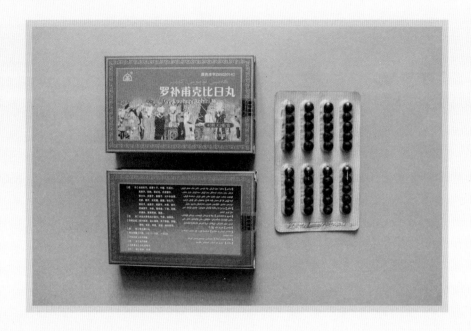

【药品名称】罗补甫克比日丸，Luobupukebiri Wan

【批准文号】国药准字Z65020142

【执行标准】WS₃-BW-0152-98

【剂型】丸剂

【规格】每丸重0.3克

【用法用量】口服。一次10-15丸，一日2次。

【分类】处方药

【类别】肾病症方剂

【性状】本品为黑色小蜜丸；气香，味微苦。

【成分】白皮松子、胡萝卜子、牛鞭、巴旦仁、芜菁子、奶桃、西红花、肉豆蔻衣、铁力木、洋葱子、苜蓿子、大叶补血草、芝麻、棉籽、肉豆蔻、蒺藜、甜瓜子、黄瓜子、韭菜子、莳萝子、木香、生姜片、芝麻菜子、肉桂、高良姜、丁香、花椒、欧细辛、紫茉莉根、荜茇。

【功能主治】温补脑肾，益心填精。用于阳痿、抑郁、滑精、早泄、体虚、消瘦、神经衰弱。

【注意禁忌】忌食辛辣、生冷、油腻食物；本品宜饭前服用；本品不宜久服，服药2周后症状无好转或加重者，应立即停药并到医院就诊；孕妇、儿童用量请咨询医师或药师；如果正在使用其他药品，使用本品前请咨询医师或药师。

【贮藏】密闭，防潮。

【生产企业】和田维吾尔药业股份有限公司

氨杞康口服液

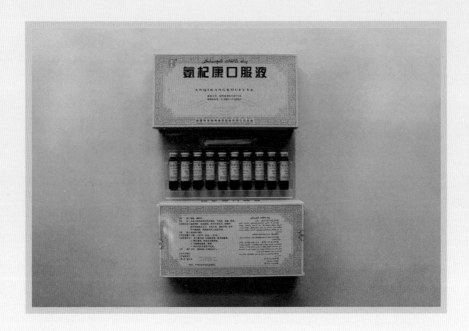

【药品名称】氨杞康口服液，Anqikang Koufuye

【批准文号】国药准字B20021006

【执行标准】WS-5986（B-0986）-2014

【剂型】合剂

【规格】每支装10毫升

【用法用量】口服。一次10～20毫升，一日3次。

【分类】处方药

【类别】肾病症方剂

【性状】本品为棕色液体或棕红色的液体；气芳香，味甜、微苦。

【成分】蚕蛹、枸杞子。

【功能主治】益肾养阴，润燥清热。用于肝肾不足、肺燥阴虚所致的疲乏无力、头昏头晕、食欲不振，也可用于糖尿病、高脂血症见上述症状者。

【注意禁忌】有少量沉淀，不影响效果，摇匀后服用；服药期间，忌酒及忌食辛辣食物；对蚕蛹过敏者慎用；建议在医生指导下使用。

【贮藏】密封，置阴凉处（不超过20℃）。

【生产企业】新疆奇康哈博维药股份有限公司

温肾苏拉甫片

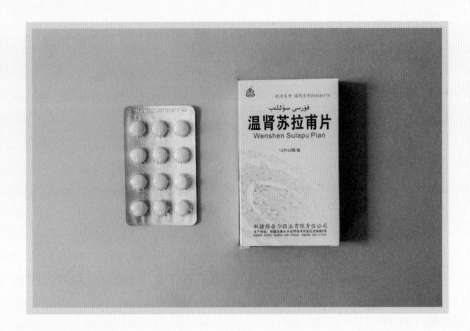

【药品名称】温肾苏拉甫片，Wenshen Sulafu Pian

【批准文号】国药准字Z65020174

【执行标准】WS₃-BW-0191-98

【剂型】片剂

【规格】每片重0.1克

【用法用量】口服。一次2～4片，一日1次。

【分类】处方药

【类别】肾病症方剂

【性状】本品为糖衣片，除去糖衣后显棕色；气微香，味微苦。

【成分】中亚白及、肉豆蔻、高良姜、附子、肉豆蔻衣、肉桂、罂粟壳、西红花。

【功能主治】温肾除湿。用于早泄、遗精、遗尿症等。

【注意禁忌】服药期间勿饮酒及吸烟，禁食刺激性食物；请按用法用量服用，若长期服用，应向医师咨询；药品性状发生改变时禁止服用；请将此药品放在儿童不能接触到的地方；如正在服用其他药物，使用本品前请咨询医师或药师。

【贮藏】密封。

【生产企业】新疆维吾尔药业有限责任公司

强身萝菠甫赛河里蜜膏

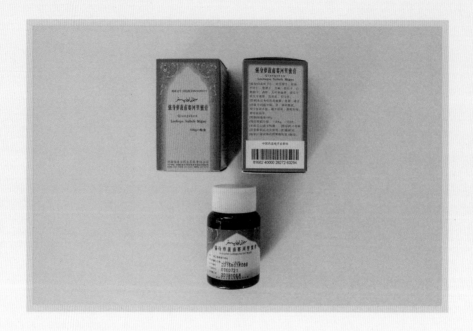

【药品名称】强身萝菠甫赛河里蜜膏，Qiangshen Luobofusaiheli Migao

【批准文号】国药准字Z65020171

【执行标准】WS$_3$-BW-0197-98

【剂型】煎膏剂

【规格】每瓶装100克

【用法用量】口服。一次6克，一日2次。

【分类】处方药

【类别】肾病症方剂

【性状】本品为棕色的蜜膏；味甜、微苦。

【成分】白皮松子仁、阿月浑子、欧榛、巴旦仁、罂粟子、芝麻、甜瓜子、白蜡树子、肉桂、大叶补血草、黄瓜子、欧矢车菊根、高良姜、天冬。

【功能主治】温补脑肾，填补精液。用于性欲不振、精少肢软、腰酸形瘦，神经衰弱等。

【注意禁忌】运动员慎用。

【贮藏】密封。

【生产企业】新疆维吾尔药业有限责任公司

十、皮肤病症方剂

百癣夏塔热片（奇康哈博）

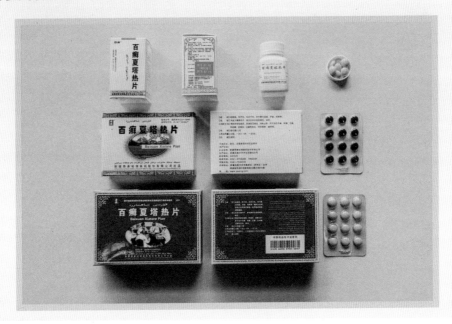

【药品名称】百癣夏塔热片，Baixuan Xiatare Pian

【批准文号】国药准字Z20043505

【执行标准】WS$_3$-BW-0124-98-1

【剂型】片剂

【规格】每片重0.3克

【用法用量】口服。一次3～5片，一日3次。

【分类】处方药

【类别】皮肤病症方剂（异常黏液质）

【性状】本品为糖衣片或薄膜衣片，除去包衣后显棕褐色；味苦。

【成分】地锦草、诃子肉、毛诃子肉、司卡摩尼亚脂、芦荟、西青果。

【功能主治】清除异常黏液质、胆液质及败血，消肿止痒。用于治疗手癣、体癣、足癣、花斑癣、银屑病、过敏性皮炎、带状疱疹、痤疮等。

【注意禁忌】忌烟、酒，忌食辛辣、油腻食物；患有慢性腹泻、痢疾者不宜服用，其表现为大便次数增多及经常腹泻、里急后重、脓血便；按照用法用量服用；儿童、孕妇及哺乳期妇女应在医师的指导下服用；儿童必须在成人的监护下使用；若长期服用，应向医师咨询；对本品过敏者禁用，过敏体质者慎用；本品性状发生改变时禁止使用；请将本品放在儿童不能接触到的地方；如正在使用其他药物，使用本品前请咨询医师或药师。

【贮藏】密封，置阴凉干燥处（不超过20℃）。

【生产企业】新疆奇康哈博维药股份有限公司

百癣夏塔热片（银朵兰）

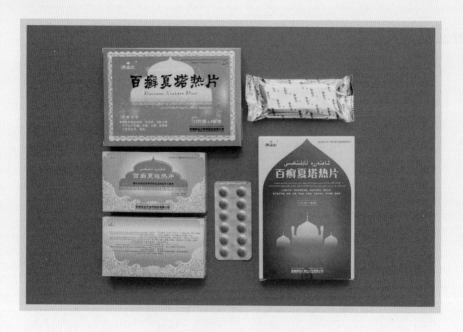

【药品名称】百癣夏塔热片，Baixuan Xiatare Pian

【批准文号】国药准字Z20043213

【执行标准】YBZ03372004

【剂型】片剂

【规格】每片重0.4克

【用法用量】口服。一次3~5片，一日3次。

【分类】非处方药（OTC）

【类别】皮肤病症方剂（异常黏液质）

【性状】本品为薄膜衣片，除去薄膜衣后显棕褐色；味苦。

【成分】地锦草、诃子肉、毛诃子肉、司卡摩尼亚脂、芦荟、西青果。

【功能主治】清除异常黏液质、胆液质及败血，消肿止痒。用于治疗手癣、体癣、足癣、花斑癣、银屑病、过敏性皮炎、带状疱疹、痤疮等。

【注意禁忌】忌烟、酒，忌食辛辣、油腻食物；患慢性腹泻、痢疾者不宜服用，其表现为大便次数增多及经常腹泻、里急后重、脓血便；按用法用量服用；儿童、孕妇及哺乳期妇女应在医师指导下服用；对本品过敏者禁用，过敏体质者慎用；若长期服用，应向医师咨询；本品性状发生改变时禁止使用。

【贮藏】密封。

【生产企业】新疆银朵兰维药股份有限公司

百癣夏塔热片（黑龙江济仁）

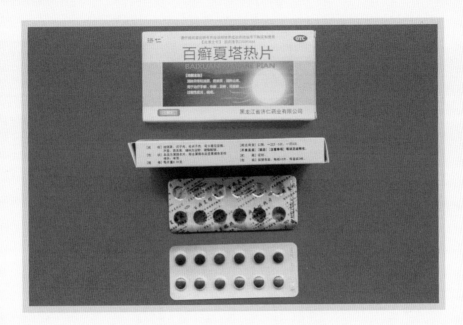

【药品名称】百癣夏塔热片，Baixuan Xiatare Pian

【批准文号】国药准字Z20093444

【执行标准】YBZ00032013

【剂型】片剂

【规格】每片重0.31克

【用法用量】口服。一次3～5片，一日3次。

【分类】非处方药（OTC）

【类别】皮肤病症方剂（异常黏液质）

【性状】本品为薄膜衣片，除去薄膜衣后显黄褐色至棕褐色；味苦。

【成分】地锦草、诃子肉、毛诃子肉、司卡摩尼亚脂、芦荟、西青果，辅料为淀粉、硬脂酸镁。

【功能主治】清除异常黏液质、胆液质，消肿止痒。用于治疗手癣、体癣、足癣、花斑癣、过敏性皮炎、痤疮。

【注意禁忌】孕妇、哺乳期妇女禁用；患有慢性腹泻，痢疾者禁用；忌烟、酒，忌食辛辣、油腻及腥发食物；肝功能指标异常者或有肝病史者慎用，并应在医师指导下服用；有高血压、心脏病、糖尿病、肾病等慢性病的患者，应在医师指导下服用；溃疡病患者、体弱者慎用；儿童、年老体弱者应在医师指导下服用；服药期间出现每日腹泻4次以上的应减量或停药；严格按用法用量服用，本品不宜长期服用；服药2周后症状无缓解者，应去医院就诊；对本品及其组分过敏者禁用，过敏体质者慎用；本品性状发生改变时禁止使用；儿童必须在成人监护下服用；请将本品放在儿童不能接触到的地方；如正在使用其他药品，使用本品前请咨询医师或药师。

【贮藏】密封。

【生产企业】黑龙江省济仁药业有限公司

克比热提片

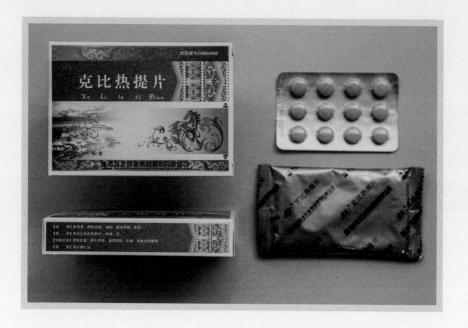

【药品名称】克比热提片，Kebireti Pian

【批准文号】国药准字Z20054488

【执行标准】WS$_3$-BW-0133-98-1

【剂型】片剂

【规格】每片重0.5克

【用法用量】口服。一次2～3片，一日2次。

【分类】处方药

【类别】皮肤病症方剂

【性状】本品为灰白色的片；味咸、涩。

【成分】制硫黄、阿拉伯胶、硇砂、阿纳其根、茯苓。

【功能主治】清理血液。用于疥疮、淋巴结核、肛瘘、各种皮肤癣等。

【注意禁忌】孕妇禁用。

【贮藏】密封。

【生产企业】陕西盘龙药业集团股份有限公司

疗癣卡西甫丸

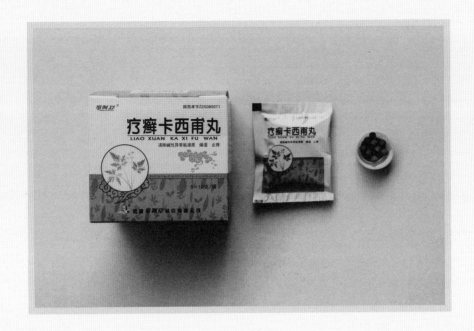

【药品名称】疗癣卡西甫丸，Liaoxuan Kaxifu Wan

【批准文号】国药准字Z20080071

【执行标准】YBZ01552008

【剂型】丸剂

【规格】每10丸重1克

【用法用量】口服。一次10克，一日2次。

【分类】处方药

【类别】皮肤病症方剂（碱性异常黏液质）

【性状】本品为棕黄色至棕褐色的水丸；味苦、微甜。

【成分】黄连、欧菝葜根、芝麻（白）、菝葜。

【功能主治】清除碱性异常黏液质，燥湿，止痒。用于肌肤瘙痒、体癣、牛皮癣等。

【注意禁忌】尚不明确。

【贮藏】密闭。

【生产企业】新疆维阿堂制药有限公司

疗癣卡西甫散

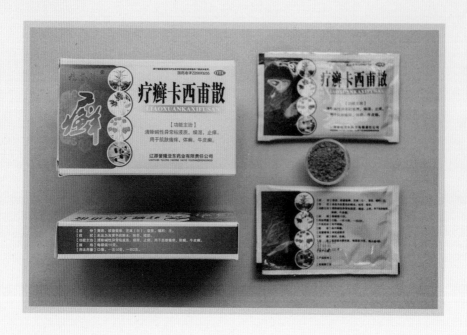

【药品名称】疗癣卡西甫散，Liaoxuan Kaxifu San

【批准文号】国药准字Z20093255

【执行标准】国家药品标准YBZ08492009

【剂型】散剂

【规格】每袋装10克

【用法用量】口服。一次10克，一日2次。

【分类】非处方药（OTC）

【类别】皮肤病症方剂（碱性异常黏液质）

【性状】本品为灰黄色的粉末；味苦、微甜。

【成分】黄连、欧菝葜根、芝麻（白）、菝葜。

【功能主治】清除碱性异常黏液质，燥湿，止痒。用于肌肤瘙痒、体癣、牛皮癣。

【注意禁忌】忌酒及忌食辛辣食物；服用1周后症状无改善者，应去医院就诊；长期服用，应向医师咨询；对该药品过敏者禁用，过敏体质者慎用；本品性状发生改变时禁止使用；儿童必须在成人的监护下使用；请将本品放在儿童不能接触到的地方；如正在使用其他药品，使用该药品前请咨询医师或药师。

【贮藏】密闭，防潮。

【生产企业】辽源誉隆亚东药业有限责任公司

驱白巴布期片（国药集团新疆制药）

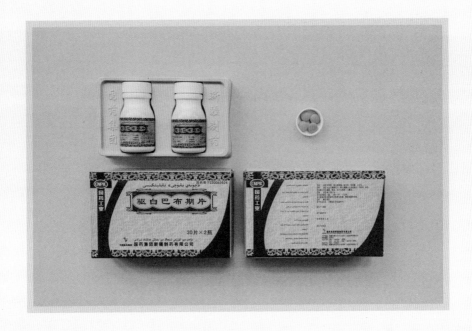

【药品名称】驱白巴布期片，Qubai Babuqi Pian

【批准文号】国药准字Z20063524

【执行标准】WS$_3$-BW-0143-98-2

【剂型】片剂

【规格】每片重0.5克

【用法用量】口服。一次3～5片，一日3次。

【分类】处方药

【类别】皮肤病症方剂

【性状】本品为薄膜衣片，除去薄膜衣后显灰黄色；气特异，味苦。

【成分】补骨脂、驱虫斑鸠菊、高良姜、盒果藤、白花丹。

【功能主治】通脉，理血。用于白热斯（白癜风）。

【注意禁忌】对本品过敏者禁用；孕妇与哺乳期妇女禁用；用药期间勿饮酒及吸烟，禁食刺激性食物；本品应在医生指导下使用；服药期间应注意检查肝功能，如发现肝功能异常或出现可能与肝损伤有关的临床表现时，应立即停药并就医；肝功能异常与有肝病史者慎用；应避免与其他有肝毒性的药物联合使用。

【贮藏】密封。

【生产企业】国药集团新疆制药有限公司

驱白巴布期片（银朵兰）

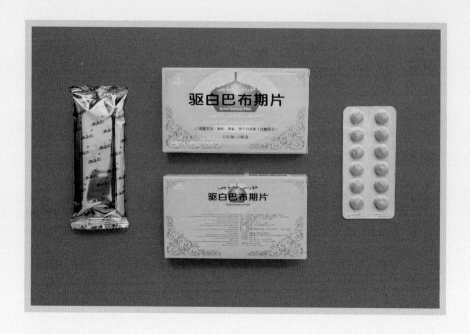

【药品名称】驱白巴布期片，Qubai Babuqi Pian

【批准文号】国药准字Z20054981

【执行标准】YBZ21242005

【剂型】片剂

【规格】每片重0.51克

【用法用量】口服。一次3～5片，一日3次。

【分类】处方药

【类别】皮肤病症方剂

【性状】本品为薄膜衣片，除去薄膜衣后显黄灰色；气特异，味苦。

【成分】补骨脂、驱虫斑鸠菊、高良姜、盒果藤、白花丹。

【功能主治】通脉，理血。用于白热斯（白癜风）。

【注意禁忌】对本品过敏者禁用；孕妇及哺乳期妇女禁用；本品应在医生指导下使用。服药期间应注意检查肝功能，如发现肝功能异常或出现可能与肝损伤有关的临床表现时，应立即停药并就医；尚无老年人、儿童的研究资料；肝功能异常与肝病史者慎用；应避免与其他有肝毒性的药物联合使用；用药期间勿饮酒及吸烟，禁食刺激性食物；应注意多饮水。

【贮藏】密封。

【生产企业】新疆银朵兰维药股份有限公司

驱虫斑鸠菊注射液

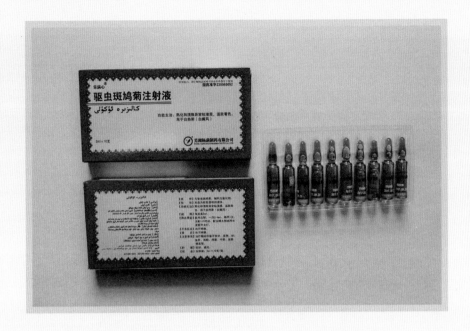

【药品名称】驱虫斑鸠菊注射液，Quchongbanjiuju Zhusheye

【批准文号】国药准字Z20063652

【执行标准】WS$_3$-BW-0148-98

【剂型】注射剂

【规格】每支装2毫升

【用法用量】肌内注射。一次2～4毫升，每早1次。注射1小时后，配合晒太阳或照长波紫外线灯。

【分类】处方药

【类别】皮肤病症方剂（异常黏液质）

【性状】本品为棕色澄明的液体。

【成分】驱虫斑鸠菊，辅料为氯化钠。

【功能主治】熟化和清除异常黏液质，温肤着色。用于白热斯（白癜风）。

【注意禁忌】治疗期间尽量不食辛、发物，如海鲜、鸡蛋、牛奶、韭菜、香菜等。

【贮藏】密封，避光。

【生产企业】芜湖杨燕制药有限公司

复方木尼孜其颗粒

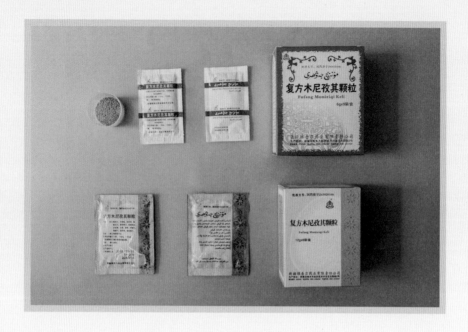

【药品名称】复方木尼孜其颗粒，Fufang Muniziqi Keli

【批准文号】国药准字Z65020166

【执行标准】WS$_3$-BW-0161-98

【剂型】颗粒剂

【规格】每袋装6克；每袋装12克

【用法用量】口服。一次6克，一日3次。

【分类】处方药

【类别】皮肤病症方剂

【性状】本品为棕色的颗粒；味甜、微苦。

【成分】茴香根皮、洋甘菊、芹菜根、骆驼蓬子、茴芹果、菊苣子、黑种草子、菊苣根、香茅、香青兰子、甘草、罗勒子、蜀葵子。

【功能主治】调节体液及气质，为四种异常体液成熟剂。

【注意禁忌】糖尿病患者遵医嘱服用。

【贮藏】密封。

【生产企业】新疆维吾尔药业有限责任公司

复方卡力孜然酊

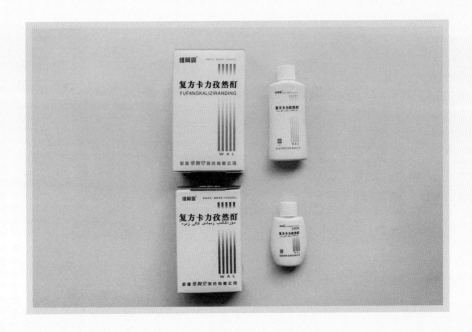

【药品名称】复方卡力孜然酊，Fufang Kaliziran Ding

【批准文号】国药准字Z65020003

【执行标准】WS$_3$-BW-0163-98

【剂型】酊剂

【规格】30毫升/瓶，50毫升/瓶

【用法用量】外用适量，搽患处。一日3～4次，搽药30分钟后，局部进行日光浴或用紫外线照射15～30分钟。

【分类】处方药

【类别】皮肤病症方剂（未成熟异常黏液质）

【性状】本品为深棕色的液体；气芳香。

【成分】驱虫斑鸠菊、补骨脂、何首乌、当归、防风、蛇床子、白鲜皮、乌梅、白芥子、丁香。

【功能主治】活血温肤，清除沉着于局部的未成熟异常黏液质。用于白热斯（白癜风）。

【注意禁忌】将患处揉搓后涂药，涂药后务必继续揉搓至白斑发红为止；本品为外用制剂，禁止口服，勿用于皮肤破损处及正常皮肤上；用药后若出现水肿性红斑、水疱等症状时，应停药，待症状消退后继续用药；过敏体质者慎用；避免长时间日光暴晒。

【贮藏】密闭，避光。

【生产企业】新疆维阿堂制药有限公司

复方驱虫斑鸠菊丸

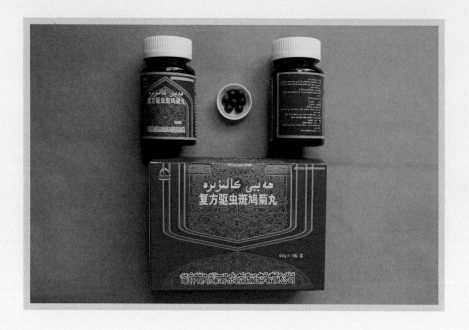

【药品名称】复方驱虫斑鸠菊丸，Fufang Quchongbanjiuju Wan

【批准文号】国药准字Z65020018

【执行标准】WS₃-BW-0166-98

【剂型】丸剂

【规格】每丸重0.3克

【用法用量】口服。一次4～6克，一日3次。

【分类】处方药

【类别】皮肤病症方剂（异常黏液质）

【性状】本品为黑色的小蜜丸；有特异的香气，味苦、辛。

【成分】驱虫斑鸠菊、阿纳其根、干姜、盒果藤根。

【功能主治】熟化和清除异常黏液质，温肤着色。用于白热斯（白癜风）。

【注意禁忌】治疗期间尽量不食辛、发物，如海鲜、鸡蛋、牛奶、韭菜、香菜等。

【贮藏】密封。

【生产企业】喀什昆仑维吾尔药业股份有限公司

消白软膏

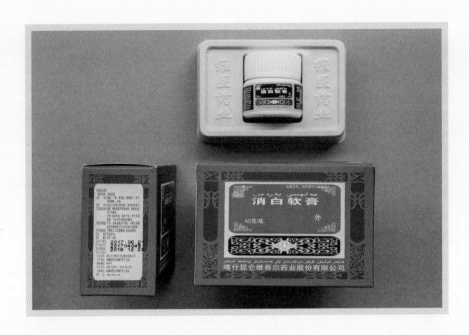

【药品名称】消白软膏，Xiaobai Ruangao

【批准文号】国药准字 Z20026383

【执行标准】WS-10954（ZD-0954）-2002-2012Z

【剂型】软膏剂

【规格】每瓶装40克

【用法用量】外用适量涂于患处；可配合局部揉搓按摩或配合日光浴或紫外线照射。

【分类】处方药

【类别】皮肤病症方剂（异常黏液质）

【性状】本品为淡黄色的软膏；具特异的香气。

【成分】蛋黄、丁香、黑芝麻、黑种草子、芥子、阿育魏实、羊脂。

【功能主治】

维医：清除局部异常黏液质，散寒利湿。用于白癜风。

中医：祛风利湿，调和气血。用于风湿阻络、气血不和所致的白癜风。

【注意禁忌】外用药，不可口服；不宜涂擦于皮肤溃烂处。

【贮藏】密闭，避光。

【生产企业】喀什昆仑维吾尔药业股份有限公司

十一、骨关节（伤）病症方剂

复方雪莲胶囊

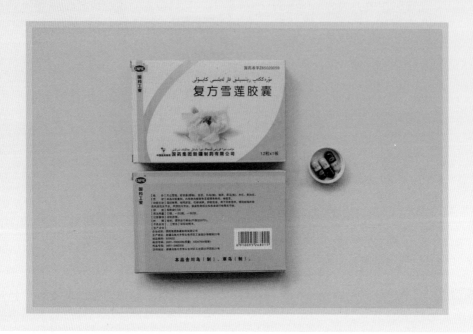

【药品名称】复方雪莲胶囊，Fufang Xuelian Jiaonang

【批准文号】国药准字Z65020059

【执行标准】WS$_3$-B-3626-98

【剂型】胶囊剂

【规格】每粒装0.3克

【用法用量】口服。一次2粒，一日2次。

【分类】处方药

【类别】骨关节（伤）病症方剂（寒性）

【性状】本品为胶囊剂，内容物为棕黄色至棕褐色粉末；味微苦。

【成分】天山雪莲、延胡索（醋制）、羌活、川乌（制）、独活、草乌（制）、木瓜、香加皮。

【功能主治】温经散寒，祛风逐湿，化瘀消肿，舒筋活络。用于风寒湿邪，痹阻经络所致的类风湿性关节炎、风湿性关节炎、强直性脊柱炎和各类退行性骨关节病。

【注意禁忌】孕妇忌服。

【贮藏】密封，置阴凉干燥处（不超过20℃）。

【生产企业】国药集团新疆制药有限公司

通滞苏润江胶囊（银朵兰）

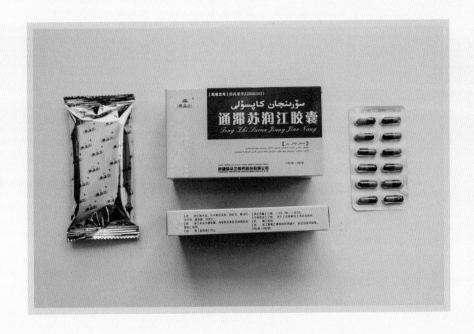

【药品名称】通滞苏润江胶囊，Tongzhi Surunjiang Jiaonang

【批准文号】国药准字Z20063431

【执行标准】YBZ06222006

【剂型】胶囊剂

【规格】每粒装0.25克

【用法用量】口服。一次5～7粒，一日2次。

【分类】处方药

【类别】骨关节（伤）病症方剂

【性状】本品为硬胶囊，内容物为黄色至棕黄色的颗粒；味苦。

【成分】番泻叶、秋水仙、诃子肉、盒果藤、巴旦仁、西红花、司卡摩尼亚脂。

【功能主治】开通阻滞，消肿止痛。用于关节骨痛、风湿病、类风湿性关节炎、坐骨神经痛。

【注意禁忌】痔疮患者慎用。

【贮藏】密封。

【生产企业】新疆银朵兰维药股份有限公司

通滞苏润江胶囊（维吾尔药业）

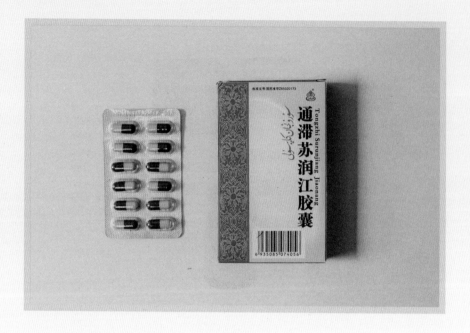

【药品名称】通滞苏润江胶囊，Tongzhi Surunjiang Jiaonang

【批准文号】国药准字Z65020173

【执行标准】WS$_3$-BW-0182-98-2005

【剂型】胶囊剂

【规格】每粒装0.3克

【用法用量】口服。一次5～7粒，一日2次。

【分类】处方药

【类别】骨关节（伤）病症方剂

【性状】本品为硬胶囊，内容物为黄色的颗粒；味苦。

【成分】番泻叶、秋水仙、诃子（肉）、盒果藤、巴旦仁、西红花、司卡摩尼亚脂。

【功能主治】开通阻滞，消肿止痛。用于关节骨痛、风湿病、类风湿性关节炎、坐骨神经痛。

【注意禁忌】孕妇忌服；痔疮患者慎用；肝肾功能不全者慎用；由于秋水仙为毒性药，主要含秋水仙碱等，当出现无力、食欲减退、恶心、呕吐或腹胀、腹泻等不良反应时，应及时就医；本品不宜长期、过量服用；服药期间应定期进行血常规检查，肝、肾功能检查。

【贮藏】密封。

【生产企业】新疆维吾尔药业有限责任公司

雪莲口服液

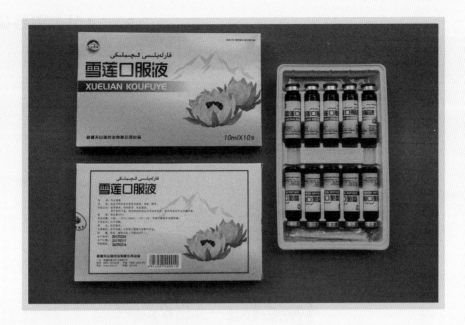

【药品名称】雪莲口服液，Xuelian Koufuye

【批准文号】国药准字Z20025166

【执行标准】WS-10155（ZD-0155）-2002-2012Z

【剂型】合剂

【规格】每支装10毫升

【用法用量】口服。一次10～20毫升，一日1～2次，早、晚空腹服用或遵医嘱。

【分类】处方药

【类别】骨关节（伤）病症方剂

【性状】本品为棕色至红棕色的液体；味甜、微苦。

【成分】天山雪莲。

【功能主治】温肾助阳，祛风胜湿，活血通经。用于肾阳不足、寒湿瘀阻所致的风湿性关节炎、类风湿性关节炎及痛经等。

【注意禁忌】孕妇禁用；允许有少量摇之易散的沉淀。

【贮藏】密封，置阴凉处（不超过20℃）。

【生产企业】新疆天山莲药业有限公司

雪莲注射液（国药集团新疆制药）

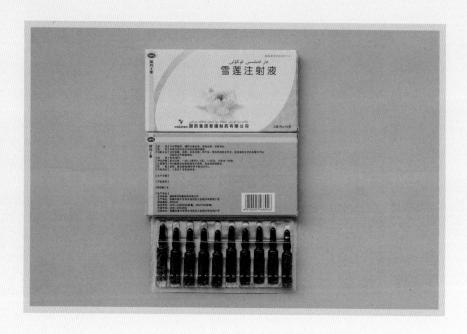

【药品名称】雪莲注射液，Xuelian Zhusheye

【批准文号】国药准字Z65020112

【执行标准】WS$_3$-B-3334-98

【剂型】注射剂

【规格】每支2毫升

【用法用量】肌内注射。一次2～4毫升（1～2支），一日1次，10日为1个疗程。

【分类】处方药

【类别】骨关节（伤）病症方剂

【性状】本品为棕色至红棕色的澄明液体。

【成分】天山雪莲，辅料为氯化钠、氢氧化钠、注射用水。

【功能主治】消炎镇痛，消肿，活血化瘀。用于急、慢性风湿性关节炎，类风湿性关节炎及骨关节炎引起的关节疼痛等症。

【注意禁忌】孕妇慎用或在医师指导下使用；若发现浑浊、沉淀、变色、漏气或瓶身细微破裂，均不能使用；过敏体质者及有对其他药物过敏史者慎用。

【贮藏】密封，避光置凉暗处（不超过20℃）。

【生产企业】国药集团新疆制药有限公司

雪莲注射液（银朵兰）

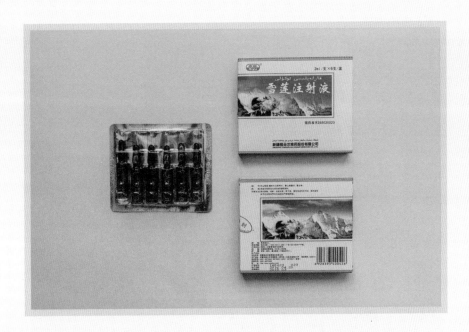

【药品名称】雪莲注射液，Xuelian Zhusheye

【批准文号】国药准字Z65020023

【执行标准】WS$_3$-B-3334-98

【剂型】注射剂

【规格】每支装2毫升

【用法用量】肌内注射。一次2～4毫升（1～2支），一日1次，10日为1个疗程。

【分类】处方药

【类别】骨关节（伤）病症方剂

【性状】本品为棕色至红棕色的澄明液体。

【成分】天山雪莲，辅料为注射用水、聚山梨酯80、氯化钠。

【功能主治】消炎镇痛，消肿，活血化瘀。用于急、慢性风湿性关节炎，类风湿性关节炎及骨关节炎引起的关节疼痛等症。

【注意禁忌】对本品有过敏者禁用。

【贮藏】密封，避光，置凉暗处（不超过20℃）。

【生产企业】新疆银朵兰维药股份有限公司

十二、外用病症方剂

肛康穆库利片

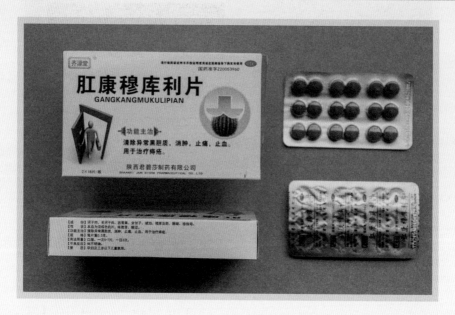

【药品名称】肛康穆库利片，Gangkangmukuli Pian

【批准文号】国药准字Z20053960

【执行标准】WS$_3$-BW-0137-98-1

【剂型】片剂

【规格】每片重0.5克

【用法用量】口服。一次5～7片，一日3次。

【分类】非处方药（OTC）

【类别】外科病症方剂（异常黑胆质）

【性状】本品为淡棕色的片；味微苦、酸涩。

【成分】诃子肉、毛诃子肉、西青果、余甘子、琥珀、穆库没药、珊瑚、珍珠母。

【功能主治】清除异常黑胆质，消肿，止痛，止血。用于治疗痔疮。

【注意禁忌】孕妇及三岁以下儿童禁用；忌烟、酒，忌食辛辣食物；咳、喘、痰多者不宜服用，其表现为咳嗽严重伴哮喘，浓痰不易咳出；服用1周后症状无改善者，应去医院就诊；哺乳期妇女应在医师指导下服用；若长期服用，应向医师咨询；对本品过敏者禁用，过敏体质者慎用；本品性状发生改变时禁止使用；儿童必须在成人监护下使用；请将本品放在儿童不能接触到的地方；如正在服用其他药品，使用本品前请咨询医师或药师。

【贮藏】密封。

【生产企业】陕西君碧莎制药有限公司

复方斯亚旦生发油

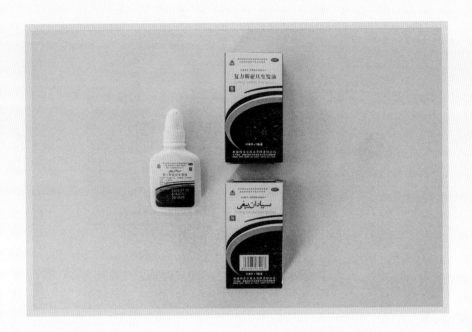

【药品名称】复方斯亚旦生发油，Fufang Siyadan Shengfa You

【批准文号】国药准字Z65020177

【执行标准】WS$_3$-BW-0169-98

【剂型】搽剂

【规格】每瓶装32毫升

【用法用量】外用适量，用小毛刷浸油涂搽秃发、脱发和瘙痒部位。一日2～3次。

【分类】非处方药（OTC）

【类别】外科病症方剂

【性状】本品为淡棕色的油状液体；气微香，冷时常可发生浑浊，加温后又澄清。

【成分】黑种草子、桃仁、石榴子。

【功能主治】温肤生发，止痒祛屑。用于秃发、斑秃、头皮瘙痒等。

【注意禁忌】本品为外用药，禁止内服；用毕洗手，切勿接触眼睛、口腔等黏膜处；皮肤破溃处禁用；忌食辛辣、生冷、油腻食物；避免情志不畅、思虑过度、烦劳过度；儿童、孕妇、哺乳期妇女及年老体弱者应在医师指导下使用；用药后皮肤过敏者应停止使用，症状严重者应去医院就诊；用药4周后症状无缓解者，应去医院就诊；对本品过敏者禁用，过敏体质者慎用；本品性状发生改变时禁止使用；儿童必须在成人监护下使用；请将本品放在儿童不能接触到的地方；如正在使用其他药品，使用本品前请咨询医师或药师。

【贮藏】密封，置阴凉处（不超过20℃）。

【生产企业】新疆维吾尔药业有限责任公司

复方斯亚旦生发酊

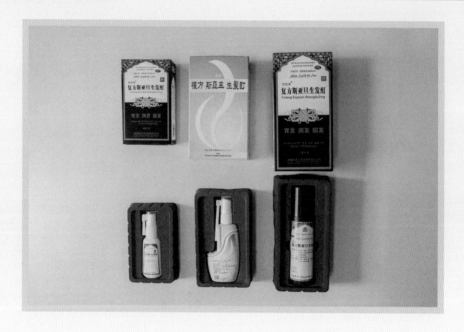

【药品名称】复方斯亚旦生发酊，Fufang Siyadan Shengfa Ding

【批准文号】国药准字Z65020167

【执行标准】WS$_3$-BW-0170-98-2008

【剂型】酊剂

【规格】每瓶装36毫升；每瓶装75毫升

【用法用量】外用，清洁患部，按摩2～3分钟，喷涂适量，一日3次。

【分类】非处方药（OTC）

【类别】外科病症方剂

【性状】本品为棕色的澄清液体；气特异。

【成分】黑种草子、桃仁、石榴子。

【功能主治】育发，润发，固发。用于秃发、斑秃、脂溢性脱发及其他不明原因的脱发。

【注意禁忌】本品为外用药，禁止内服；用毕洗手，切勿接触眼睛、口腔等黏膜处；皮肤破溃处禁用；忌食辛辣、生冷、油腻食物；避免情志不畅、思虑过度，烦劳过度、儿童、孕妇、哺乳期妇女及年老体弱者应在医师指导下使用；用药后皮肤过敏者应停止使用，症状严重者应去医院就诊；用药4周后症状无缓解者，应去医院就诊；对本品及酒精过敏者禁用，过敏体质者慎用；本品性状发生改变时禁止使用；儿童必须在成人监护下使用；请将本品放在儿童不能接触到的地方；如正在使用其他药品，使用本品前请咨询医师或药师。

【贮藏】密封，置阴凉处（不超过20℃）。

【生产企业】新疆维吾尔药业有限责任公司

第五章

傣族成药

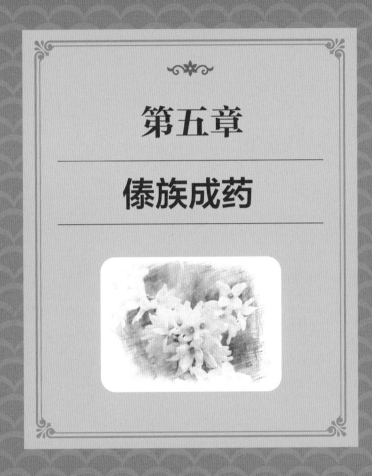

一、内科用药

双姜胃痛丸

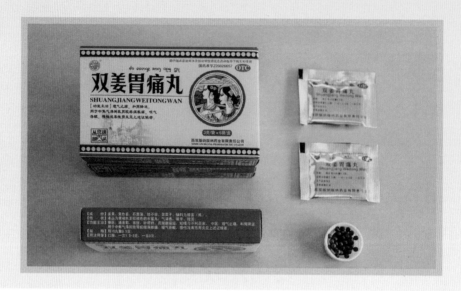

【药品名称】双姜胃痛丸，Shuangjiang Weitong Wan

【批准文号】国药准字Z20026657

【执行标准】WS-11105（ZD-1105）-2002-2012Z

【剂型】丸剂

【规格】每10丸重0.5克

【用法用量】口服。一次1.5～3克，一日3次。

【分类】非处方药（OTC）

【类别】温里剂（温中散寒剂）

【性状】本品为黄褐色至棕褐色的水蜜丸；气清香，味辛、微苦。

【成分】姜黄、紫色姜、石菖蒲、地不容、苦菜子，辅料为蜂蜜（炼）。

【功能主治】

傣医：通塞勒，塞拢，补塔铃。兵接崩接短，短嘎习不利恶来。

中医：理气止痛，和胃降逆。用于中焦气滞所致的胃脘痞满胀痛、嗳气吞酸；慢性浅表性胃炎见上述证候者。

【注意禁忌】孕妇、哺乳期妇女、糖尿病患者禁用；饮食宜清淡，忌烟、酒，忌食辛辣、生冷、油腻食物；忌情绪激动及生闷气；本品宜饭前服用或进食时服用；胃阴虚者（主要表现为口干欲饮、大便干结、小便短少）不宜服用；有严重的高血压、心脏病、肝病、肾病等慢性病者，应在医师指导下服用；服药3天后症状无缓解者，应去医院就诊；儿童、年老体弱者应在医师指导下服用；对本品过敏者禁用，过敏体质者慎用；儿童必须在成人监护下使用；请将本品放在儿童不能接触到的地方；如正在使用其他药品，使用本品前咨询医师或药师。

【贮藏】密封。

【生产企业】西双版纳版纳药业有限责任公司

叶下珠片

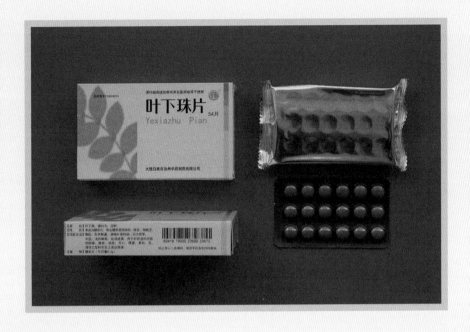

【药品名称】叶下珠片，Yexiazhu Pian

【批准文号】国药准字Z20026219

【执行标准】WS-10835(ZD-0835)-2002-2011Z

【剂型】片剂

【规格】糖衣片（片芯重0.3克）

【用法用量】口服。一次4～6片，一日3次，治疗慢性乙型肝炎以3个月为1个疗程。

【分类】处方药

【类别】清热剂（清肝胆湿热剂）

【性状】本品为糖衣片，除去糖衣显棕褐色；味苦、微酸涩。

【成分】叶下珠，辅料为淀粉。

【功能主治】

傣医：别菲解逼，通喃补塔档细，兵沙把晕。

中医：清热解毒，祛湿退黄。用于肝胆湿热所致的胁痛、腹胀、纳差、恶心、便溏、黄疸；急、慢性乙型肝炎见上述证候者。

【注意禁忌】有严重胃病者不宜服用；月经紊乱期慎用；定期复查肝、肾功能。

【贮藏】密封。

【生产企业】大理白族自治州中药制药有限公司

叶下珠胶囊

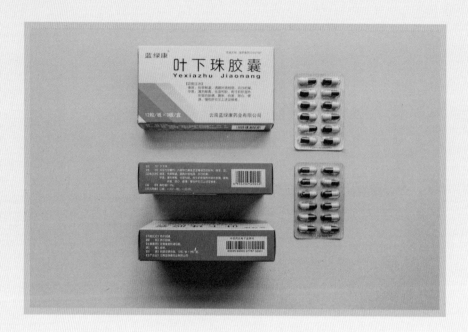

【药品名称】叶下珠胶囊，Yexiazhu Jiaonang

【批准文号】国药准字Z20027597

【执行标准】WS-11435（ZD-1435）-2002-2012Z

【剂型】胶囊剂

【规格】每粒装0.25克

【用法用量】口服。一次2～4粒，一日3次。

【分类】处方药

【类别】清热剂（清肝胆湿热剂）

【性状】本品为胶囊剂，内容物为黄绿色至褐绿色的粉末，味苦、涩。

【成分】叶下珠。

【功能主治】

傣医：别菲解逼，通喃补塔档细，兵沙把案。

中医：清热解毒，祛湿利胆。用于肝胆湿热所致的胁痛、腹胀、纳差、恶心、便溏；慢性肝炎见上述证候者。

【注意禁忌】定期复查肝、肾功能。

【贮藏】密封。

【生产企业】云南蓝绿康药业有限公司

回心康片

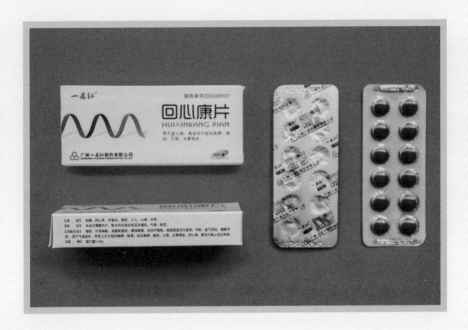

【药品名称】回心康片，Huixinkang Pian

【批准文号】国药准字Z20026037

【执行标准】WS-10737（ZD-0737）-2002-2011Z

【剂型】片剂

【规格】每片重0.36克

【用法用量】口服。一次5片，一日3次。

【分类】处方药

【类别】祛瘀剂（养血活血剂）

【性状】本品为薄膜衣片，除去包衣后显灰棕至灰褐色；气微，味苦。

【成分】钩藤、大叶藓、何首乌、黄芪、三七、山楂、甘草。

【功能主治】

傣医：补塔喃勒，通塞勒塞拢，噢拢哦摆。拢旧斤喝栽，栽线栽歪贺办答来。

中医：益气活血，镇静平肝。用于气虚血瘀、肝阳上亢引起的胸痹、胸闷、心悸、头晕等症；冠心病、高血压见上述证候者。

【注意禁忌】感冒时应暂停服用。

【贮藏】密封。

【生产企业】广州一品红制药有限公司

血尿安胶囊

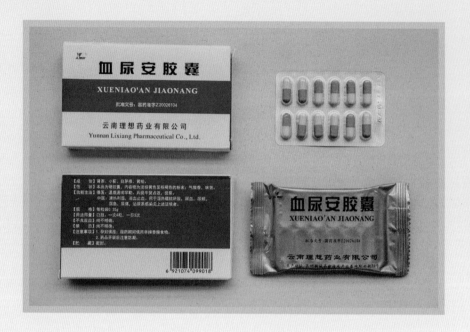

【药品名称】血尿安胶囊，Xueniao'an Jiaonang

【批准文号】国药准字Z20026104

【执行标准】WS-10793（ZD-0793）-2002-2012Z

【剂型】胶囊剂

【规格】每粒装0.35克

【用法用量】口服。一次4粒，一日3次。

【分类】处方药

【类别】祛湿剂（清热通淋剂）

【性状】本品为硬胶囊，内容物为淡棕黄色至棕褐色的粉末；气微香，味苦。

【成分】肾茶、小蓟、白茅根、黄柏。

【功能主治】

傣医：退埋通嗬罕勒。兵拢牛贺占波，拢泵。

中医：清热利湿，凉血止血。用于湿热蕴结所致的尿血、尿频、尿急、尿痛；尿路感染见上述证候者。

【注意禁忌】孕妇慎服；服药期间慎用辛辣香燥食物；药品开袋后注意防潮。

【贮藏】密封。

【生产企业】云南理想药业有限公司

灯盏生脉胶囊

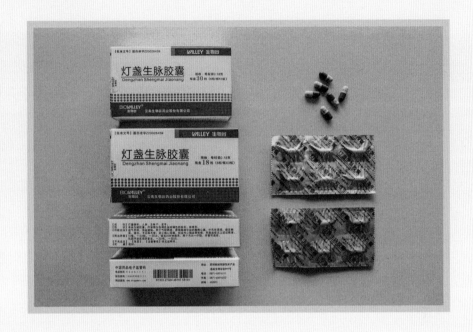

【药品名称】灯盏生脉胶囊，Dengzhan Shengmai Jiaonang

【批准文号】国药准字Z20026439

【执行标准】2010年版《中华人民共和国药典》

【剂型】胶囊剂

【规格】每粒装0.18克

【用法用量】口服。一次2粒，一日3次，饭后30分钟服用。两个月为1个疗程，疗程可连续。巩固疗效或预防复发，一次1粒，一日3次。

【分类】处方药

【类别】祛瘀剂（行气活血剂）

【性状】本品为硬胶囊，内容物为灰褐色至棕褐色的粉末；味微苦。

【成分】灯盏细辛、人参、五味子、麦冬。

【功能主治】益气养阴，活血健脑。用于气阴两虚、瘀阻脑络引起的胸痹心痛、中风后遗症，症见痴呆、健忘、手足麻木；冠心病、心绞痛、缺血性心脑血管疾病、高脂血症见上述证候者。

【注意禁忌】脑出血急性期禁用。

【贮藏】密封。

【生产企业】云南生物谷药业股份有限公司

肾茶袋泡茶

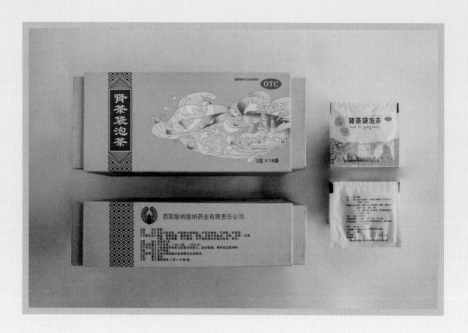

【药品名称】肾茶袋泡茶，Shencha Daipao Cha
【批准文号】国药准字Z20026660
【执行标准】WS-10797（ZD-0797）-2002-2012Z
【剂型】茶剂
【规格】每袋装3克。
【用法用量】开水泡服。一次3～6克，一日3次。
【分类】非处方药（OTC）
【类别】祛湿剂（清热通淋剂）
【性状】本品为袋泡茶，内容物为植物茎、叶混合粗粉；气微香，味微苦。
【成分】肾茶。
【功能主治】
傣医：鲜黄鲜逼，通难奥优，转载；兵拢牛哈战波、优接、优敢、优黄。
中医：清热解毒，利水通淋。用于膀胱湿热所致的尿急、尿热。
【注意禁忌】忌食辛辣刺激性食物；不宜在服药期间同时服用温补性中药；有严重的心脏病、肝病、糖尿病、肾病等慢性病者，应在医师指导下服用；经期及哺乳期妇女慎用，儿童、孕妇及年老体弱者应在医师指导下服用；如出现小便淋漓涩痛，应及时去医院就诊；服药期间如出现其他不适，应到医院就诊；服药3天后症状无缓解者，应去医院就诊；对本品过敏者禁用，过敏体质者慎用；请将本品放在儿童不能接触到的地方；如正在使用其他药品，使用本品前咨询医师或药师；如与其他药物同时使用可能会发生药物相互作用，详情请咨询医师或药师。
【贮藏】密封。
【生产企业】西双版纳版纳药业有限责任公司

珠子肝泰胶囊

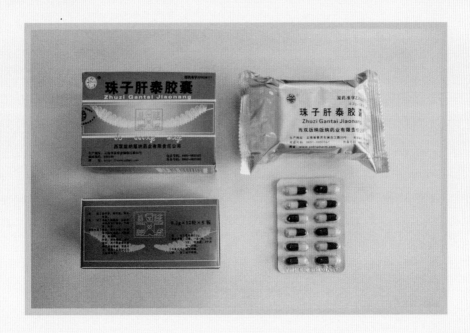

【药品名称】珠子肝泰胶囊，Zhuzi Gantai Jiaonang

【批准文号】国药准字Z20026111

【执行标准】WS-10797（ZD-0797）-2002-2012Z

【剂型】胶囊剂

【规格】每粒装0.2克

【用法用量】口服。一次4粒，一日3次，饭后服，3个月为1个疗程。

【分类】处方药

【类别】祛瘀剂（化瘀宽胸剂）

【性状】本品为硬胶囊，内容物为黄棕色的粉末；气微香，味苦。

【成分】珠子草、青叶胆、黄芪、甘草。

【功能主治】

傣医：别菲补喃，补塔菲列塔铃退案·兵沙把案，案誉蒿。

中医：清热利湿，益气健肝。用于脾虚湿热所致的胸胁胀痛、倦怠无力、便溏；乙型肝炎见上述证候者。

【注意禁忌】有严重胃病者慎用。

【贮藏】密封。

【生产企业】西双版纳版纳药业有限责任公司

益阴消渴胶囊

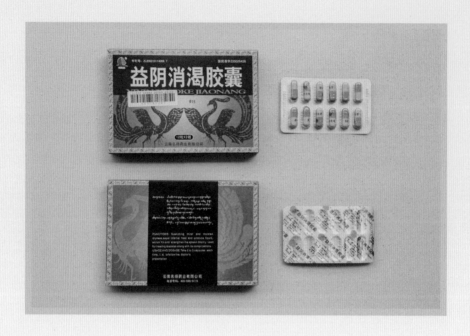

【药品名称】益阴消渴胶囊，Yiyinxiaoke Jiaonang

【批准文号】国药准字Z20025428

【执行标准】WS-10342（ZD-0342）-2002-2012Z

【剂型】胶囊剂

【规格】每粒装0.5克

【用法用量】口服。一次2～3粒，一日3次；或遵医嘱。

【分类】处方药

【类别】扶正剂（益气养阴剂）

【性状】本品为硬胶囊，内容物为棕黄色粉末；味苦。

【成分】野苦瓜、葛根、荔枝核、山药。

【功能主治】

傣医：补塔喃别菲，兵优汪，优响，多约多温。

中医：益气养阴，清热生津。用于气阴不足所致的消渴，以及2型糖尿病见上述证候者。

【注意禁忌】定期复查血糖。

【贮藏】密封。

【生产企业】云南名扬药业有限公司

惠血生胶囊

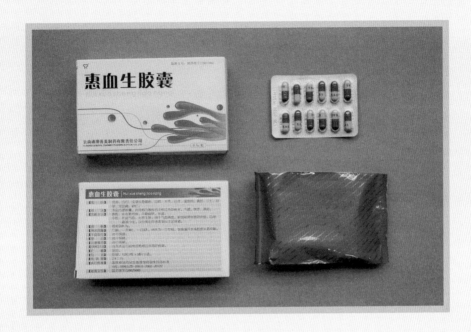

【药品名称】惠血生胶囊，Huixuesheng Jiaonang

【批准文号】国药准字Z20025066

【执行标准】WS-10061（ZD-0061）-2002-2012Z

【剂型】胶囊剂

【规格】每粒装0.3克

【用法用量】口服。一次4粒，一日3次，15天为1个疗程。饭前以温开水或低度米酒冲服。

【分类】处方药

【类别】扶正剂（气血双补剂）

【性状】本品为硬胶囊，内容物为黄棕色至棕红色的粉末；气微，味苦、微甜。

【成分】党参、当归、虫草头孢菌粉、山药、大枣、白术、龙眼肉、黄芪、三七、甘草、龙血竭、砂仁。

【功能主治】

傣医：补塔勒塔拢，兵勒拢软，多温。

中医：补益气血，化瘀生新。用于气血两虚、瘀血阻滞所致的贫血、白细胞减少症，以及放化疗患者见以上证候者。

【注意禁忌】尚不明确。

【贮藏】密封。

【生产企业】云南康健善美制药有限责任公司

舒心通脉胶囊

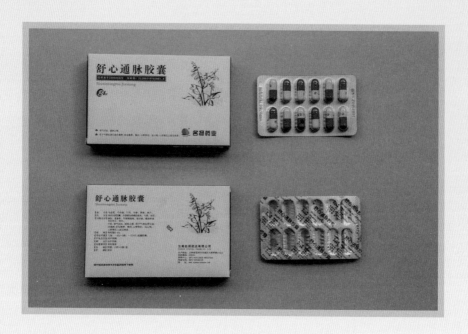

【药品名称】舒心通脉胶囊，Shuxintongmai Jiaonang

【批准文号】国药准字Z20025429

【执行标准】WS-10343（ZD-0343）-2002-2012Z

【剂型】胶囊剂

【规格】每粒装0.45克

【用法用量】口服。一次2～3粒，一日3次；或遵医嘱。

【分类】处方药

【类别】祛瘀剂（化瘀通脉剂）

【性状】本品为硬胶囊，内容物为棕褐色粉末；气香，味苦。

【成分】马齿苋、千年健、川芎、丹参、降香、冰片。

【功能主治】

傣医：通塞勒，罕接嗷拢哦。拢旧裁，载线勒拢很松贺办，满来。

中医：理气活血，通络止痛。用于气滞血瘀引起的胸痹、胸闷、心悸等症；冠心病、心绞痛见上述证候者。

【注意禁忌】孕妇慎服。

【贮藏】密封。

【生产企业】云南名扬药业有限公司

二、外科用药

七味解毒活血膏

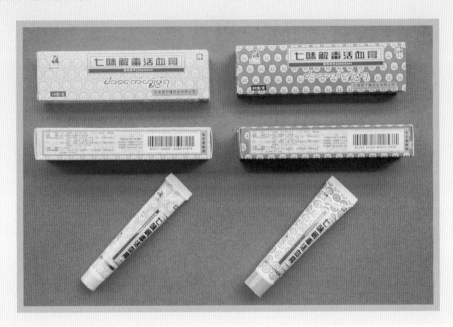

【药品名称】七味解毒活血膏，Qiwei Jiedu Huoxue Gao

【批准文号】国药准字Z20026244

【执行标准】WS-10858（ZD-0858）-2002-2012Z

【剂型】软膏剂

【规格】每支装10克；每支装20克

【用法用量】外用。一次0.5～1克，涂搽患处。软组织损伤者，涂搽本品后，再按摩5～10分钟。

【分类】处方药

【类别】清热剂（清热解毒剂）

【性状】本品为黄绿色至黄棕色的软膏。

【成分】儿茶、鱼腥草、墨旱莲、苏木、五倍子、两面针、薄荷脑。

【功能主治】

傣医：通塞勒塞拢，退埋罕接，解逼。阻伤，菲埋喃黄罗兵洞休占。接贺耙，接路多火丹。

中医：清热，活血，止痛。用于软组织损伤、浅Ⅱ度烧伤、肩周炎、关节炎、疔疮等。

【注意禁忌】应遵医嘱使用；皮肤过敏者慎用；局部皮肤有破损感染者慎用。

【贮藏】密闭，避光。

【生产企业】红云制药（玉溪）有限公司

虎杖矾石搽剂

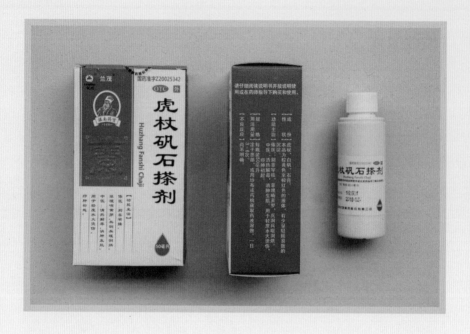

【药品名称】虎杖矾石搽剂，Huzhang Fanshi Chaji

【批准文号】国药准字 Z20025342

【执行标准】WS-10274（ZD-0274）-2002-2012Z

【剂型】搽剂

【规格】每瓶装50毫升

【用法用量】涂于患部，或用纱布或药棉蘸取药液湿敷。一日3～6次。

【分类】非处方药（OTC）

【类别】清热剂（清热解毒剂）

【性状】本品为棕黄色至棕红色的液体，有少量轻摇易散的沉淀。

【成分】虎杖、白矾、石膏。

【功能主治】

傣医：别菲罕接，菲埋喃黄罗，兵洞兵暖洞烘。

中医：清热解毒，消肿生肌。用于轻度水火烫伤、疖肿初起。

【注意禁忌】本品为外用药，禁止内服；切勿接触眼睛、口腔等黏膜处；孕妇慎用，儿童应在医师指导下使用；水火烫伤面积较大者，应去医院就诊；烫伤局部用药一定要注意清洁干净，在清洁环境下最好采用暴露疗法；本药使用时应注意全身情况，如有恶寒发热等症状时，应及时去医院就诊；用药后局部出现皮疹等过敏表现者应停用；用药2～3天后症状无缓解或创面有脓苔者，应去医院就诊；对本品及酒精过敏者禁用，过敏体质者慎用；本品性状发生改变时禁止使用；儿童必须在成人监护下使用；请将本品放在儿童不能接触到的地方；如正在使用其他药品，使用本品前请咨询医师或药师。

【贮藏】密封，置阴凉处（不超过20℃）。

【生产企业】云南龙发制药股份有限公司

润伊容胶囊

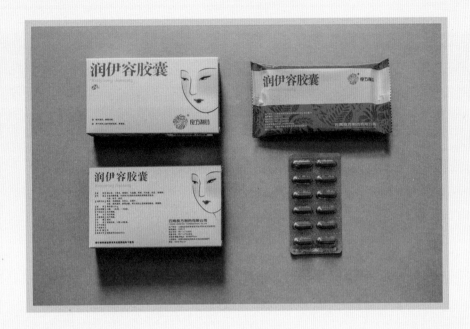

【药品名称】润伊容胶囊，Runyirong Jiaonang

【批准文号】国药准字Z20027531

【执行标准】WS-11409（ZD-1409）-2002

【剂型】胶囊剂

【规格】每粒装0.35克

【用法用量】口服。一次2粒，一日3次。

【分类】处方药

【类别】清热剂（清热解毒剂）

【性状】本品为硬胶囊，内容物为红棕色至棕褐色的颗粒及粉末；气香，味苦、微涩。

【成分】蒲公英、千里光、侧柏叶、川木通、大血藤、柴胡、白芷、皂角刺。

【功能主治】

傣医：别菲解逼。兵休占，兵那干。

中医：疏风清热，解毒消痤。用于风热上逆所致的痤疮、黄褐斑。

【注意禁忌】尚不明确。

【贮藏】密封。

【生产企业】云南良方制药有限公司

三、妇科用药

龙血竭片（肠溶衣）

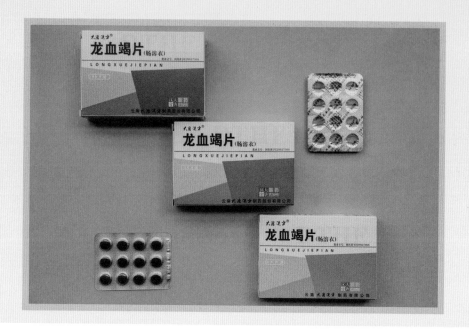

【药品名称】龙血竭片（肠溶衣），Longxuejie Pian

【批准文号】国药准字Z20027068

【执行标准】WS-11299（ZD-1299）-2002-2016Z

【剂型】片剂

【规格】基片重0.4克

【用法用量】口服。一次4～6片，一日3次；或遵医嘱。

【分类】处方药

【类别】活血化瘀剂

【性状】本品为肠溶衣片，除去包衣显示红棕色至暗红棕色；气微，味淡，嚼之有粘牙感。

【成分】龙血竭。

【功能主治】活血散瘀，定痛止血，敛疮生肌。用于跌打损伤、瘀血作痛、妇女气血凝滞、外伤出血、脓疮久不收口，以及慢性结肠炎所致的腹痛、腹泻等症。

【注意禁忌】孕妇忌服；饭前服用，用药期间忌食酸、碱性食物。

【贮藏】密封。

【生产企业】云南大唐汉方制药有限公司

龙血竭含片

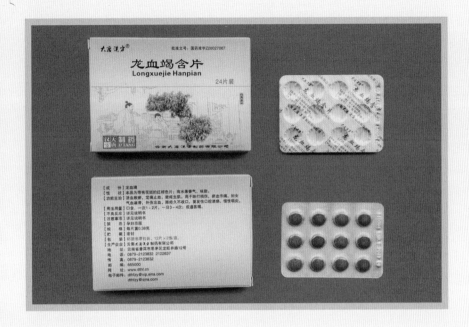

【药品名称】龙血竭含片，Longxuejie Hanpian

【批准文号】国药准字Z20027067

【执行标准】WS-11298（ZD-1298）-2002-2011Z

【剂型】片剂

【规格】每片重0.38克。

【用法用量】口含。一次1～2片，一日3～4次；或遵医嘱。

【分类】处方药

【类别】活血化瘀剂

【性状】本品为带有花斑的红棕色片；有水果香气，味甜。

【成分】龙血竭。

【功能主治】活血散瘀，定痛止血，敛疮生肌。用于跌打损伤、瘀血作痛、妇女气血凝滞、外伤出血、脓疮久不收口、复发性口腔溃疡、慢性咽炎。

【注意禁忌】孕妇忌服。

【贮藏】密封。

【生产企业】云南大唐汉方制药有限公司

龙血竭胶囊

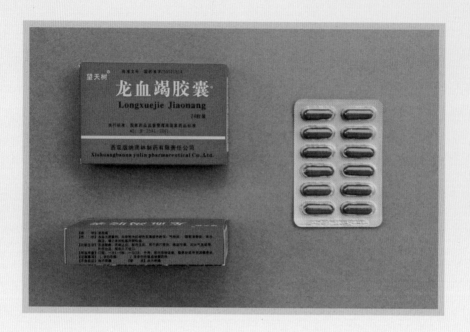

【药品名称】龙血竭胶囊，Longxuejie Jiaonang

【批准文号】国药准字Z53021514

【执行标准】WS₃-B-2541-2001

【剂型】胶囊剂

【规格】每粒装0.3克

【用法用量】口服，一次4～6粒，一日3次；外用，取内容物适量，敷患处或用酒调敷患处。

【分类】处方药

【类别】活血化瘀剂

【性状】本品为胶囊剂，内容物为红棕色至黑棕色粉末；气特异，微有清香味；味淡、微涩，嚼之有炭粒感并微粘齿。

【成分】龙血竭。

【功能主治】活血散瘀，定痛止血，敛疮生肌。用于跌打损伤、瘀血作痛、妇女气血凝滞、外伤出血、脓疮久不收口。

【注意禁忌】孕妇忌服；深度创伤禁直接敷药粉。

【贮藏】密封。

【生产企业】西双版纳雨林制药有限责任公司

乳癖清片

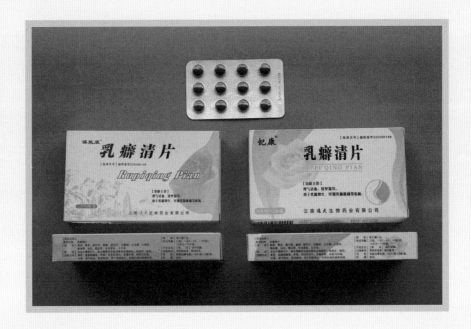

【药品名称】乳癖清片，Rupiqing Pian

【批准文号】国药准字Z20090168

【执行标准】YBZ03252009

【剂型】片剂

【规格】每片重0.3克

【用法用量】口服。一次3～4片，一日3次，14天为1个疗程。

【分类】处方药

【类别】消肿散结剂

【性状】本品为薄膜衣片，除去薄膜衣后显浅黄色至深棕色；味微苦、略涩。

【成分】柴胡、青皮、蒲公英、重楼、五气朝阳草、瓜蒌皮、土木香、山慈姑、鹿角霜、当归、夏枯草、冬虫夏草、土贝母。

【功能主治】

傣医：通塞勒塞拢，罕接。兵农杆农内，农暖农接，纳勒马农接。

中医：理气活血，软坚散结。用于乳腺增生、经期乳腺胀痛等疾病。

【注意禁忌】肾脏病患者、孕妇禁用。

【贮藏】密封。

【生产企业】云南通大生物药业有限公司

乳癖清胶囊

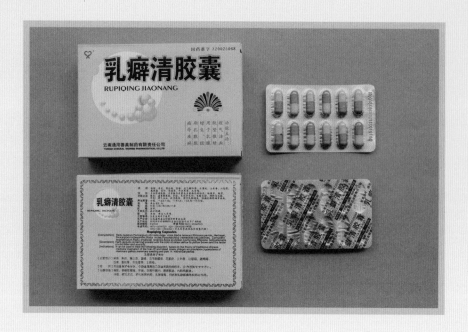

【药品名称】乳癖清胶囊，Rupiqing Jiaonang

【批准文号】国药准字Z20025068

【执行标准】WS-10063（ZD-0063）-2002-2012Z

【剂型】胶囊剂

【规格】每粒装0.3克

【用法用量】口服。一次3～4粒，一日3次，14天为1个疗程。

【分类】处方药

【类别】消肿散结剂

【性状】本品为硬胶囊，内容物为淡黄色至黄褐色的粉末；味微苦、略涩。

【成分】柴胡、青皮、蒲公英、重楼、五气朝阳草、瓜蒌皮、土木香、山慈姑、鹿角霜、当归、夏枯草、冬虫夏草、土贝母。

【功能主治】

傣医：通塞勒塞拢，罕接。兵农杆农内，农暖农接，纳勒马农接。

中医：理气活血，软坚散结。用于乳腺增生、经期乳腺胀痛等疾病。

【注意禁忌】孕妇、新生儿禁用；在医生指导下使用。

【贮藏】密封。

【生产企业】云南康健善美制药有限公司

消结安口服液

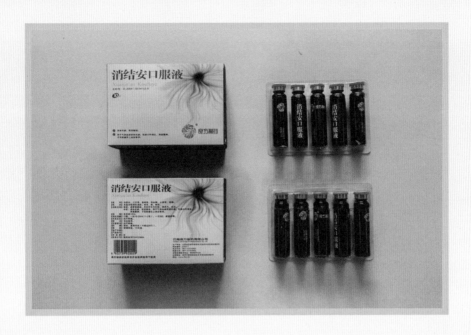

【药品名称】消结安口服液，Xiaojiean Koufuye

【批准文号】国药准字Z20025884

【执行标准】WS-10646（ZD-0646）-2002-2012Z

【剂型】口服溶液剂

【规格】每支装10毫升

【用法用量】口服。一次10～20毫升（1～2支），一日3次；或遵医嘱。

【分类】处方药

【类别】消肿散结剂

【性状】本品为棕褐色液体；味苦、甜、微涩。

【成分】功劳木、三叉苦、益母草、连翘、鸡血藤、土茯苓。

【功能主治】

傣医：通塞勒塞拢，兵农杆农内农接，混兵内，兵办。

中医：活血化瘀，软坚散结。用于气滞血瘀所致乳癖、乳腺小叶增生、卵巢囊肿；子宫肌瘤见上述证候者。

【注意禁忌】孕妇禁用。

【贮藏】密封。

【生产企业】云南良方制药有限公司

消结安胶囊

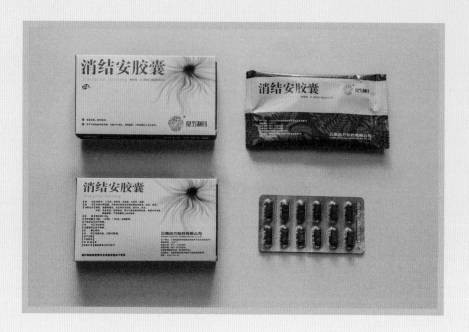

【药品名称】消结安胶囊，Xiaojiean Jiaonang

【批准文号】国药准字Z20025617

【执行标准】WS-10433（ZD-0433）-2002

【剂型】胶囊剂

【规格】每片装0.38克

【用法用量】口服。一次2粒，一日3次；或遵医嘱。

【分类】处方药

【类别】消肿散结剂

【性状】本品为硬胶囊，内容物为棕色至棕褐色颗粒和粉末；味苦、微涩。

【成分】功劳木、三叉苦、益母草、连翘、鸡血藤、土茯苓。

【功能主治】

傣医：通塞勒塞拢，兵农杆农内农接，混兵内，兵办。

中医：活血化瘀，软坚散结。用于气滞血瘀所致乳癖、乳腺小叶增生、卵巢囊肿；子宫肌瘤见上述证候者。

【注意禁忌】孕妇禁用。

【贮藏】密封。

【生产企业】云南良方制药有限公司

四、骨伤用药

玄驹胶囊

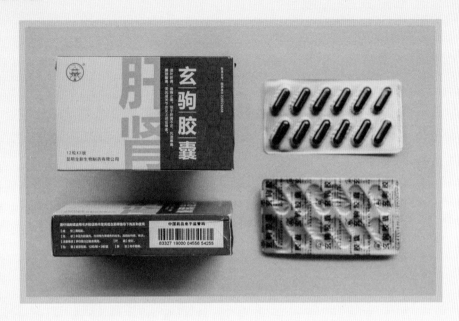

【药品名称】玄驹胶囊，Xuanju Jiaonang

【批准文号】国药准字Z20026658

【执行标准】WS-11106（ZB-1106）-2002-2012Z

【剂型】胶囊剂

【规格】每粒装0.5克

【用法用量】口服。一次4粒，一日2次。

【分类】处方药

【类别】活血通络剂（内服药）

【性状】本品为胶囊剂，内容物为黑褐色的粉末；具蚂蚁特臭，味淡。

【成分】黑蚂蚁。

【功能主治】

傣医：补塔都档细，罕塔档哈。通塞勒塞拢。贺冒多温，冒咪响，接腰，兵拢梅兰申，拢沙喉

中医：滋补肝肾，通络止痛。用于肝肾不足，风湿痹痛，腰膝酸痛；类风湿关节炎见上述证候者。

【注意禁忌】对异性蛋白过敏者慎用。

【贮藏】密封。

【生产企业】昆明梓橦宫全新生物制药有限公司

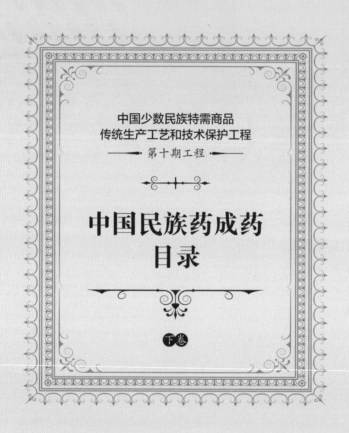

中国少数民族特需商品
传统生产工艺和技术保护工程
· 第十期工程 ·

中国民族药成药
目录

下卷

第六章

彝族成药

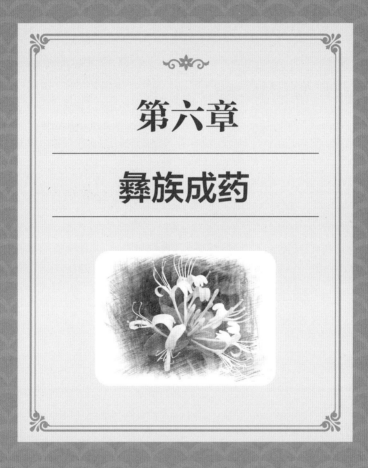

一、内科用药

天胡荽愈肝片

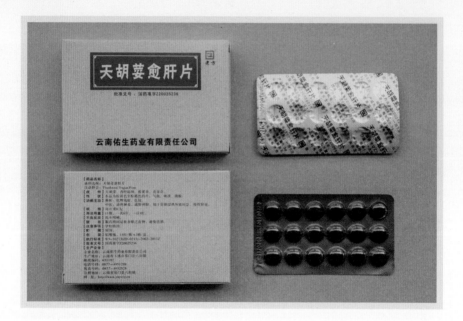

【药品名称】天胡荽愈肝片，Tianhusui Yugan Pian

【批准文号】国药准字Z20025236

【执行标准】WS-10213（ZD-0213）-2002-2011Z

【剂型】片剂

【规格】每片重0.3克

【用法用量】口服。一次6片，一日3次。

【分类】处方药

【类别】清热剂（清肝胆湿热剂）

【性状】本品为棕黄色至棕褐色的片；气微，味淡、微酸。

【成分】天胡荽、杏叶防风、酢浆草、虎掌草。

【功能主治】

彝医：色呷渴奴，色奴。

中医：清热解毒，疏肝利胆。用于肝胆湿热所致的急、慢性肝炎。

【注意禁忌】孕妇慎用；服药期间忌食香燥之食物，避免饮酒。

【贮藏】密封。

【生产企业】云南佑生药业有限责任公司

云胃宁胶囊

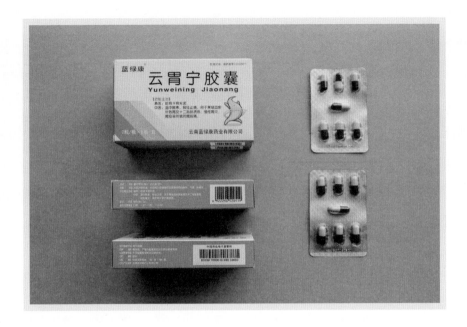

【药品名称】云胃宁胶囊，Yunweining Jiaonang

【批准文号】国药准字Z20026811

【执行标准】WS-11176（ZD-1176）-2002-2012Z

【剂型】胶囊剂

【规格】每粒装0.2克

【用法用量】口服。一次1～2粒，一日3次。

【分类】处方药

【类别】温里剂（温中散寒剂）

【性状】本品为硬胶囊，内容物为淡黄棕色至深黄棕色的粉末；气微，味微苦。

【成分】曼陀罗叶（制）、岩白菜（炒）。

【功能主治】

彝医：哈背卡育米诺。

中医：温中散寒，解痉止痛。用于寒凝血瘀型胃及十二指肠溃疡、慢性胃炎、胃痉挛所致的胃脘痛。

【注意禁忌】青光眼、严重心脏疾患及对本药过敏者忌服；服药期间忌服姜、茶、甘草等；服药后可出现口干，偶见面潮红，无须处理，可自行缓解；不可超量服用。

【贮藏】密封。

【生产企业】云南蓝绿康药业有限公司

丹灯通脑胶囊

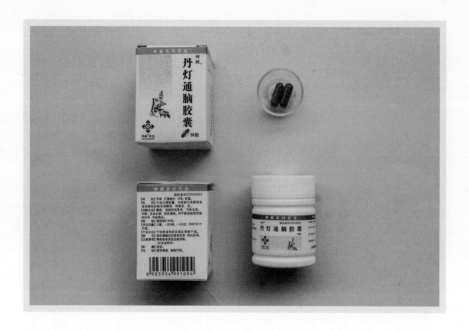

【药品名称】丹灯通脑胶囊，Dandeng Tongnao Jiaonang

【批准文号】国药准字Z20026053

【执行标准】WS-10751（ZD-10751）-2002-2011Z

【剂型】胶囊剂

【规格】每粒装0.35克

【用法用量】口服。一次4粒，一日3次，30天为1个疗程。

【分类】处方药

【类别】祛瘀剂（清热开窍剂）

【性状】本品为硬胶囊，内容物为浅黄棕色至深棕色的粉末或颗粒；味微苦、涩。

【成分】丹参、灯盏细辛、川芎、粉葛。

【功能主治】

彝医：涡格怒涡革衣，习咪且奴。

中医：活血化瘀，祛风通络。用于瘀血阻络所致的中风之中经络证。

【注意禁忌】急性期脑出血患者忌用；孕妇忌用；胃病患者宜饭后服用；药品性状发生改变时禁止使用；请将此药品放在儿童不能接触到的地方。

【贮藏】密封。

【生产企业】云南神威施普瑞药业有限公司

丹参益心胶囊

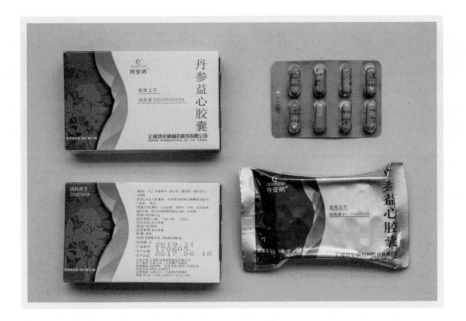

【药品名称】丹参益心胶囊，Danshen Yixin Jiaonang

【批准文号】国药准字20026028

【执行标准】WS-10732（ZD-0732）-2002-2012Z

【剂型】胶囊剂

【规格】每粒装0.4克

【用法用量】口服。一次3～4粒，一日3次。

【分类】处方药

【类别】祛瘀剂（行气活血剂）

【性状】本品为胶囊剂，内容物为棕褐色细颗粒及粉末；气微香，味苦。

【成分】三七、大叶藓、灯盏细辛、紫丹参、制何首乌、延胡索。

【功能主治】

彝医：乌诺衣诺，者者叶。

中医：活血化瘀，通络止痛。用于瘀血阻滞所致的冠心病、心绞痛。

【注意禁忌】孕妇禁用。

【贮藏】密封。

【生产企业】云南特安呐制药股份有限公司

石椒草咳喘颗粒

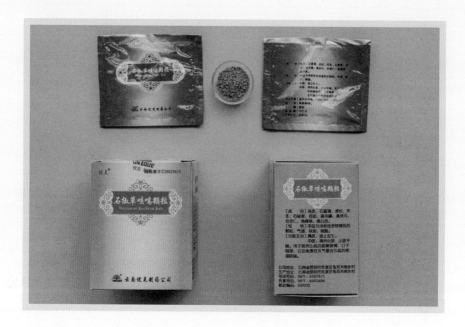

【药品名称】石椒草咳喘颗粒，Shijiaocao Kechuan Keli

【批准文号】国药准字Z20025635

【执行标准】WS-10449（ZD-0449）-2002-2010Z

【剂型】颗粒剂

【规格】每袋装8克

【用法用量】温开水冲服。一次8～16克，一日3～4次。

【分类】处方药

【类别】化痰止咳平喘剂（清热化痰剂）

【性状】本品为浅棕色至棕褐色的颗粒；气香，味甜、微酸。

【成分】陈皮、石菖蒲、虎杖、天冬、石椒草、百部、通关藤、臭灵丹、苦杏仁、鱼腥草、桑白皮。

【功能主治】

彝医：搓止拉七。

中医：清热化痰，止咳平喘。用于肺热引起的咳嗽痰稠、口干咽痒，以及急、慢性支气管炎引起的痰湿咳喘。

【注意禁忌】孕妇、哺乳期妇女禁用；糖尿病患者禁服。

【贮藏】密封。

【生产企业】云南优克制药公司

龙灯胶囊

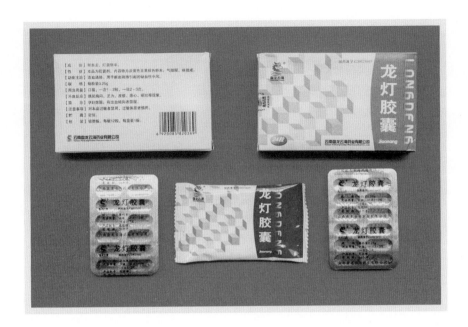

【药品名称】龙灯胶囊，Longdeng Jiaonang

【批准文号】国药准字Z20025605

【执行标准】WS-10424（ZD-0424）-2002-2012Z

【剂型】胶囊剂

【规格】每粒装0.25克

【用法用量】口服。一次1～2粒，一日2～3次。

【分类】处方药

【类别】祛瘀药（祛风通络剂）

【性状】本品为胶囊剂，内容物为淡黄色至黄棕色粉末；气微腥，味微咸。

【成分】鲜赤龙、灯盏细辛。

【功能主治】活血通络。用于瘀血阻络引起的缺血性中风。

【注意禁忌】孕妇禁服；有出血倾向者禁服；对本品过敏者禁用，过敏体质者慎用。

【贮藏】密封。

【生产企业】云南盘龙云海药业有限公司

龙金通淋胶囊

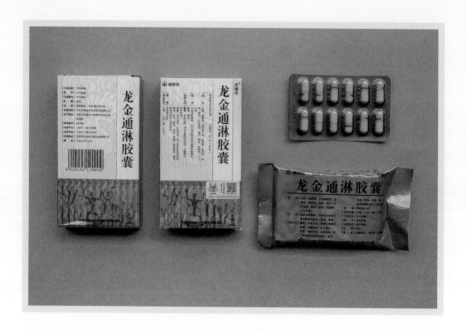

【药品名称】龙金通淋胶囊，Longjin Tonglin Jiaonang

【批准文号】国药准字Z20025499

【执行标准】WS-10375（ZD-0375）-2002-2012Z

【剂型】胶囊

【规格】每粒装0.46克

【分类】处方药

【类别】祛湿剂（清热通淋剂）

【用法用量】口服。一次2～3粒，一日3次。

【性状】本品为胶囊剂，内容物为棕褐色至棕黑色的粉末；味苦，微涩。

【成分】龙胆、鱼腥草、白花蛇舌草、金钱草、紫丹参、地黄、栀子、竹叶柴胡、黄芪、茯苓、人工牛黄等。

【功能主治】

彝医：夫色丕渣，西弗色哩哩诺奴诺，夫撒凯奴，吐土希合。

中医：清热利湿，化瘀通淋。用于湿热瘀阻所致的淋证，症见尿急、尿频、尿痛；前列腺炎、前列腺增生症见上述证候者。

【注意禁忌】尚不明确。

【贮藏】密封。

【生产企业】云南希陶绿色药业股份有限公司

龙泽熊胆胶囊（熊胆丸）

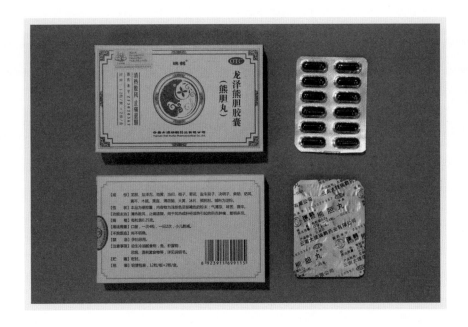

【药品名称】龙泽熊胆胶囊（熊胆丸），Longze Xiongdan Jiaonang

【批准文号】国药准字Z53020367

【执行标准】2010年版《中华人民共和国药典》（第一增补本）

【剂型】胶囊剂

【规格】每粒装0.25克

【用法用量】口服。一次4粒，一日2次；小儿酌减。

【分类】非处方药（OTC）

【类别】清热剂（清肝胆湿热剂）

【性状】本品为硬胶囊，内容物为浅棕色至棕褐色的粉末；气清凉，味苦、微辛。

【成分】龙胆、盐泽泻、地黄、当归、栀子、菊花、盐车前子、决明子、柴胡、防风、黄芩、木贼、黄连、薄荷脑、大黄、冰片等，辅料为淀粉。

【功能主治】清热散风，止痛退翳。用于风热或肝经湿热引起的目赤肿痛、羞明多泪。

【注意禁忌】孕妇忌用；忌食生冷、油腻、刺激性食物，鱼、虾腥物，忌烟、酒；肝肾不足引起头晕眼花、迎风流泪及脾胃虚寒、大便稀溏者慎用；服药3天后症状未减轻者，应到医院就诊；对本品过敏者禁用，过敏体质者慎用；本品性状发生改变时禁止使用；儿童必须在成人的监护下使用；请将本品放在儿童不能接触到的地方；如正在使用其他药品，使用本品前请咨询医师或药师。

【贮藏】密封。

【生产企业】云南大理瑞鹤药业有限公司

平眩胶囊

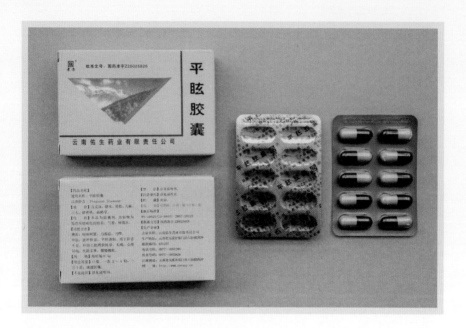

【药品名称】平眩胶囊，Pingxuan Jiaonang

【批准文号】国药准字Z20025826

【执行标准】WS-10603（ZD-0603）-2002-2012Z

【剂型】胶囊剂

【规格】每粒装0.5克

【用法用量】口服。一次2～4粒，一日3次；或遵医嘱。

【分类】处方药

【类别】扶正剂（滋补肝肾剂）

【性状】本品为胶囊剂，内容物为棕色至棕褐色的粉末；气香，味微苦。

【成分】万丈深、楤木、黄精、天麻、三七、猪殃殃、仙鹤草。

【功能主治】

彝医：呵咪呵夏，乃都荷，乃啰。

中医：滋补肝肾，平肝潜阳。用于肝肾不足、肝阳上扰所致的眩晕、头昏、心悸耳鸣、失眠多梦、腰膝酸软。

【注意禁忌】孕妇禁用；对本品及组方成分过敏者禁用；饭后服用；服药后2小时内忌食鱼、酸冷食物；使用本品期间，如出现任何不良事件或不良反应，请咨询医生/医师；如与其他药物同时使用，请咨询医生/医师。

【贮藏】密封。

【生产企业】云南佑生药业有限责任公司

百贝益肺胶囊

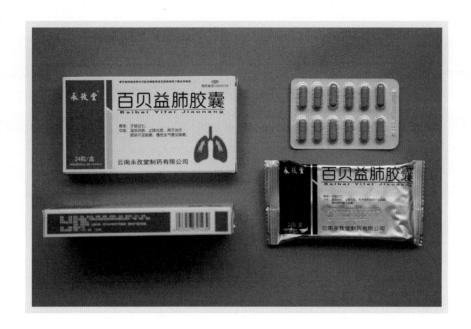

【药品名称】百贝益肺胶囊，Baibei Yifei Jiaonang

【批准文号】国药准字Z20025124

【执行标准】WS-10115（ZD-0115）-2002-2012Z

【剂型】胶囊剂

【规格】每粒装0.3克

【用法用量】口服。一次3～4粒，一日3次。

【分类】非处方药（OTC）

【类别】化痰止咳平喘剂（润肺化痰剂）

【性状】本品为硬胶囊，内容物为浅黄棕色至棕褐色的颗粒及粉末；气微，味甜、微苦。

【成分】百部、百合、浙贝母、桔梗、紫菀、功劳木、白及、海浮石、三七、甘草。

【功能主治】

彝医：子楚拉七。

中医：滋阴润肺，止咳化痰。用于肺阴不足咳嗽、慢性支气管炎咳嗽。

【注意禁忌】孕妇及有出血倾向者忌服；忌烟、酒，忌食辛辣、生冷、油腻食物；不宜在服药期间同时服用滋补性中药；有支气管扩张、肺脓肿、肺心病、肺结核的患者，出现咳嗽时应去医院就诊；儿童、年老体弱者应在医师指导下服用；服药3天后症状无缓解者，应去医院就诊；对本品过敏者禁用，过敏体质者慎用；本品性状发生改变时禁止使用；儿童必须在成人的监护下使用；请将本品放在儿童不能接触到的地方；如正在使用其他药品，使用本品前请咨询医师或药师。

【贮藏】密封。

【生产企业】云南永孜堂制药有限公司

血塞通分散片

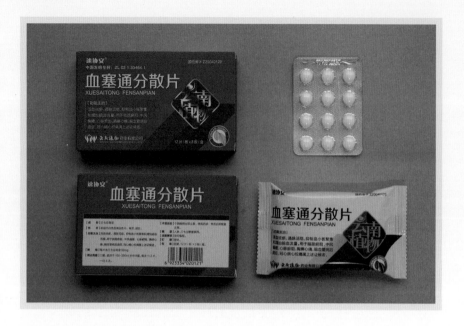

【药品名称】血塞通分散片，Xuesaitong Fensanpian

【批准文号】国药准字Z20040128

【执行标准】YBZ12792004-2010Z

【剂型】片剂

【规格】每片含三七总皂苷50毫克

【用法用量】口服，或溶于100～200毫升水中冲服，每次1～2片，一日3次。

【分类】处方药

【类别】祛瘀剂（行气活血剂）

【性状】本品为白色至类白色片；味苦、微甘。

【成分】三七总皂苷

【功能主治】活血祛瘀，通脉活络，抑制血小板聚集和增加脑血流量。用于脑络瘀阻、中风偏瘫，心脉瘀阻、胸痹心痛；脑血管病后遗症，冠心病、心绞痛见上述证候者。

【注意禁忌】对人参、三七过敏者禁用；孕妇慎用。

【贮藏】密封。

【生产企业】云南植物药业有限公司

灯台叶颗粒

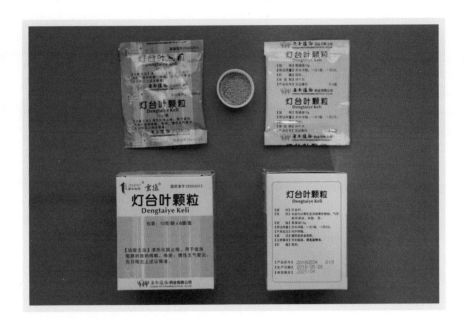

【药品名称】灯台叶颗粒，Dengtaiye Keli

【批准文号】国药准字Z53020312

【执行标准】2015年版《中华人民共和国药典》（一部）

【剂型】颗粒剂

【规格】每袋装10克

【用法用量】开水冲服。一次1袋，一日3次。

【分类】处方药

【类别】化痰止咳平喘剂（清热化痰剂）

【性状】本品为淡黄色至淡棕黄色颗粒；气芳香而清凉，味甜、苦。

【成分】灯台叶。

【功能主治】清热化痰止咳。用于痰热阻肺所致的咳嗽、咳痰；慢性支气管炎、百日咳见上述证候者。

【注意禁忌】糖尿病患者禁服；忌烟、酒，忌食辛辣、香燥、生冷、油腻食物；不宜在服药期间同时服用滋补性中药；本品性状发生改变时禁止使用；儿童必须在成人监护下使用；请将本品放在儿童不能接触到的地方；孕妇慎服；儿童用量酌减或遵医嘱。

【贮藏】密封。

【生产企业】云南植物药业有限公司

灯盏细辛颗粒

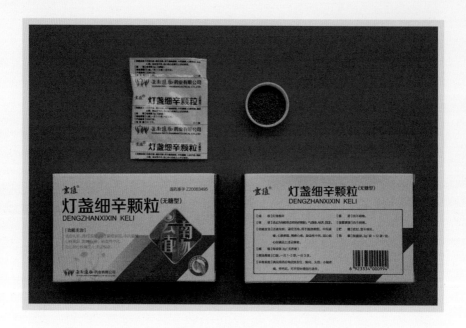

【药品名称】灯盏细辛颗粒，Dengzhanxixin Keli

【批准文号】国药准字Z20083495

【执行标准】2015年版《中华人民共和国药典》（一部）

【剂型】颗粒剂

【规格】每袋装3克（无蔗糖）

【用法用量】口服。一次1～2袋，一日3次。

【分类】处方药

【类别】祛瘀剂（祛风通络剂）

【性状】本品为绿棕色至棕色的颗粒；气微香，味苦、微涩。

【成分】灯盏细辛。

【功能主治】活血化瘀，通经活络。用于脑络瘀阻、中风偏瘫、心脉痹阻、胸痹心痛；缺血性中风、冠心病、心绞痛见上述证候者。

【注意禁忌】尚不明确。

【贮藏】密封，置干燥处。

【生产企业】云南植物药业有限公司

灯银脑通胶囊

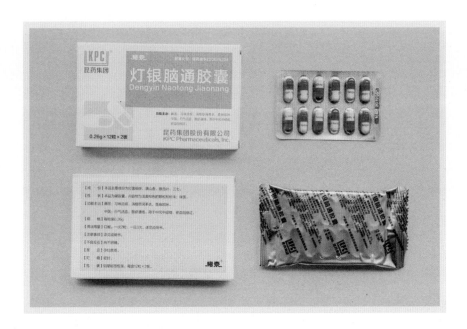

【药品名称】灯银脑通胶囊，Dengyin Naotong Jiaonang

【批准文号】国药准字Z20026228

【执行标准】WS-10842（ZD-0842）-2002-2012Z

【剂型】胶囊剂

【规格】每粒装0.26克

【用法用量】口服。一次2粒，一日3次，14天为1个疗程；或遵医嘱。

【分类】处方药

【类别】祛瘀剂（行气活血剂）

【性状】本品为硬胶囊，内容物为浅黄棕色的颗粒和粉末；味苦。

【成分】本品的主要成分为灯盏细辛、缬草、银杏叶、三七。

【功能主治】

彝医：习咪且奴，涡格怒涡革衣，查麻欧咪。

中医：行气活血，散瘀通络。用于中风中经络之瘀血阻络证。

【注意禁忌】孕妇禁用；连续用药不要超过14天；若发现不良反应，应立即停药，并进行相应的处理。

【贮藏】密封。

【生产企业】昆药集团股份有限公司

利胆解毒胶囊

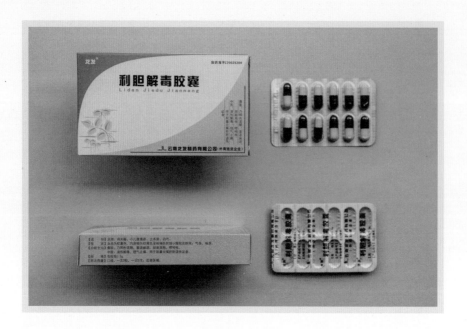

【药品名称】利胆解毒胶囊，Lidan Jiedu Jiaonang

【批准文号】国药准字Z20025384

【执行标准】WS-10311（ZD-0311）-2002-2011Z

【剂型】胶囊剂

【规格】每粒装0.5克

【用法用量】口服。一次2粒，一日3次；或遵医嘱。

【分类】处方药

【类别】清热剂（清肝胆湿热剂）

【性状】内容物为棕黄色至棕褐色的细小颗粒及粉末；气香，味苦。

【成分】龙胆、鸡矢藤、小儿腹痛草、土木香、白芍。

【功能主治】

彝医：乃呷色诺期，基诺麻诺，担施英拖，啰呣格。

中医：清热解毒，理气止痛。用于胆囊炎属肝胆湿热证者。

【注意禁忌】服药期间忌食酸冷、油腻食物。

【贮藏】密封。

【生产企业】云南龙发制药有限公司

肠胃舒胶囊

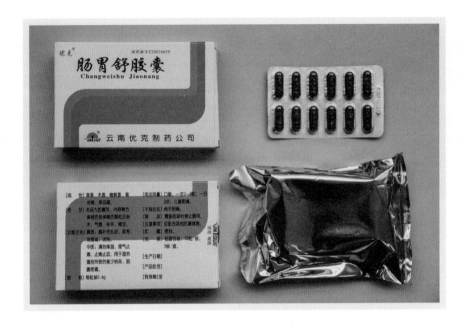

【药品名称】肠胃舒胶囊，Changweishu Jiaonang

【批准文号】国药准字Z20026659

【执行标准】WS-11107（ZD-1107）-2002-2011Z

【剂型】胶囊剂

【规格】每粒装0.4克

【用法用量】口服。一次3～5粒，一日3次；儿童酌减。

【分类】处方药

【类别】清热剂（清利肠胃湿热剂）

【性状】本品为胶囊剂，内容物为黄棕色至棕褐色的颗粒及粉末；气香，味辛，微涩。

【成分】草果、木香、蜘蛛香、紫地榆、草血竭。

【功能主治】

彝医：嗨补色扎奴，斯希，埃摆兹，诺别。

中医：清热燥湿，理气止痛，止痢止血。用于湿热蕴结所致的食少纳呆、脘腹疼痛。

【注意禁忌】胃肠痉挛时禁止服用；应配合其他抗菌措施。

【贮藏】密封。

【生产企业】云南优克制药公司

肠舒止泻胶囊

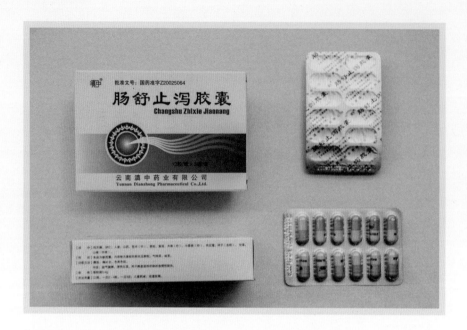

【药品名称】肠舒止泻胶囊，Changshu Zhixie Jiaonang

【批准文号】国药准字Z20025064

【执行标准】WS-10059（ZD-0059）-2002-2012Z

【剂型】胶囊剂

【规格】每粒装0.4克

【用法用量】口服。一次2～4粒，一日3次；儿童酌减；或遵医嘱。

【分类】处方药

【类别】清热剂（清利肠胃湿热剂）

【性状】本品为硬胶囊，内容物为黄棕色粉末及颗粒；气特异，味苦。

【成分】鸡矢藤、砂仁、人参、山药、苍术（炒）、黄柏、黄连、木香（炒）、小茴香（炒）、肉豆蔻、诃子（去核）、甘草、山楂（炒焦）。

【功能主治】

彝医：嗨补交，色希色奴。

中医：益气健脾、清热化湿。用于脾虚湿热所致的急、慢性肠炎。

【注意禁忌】孕妇忌服；服药期间忌食生冷、辛辣、油腻食物；儿童酌减。

【贮藏】密封。

【生产企业】云南滇中药业有限公司

肠舒片

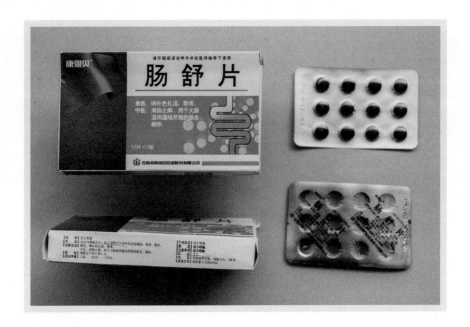

【药品名称】肠舒片，Changshu Pian

【批准文号】国药准字Z20025848

【执行标准】WS-10615（ZD-0615）-2002-2012Z

【剂型】片剂

【规格】薄膜衣片每片重0.3克

【用法用量】口服。一次4片，一日3次。

【分类】处方药

【类别】清热片（清利肠胃湿热剂）

【性状】本品为薄膜衣片，除去薄膜衣后显棕色至棕褐色；味涩，微苦。

【成分】固公果根。

【功能主治】

彝医：嗨补色扎诺，斯希。

中医：清肠止痢。用于大肠湿热蕴结所致的肠炎、痢疾。

【注意禁忌】尚不明确。

【贮藏】密封。

【生产企业】云南希陶绿色药业股份有限公司

灵丹草合剂

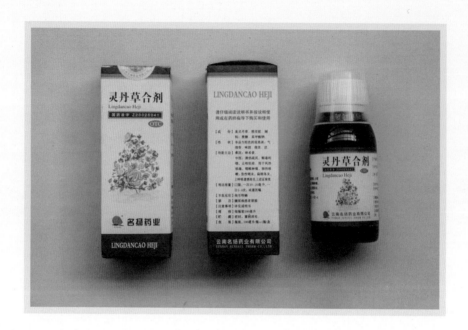

【药品名称】灵丹草合剂，Lingdancao Heji

【批准文号】国药准字Z20026041

【执行标准】WS-10741（ZD-0741）-2002-2012Z

【剂型】合剂

【规格】每瓶装100毫升

【用法用量】口服。一次10～20毫升，一日3～4次；或遵医嘱。

【分类】非处方药（OTC）

【类别】清热剂（清热解毒剂）

【性状】本品为棕色的混悬液；气微香，味甜、微苦、涩。

【成分】臭灵丹草、橙皮酊，辅料为蔗糖、苯甲酸钠。

【功能主治】

彝医：咪希豪。

中医：清热疏风，解毒利咽，止咳祛痰。用于风热邪毒所致的咽喉肿痛，肺热咳嗽；急性咽炎、扁桃体炎、上呼吸道感染见上述证候者。

【注意禁忌】糖尿病患者禁服；服时摇匀；忌烟酒，忌食辛辣、鱼腥食物；不宜在服药期间同时服用温补性中药；孕妇慎用，儿童应在医师指导下服用；属风寒感冒咽痛，症见恶寒发热、无汗、鼻流清涕者；扁桃体有化脓及全身高热者应去医院就诊；服药3天后症状无缓解者，应去医院就诊；对本品过敏者禁用，过敏体质者慎用；本品性状发生改变时禁止服用；儿童必须在成人监护下服用；请将本品放在儿童不能接触到的地方；如正在服用其他药品，使用本品前请咨询医师或药师。

【贮藏】密封，置阴凉处。

【生产企业】云南名扬药业有限公司

尿清舒颗粒

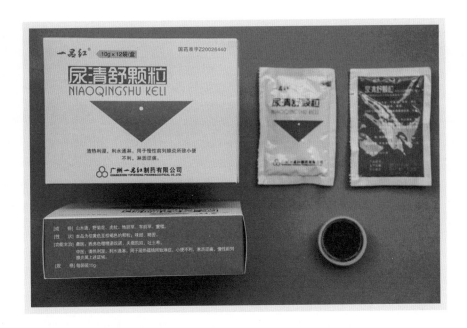

【药品名称】尿清舒颗粒，Niaoqingshu Keli

【批准文号】国药准字Z20026440

【执行标准】WS-10988（ZD-0988）-2002-2011Z

【剂型】颗粒剂

【规格】每1克相当于饮片1.4克

【用法用量】开水冲服。一次10～20克，一日3次。

【分类】处方药

【类别】祛湿剂（清热通淋剂）

【性状】本品为棕黄色至棕褐色的颗粒；味甜、略苦。

【成分】山木通、野菊花、虎杖、地胆草、车前草、重楼。

【功能主治】

彝医：西弗色哩哩诺奴诺，夫撒凯奴，吐土希。

中医：清热利湿，利水通淋。用于湿热蕴结所致淋证，小便不利、淋漓涩痛；慢性前列腺炎见上述证候者。

【注意禁忌】孕妇及体质虚寒者慎用。

【贮藏】密封。

【生产企业】广州一品红制药有限公司

虎杖叶胶囊

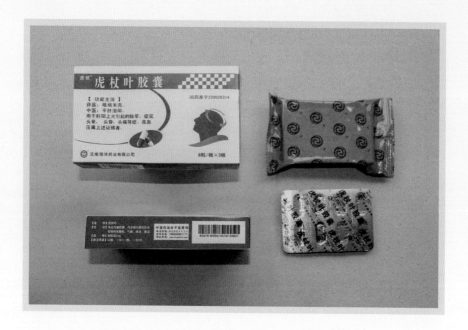

【药品名称】虎杖叶胶囊，Huzhangye Jiaonang

【批准文号】国药准字Z20026314

【执行标准】WS-10904（ZD-0904）-2002-2011Z

【剂型】胶囊剂

【规格】每粒装0.4克

【用法用量】口服。一次1～2粒，一日2次。

【分类】处方药

【类别】开窍剂（平肝潜阳剂）

【性状】本品为硬胶囊，内容物为黄棕色至棕褐色的颗粒；气微，味淡、微涩。

【成分】虎杖叶。

【功能主治】

彝医：哦格米壳。

中医：平肝潜阳。用于肝阳上亢引起的眩晕，症见头晕、头昏、头痛等；高血压属上述证候者。

【注意禁忌】孕妇忌服。

【贮藏】密封。

【生产企业】云南海沣药业有限公司

金胃泰胶囊

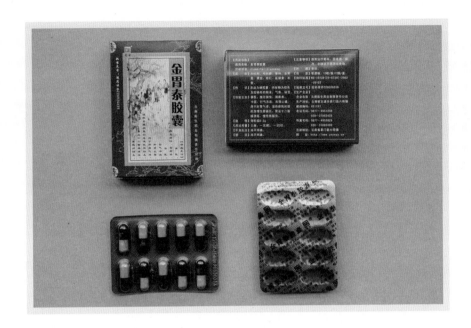

【药品名称】金胃泰胶囊，Jinweitai Jiaonang

【批准文号】国药准字Z20026039

【执行标准】WS-10739（ZD-0739）-2002-2012Z

【剂型】胶囊剂

【规格】每粒装0.3克

【用法用量】口服。一次3粒，一日3次。

【分类】处方药

【类别】清热剂（清肝胆湿热剂）

【性状】本品为硬胶囊，内容物为棕色至棕褐色的粉末；气香，味苦。

【成分】大红袍、鸡矢藤、管仲、金荞麦、黄连、砂仁、延胡索、木香。

【功能主治】

彝医：猜尼围快，围斯希。

中医：行气活血，和胃止痛。用于肝肾气滞、湿热瘀阻所致的急、慢性胃肠炎，胃及十二指肠溃疡，慢性结肠炎。

【注意禁忌】服药治疗期间，忌酒，忌食酸、冷、辛辣及不易消化食物。

【贮藏】密封。

【生产企业】云南佑生药业有限责任公司

降脂通脉胶囊

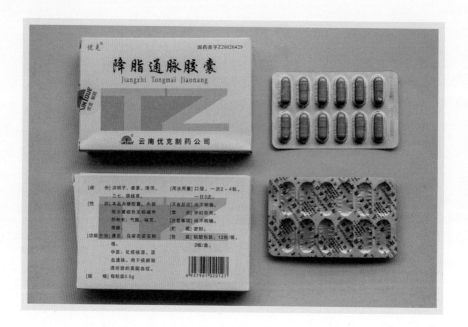

【药品名称】降脂通脉胶囊，Jiangzhi Tongmai Jiaonang

【批准文号】国药准字Z20026429

【执行标准】WS-10978-（ZD-0978）-2002-2012Z

【剂型】胶囊剂

【规格】每粒装0.35克

【用法用量】口服。一次2～4粒，一日3次。

【分类】处方药

【类别】祛湿剂（化浊降脂剂）

【性状】本品为硬胶囊，内容物为黄棕色至棕褐色的粉末；气微，味苦、微酸。

【成分】决明子、姜黄、泽泻、三七、铁线草。

【功能主治】

彝医：乌诺衣诺亚都格。

中医：化痰祛湿，活血通脉。用于痰瘀阻滞所致的高脂血症。

【注意禁忌】孕妇忌用。

【贮藏】密封。

【生产企业】云南优克制药公司

参七心疏胶囊

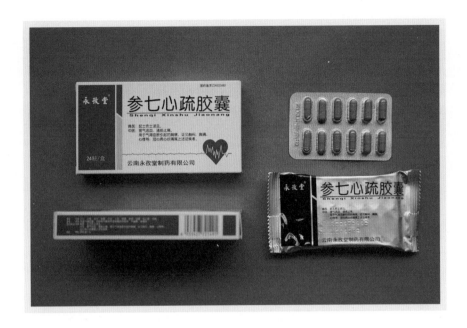

【药品名称】参七心疏胶囊，Shenqi Xinshu Jiaonang

【批准文号】国药准字Z20025482

【执行标准】WS-10363（ZD-0363）-2002-2011Z

【剂型】胶囊剂

【规格】每粒装0.3克

【用法用量】口服。一次2粒，一日3次。

【分类】处方药

【类别】祛瘀剂（行气活血剂）

【性状】本品为硬胶囊。内容物为黄棕色至棕褐色的粉末；气微香，味微苦。

【成分】三七、丹参、灵芝、粉葛、红花、川芎、降香、杜仲、白薇、仙人掌、甘草。

【功能主治】

彝医：起土色土诺且。

中医：理气活血，通络止痛。用于气滞血瘀引起的胸痹，症见胸闷、胸痛、心悸等；冠心病、心绞痛见上述证候者。

【注意禁忌】尚不明确。

【贮藏】密封。

【生产企业】云南永孜堂制药有限公司

珍熊胆丸

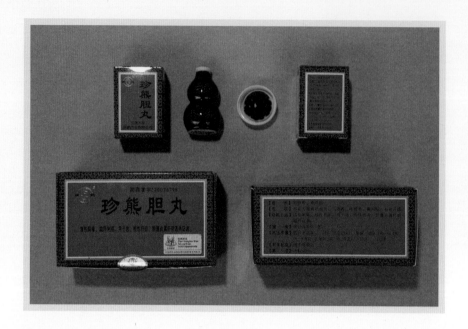

【药品名称】珍熊胆丸，Zhen Xiongdan Wan

【批准文号】国药准字Z20026795

【执行标准】WS-11165（ZD-1165）-2002-2012Z

【剂型】丸剂

【规格】每10丸重0.5克

【用法用量】温开水送服。一次0.25克（5丸），重症者一次0.3～0.4克（6～8丸），儿童一次0.1～0.15克（2～3丸），一日2次。

【分类】处方药

【类别】清热剂（清肝胆湿热剂）

【性状】本品为黑褐色水丸；气微腥，味极苦、微回甜，有粘舌感。

【成分】熊胆粉、青叶胆。

【功能主治】清热解毒，疏肝利胆。用于急、慢性肝炎，胆囊炎属肝胆湿热证者。

【注意禁忌】孕妇忌用。

【贮藏】密封。

【生产企业】云南大理瑞鹤药业有限公司

茯蚁参酒

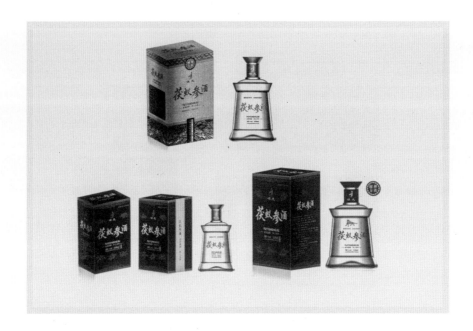

【药品名称】茯蚁参酒，Fuyishen Jiu

【批准文号】国药准字Z20026807

【执行标准】WS-11173（ZD-1173）-2002-2002Z

【剂型】酒剂

【规格】每瓶装250毫升

【用法用量】口服。一次20～50毫升，一日2～3次，一日总服用量为50～100毫升。

【分类】非处方药（OTC）

【类别】安神剂（益肾安神剂）

【性状】本品为棕黄色至褐色的液体，有少量沉淀；气香，味微甜、略辛涩。

【成分】茯苓、卷柏、当归、千年健、天麻、党参、黑蚂蚁、黄芪、竹节参、三七。

【功能主治】

彝医：唉明格，麻左。

中医：益肾健脾，养心安神。用于失眠、纳差。

【注意禁忌】孕妇禁用；儿童及哺乳期妇女禁用；酒精过敏者禁用；有严重的心、肝、肾功能疾病患者禁用；不能饮酒者慎用；不宜长期服用。

【贮藏】密封，置阴凉处。

【生产企业】云南金碧制药有限公司

咽舒口服液

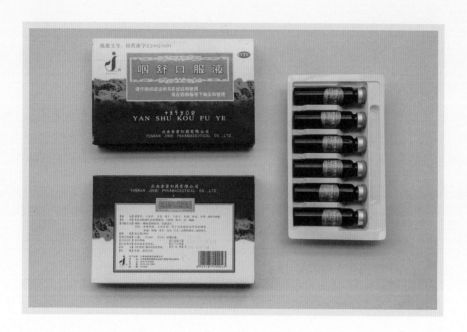

【药品名称】咽舒口服液，Yanshu Koufuye

【批准文号】国药准字Z20025601

【执行标准】WS-10420（ZD-0420）-2002-2002

【剂型】合剂

【规格】每支装10毫升

【用法用量】口服。一次10毫升，一日3次；或遵医嘱。

【类别】清热剂（清热解毒剂）

【分类】非处方药（OTC）

【性状】本品为棕褐色的黏稠液体；气微香，味苦、甜、微酸。

【成分】虎掌草、午香草、玄参、射干、牛蒡子、桔梗、陈皮、甘草，辅料为蜂蜜。

【功能主治】

彝医：哦格诺勒摆诺，兹猜诺且。

中医：清咽利喉，止咳化痰。用于风热或痰热所致的咽喉肿痛、咳嗽、痰多、发热、口苦；急、慢性咽炎，扁桃体炎。

【注意禁忌】体质虚寒者慎用；孕妇禁用，糖尿病患者禁服；忌烟、酒，忌食辛辣、鱼腥食物；不宜在服药期间同时服用温补性中药；体质虚寒者慎用；儿童应在医师指导下服用；属风寒感冒咽痛，症见恶寒发热、无汗、鼻流清涕者慎用；扁桃体有化脓及全身高热者应去医院就诊；服药3天后症状无缓解者，应去医院就诊；对本品过敏者禁用，过敏体质者慎用；本品性状发生改变时禁止使用；儿童必须在成人监护下使用；请将本品放在儿童不能接触到的地方；如正在使用其他药品，使用本品前请咨询医师或药师。

【贮藏】密封，置阴凉处。

【生产企业】云南金碧制药有限公司

咽舒胶囊

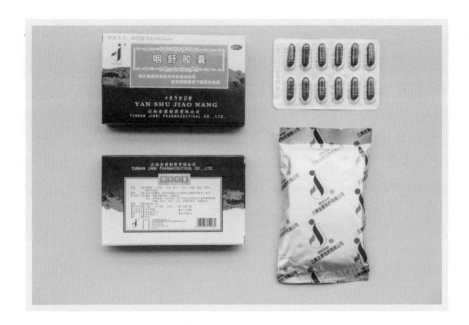

【药品名称】咽舒胶囊，Yanshu Jiaonang

【批准文号】国药准字Z20025604

【执行标准】WS-10423（ZD-0423）-2002-2012Z

【剂型】胶囊剂

【规格】每粒装0.4克

【用法用量】口服。一次4～5粒，一日4次；或遵医嘱。

【分类】非处方药（OTC）

【类别】清热剂（清热解毒剂）

【性状】本品为硬胶囊，内容物为微红色至棕褐色的颗粒和粉末；味苦。

【成分】虎掌草、午香草、玄参、射干、牛蒡子、桔梗、陈皮、甘草，辅料为淀粉。

【功能主治】

彝医：哦格诺勒摆诺，兹猜诺且。

中医：清咽利喉，止咳化痰。用于风热证或痰热证引起的咽喉肿痛、咳嗽、痰多、发热、口苦；急、慢性咽炎，扁桃体炎。

【注意禁忌】孕妇禁用；忌烟酒，忌食辛辣、鱼腥食物；不宜在服药期间同时服用温补性中药；体质虚寒者慎用；儿童应在医师指导下服用；属风寒感冒咽痛，症见恶寒发热、无汗、鼻流清涕者慎用；扁桃体有化脓及全身高热者应去医院就诊；服药3天后症状无缓解者，应去医院就诊；对本品过敏者禁用，过敏体质者慎用；药品性状发生改变时禁止使用；儿童必须在成人监护下使用；请将此药品放在儿童不能接触到的地方；如正在服用其他药品，使用本品前请咨询医师或药师。

【贮藏】密封。

【生产企业】云南金碧制药有限公司

香果健消片

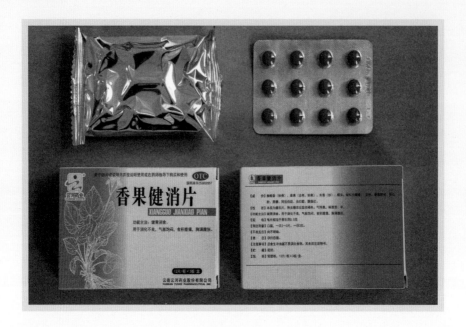

【药品名称】香果健消片，Xiangguo Jianxiao Pian

【批准文号】国药准字Z53020557

【执行标准】WS₃-B-1585-93

【剂型】片剂

【规格】每片相当于原生药0.5克

【用法用量】口服。一次2～5片，一日3次。

【分类】非处方药（OTC）

【类别】消化不良病方剂

【性状】本品为糖衣片，除去糖衣后显棕褐色；气特臭，味微苦、辛。

【成分】蜘蛛香（炒焦）、草果（去壳、炒焦）、木香（炒）、糯米，辅料为糊精、淀粉、硬脂酸镁、滑石粉、蔗糖、阿拉伯胶、虫白蜡、胭脂红。

【功能主治】健胃消食。用于消化不良、气胀饱闷、食积腹痛、胸满腹胀。

【注意禁忌】孕妇忌服；忌食生冷、油腻、不易消化食物；不适用于口干、舌少津、大便干者；气虚体弱、身倦乏力者不宜服用；小儿用法用量请咨询医师或药师；服药3天后症状无改善，或出现其他症状时，应立即停用并到医院诊治；对本品过敏者禁用，过敏体质者慎用；本品性状发生改变时禁止使用；儿童必须在成人监护下使用；请将本品放在儿童不能接触到的地方；如正在使用其他药品，使用本品前请咨询医师或药师。

【贮藏】密封。

【生产企业】云南云河药业股份有限公司

复方龙血竭胶囊

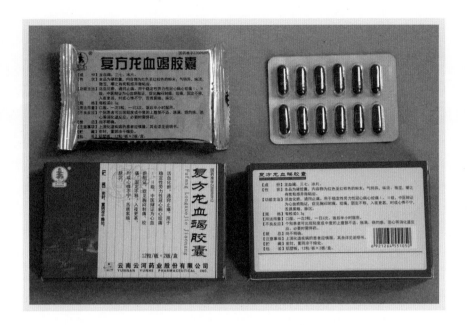

【药品名称】复方龙血竭胶囊，Fufang Longxuejie Jiaonang

【批准文号】国药准字Z20090912

【执行标准】2015年版《中华人民共和国药典》（一部）

【剂型】胶囊剂

【规格】每粒装0.3g

【用法用量】口服。一次3粒，一日3次，饭后半小时服用。

【分类】处方药

【类别】活血化瘀剂

【性状】本品为硬胶囊，内容物为红色至红棕色的粉末；气特异，味淡、微涩，嚼之有炭粒感并微粘齿。

【成分】龙血竭、三七、冰片。

【功能主治】活血化瘀，通窍止痛。用于稳定型劳力性冠心病心绞痛1级、2级，中医辨证为心血瘀阻证，症见胸闷刺痛、绞痛，固定不移，入夜更甚，时或心悸不宁，舌质紫暗，脉沉。

【注意禁忌】个别患者可出现轻度或中度的上腹部不适、胀满、烧灼感、恶心等消化道反应，必要时需停药；本品尚无儿童、老年以及孕妇、哺乳期妇女用药的临床试验资料；上消化道疾病的患者应慎服；急性心绞痛发作时，应合并使用硝酸甘油制剂；用药后偶见个别病例出现血常规中白细胞总数、红细胞总数稍低，中性粒细胞比率稍低，淋巴细胞比率稍低，血小板总数稍低，血清谷丙转氨酶稍高、血清尿素氨稍高等情况，无相关疾病和症状，未复查，目前尚未排除与药物的关系。

【贮藏】密封，置阴凉干燥处。

【生产企业】云南云河药业股份有限公司

复方鹿仙草胶囊

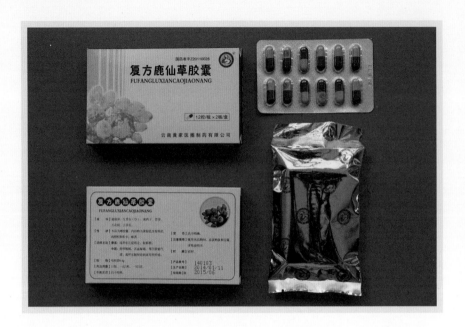

【药品名称】复方鹿仙草胶囊，Fufang Luxiancao Jiaonang

【批准文号】国药准字Z20110028

【执行标准】YBZ00602011

【剂型】胶囊剂

【规格】每粒装0.4克

【用法用量】口服。一次5粒，一日3次。

【分类】处方药

【类别】内科用药（抗原发性肿瘤用药）

【性状】本品为硬胶囊，内容物为黄棕色至棕褐色的颗粒和粉末；味苦。

【成分】鹿仙草、九香虫（炒）、黄药子、苦参、天花粉、土茯苓。

【功能主治】

彝医：嗨补里让提塔让，奴都格。

中医：疏肝解郁，活血解毒。用于肝郁气滞、毒瘀互阻所致的原发性肝癌。

【注意禁忌】服用本品期间，忌食鹅蛋和豆腐；若需配合服用其他中西药物进行治疗时，两者服用时间需间隔半小时；定期复查肝功能。

【贮藏】密封。

【生产企业】云南黄家医圈制药有限公司

复方鹿仙草颗粒

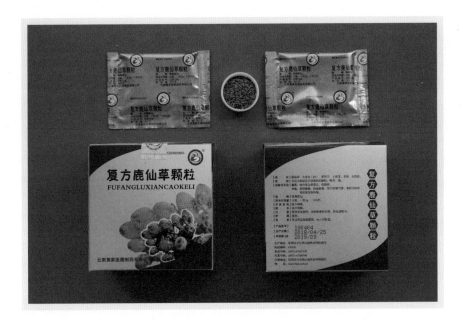

【药品名称】复方鹿仙草颗粒，Fufang Luxiancao Keli

【批准文号】国药准字Z20025653

【执行标准】WSèáěõǒá ú ZDèěõǒá ǚèǎěěǎèǎěǎǎZ

【剂型】颗粒剂

【规格】每袋装5克

【用法用量】口服。一次5克，一日3次。

【分类】处方药

【类别】内科用药（抗原发性肿瘤用药）

【性状】本品为黄棕色至棕褐色的颗粒；味苦、甜。

【成分】鹿仙草、九香虫（炒）、黄药子、土茯苓、苦参、天花粉。

【功能主治】

彝医：嗨补里让提塔让，奴都格。

中医：疏肝解郁，活血解毒。用于肝郁气滞、毒瘀互阻所致的原发性肝癌。

【注意禁忌】服用本品期间，忌食鹅蛋和豆腐；若需配合服用其他中西药物进行治疗时，两者服用时间需间隔半小时；定期复查肝功能。

【贮藏】密封。

【生产企业】云南黄家医圈制药有限公司

饿求齐胶囊

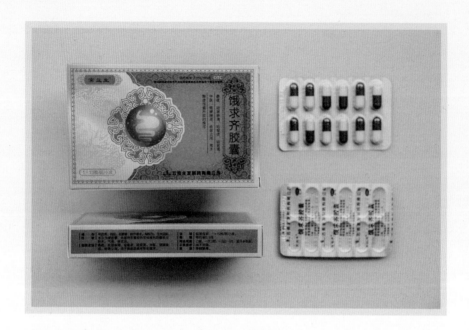

【药品名称】饿求齐胶囊，Eqiuqi Jiaonang

【批准文号】国药准字Z20025685

【执行标准】WS-10490（ZD-0490）-2002-2012Z

【剂型】胶囊剂

【规格】每粒装0.5克

【用法用量】口服，以温开水送服。一次2粒，一日2～3次。

【分类】非处方药（OTC）

【类别】清热剂（清利肠胃湿热剂）

【性状】内容物为黄棕色至棕褐色的颗粒及粉末；气香，味苦涩。

【成分】草血竭、岩陀、老鹳草、麸炒苍术，辅料为玉米淀粉。

【功能主治】

彝医：哈背麻渴，哈背诺，哈背渴。

中医：健脾燥湿，收敛止泻。用于脾虚湿盛所致的腹泻。

【注意禁忌】孕妇禁用；饮食宜清淡，忌烟、酒，忌食酸冷、辛辣、高脂肪、高蛋白食物；不宜在服药期间同时服用滋补性中药；有慢性结肠炎、溃疡性结肠炎便脓血等慢性病史者，患泄泻时应去医院就诊；有严重的高血压、心脏病、糖尿病、肝病、肾病等慢性病者，应在医师指导下服用；服药3天后症状无缓解者，应去医院就诊；儿童、年老体弱者应在医师指导下服用；对本品过敏者禁用，过敏体质者慎用；本品性状发生改变时禁止使用；儿童必须在成人监护下使用；请将本品放在儿童不能接触到的地方；如正在使用其他药品，使用本品前请咨询医师或药师。

【贮藏】密封。

【生产企业】云南龙发制药有限公司

涩肠止泻散

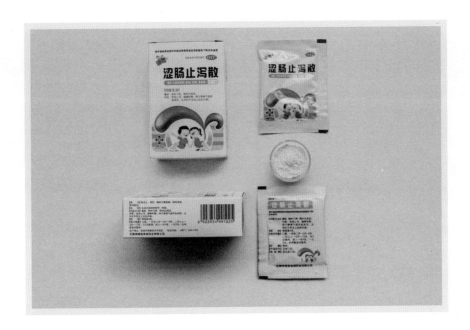

【药品名称】涩肠止泻散，Sechang Zhixie San

【批准文号】国药准字 Z20025892

【执行标准】WS-10653-（ZD-0653）-2002-2011Z

【剂型】散剂

【规格】每袋装4克

【用法用量】口服。1～2岁一日4～8克，2岁以上一日8～12克，分3次服用；成人一次4克，一日3次。在两餐饭间服用。

【分类】非处方药（OTC）

【类别】祛瘀剂（化瘀通脉剂）

【性状】本品为类白色粉末；味甜

【成分】膨润土、岩陀，辅料为葡萄糖、橙味香精、阿司帕坦。

【功能主治】

彝医：嗨补习希，嗨补扎凯奴。

中医：收敛止泻，健脾和胃。用于脾胃气虚所致泄泻；消化不良肠见上述症状者。

【注意禁忌】孕妇禁用。

【贮藏】密封。

【生产企业】云南神威施普瑞药业有限公司

通舒口爽胶囊

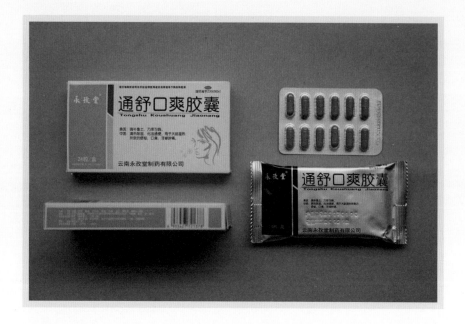

【药品名称】通舒口爽胶囊，Tongshu Koushuang Jiaonang

【批准文号】国药准字Z20026241

【执行标准】WS-10855（ZD-0855）-2002-2012Z

【剂型】胶囊剂

【规格】每粒装0.3克

【用法用量】口服。一次2粒，一日3次。

【分类】非处方药（OTC）

【类别】清热剂（清利肠胃湿热剂）

【性状】本品为硬胶囊，内容物为棕黄色至棕褐色的颗粒和粉末；气微香，味辛、苦、微涩。

【成分】大黄、枳实、茵陈、牡丹皮、秦艽、木贼、当归、夏枯草，辅料为淀粉。

【功能主治】

彝医：嗨补鲁土，乃库习嗨。

中医：清热除湿，化浊通便。用于大肠湿热所致的便秘、口臭、牙龈肿痛。

【注意禁忌】孕妇禁用；饮食宜清淡，忌烟、酒，忌食辛辣、生冷、油腻食物；不宜在服药期间同时服用滋补性中药；有严重的高血压、心脏病、糖尿病、肝病、肾病等慢性病者应在医师指导下服用；本品不宜长期服用，服药3天后症状无缓解者，应去医院就诊；严格按用法用量服用，儿童、年老体弱者应在医师指导下服用；对本品过敏者禁用，过敏体质者慎用；本品性状发生改变时禁止使用；儿童必须在成人监护下使用；请将本品放在儿童不能接触到的地方；如正在使用其他药品，使用本品前请咨询医师或药师。

【贮藏】密封。

【生产企业】云南永孜堂制药有限公司

康肾颗粒

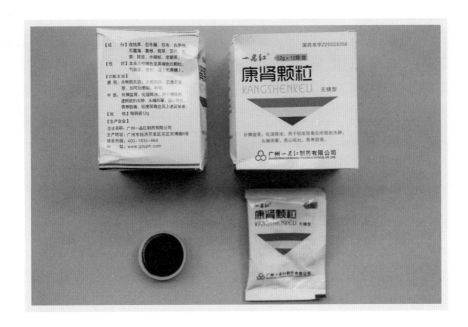

【药品名称】康肾颗粒，Kangshen Keli

【批准文号】国药准字Z20025358

【执行标准】WS-10290（ZD-0290）-2002-2012Z

【剂型】颗粒剂

【规格】每袋装12克

【用法用量】口服。一次12克，一日3次，30天为1个疗程；或遵医嘱。

【分类】处方药

【类别】祛湿剂（消肿利水剂）

【性状】本品为棕褐色至黑褐色的颗粒；气微香，味苦、涩（无蔗糖）。

【成分】连钱草、忍冬藤、石韦、白茅根、石菖蒲、葛根、茜草、艾叶、生姜、陈皮、水蜈蚣、老鹳草。

【功能主治】

彝医：夫咪凯扎奴，夫撒凯奴，丕查丕查惹，加可加惹呶，希喝。

中医：补脾益肾，化湿降浊。用于脾肾两虚所致的水肿、头痛而晕、恶心呕吐、畏寒肢倦；轻度尿毒症见上述证候者。

【注意禁忌】高营养、低蛋白、低磷、低食盐饮食，忌食酸冷食物；防止感染，注意休息；糖尿病肾病患者请服用无糖型。

【贮藏】密封。

【生产企业】广州一品红制药有限公司

清肠通便胶囊

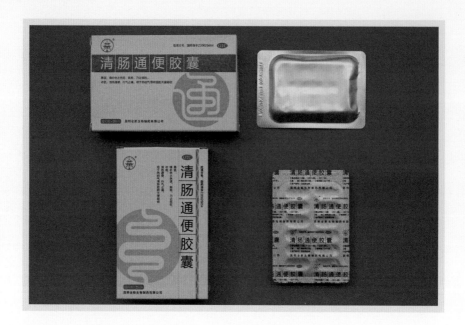

【药品名称】清肠通便胶囊，Qingchang Tongbian Jiaonang

【批准文号】国药准字Z20025654

【执行标准】WS-10462(ZD-0462)-2002-2012Z

【剂型】胶囊剂

【规格】每粒装0.3克

【用法用量】口服。一次2～4粒，一日2～3次。

【分类】非处方药（OTC）

【类别】清热剂（清利肠胃湿热剂）

【性状】本品为胶囊剂，内容物为黄棕色至棕褐色的粉末，有类白色细小纤维；味微辛、苦。

【成分】野茄树、地蜈蚣（多羽节肢蕨）、钩藤、马蹄香、草果。

【功能主治】

彝医：嗨补色土色诺，斯希，乃让奴佑。

中医：清热通便，行气止痛。用于热结气滞所致的大便秘结。

【注意禁忌】孕妇禁用；饮食宜清淡，忌烟、酒，忌食辛辣、生冷、油腻食物；不宜在服药期间同时服用滋补性中药；有严重的高血压、心脏病、糖尿病、肝病、肾病等慢性病者，应在医师指导下服用；本品不宜长期服用，服药3天后症状无缓解者，应去医院就诊；严格按用法用量服用，儿童、年老体弱者应在医师指导下服用；对本品过敏者禁用，过敏体质者慎用；本品性状发生改变时禁止使用；儿童必须在成人监护下使用；请将本品放在儿童不能接触到的地方；如正在使用其他药品，使用本品前请咨询医师或药师；根据便秘程度，在用法用量范围内适当增、减用量。

【贮藏】密封。

【生产企业】昆明全新生物制药有限公司

绿及咳喘颗粒

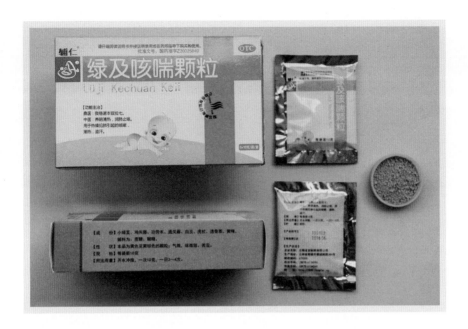

【药品名称】绿及咳喘颗粒，Lùjí Kéchuǎn Kēlì

【批准文号】国药准字Z20025849

【执行标准】WS-10616（ZD-0616-）2002-2012Z

【剂型】颗粒剂

【规格】每袋装10克

【用法用量】开水冲服。一次10克，一日3～4次。

【分类】非处方药（OTC）

【类别】清热剂（清热理肺剂）

【性状】本品为黄色至黄棕色的颗粒；气微，味微甜、苦涩。

【成分】小绿芨、鸡矢藤、功劳木、通关藤、白及、虎杖、透骨草、黄精，辅料为蔗糖、糊精。

【功能主治】

彝医：我格诺本兹拉七。

中医：养阴清热，润肺止咳。用于热燥犯肺引起的咳嗽、潮热、盗汗。

【注意禁忌】孕妇禁用；糖尿病患者禁服；忌烟、酒，忌食辛辣、生冷、油腻食物；不宜在服药期间同时服用滋补性中药；有支气管扩张、肺脓肿、肺心病、肺结核的患者，出现咳嗽时应去医院就诊；儿童、年老体弱者应在医师指导下服用；服药3天后症状无缓解者，应去医院就诊；对本品过敏者禁用，过敏体质者慎用；本品性状发生改变时禁止使用；儿童必须在成人监护下使用；请将本品放在儿童不能接触到的地方；如正在使用其他药品，使用本品前请咨询医师或药师。

【贮藏】密封。

【生产企业】云南龙发制药有限公司

紫丹活血片

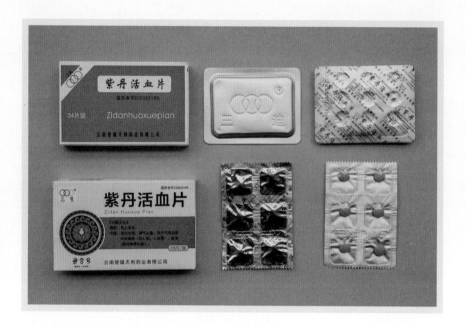

【药品名称】紫丹活血片，Zidan Huoxue Pian

【批准文号】国药准字Z20025190

【执行标准】WS-10175（ZD-0175）-2002-2011Z

【剂型】片剂

【规格】每片含三七总皂苷25毫克；每片含三七总皂苷50毫克。

【用法用量】口服。一次100毫克（4片），一日3次；或遵医嘱。一次100毫克（2片），一日3次；或遵医嘱。

【分类】处方药

【类别】祛瘀剂（行气活血剂）

【性状】本品为薄膜衣片，除去包衣显黑褐色；气微，味苦、回甜。

【成分】三七总皂苷、紫丹参。

【功能主治】

彝医：色土诺且。

中医：活血化瘀，理气止痛。用于气滞血瘀所致的胸痹（冠心病、心绞痛）、眩晕（脑动脉硬化症）。

【注意禁忌】孕妇忌用。

【贮藏】密封。

【生产企业】云南楚雄天利药业有限公司

紫灯胶囊

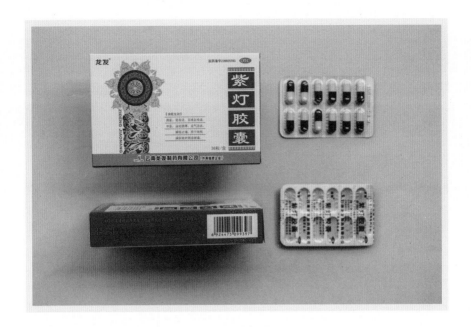

【药品名称】紫灯胶囊，Zideng Jiaonang

【批准文号】国药准字Z20025593

【执行标准】WS-10412（ZD-0412）-2002-2011Z

【剂型】胶囊剂

【规格】每粒装0.5克

【用法用量】口服。一次4粒，一日3次。

【分类】非处方药（OTC）

【类别】祛湿剂（散寒除湿剂）

【性状】内容物为黄棕色至棕褐色颗粒及粉末；气香，味甜、微苦。

【成分】灯盏细辛、紫丹参、三七、葛根、甘草。

【功能主治】

彝医：勒背诺，吾格且格诺。

中医：温经散寒，益气活血，解痉止痛。用于颈椎病所致的颈肩疼痛。

【注意禁忌】孕妇禁用。

【贮藏】密封。

【生产企业】云南龙发制药有限公司

喘络通胶囊

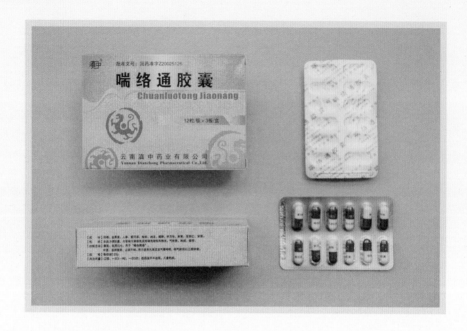

【药品名称】喘络通胶囊，Chuanluotong Jiaonang

【批准文号】国药准字Z20025126

【执行标准】WS-10117（ZD-0117）-2002-2011Z

【剂型】胶囊剂

【规格】每粒装0.25克

【用法用量】口服，饭后以温开水送服。一次3～4粒，一日3次；儿童酌减。

【分类】处方药

【类别】化痰止咳（平喘剂）

【性状】本品为硬胶囊，内容物为黄棕色至棕褐色颗粒和粉末；气特异，味咸、微苦。

【成分】鸡根、金荞麦、人参、紫河车、蛤蚧、地龙、蟾酥、浙贝母、麻黄、苦杏仁、甘草。

【功能主治】

彝医：起黑拉七。用于嚓朵察些。

中医：益肺健肾，止咳平喘。用于虚劳久咳；支气管哮喘、肺气肿见以上症状者。

【注意禁忌】孕妇禁服；高血压、心脏病患者慎服，或在医生指导下服用；忌烟、酒，忌食辣椒及生冷、油腻等食物。

【贮藏】密封。

【生产企业】云南滇中药业有限公司

舒泌通片

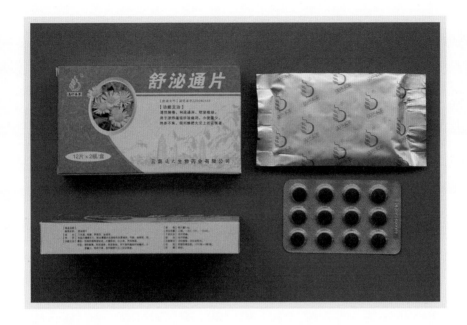

【药品名称】舒泌通片，Shumitong Pian

【批准文号】国药准字Z20090165

【执行标准】YBZ03202009

【剂型】片剂

【规格】每片重0.4克

【用法用量】口服。一次2～4片，一日3次。

【分类】处方药

【类别】祛湿剂（清热通淋剂）

【性状】本品为薄膜衣片，除去薄膜衣后显棕色至黑褐色；气微，味微苦、涩。

【成分】川木通、钩藤、野菊花、金钱草。

【功能主治】

彝医：西弗色哩哩诺奴诺，夫撒凯奴，吐土希，罗母格基。

中医：清热解毒，利尿通淋，软坚散结。用于湿热蕴结所致的癃闭，小便量少、热赤不爽；前列腺肥大见上述证候者。

【注意禁忌】服药期间忌食酸、冷和辛辣食品；在服药期间如出现轻度腹泻，适当减量即可恢复正常；孕妇慎服。

【贮藏】密封。

【生产企业】云南通大生物药业有限公司

舒泌通胶囊

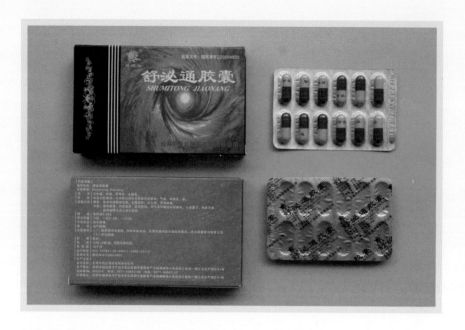

【药品名称】舒泌通胶囊，Shumitong Jiaonang

【批准文号】国药准字Z20054802

【执行标准】WS-10084（ZD-0084）-2002-2011Z

【剂型】胶囊剂

【规格】每粒装0.35克

【用法用量】口服。一次2～4粒，一日3次。

【分类】处方药

【类别】祛湿剂（化瘀通淋剂）

【性状】本品为胶囊剂，内容物为棕色至黑褐色的粉末；气微，味微苦、涩。

【成分】川木通、钩藤、野菊花、金钱草。

【功能主治】

彝医：西弗色哩哩诺奴诺，夫撒凯奴，吐土希，罗母格基。

中医：清热解毒，利尿通淋，软坚散结。用于湿热蕴结所致的癃闭，小便量少、热赤不爽；前列腺肥大见上述证候者。

【注意禁忌】服药期间忌食酸、冷和辛辣食品；在服药期间如出现轻度腹泻，适当减量即可恢复正常；孕妇慎服。

【贮藏】密封。

【生产企业】云南中丹红制药有限责任公司

痛舒胶囊

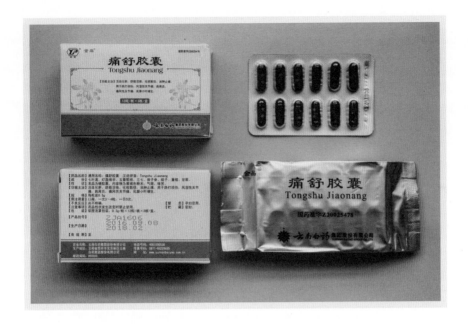

【药品名称】痛舒胶囊，Tongshu Jiaonang

【批准文号】国药准字Z20025478

【执行标准】WS-10359（ZD-0359）-2002-2012Z

【剂型】胶囊剂

【规格】每粒装0.3克

【用法用量】口服。一次3～4粒，一日3次。

【分类】处方药

【类别】祛湿剂（散寒除湿剂）

【性状】本品为胶囊剂，内容物为黄褐色粉末；气微，味苦。

【成分】 七叶莲、灯盏细辛、玉葡萄根、三七、珠子参、栀子、重楼、甘草。

【功能主治】

彝医：瓜他使他加，诺且诺，差婆衣努。

中医：活血化瘀，舒筋活络，化痞散结，消肿止痛。用于跌打损伤、风湿性关节痛、肩周炎、痛风性关节痛、乳腺小叶增生。

【注意禁忌】孕妇忌用；药品性状发生改变时禁止使用。

【贮藏】密封。

【生产企业】云南白药集团股份有限公司

温中和胃胶囊

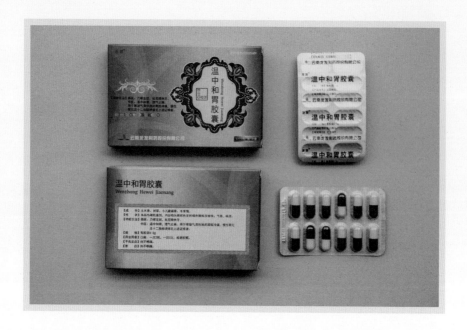

【药品名称】温中和胃胶囊，Wenzhong Hewei Jiaonang

【批准文号】国药准字Z20025689

【执行标准】WS-10493（ZD-0493）-2002-2011Z

【剂型】胶囊剂

【规格】每粒装0.5克

【用法用量】口服。一次2粒，一日3次；或遵医嘱。

【分类】处方药

【类别】温里剂（温中除湿剂）

【性状】本品为硬胶囊，内容物为棕黄色至棕褐色的颗粒及粉末；气香，味苦。

【成分】土木香、甘草、小儿腹痛草、羊耳菊。

【功能主治】

彝药：乃嫫左奴，扯尼嫫快牙。

中医：温中和胃，理气止痛。用于寒凝气滞所致的胃脘冷痛；慢性胃炎及十二指肠溃疡见上述证候者。

【注意禁忌】服药期间忌食生冷、油腻食物。

【贮藏】密封。

【生产企业】云南龙发制药有限公司

蜜桶花颗粒

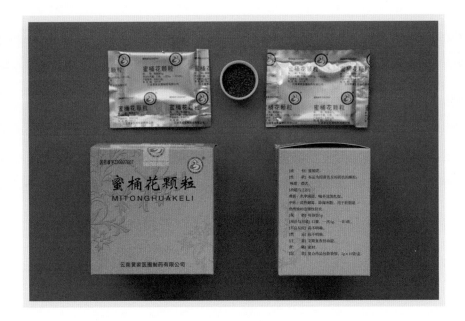

【药品名称】蜜桶花颗粒，Mitonghua Keli

【批准文号】国药准字Z20027607

【执行标准】WSₑàáōōě ú ZDềàōōě ǔềǎěěǎềǎěǎǎZ

【剂型】颗粒剂

【规格】每袋装5克

【用法用量】口服。一次5克，一日3次。

【分类】处方药

【类别】清热剂（清肝胆湿热剂）

【性状】本品为棕黄色至棕褐色的颗粒；味甜、微苦。

【成分】蜜桶花。

【功能主治】

彝医：色甲渴诺，嗨补且凯扎奴。

中医：清热解毒，除湿利胆。用于肝胆湿热所致的急、慢性肝炎。

【注意禁忌】定期复查肝功能。

【贮藏】密封。

【生产企业】云南黄家医圈制药有限公司

彝心康胶囊

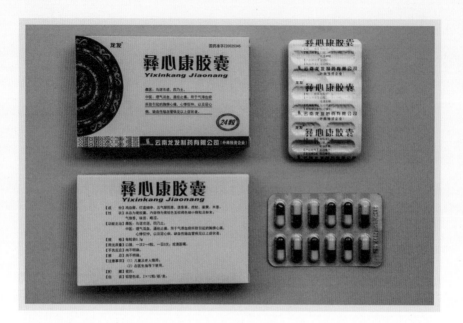

【药品名称】彝心康胶囊，Yixinkang Jiaonang

【批准文号】国药准字Z20025345

【执行标准】WS-10277（ZD-0277）-2002-2012Z

【剂型】胶囊剂

【规格】每粒装0.3克

【用法用量】口服。一次2~4粒，一日3次；或遵医嘱。

【分类】处方药

【类别】祛瘀剂（行气活血剂）

【性状】本品为硬胶囊，内容物为棕黄色至棕褐色的细小颗粒及粉末；气微香，味苦、略涩。

【成分】鸡血藤、灯盏细辛、五气朝阳草、透骨草、虎杖、姜黄、木香。

【功能主治】

彝医：乌诺衣诺，四乃土。

中医：理气活血，通经止痛。用于气滞血瘀所致引起的胸痹心痛、心悸怔忡，以及冠心病、缺血性脑血管病见以上症状者。

【注意禁忌】儿童及老人慎用；在医生指导下使用。

【贮藏】密封。

【生产企业】云南龙发制药有限公司

二、外科用药

近视乐眼药水

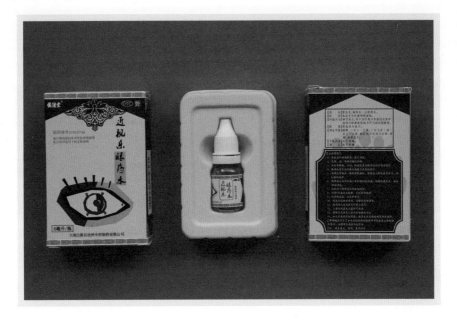

【药品名称】近视乐眼药水，Jinshile Yanyaoshui

【批准文号】国药准字Z53020740

【执行标准】WS$_3$-B-3851-98

【剂型】滴眼剂

【规格】每瓶装8毫升

【用法用量】滴眼，一次1～2滴，一日3次；或一次1～2滴，滴后闭目休息5分钟，再滴，连续5次。

【分类】非处方药（OTC）

【类别】外科用药（眼科）

【性状】本品为无色澄明的液体。

【成分】紫金龙，辅料为注射用水。

【功能主治】调节视力。用于青少年假性近视和连续近距离使用视力所引起的眼疲劳。

【注意禁忌】本品为外用滴眼药，禁止内服；忌烟、酒，忌食辛辣刺激性食物；平时有眼胀，头痛，虹视或青光眼等症状的患者慎用；眼部有炎症或眼底病者应去医院就诊；用药后有眼痒、眼睑皮肤潮红、眼胀或过敏现象者停用，并到医院就诊；药物滴入后部分患者有轻微的刺痛感，结膜轻度充血，数分钟后消失；如视力下降明显应到医院就诊；用药7天后症状无缓解者，应到医院就诊；打开瓶盖后，15天内用完；对本品过敏者禁用，过敏体质者慎用；本品性状发生改变时禁止使用；儿童必须在成人监护下使用；请将本品放在儿童不能接触到的地方；如正在使用其他药品，使用本品前请咨询医师或药师。

【贮藏】遮光，密闭，置阴凉处。

【生产企业】大理白族自治州中药制药有限公司

拨云眼膏

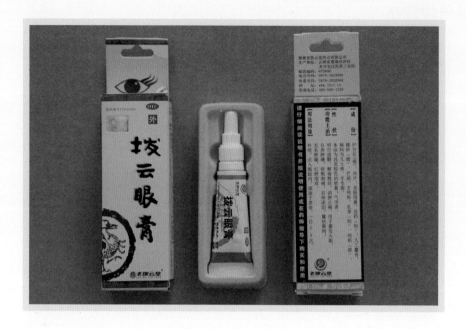

【药品名称】拨云眼膏，Boyun Yangao

【批准文号】国药准字Z53020060

【执行标准】WS₃-B-3874-98

【剂型】膏剂

【规格】每支装2克

【用法用量】外用，点入眼睑内，或涂于患处。一日2～3次。

【分类】非处方药（OTC）

【类别】外科用药（眼科）

【性状】本品为浅灰棕色的软膏；气芳香。

【成分】炉甘石（煅）、冰片、龙胆浸膏、没药（制）、人工麝香、硼砂（煅）、芒硝、玄明粉、乳香（制）、明矾（煅），辅料为凡士林、羊毛脂。

【功能主治】明目退翳，解毒散结，消肿止痛。用于暴发火眼，目赤肿痛，痧眼刺痛，目痒流泪，翼状胬肉；无名肿痛，红肿疮痒。

【注意禁忌】孕妇禁用；运动员慎用；忌烟、酒，忌食辛辣刺激食物，忌食鱼、虾腥物；本品为外用药，忌内服；小儿应在医师指导下应用；外用时应无明显沙涩磨痛，方可应用，如与其他外用眼药合用时，应间隔1小时以后再用；应用3天后症状无改善者，应到医院就诊；对本品过敏者禁用，过敏体质者慎用；本品性状发生改变时禁止使用；儿童必须在成人的监护下使用；请将本品放在儿童不能接触到的地方；如正在使用其他药品，使用本品前请咨询医师或药师。

【贮藏】密闭。

【生产企业】楚雄老拨云堂药业有限公司

拨云锭

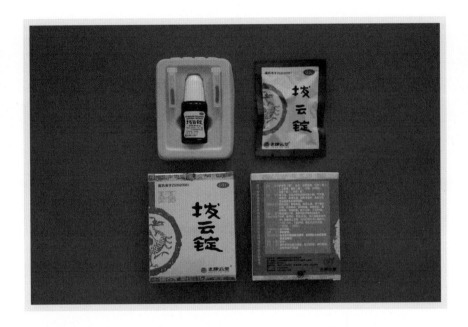

【药品名称】拨云锭，Boyun Ding

【批准文号】国药准字Z53020061

【执行标准】WS₃-B-3875-98-2002

【剂型】锭剂

【规格】每锭重0.17克，滴眼用溶剂每瓶装8毫升

【用法用量】外用，临用时，取本品2锭，加入滴眼用溶剂中，振摇使之溶解，摇匀后即可滴入眼睑内，一日2～4次。有牙龈肿痛、喉舌炎症者可含服，一次1锭，一日3次。

【分类】非处方药（OTC）

【类别】外科用药（眼科）

【性状】拨云锭为棕色的圆柱形小锭；气芳香，味微苦，具清凉感。滴眼用溶剂：为无色或微黄色的澄明液体。

【成分】炉甘石（煅）、冰片、龙胆浸膏、没药（制）、人工麝香、硼砂（般）、芒硝、玄明粉、乳香（制）、明矾（煅）。

【功能主治】明目退翳，解毒散结，消肿止痛。用于暴发火眼，目赤肿痛，痧眼刺痛，目痒流泪，翼状胬肉，牙龈肿痛，喉舌红肿，无名肿痛。

【注意禁忌】孕妇禁用；运动员慎用；忌烟、酒，忌食辛辣食物，忌鱼虾腥物；小儿应在医师指导下应用；用药后有眼痒、眼睑皮肤潮红、结膜水肿者停用，并到医院就诊；如与其他眼药联合使用，应间隔1小时后滴用；用药3天后症状无改善者，应到医院就诊；对本品过敏者禁用，过敏体质者慎用；本品性状发生改变时禁止使用；儿童必须在成人的监护下使用；请将本品放在儿童不能接触到的地方；如正在使用其他药品，使用本品前请咨询医师或药师。

【贮藏】密封。

【生产企业】楚雄老拨云堂药业有限公司

复方双金痔疮膏

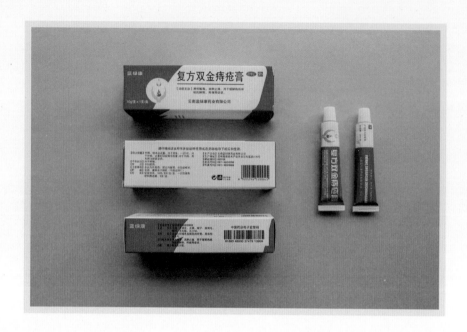

【药品名称】复方双金痔疮膏，Fufang Shuangjin Zhichuang Gao

【批准文号】国药准字B20020629

【执行标准】WS-5608（B-0608）-2014Z

【剂型】软膏剂

【规格】每支装10克

【用法用量】外用。取本品适量，涂于患处，一日3次。对于外痔，必要时以胶纸布贴覆；对于内痔，用专用注射管涂药。

【分类】非处方药（OTC）

【类别】清热剂（清热利湿剂）

【性状】本品为棕褐色或褐色的软膏；具有特异香气。

【成分】花椒、金银花、大黄、栀子、狗脊毛，辅料为羊毛脂、凡士林。

【功能主治】清热解毒，消肿止痛。用于缓解痔疮所致的肿胀、疼痛等症状。

【注意禁忌】孕妇禁用；本品为外用药，禁止内服；忌烟、酒，忌食辛辣、油腻及刺激性食物；切勿接触眼睛、口腔等黏膜处，皮肤破溃处禁用；用药期间不宜同时服用温热性药物；孕妇、儿童及年老体弱者应在医师指导下使用；内痔出血过多或有原因不明的便血者，应去医院就诊；使用此药开始时稍有麻感，随即消失，不影响使用；用药3天后症状无缓解者，应去医院就诊；对本品过敏者禁用，过敏体质慎用；本品性状发生改变时禁止使用；儿童必须在成年人监护下使用；请将本品放在儿童不能接触到的地方；如正在使用其他药品，使用本品前请咨询医师或药师。

【贮藏】密闭，置阴凉干燥处（不超过20℃）。

【生产企业】云南蓝绿康药业有限公司

三、妇科用药

云南红药胶囊

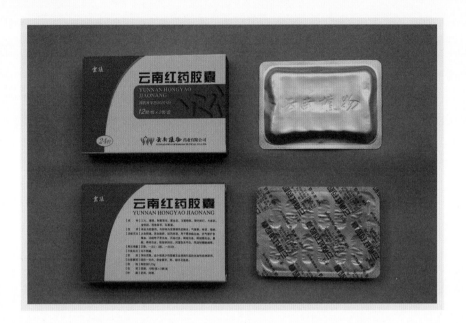

【药品名称】云南红药胶囊，Yunnan Hongyao Jiaonang

【批准文号】国药准字Z53020129

【执行标准】WS₃-B-2844-98

【剂型】胶囊剂

【规格】每粒装0.25克

【用法用量】口服。一次2～3粒，一日3次。

【分类】处方药

【类别】理血剂（止血剂）

【性状】本品为胶囊剂，内容物为浅黄棕色的粉末；气微香，味苦、微麻。

【成分】三七、重楼、制黄草乌、紫金龙、玉葡萄根、滑叶跌打、大麻药、金铁锁、西南黄芩、石菖蒲。

【功能主治】止血镇痛，活血散瘀，祛风除湿。用于胃溃疡出血、支气管扩张咯血、功能性子宫出血、月经过多、眼底出血、眼结膜出血、鼻衄、痔疮出血、软组织挫伤、风湿性关节炎、风湿性腰腿痛等。

【注意禁忌】孕妇忌服；由血小板减少性紫癜及血液病引起的出血性疾病者禁用；服后一日内，忌食蚕豆、荞、酸冷及鱼类。

【贮藏】密闭、防潮。

【生产企业】云南植物药业有限公司

丹莪妇康煎膏

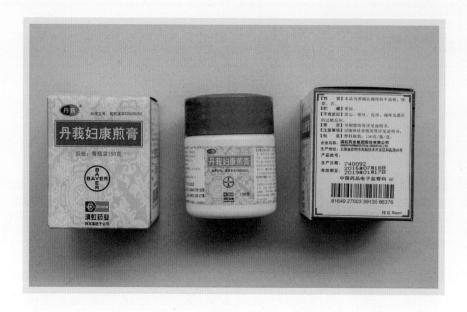

【药品名称】丹莪妇康煎膏，Dan'e Fukang Jiangao

【批准文号】国药准字Z20025253

【执行标准】WS-10227（ZD-0227）2002-2012Z-2016

【剂型】煎膏剂

【规格】每瓶装150克

【用法用量】口服。一次10～15克（2～3勺），一日2次，自月经期前第10～15天开始，连服10～15天为1个疗程，经期可不停药。单纯痛经、月经不调者，用量和服药时间可酌减；或遵医嘱。

【分类】处方药

【类别】活血化瘀剂

【性状】本品为黑褐色稠厚的半流体；味甜、苦。

【成分】紫丹参、莪术、滇柴胡、三七、赤芍、当归、三棱、香附、延胡索、甘草，辅料为炼蜜、炼糖、山梨酸钾。

【功能主治】

彝医：差嬷且凯斯多，海不什色土，哟曼哟罗色。

中医：活血化瘀，疏肝理气，调经止痛，软坚化积。用于妇女瘀血阻滞所致月经不调、痛经、经期不适、癥瘕积聚，以及盆腔子宫内膜异位症见上述症状者。

【注意禁忌】孕期禁用；糖尿病患者禁用；对本品过敏者禁用；过敏体质者慎用；如有生育要求，应在医师指导下服用；服药期间如出现月经量过多或症状加重，请及时咨询医生；为避免胃部不适，宜饭后服用；不宜与芒硝、玄明粉、海藻、京大戟、红大戟、甘遂、芫花及藜芦同用；加适量蜂蜜调服可改善口感。

【贮藏】密封。

【生产企业】滇虹药业集团股份有限公司

竹红菌素软膏

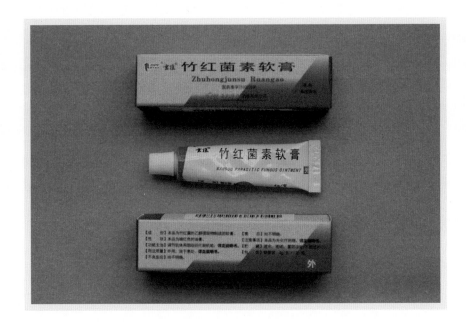

【药品名称】竹红菌素软膏，Zhuhongjunsu Ruangao

【批准文号】国药准字Z53020580

【执行标准】WS$_3$-B-3824-98

【剂型】软膏剂

【规格】每支装4克

【用法用量】外用，涂于患处，并进行光照（光源可用照明用高压荧光汞灯、红外线灯、白炽灯或日光照晒）30分钟。一日1次。

【分类】处方药

【类别】消肿散结剂

【性状】本品为暗红色的油膏。

【成分】本品为竹红菌的乙醇提取物制成的软膏。

【功能主治】调节肌体局部组织代谢机能，促进病灶肤色和细胞组织及特性的恢复。用于外阴白色病变、瘢痕疙瘩、外阴瘙痒及外阴炎。

【注意禁忌】本品为光化疗药物，须配合光照方有作用，光照时以皮肤的温和感为度调整照距，切勿过度照射，以免引起皮肤灼伤；妇女经期禁用。

【贮藏】遮光，密闭，置阴凉处（不超过20℃）。

【生产企业】云南植物药业有限公司

红金消结胶囊

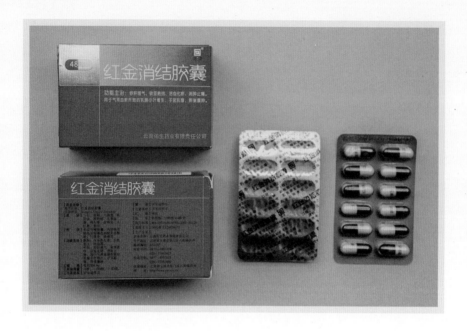

【药品名称】红金消结胶囊，Hongjin Xiaojie Jiaonang

【批准文号】国药准字Z20026032

【执行标准】WS-10735（ZD-0735）-2002-2012Z

【剂型】胶囊剂

【规格】每粒装0.4克

【用法用量】口服。一次4粒，一日3次。

【分类】处方药

【类别】消肿散洁剂

【性状】本品为硬胶囊，内容物为棕色至棕褐色的粉末及颗粒；气微香，味微苦。

【成分】三七、香附、八角莲、鼠妇虫、黑蚂蚁、五香血藤、鸡矢藤、金荞麦、大红袍、柴胡。

【功能主治】

彝医：补知凯扎诺，且凯色土，哈息黑。

中医：疏肝理气，软坚散结，活血化瘀，消肿止痛。用于气滞血瘀所致乳腺小叶增生，子宫肌瘤，卵巢囊肿。

【注意禁忌】妊娠期妇女禁用；对本品及组方成分过敏者禁用；饭后服用；服药治疗期间，忌食酸、冷及刺激性食物；使用本品期间，如出现任何不良事件或不良反应，请咨询医生/药师；体弱者、高蛋白过敏者慎用。

【贮藏】密封。

【生产企业】云南佑生药业有限责任公司

岩鹿乳康片

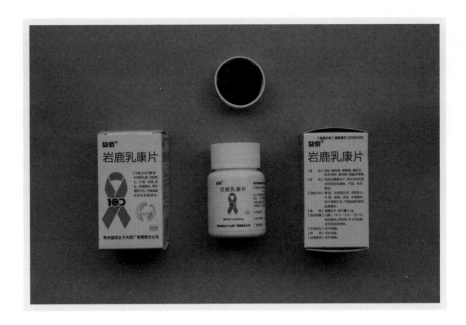

【药品名称】岩鹿乳康片，Yanlu Rukang Pian

【批准文号】国药准字Z20060382

【执行标准】YBZ12062006-2009Z

【剂型】片剂

【规格】每片重0.4克

【用法用量】口服。一次3～5片，一日3次，饭后服用。月经期前15天开始服，至月经来时停药。

【分类】处方药

【类别】消肿散结剂

【性状】本品为薄膜衣片，除去包衣后显淡棕色至棕褐色；气微，味涩、微苦。

【成分】岩陀、鹿衔草、鹿角霜，辅料为玉米淀粉、滑石粉、微晶纤维素。

【功能主治】彝医：补知凯扎诺，且凯色土。

中医：益肾，活血，软坚散结。用于肾阳不足、气滞血瘀所致的乳腺增生。

【注意禁忌】孕妇忌服。

【贮藏】密封。

【生产企业】贵州益佰女子大药厂有限责任公司

岩鹿乳康胶囊

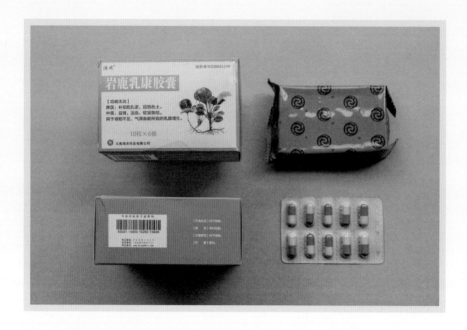

【药品名称】岩鹿乳康胶囊，Yanlu Rukang Jiaonang

【批准文号】国药准字Z20025379

【执行标准】WS-10306（ZD-0306）-2002-2011Z

【剂型】胶囊剂

【规格】每粒装0.4克

【用法用量】口服。一次3～5粒，一日3次，饭后服用。月经期前15天开始服，至月经来时停药。

【分类】处方药

【类别】消肿散洁剂

【性状】本品为硬胶囊，内容物为黄褐色至棕褐色颗粒及粉末；气微，味涩、微苦。

【成分】岩陀、鹿衔草、鹿角霜，辅料为玉米淀粉。

【功能主治】

彝医：补知凯扎诺，且凯色土。

中医：益肾，活血，软坚散结。用于肾阳不足、气滞血瘀所致的乳腺增生。

【注意禁忌】孕妇忌服。

【贮藏】密封。

【生产企业】云南海沣药业有限公司

复方大红袍止血胶囊

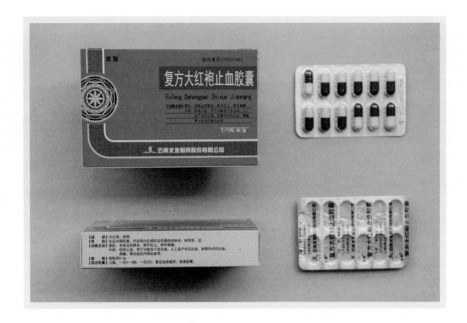

【药品名称】复方大红袍止血胶囊，Fufang Dahongpao Zhixue Jiaonang

【批准文号】国药准字Z20025483

【执行标准】WS-10364（ZD-0364）-2002-2012Z

【剂型】胶囊剂

【规格】每粒装0.5克

【用法用量】口服。一次3～4粒，一日3次；重症者加倍服用，或遵医嘱。

【分类】处方药

【类别】理血剂（止血剂）

【性状】本品为硬胶囊，内容物为红褐色至棕褐色的粉末；味微苦、涩。

【成分】大红袍、柿蒂。

【功能主治】

彝医：差嫫且凯斯多，斯开色土，卑开塞嘟。

中医：收敛止血。用于功能性子宫出血、人工流产术后出血、放取环术后出血、鼻衄、胃出血及内痔出血等。

【注意禁忌】尚不明确。

【贮藏】密封。

【生产企业】云南龙发制药有限公司

调经养颜胶囊

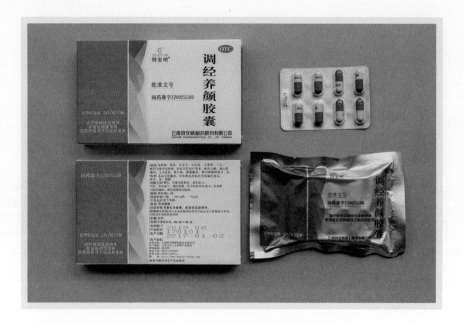

【药品名称】调经养颜胶囊，Tiaojing Yangyan Jiaonang

【批准文号】国药准字Z20025599

【执行标准】WS-10418（ZD-0418）-2002-2012Z

【剂型】胶囊剂

【规格】每粒装0.5克

【用法用量】口服。一次2～4粒，一日3次。

【分类】非处方药（OTC）

【类别】理血剂（理气养血剂）

【性状】本品为胶囊剂，内容物为黄棕色至棕褐色粉末；味苦、涩、微酸。

【成分】地瓜藤、黄芪、女贞子、小红参、丝带草、三七，辅料为羧甲淀粉钠、低取代羟丙纤维素、液状石蜡、聚山梨酯80、玉米淀粉、滑石粉、硬脂酸镁、聚丙烯酸树脂Ⅱ、聚丙烯酸树脂Ⅲ。

【功能主治】

彝医：差嫫且凯斯多，塔们吐土。

中医：补血益气，调经养颜。用于妇女月经量少及其所引起的痛经、面色淡暗或有暗斑。

【注意禁忌】忌食生冷食物；感冒时不宜服用；患有其他疾病者，应在医师指导下服用；平素月经正常，突然出现月经过少，或经期错后，或阴道不规则出血者，应去医院就诊；治疗痛经，宜在经期前3～5天开始服药，连服1周，如有生育要求应在医师指导下服用；服药后痛经不减轻，或重度痛经者，应到医院诊治；服药2周后症状无缓解者，应去医院就诊；对本品过敏者禁用，过敏体质者慎用；本品性状发生改变时禁止使用；请将本品放在儿童不能接触到的地方；如正在使用其他药品，使用本品前请咨询医师或药师。

【贮藏】密封。

【生产企业】云南特安呐制药股份有限公司

四、骨伤科用药

天香酊

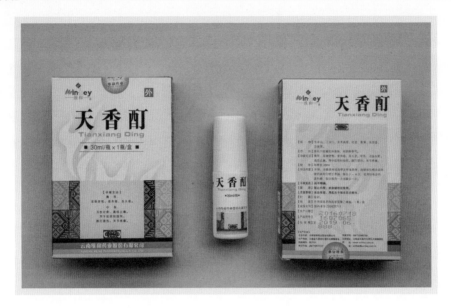

【药品名称】天香酊，Tianxiang Ding

【批准文号】国药准字Z20025711

【执行标准】WS-10511（ZD-0511）-2002-2011Z

【剂型】酊剂

【规格】每瓶装30毫升

【用法用量】外用，涂擦患处或将喷头对准患部，连续按压喷头顶部，使药液均匀喷于患部，每日2～4次；或用纱布浸药液包敷，每日换药1次或隔日1次。

【分类】处方药

【类别】活血化瘀剂（外用药）

【性状】本品为棕褐色的液体；具特殊香气。

【成分】生草乌、三分三、生天南星、红花、紫草、安息香、芸香草。

【功能主治】

彝医：瓜他使他，诺齐格，且儿诺。

中医：活血化瘀，通络止痛。用于软组织扭伤、跌打损伤、关节疼痛。

【注意禁忌】禁止内服；皮肤破损处禁用；本品有毒，用后洗手；孕妇忌用；对本品过敏者禁用，过敏体质者慎用；请将此药品放在儿童不能接触到的地方；本品久置产生沉淀时，可滤过除去沉淀或摇匀使用，不影响产品质量。

【贮藏】密封。

【生产企业】云南维和药业股份有限公司

乌金活血止痛胶囊

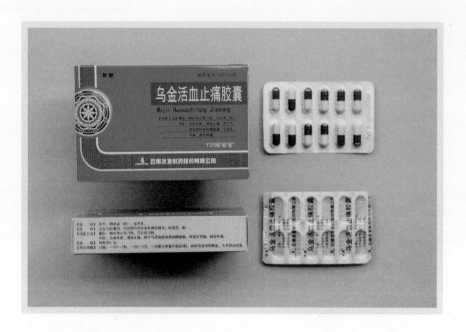

【药品名称】乌金活血止痛胶囊，Wujin Huoxuezhitong Jiaonang

【批准文号】国药准字 Z20025249

【执行标准】WS-10223（ZD-0223）-2002-2011Z

【剂型】胶囊剂

【规格】每粒装0.3克

【用法用量】口服。一次1～2粒，一日1～2次，一日最大用量不超过4粒。体质弱者可用蜂蜜、大枣煎汤送服。

【分类】处方药

【类别】抗风湿类药品

【性状】本品为胶囊剂，内容物为灰色或灰褐色粉末；味微苦、麻。

【成分】赤芍、倒提壶（制）、金荞麦。

【功能主治】

彝医：嗨补里让希习奴，乃让希习奴。

中医：活血化瘀，通络止痛。用于气滞血瘀所致的腰腿痛、风湿关节痛、癌症疼痛。

【注意禁忌】孕妇、小儿、心脏病患者忌服；本品有小毒，应在医生指导下服用；不宜超量服用；年老体弱慎用。

【贮藏】密封。

【生产企业】云南龙发制药有限公司

虎力散胶囊

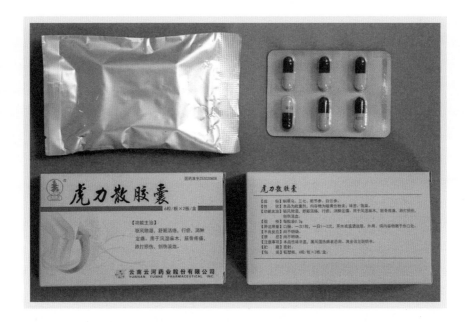

【药品名称】虎力散胶囊，Hulisan Jiaonang

【批准文号】国药准字Z53020808

【执行标准】WS₃-B-1957-95

【剂型】胶囊剂

【规格】每粒装0.3克

【用法用量】口服，以开水或温酒送服，一次1粒，一日1～2次；外用，将内容物撒于伤口处。

【分类】处方药

【类别】抗风湿类药品

【性状】本品为胶囊剂，内容物为暗黄色粉末；味苦、微麻。

【成分】制草乌、三七、断节参、白云参。

【功能主治】祛风除湿，舒筋活络，行瘀，消肿定痛。用于风湿麻木、筋骨疼痛、跌打损伤、创伤流血。

【注意禁忌】本品为非无菌制剂，外用，应遵医嘱使用；本品宜饭后服用；本品性味辛温，属风湿热痹者忌用；本品含草乌及活血药，孕妇慎用；本品应在医生指导下使用，不可过量；不宜与贝母类、半夏、白及、白薇、天花粉、瓜蒌类同用；请将本品放在儿童不能接触到的地方。

【贮藏】密封。

【生产企业】云南云河药业股份有限公司

虎杖伤痛酊

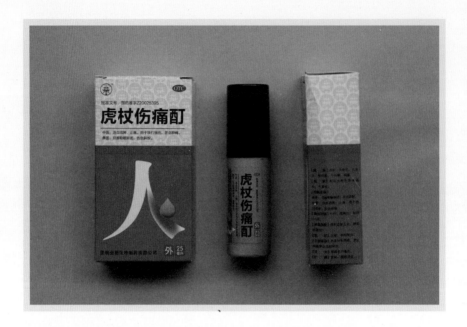

【药品名称】虎杖伤痛酊，Huzhang Shangtong Ding

【批准文号】国药准字Z20025395

【执行标准】WS-10321（ZD-0321）-2002-2012Z

【剂型】酊剂

【规格】每瓶装25毫升

【用法用量】外用，搽患处。每日3～5次。

【分类】非处方药（OTC）

【类别】活血化瘀剂（外用药）

【性状】本品为棕色澄清液体，气清香。

【成分】虎杖、大麻药、白花藤、黑牛膝、千只眼、钩藤。

【功能主治】

彝医：且额勒额斯诺，色色斜奴。

中医：活血消肿，止痛。用于跌打损伤、瘀血肿痛。

【注意禁忌】儿童、孕妇禁用；本品为外用药，禁止内服；忌食生冷、油腻食物；切勿接触眼睛、口腔等黏膜处；皮肤破溃或感染处禁用；有出血倾向者慎用；经期及哺乳期妇女慎用，年老体弱者应在医师指导下使用；用药后皮肤过敏，如出现瘙痒、皮疹等现象时，应停止使用，症状严重者应去医院就诊；用药3天后症状无缓解者，应去医院就诊；对本品及酒精过敏者禁用，过敏体质者慎用；本品性状发生改变时禁止使用；请将本品放在儿童不能接触到的地方；如正在使用其他药品，使用本品前请咨询医师或药师。

【贮藏】密封，置阴凉处。

【生产企业】昆明全新生物制药有限公司

恒古骨伤愈合剂

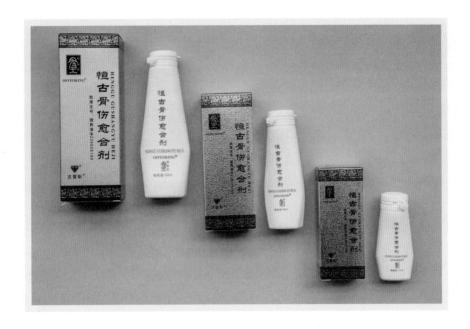

【药品名称】恒古骨伤愈合剂，Henggu Gushangyu Heji

【批准文号】国药准字Z20025103

【执行标准】2015年版《中华人民共和国药典》（一部）

【剂型】合剂

【规格】每瓶装12.5毫升；每瓶装25毫升；每瓶装50毫升。

【用法用量】口服。成人一次25毫升，6～12岁一次12.5毫升，每2天服用1次，饭后1小时服用，12天为1个疗程。

【分类】处方药

【类别】活血化瘀剂（内服药）

【性状】本品为棕褐色液体；味辛、微苦。

【成分】陈皮、红花、三七、杜仲、人参、黄芪、洋金花、钻地风、鳖甲。

【功能主治】活血益气，补肝肾，接骨续筋，消肿止痛，促进骨折愈合。用于新鲜骨折及陈旧骨折、股骨头坏死、骨关节病、腰椎间盘突出症。

【注意禁忌】骨折患者需固定复位后再用药；心、肺、肾功能不全者慎用；有精神病史者、青光眼患者、孕妇忌用；少数患者服药后出现口干、轻微头晕，可自行缓解。

【贮藏】密封，置阴凉处。

【生产企业】云南克雷斯制药股份有限公司

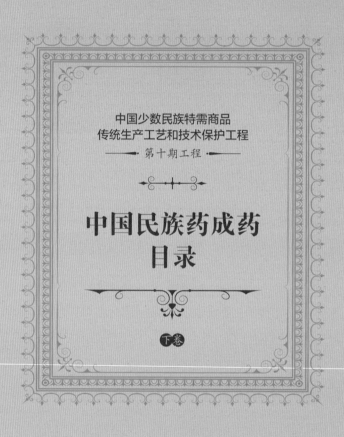

中国少数民族特需商品
传统生产工艺和技术保护工程
· 第十期工程 ·

中国民族药成药
目录

下卷

第七章

苗族成药

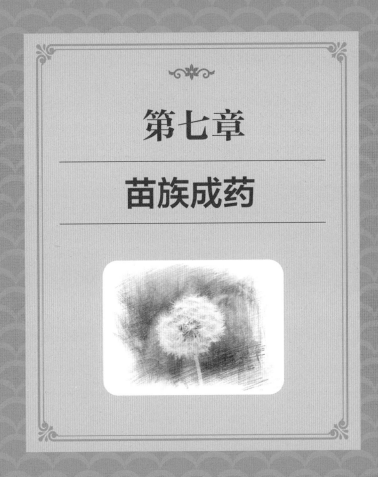

一、内科用药

儿脾醒颗粒

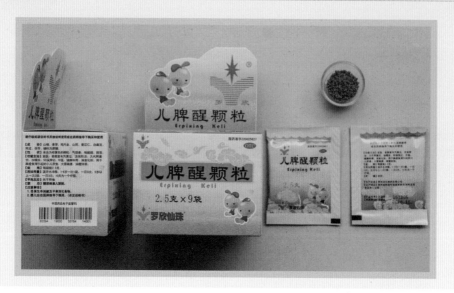

【药品名称】儿脾醒颗粒，Erpixing Keli

【批准文号】国药准字Z20025627

【执行标准】WS-10441（ZD-0441）-2002-2012Z

【剂型】颗粒剂

【规格】每袋装2.5克。

【用法用量】温开水冲服。1～5岁一次1袋，一日3次；5岁以上一次2袋，一日3次。10天为1个疗程。

【分类】非处方药（OTC）

【类别】扶正剂（健脾和胃剂）

【性状】本品为棕黄色的颗粒；气微香，味酸甜、微苦。

【成分】山楂、麦芽、鸡内金、山药、薏苡仁、白扁豆、陈皮、茯苓，辅料为蔗糖。

【功能主治】

苗医：麦靓麦韦芴素迄，洗侬阶沽：久代阿套穷，加嘎奴，仰溪秀切。

中医：健脾和胃，消食化积。用于脾虚食滞引起的小儿厌食、大便稀溏、消瘦体弱。

【注意禁忌】糖尿病患儿禁服；忌食生冷、油腻及不易消化食物；婴儿应在医师指导下服用；感冒时不宜服用；长期厌食、体弱消瘦者，及腹胀重、腹泻次数增多者应去医院就诊；服药7天后症状无缓解者，应去医院就诊；对本品过敏者禁用，过敏体质者慎用；本品性状发生改变时禁止使用；儿童必须在成人监护下使用；请将本品放在儿童不能接触到的地方；如正在使用其他药品，使用本品前请咨询医师或药师。

【贮藏】密封。

【生产企业】贵州润生制药公司

小儿功劳止泻颗粒

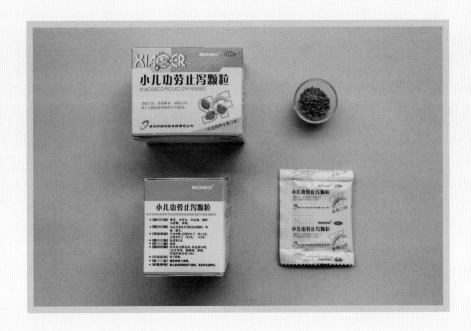

【药品名称】小儿功劳止泻颗粒，Xiao'er Gonglao Zhixie Keli

【批准文号】国药准字Z20025346

【执行标准】WS-10278（ZD-0278）-2002-2012Z

【剂型】颗粒剂

【规格】每袋装5克

【用法用量】开水冲服，5周岁以下一次2.5克，5周岁以上一次5克，一日3次。

【分类】非处方药（OTC）

【类别】清热剂（清利肠胃湿热剂）

【性状】本品为黄色至黄棕色的颗粒，味甜、微苦。

【成分】薯莨、功劳木、草血竭，辅料为蔗糖、香精。

【功能主治】清热解毒，利湿止泻。用于大肠湿热所致的小儿腹泻。

【注意禁忌】糖尿病患儿禁服；忌食辛辣、生冷、油腻及不易消化等食物；婴儿应在医师指导下服用；有感染性腹泻如肠炎、痢疾等疾病者，应立即去医院就诊；对大便次数增多及水分丢失明显、有脱水表现者，应去医院就诊；服药2～3天症状无缓解者，应去医院就诊；本品性状发生改变时禁止使用；对本品过敏者禁用，过敏体质者慎用；儿童必须在成人监护下使用；请将本品放在儿童不能接触到的地方；如正在服用其他药品，使用本品前请咨询医师或药师。

【贮藏】密封。

【生产企业】贵州科顿制药有限责任公司

云实感冒合剂

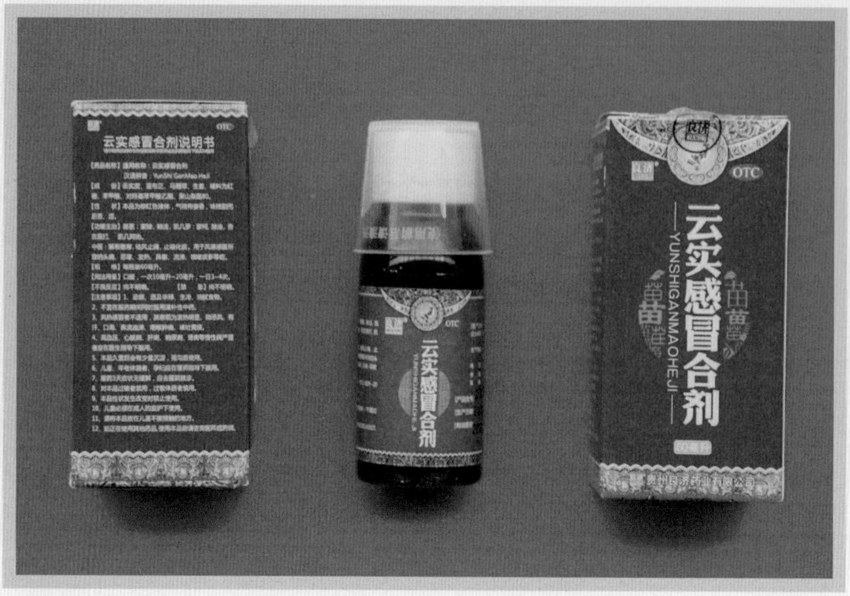

【药品名称】云实感冒合剂，Yunshi Ganmao Heji

【批准文号】国药准字Z20163021

【执行标准】WS-10297（ZD-0297）-2002-2012Z

【剂型】合剂

【规格】每瓶装60毫升

【用法用量】口服。一次10毫升～20毫升，一日3～4次。

【分类】非处方药（OTC）

【类别】解表剂（辛凉解表剂）

【性状】本品为棕红色液体；气微带姜香，味微甜而后苦、涩。

【成分】云实皮、五气朝阳草、马鞭草、生姜，辅料为红糖、苯甲酸、对羟基苯甲酸乙酯、聚山梨酯80。

【功能主治】

苗医：蒙赊，赊洼，凯几罗：蒙柯，赊洼，告吉里打，凯几阿抬。

中医：解表散寒，祛风止痛，止咳化痰。本品用于风寒感冒所致的头痛、恶寒、发热、鼻塞、流涕、咳嗽、痰多等症。

【注意禁忌】忌烟、酒，忌食辛辣、生冷、油腻食物；不宜在服药期间同时服用滋补性中药；风热感冒者不适用，其表现为发热明显、微恶风、有汗、口渴、鼻流浊涕、咽喉肿痛、咳吐黄痰；有严重的高血压、心脏病、肝病、糖尿病、肾病等慢性病者，应在医师指导下服用；本品久置后会有少量沉淀，摇匀后使用；儿童、年老体弱者、孕妇应在医师指导下服用；服药3天后症状无缓解者，应去医院就诊；对本品过敏者禁用，过敏体质者慎用；本品性状发生改变时禁止使用；儿童必须在成人的监护下使用；请将本品放在儿童不能接触到的地方；如正在使用其他药品，使用本品前请咨询医师或药师。

【贮藏】密封，置阴凉处（不超过20℃）。

【生产企业】贵州良济药业有限公司

心胃止痛胶囊

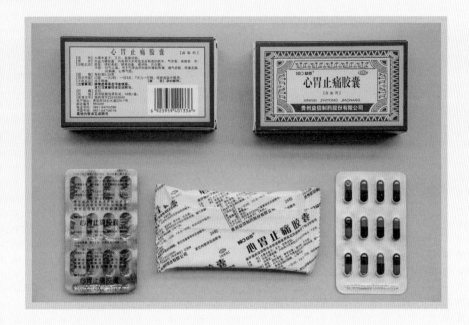

【药品名称】心胃止痛胶囊，Xinwei Zhitong Jiaonang

【批准文号】国药准字Z20163049

【执行标准】WS-10468（ZD-0468）-2002-2012Z

【剂型】胶囊剂

【规格】每粒装0.25克。

【用法用量】口服。一次2粒，一日3次，7天为1个疗程，饭前或饭中服用。

【分类】非处方药（OTC）

【类别】理气剂（疏肝和胃剂）

【性状】本品为硬胶囊，内容物为灰棕色至深棕色的粉末；气芳香，味微苦、辛。

【成分】大果木姜子、艾片、氢氧化铝。

【功能主治】

苗医：荷杉漳射，替笨挡象：摆冲修，片尖蒙。

中医：行气止痛。用于气滞血瘀所致的胃脘疼痛胀满，嗳气吞酸，以及胸闷胸痛、心悸气短。

【注意禁忌】孕妇禁用；饮食宜清淡，忌烟、酒，忌食辛辣、生冷、油腻食物；忌情绪激动及生闷气；脾胃虚寒易泄泻者慎服；有严重的高血压、心脏病、肝病、糖尿病、肾病等慢性病者应在医师指导下服用；服药3天后症状未缓解者，应去医院就诊；儿童、年老体弱者应在医师指导下服用；对本品过敏者禁用，过敏体质者慎用；本品性状发生改变时禁止使用；儿童必须在成人的监护下使用；请将本品放在儿童不能接触到的地方；如正在使用其他药品，使用本品前请咨询医师或药师。

【贮藏】密封。

【生产企业】贵州益佰制药股份有限公司

心脑联通胶囊

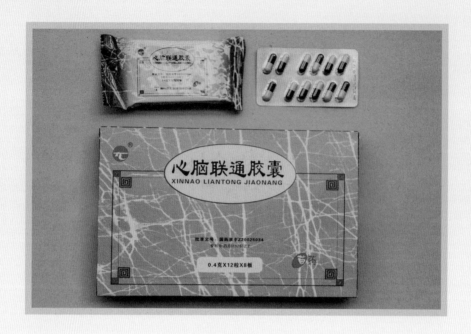

【药品名称】心脑联通胶囊，Xinnao Liantong Jiaonang

【批准文号】国药准字Z20025034

【执行标准】WS-10031（ZD-0031）-2002-2011Z

【剂型】胶囊剂

【规格】每粒装0.4克

【用法用量】口服。一次4～5粒，一日3次，20天为1个疗程；或遵医嘱。

【分类】处方药

【类别】祛瘀剂（养血活血剂）

【性状】本品为硬胶囊，内容物为棕褐色粉末；味微苦。

【成分】灯盏细辛、虎杖、野山楂、柿叶、刺五加、葛根、丹参。

【功能主治】

苗医：蒙修：给俄，蒙柯，陇蒙柯，告俄蒙给。

中医：活血化瘀，通络止痛。用于瘀血闭阻引起的胸痹、眩晕，症见胸闷、胸痛、心悸、头晕、头痛耳鸣等，以及冠心病、心绞痛，脑动脉硬化及高脂血症见上述证候者。

【注意禁忌】孕妇禁用。

【贮藏】密封，置干燥处保存。

【生产企业】贵州太和制药有限公司

双金胃疡胶囊

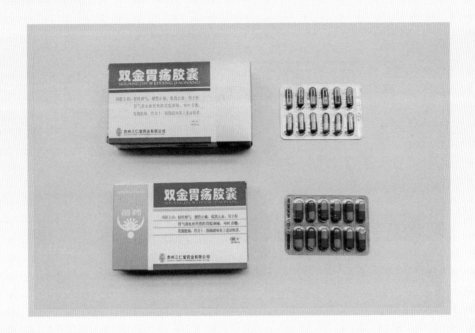

【药品名称】双金胃疡胶囊，Shuangjin Weiyang Jiaonang

【批准文号】国药准字Z20025189

【执行标准】WS-10174（ZD-0174）-2002-2012Z

【剂型】胶囊剂

【规格】每粒装0.4克

【用法用量】口服。一次3粒，一日3次。

【分类】处方药

【类别】理气剂（疏肝和胃剂）

【性状】本品为胶囊剂，内容物为深黄色至棕褐色粉末；气微，味苦。

【成分】雪胆、金荞麦、大血藤、紫珠、麻布袋、延胡索、仙鹤草、白及、凤凰衣、土木香、核桃仁。

【功能主治】

苗医：旭嘎怡沓痂，替笨挡孟，苣敛荡象；江苟给赖拿，精嘎瑶粘拿。

中医：疏肝理气，健胃止痛，收敛止血。用于肝胃气滞血瘀所致的胃脘刺痛、呕吐吞酸、脘腹胀痛；胃及十二指肠溃疡见上述证候者。

【注意禁忌】肾脏病患者、孕妇、新生儿禁用；儿童及老人慎用；在医生指导下使用。

【贮藏】密封。

【生产企业】贵州三仁堂药业有限公司

玉合草含片

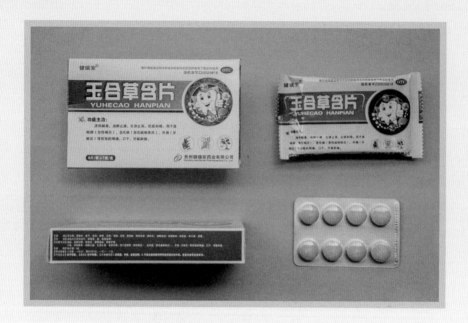

【药品名称】玉合草含片，Yuhecao Hanpian

【批准文号】国药准字Z20025818

【执行标准】WS-10600（ZD-0600）-2002-2012Z

【剂型】片剂

【规格】每片重1.4克

【用法用量】口含服。一次1片，每2小时1次，一日3～5次。

【分类】非处方药（OTC）

【类别】化痰止咳平喘剂（清热化痰剂）

【性状】本品为土灰色的片；味微苦、甜，具清凉感。

【成分】草玉梅、两面针、射干、百合、地黄、玄参、岗梅、甘草、薄荷脑、薄荷素油，辅料为磷酸氢钙、硬脂酸镁、甜蜜素、香兰素、蔗糖。

【功能主治】

苗医：抬赊抬蒙：宋宫症，勒嘎里品，刚把学症。

中医：清热解毒，消肿止痛，生津止渴，化痰利咽。用于急喉痹（急性咽炎）、急乳蛾（急性扁桃体炎）、牙痛（牙龈炎）等所致的咽痛、口干、牙龈肿痛。

【注意禁忌】忌烟、酒，忌食辛辣、鱼腥食物；不宜在服药期间同时服用温补性中药；孕妇慎用；糖尿病患者、儿童应在医师指导下服用；脾虚大便溏者慎用；属风寒感冒咽痛，症见恶寒发热、无汗、鼻流清涕者慎用；扁桃体有化脓及全身高热者，应去医院就诊；服药3天后症状无缓解者，应去医院就诊；对本品过敏者禁用，过敏体质者慎用；本品性状发生改变时禁止使用；儿童必须在成人监护下使用；请将本品放在儿童不能接触到的地方；如正在使用其他药品，使用本品前请咨询医师或药师。

【贮藏】密封。

【生产企业】贵州健瑞安药业有限公司

玉蓝降糖胶囊

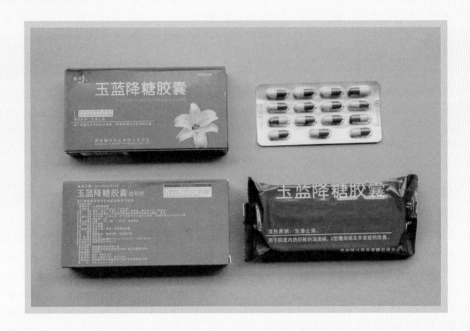

【药品名称】玉蓝降糖胶囊，Yulan Jiangtang Jiaonang

【批准文号】国药准字Z20025122

【执行标准】WS-10113（ZD-0113）-2002-2012Z

【剂型】胶囊剂

【规格】每粒装0.3克

【用法用量】口服。一次3～5粒，一日3次，饭前服用。

【分类】处方药

【类别】滋阴剂（养阴清热剂）

【性状】本品为胶囊剂，内容物为黄褐色至棕褐色的粉末及颗粒；味苦。

【成分】黄芩、桑叶、牛蒡子、蓝花参、半枝莲、假万寿竹根、青葙子。

【功能主治】清热养阴，生津止渴。用于阴虚内热所致的消渴病，2型糖尿病及其并发症的改善。

【注意禁忌】忌食辛辣食物，忌酒；定期复查血糖。

【贮藏】密封。

【生产企业】贵州健兴药业有限公司

仙人掌胃康胶囊

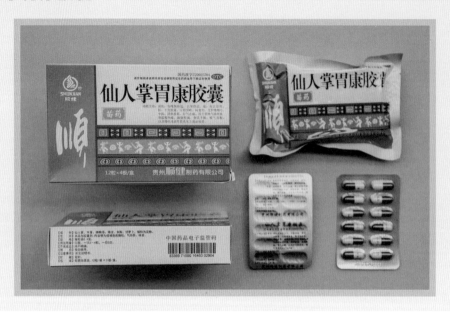

【药品名称】仙人掌胃康胶囊，Xianrenzhang Weikang Jiaonang

【批准文号】国药准字Z20025704

【执行标准】WS-10504（ZD-0504）-2002-2012Z

【剂型】胶囊剂

【规格】每粒装0.4克

【用法用量】口服。一次3～4粒，一日3次。

【分类】非处方药（OTC）

【类别】理气剂（疏肝和胃药）

【性状】本品为胶囊剂，内容物为棕褐色的颗粒；气特异，味苦

【成分】仙人掌、木香、蜘蛛香、陈皮、刺梨、地骷髅，辅料为淀粉。

【功能主治】

苗医：旭嘎凯怡迄，沆笨挡孟 。陡：拉江给苟。阶：干穷凯蒙，干穷顶岭，阿套穷，艾罗哦坳巧。

中医：清热养胃，行气止痛。用于胃热气滞所致的脘腹热痛、胸胁胀满、食欲不振、嗳气吞酸，以及慢性浅表性胃炎见上述证候者。

【注意禁忌】孕妇禁用；孕妇禁用；饮食宜清淡，忌烟、酒，忌食辛辣、生冷、油腻食物；忌情绪激动及生闷气；胃阴虚者不宜用，主要表现为口感欲饮、大便干结、小便短少；有严重的高血压、心脏病、糖尿病、肝病、肾病等慢性病者，应在医师指导下服用；服药3天后症状未缓解者，应去医院就诊；儿童、年老体弱者应在医师指导下服用；对本品过敏者禁用，过敏体质者慎用；本品性状发生改变时禁止使用；儿童必须在成人监护下使用；请将本品放在儿童不能接触到的地方；如正在使用其他药品，使用本品前请咨询医师或药师。

【贮藏】密封。

【生产企业】贵州顺健制药有限公司

白沙糖浆

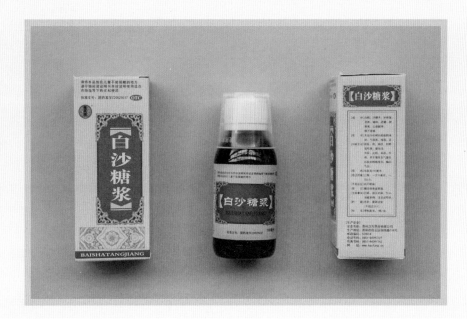

【药品名称】白沙糖浆，Baisha Tangjiang
【批准文号】国药准字Z20025037
【执行标准】WS-10034（ZD-0034）-2002-2012Z
【剂型】糖浆剂
【规格】每瓶装100毫升
【用法用量】口服。一次15毫升，一日3次。
【分类】非处方药（OTC）
【类别】化痰止咳平喘药（清肺化痰剂）
【性状】本品为棕褐色的黏稠液体；气微香，味甜、苦。
【成分】白杨、沙糖木、半枝莲、苦参，辅料为蔗糖、甜菊素、山梨酸钾、橘子香精。
【功能主治】
苗医：俄，俄栓。封勒普吼俄，豪加洼。
中医：止咳，祛痰，平喘。用于慢性支气管炎所致的咳嗽痰多、胸闷气急。
【注意禁忌】糖尿病患者禁服；忌烟、酒，忌食辛辣、生冷、油腻食物；不宜在服药期间同时服用滋补性中药；有支气管扩张、肺脓肿、肺心病、肺结核的患者，出现咳嗽时应去医院就诊；有严重的高血压、心脏病、肝病、肾病等慢性病者，应在医师指导下服用；儿童、年老体弱者、孕妇应在医师指导下服用；服药3天后症状无缓解者，应去医院就诊；对本品过敏者禁用，过敏体质者慎用；本品性状发生改变时禁止使用；儿童必须在成人的监护下使用；请将本品放在儿童不能接触到的地方；如正在使用其他药品，使用本品前请咨询医师或药师。
【贮藏】密封，置阴凉处（不可超过20℃）。
【生产企业】贵州汉方药业有限公司

半枝莲片

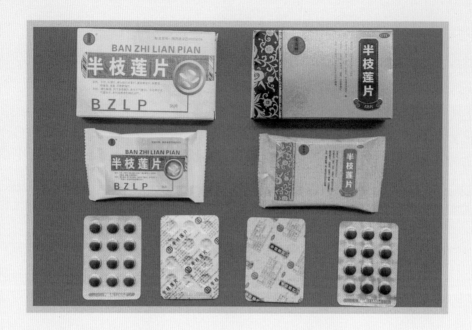

【药品名称】半枝莲片，Banzhilian Pian

【批准文号】国药准字Z20025024

【执行标准】WS-10023（ZD-0023）-2002-2012Z

【剂型】片剂

【规格】薄膜衣片每片重0.31克

【用法用量】口服。一次5片，一日3次；或遵医嘱。

【分类】处方药

【类别】清热剂（清热解毒剂）

【性状】本品为薄膜衣片，除去包衣后显灰褐色；味微咸而苦。

【成分】半枝莲。

【功能主治】

苗医：阿凯，阿蒙抢。稿加俄告吉里打，豪家蒙宫宁，封勒普。榜康洛，康鳖。凯俄蒙嘎抢。

中医：清热解毒。用于急性咽炎、急性支气管炎，亦可用于支气管肺炎、急性肺脓肿的辅助治疗。

【注意禁忌】孕妇禁服。

【贮藏】密封。

【生产企业】贵州汉方药业有限公司

宁泌泰胶囊

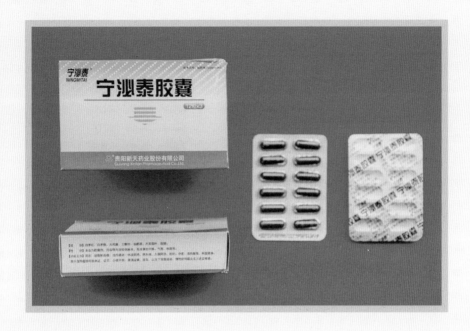

【药品名称】宁泌泰胶囊，Ningmitai Jiaonang

【批准文号】国药准字Z20025442

【执行标准】WS-10348（ZD-0348）-2002-2012Z

【剂型】胶囊剂

【规格】每粒装0.38克

【用法用量】口服。一次3～4粒，一日3次，7天为1个疗程；或遵医嘱。

【分类】处方药

【类别】祛湿剂（清热通淋剂）

【性状】本品为胶囊剂，内容物为深棕色粉末，有淡黄色纤维；气香，味微苦。

【成分】四季红、白茅根、大风藤、三颗针、仙鹤草、木芙蓉叶、连翘。

【功能主治】

苗医：旭嘎帜沓痫，洼内通诘：休洼凯纳，殃矢迪，久溜阿洼，底抢。

中医：清热解毒，利湿通淋。用于湿热蕴结所致的淋证，症见小便不利、淋漓涩痛、尿血，以及下尿路感染、慢性前列腺炎见上述证候者。

【注意禁忌】孕妇慎服。

【贮藏】密封。

【生产企业】贵阳新天药业股份有限公司

血脉通胶囊

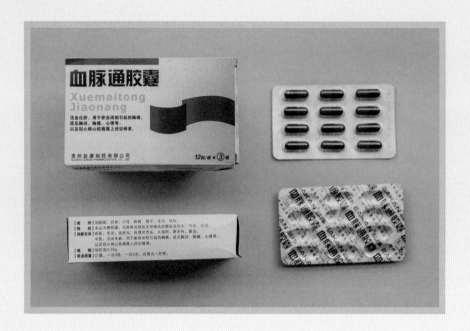

【药品名称】血脉通胶囊，Xuemaitong Jiaonang

【批准文号】国药准字Z20025117

【执行标准】WS-10108（ZD-0108）-2002-2012Z

【剂型】胶囊剂

【规格】每粒装0.26克

【用法用量】口服。一次3粒，一日3次，4周为1个疗程。

【分类】处方药

【类别】祛瘀剂（益气活血剂）

【性状】本品为硬胶囊，内容物为棕色至棕褐色的颗粒及粉末；气香，味苦。

【成分】鸡眼睛、丹参、川芎、粉葛、栀子、泽泻、桂枝。

【功能主治】

苗医：哥近：洗抢勾，良埋对罗运，火溜柯，蒙弄柯，豪洼。

中医：活血化瘀。用于瘀血闭阻引起的胸痹，症见胸闷、胸痛、心悸等，以及冠心病、心绞痛见上述证候者。

【注意禁忌】尚不明确；肾功能不全者和孕妇慎用。

【贮藏】密封保存。

【生产企业】贵州益康制药有限公司

血脂平胶囊

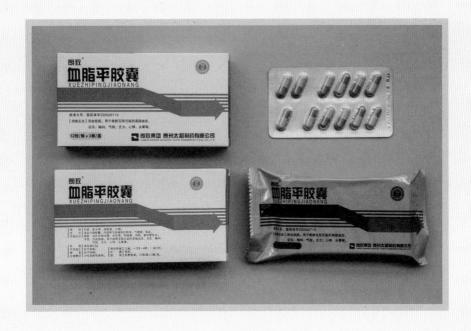

【药品名称】血脂平胶囊，Xuezhiping Jiaonang

【批准文号】国药准字Z20025713

【执行标准】WS-10513（ZD-0513）-2002-2012Z

【剂型】胶囊剂

【规格】每粒装0.3克

【用法用量】口服。一次2~4粒，一日3次。

【分类】处方药

【类别】祛瘀剂（祛瘀化痰剂）

【性状】本品为硬胶囊，内容物为棕褐色的粉末；气微香，味淡。

【成分】刺梨、徐长卿、绞股蓝、山楂。

【功能主治】

苗医：及抢给仰当糯：洗抢苟，柯陇蒙，纳英，蒙柯蒙苍兴。

中医：活血祛痰。用于痰瘀互阻引起的高脂血症，症见胸闷、气短、乏力、心悸、头晕等。

【注意禁忌】少吃甘肥性食物。

【贮藏】密封。

【生产企业】贵阳太和制药有限公司

花栀清肝颗粒

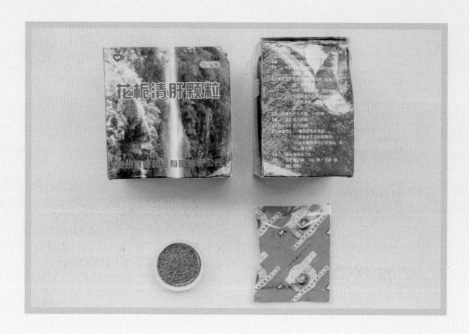

【药品名称】花栀清肝颗粒，Huazhi Qinggan Keli

【批准文号】国药准字Z20025804

【执行标准】WS-10586（ZD-0586）-2002-2012Z

【剂型】颗粒剂

【规格】每袋装12克

【用法用量】开水冲服。一次1袋，一日3次。

【分类】处方药

【类别】清热剂（清肝胆湿热剂）

【性状】本品为棕褐色或黄褐色的颗粒；味甜、微苦。

【成分】小花清风藤、栀子。

【功能主治】

苗医：旭嘎帜洼内，旭嘎汕洼珍：夫热觉蒙。

中医：清热利湿，疏肝利胆。用于肝胆湿热型黄疸型肝炎引起的肌肤发黄、食欲不振、胁痛等症。

【注意禁忌】糖尿病患者慎用；脾虚者不宜长期服用；超剂量服用可出现恶心、呕吐、腹泻等。

【贮藏】密封，置干燥处保存。

【生产企业】贵州心意药业有限责任公司

芪胶升白胶囊

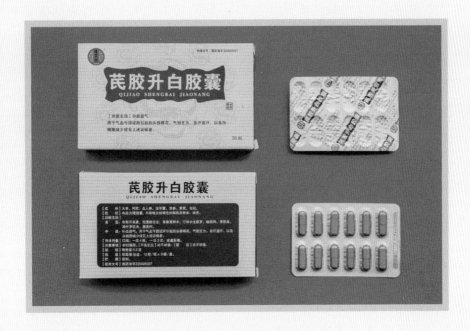

【药品名称】芪胶升白胶囊，Qijiao Shengbai Jiaonang

【批准文号】国药准字Z20025027

【执行标准】WS-10026（ZD-0026）-2002-2012Z

【剂型】胶囊剂

【规格】每粒装0.5克

【用法用量】口服。一次4粒，一日3次；或遵医嘱。

【分类】处方药

【类别】补气剂（气血双补剂）

【性状】本品为硬胶囊，内容物为棕褐色的颗粒及粉末；味苦。

【成分】大枣、阿胶、血人参、淫羊藿、苦参、黄芪、当归。

【功能主治】

苗医：布笨汗吴象，怡渥雄访达：笨象窝样木，汀休水生凯罗，娘奴科，罗欧良，局忙罗饮良，颜孟柯。

中医：补血益气。用于气血亏损所引起的头昏眼花、气短乏力、自汗盗汗，以及白细胞减少症见上述证候者。

【注意禁忌】孕妇慎服。

【贮藏】密封。

【生产企业】贵州汉方药业有限公司

苦丁降压胶囊

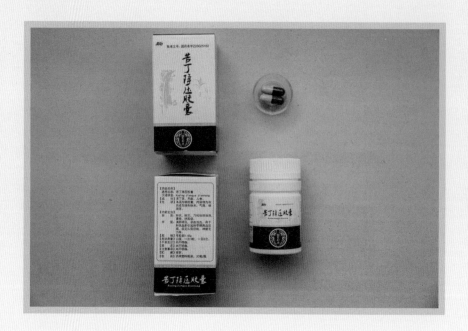

【药品名称】苦丁降压胶囊，Kuding Jiangya Jiaonang

【批准文号】国药准字Z20025162

【执行标准】WS-10151（ZD-0151）-2002-2012Z

【剂型】胶囊剂

【规格】每粒装0.45克

【用法用量】口服。一次3粒，一日2次。

【分类】处方药

【类别】祛瘀剂（化瘀通脉剂）

【性状】本品为硬胶囊，内容物为灰色或灰绿色粉末；气微，味微苦。

【成分】苦丁茶、天麻、人参。

【功能主治】

苗医：赊买，赊贝，乃抡给仰当洛，蒙修，纳英症。

中医：清肝明目，凉血活血。用于肝热血瘀引起的早期高血压病，症见头昏目眩、神疲乏力等。

【注意禁忌】尚不明确。

【贮藏】密封。

【生产企业】贵州特色制药有限责任公司

制酸止痛胶囊

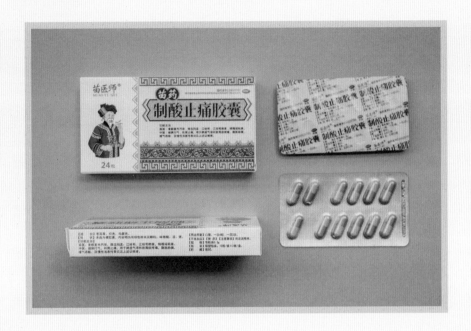

【药品名称】制酸止痛胶囊，Zhisuan Zhitong Jiaonang

【批准文号】国药准字Z20025701

【执行标准】WS-10501（ZD-0501）-2002-2012Z

【剂型】胶囊剂

【规格】每粒装0.3克

【用法用量】口服。一次4粒，一日3次。

【分类】非处方药（OTC）

【类别】理气剂（疏肝和胃剂）

【性状】本品为硬胶囊，内容物为灰棕色粉末及颗粒；味微酸、涩、苦。

【成分】苍耳草、枳壳、鸡蛋壳。

【功能主治】

苗医：麦靓麦韦芳侬，维迄挡孟：江给苟，江给苟赖拿，精嘎瑶粘拿。

中医：健脾行气，和胃止痛。用于脾虚气滞所致的胃脘疼痛、腹胀胁痛、嗳气吞酸，以及慢性浅表性胃炎见上述证候者。

【注意禁忌】孕妇禁用；饮食宜清淡，忌饮料、烟、酒，忌食辛辣、生冷、油腻和刺激性食物；忌情绪激动及生闷气；胃阴虚者不宜用，主要表现为口干欲饮、大便干结、小便短少；有严重的高血压、心脏病、肝病、糖尿病、肾病等慢性病者，应在医师指导下服用；本品不宜长期服用，服药3天后症状未缓解者，应去医院就诊；严格按用法用量服用，儿童、年老体弱者应在医师指导下服用；对本品过敏者禁用，过敏体质者慎用；本品性状发生改变时禁止使用；儿童必须在成人的监护下使用；请将本品放在儿童不能接触到的地方；如正在使用其他药品，使用本品前请咨询医师或药师。

【贮藏】密封。

【生产企业】贵州太和制药有限公司

金果榄涂膜剂

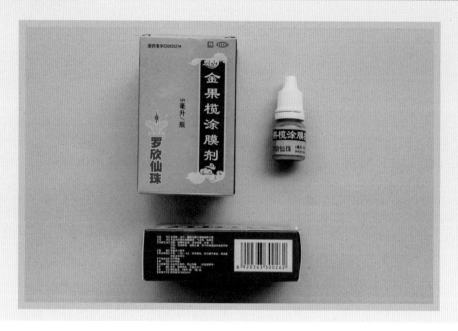

【药品名称】金果榄涂膜剂，Jinguolan Tumoji

【批准文号】国药准字Z20025274

【执行标准】WS-10229（ZD-0229）-2002-2012Z

【剂型】涂膜剂

【规格】每瓶装15毫升。

【用法用量】外用，洗净患处，将本品均匀滴于患处，用消毒棉签涂布均匀。一日3～5次。

【分类】非处方药（OTC）

【类别】清热剂（清热解毒剂）

【性状】本品为棕黄色黏稠液体；气清香，味微苦。

【成分】金果榄、冰片，辅料为聚乙烯醇缩甲乙醛。

【功能主治】

苗医：旭嘎帜沓痂，泱安档蒙，疖癀、疔。

中医：清热解毒，消肿止痛。用于热毒蕴结所致的疖肿初起。

【注意禁忌】本品为外用药，禁止内服；忌食辛辣、刺激性食物；切勿接触眼睛、口腔等黏膜处，皮肤破溃处禁用；用药期间不宜同时服用温热性药物；孕妇慎用，儿童应在医师指导下使用；疮疖较重或局部变软化脓或已破溃者，应到医院就诊；依据患部大小适当揿压帽阀，喷出物以覆盖患部为度，形成薄膜保护患部，用后密闭；用药后局部出现皮疹等过敏表现者应停用；切勿置本品于近火及高温处并严禁剧烈碰撞，使用时勿近明火；用药3天后症状无缓解者，应去医院就诊；对本品及酒精过敏者禁用，过敏体质者慎用；药品性状发生改变时禁止使用；儿童必须在成人监护下使用；请将此药品放在儿童不能接触到的地方；如正在使用其他药品，使用本品前请咨询医师或药师。

【贮藏】密封，置阴凉处（不超过20℃）。

【生产企业】贵州润生制药有限公司

金骨莲胶囊

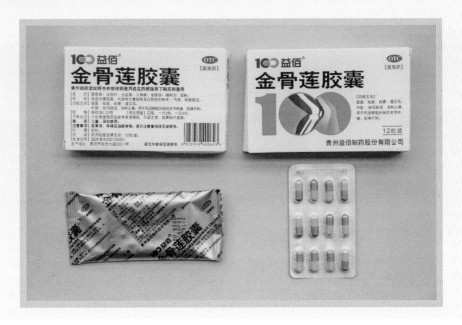

【药品名称】金骨莲胶囊，Jingulian Jiaonang

【批准文号】国药准字Z20123051

【执行标准】WS-10093（ZD-0093）-2002-2012Z

【剂型】胶囊剂

【规格】每粒装0.25克

【用法用量】口服。一次2粒，一日3次。

【分类】非处方药（OTC）

【类别】祛湿剂（祛风除湿剂）

【性状】本品为硬胶囊，内容物为黄棕色至红棕色的粉末；气微，味微苦涩。

【成分】透骨香、鹅掌藤、大血藤、八角枫、金铁锁，辅料为玉米淀粉。

【功能主治】

苗医：抬奥，抬蒙：僵见风。

中医：祛风除湿，消肿止痛。用于风湿痹阻所致的关节肿痛、屈伸不利。

【注意禁忌】儿童、孕妇禁用；忌食寒凉、辛辣及油腻食物；本品宜饭后服用；不宜在服药期间同时服用其他泻火及滋补性中药；热痹者不适用，主要表现为关节肿痛如灼、痛处发热，疼痛窜痛无定处、口干唇燥；有严重的高血压、心脏病、肝病、糖尿病、肾病等慢性病者，应在医师指导下服用；服药7天后症状无缓解者，应去医院就诊；严格按照用法用量服用，年老体弱者应在医师指导下服用；对本品过敏者禁用，过敏体质者慎用；本品性状发生改变时禁止使用；请将本品放在儿童不能接触到的地方；如正在使用其他药品，使用本品前请咨询医师或药师。

【贮藏】密封。

【生产企业】贵州益佰制药股份有限公司

金鳝消渴颗粒

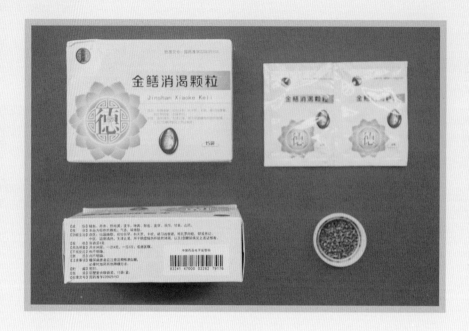

【药品名称】金鳝消渴颗粒，Jinshan Xiaoke Keli

【批准文号】国药准字Z20025153

【执行标准】WS-10142（ZD-0142）-2002-2012Z

【剂型】颗粒剂

【规格】每袋装4克

【用法用量】开水冲服。一次4克，一日3次；或遵医嘱。

【分类】处方药

【类别】滋阴剂（养阴清热剂）

【性状】本品为棕色的颗粒；气香，味微甜。

【成分】鳝鱼、丹参、熟地黄、麦冬、生地黄、郁金、麦芽、泽泻、甘草、山药。

【功能主治】

苗医：怡渥曲靳、拉怡任早：科夭罗、卡欧，暗习凶替聋，坳瓦罗岗蛙，仰溪秀切。

中医：滋阴清热，生津止渴。用于阴虚燥热所致的消渴，以及2型糖尿病见上述证候者。

【注意禁忌】糖尿病患者应注意定期检测血糖，必要时加用其他降糖方法。

【贮藏】密封。

【生产企业】贵州汉方药业有限公司

肺力咳合剂

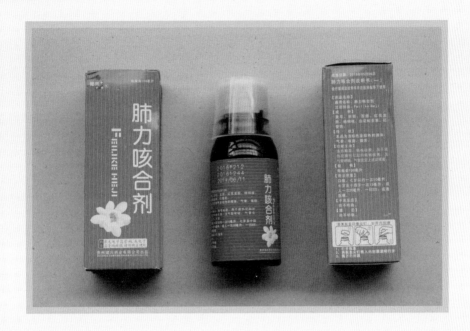

【药品名称】肺力咳合剂，Feilike Heji

【批准文号】国药准字Z20025136

【执行标准】WS-10126（ZD-0216）-2002-2012Z

【剂型】合剂

【规格】100毫升/瓶

【用法用量】口服。7岁以内一次10毫升，7～14岁一次15毫升，成人一次20毫升，一日3次；或遵医嘱。

【分类】处方药

【类别】化痰止咳平喘剂（清热化痰剂）

【性状】本品为淡棕色至棕色的液体；气香，味甜、微苦。

【成分】黄芩、前胡、百部、红花龙胆、梧桐根、白花蛇舌草、红管药。

【功能主治】清热解毒，镇咳祛痰。用于痰热犯肺所引起的咳嗽痰黄；支气管哮喘、气管炎见上述证候者。

【注意禁忌】孕妇慎用；本品含辅料阿司帕坦，苯丙酮酸尿症患者不宜使用；本品可有少量轻摇易散的沉淀，用时摇匀，不影响使用；由于运输、保管等原因造成的漏液、膨胀、变色或浑浊等现象，请勿服用，可到购药处退换。

【贮藏】密封。

【生产企业】贵州健兴药业有限公司

肺力咳胶囊

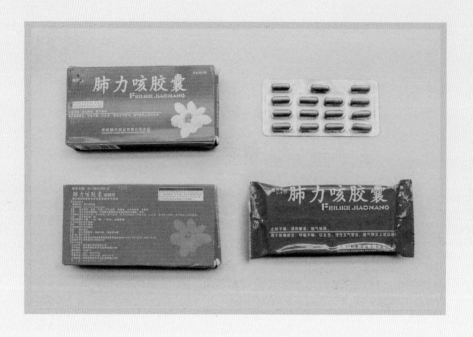

【药品名称】肺力咳胶囊，Feilike Jiaonang

【批准文号】国药准字Z20025240

【执行标准】WS-10217（ZD-0217）-2002-2012Z

【剂型】胶囊剂

【规格】每粒装0.3克

【用法用量】口服。一次3～4粒，一日3次；或遵医嘱。

【分类】非处方药（OTC）

【类别】化痰止咳平喘剂（清热化瘀剂）

【性状】本品为硬胶囊，内容物为黄褐色至棕色的粉末及颗粒；味苦。

【成分】黄芩、前胡、百部、红花龙胆、梧桐根、白花蛇舌草、红管药。

【功能主治】止咳平喘，清热解毒，顺气祛痰。用于咳喘痰多、呼吸不畅；急、慢性支气管炎，肺气肿见上述证候者。

【注意禁忌】孕妇慎用。

【贮藏】密封。

【生产企业】贵州健兴药业有限公司

泻停封胶囊

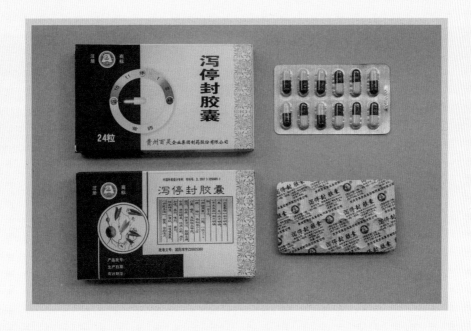

【药品名称】泻停封胶囊，Xietingfeng Jiaonang

【批准文号】国药准字Z20025360

【执行标准】WS-10292（ZD-0292）-2002-2012Z

【剂型】胶囊剂

【规格】每粒装0.5克

【用法用量】口服。一次2～4粒，一日3次。

【分类】处方药

【类别】清热剂（清利肠胃湿热剂）

【性状】本品为硬胶囊，内容物为棕黄色至棕褐色的颗粒及粉末；气微，味苦。

【成分】金果榄、苦参、地榆、功劳木。

【功能主治】

苗医：沓痂造内，挡痢档渣；加嘎奴，休嘎嘎董象，加嘎，底抡，嘎抡，蒙抡。

中医：清热解毒，燥湿止痢。用于腹泻、痢疾、伤食泄泻、脘腹疼痛、口臭、嗳气、急性肠炎等。

【注意禁忌】尚不明确。

【贮藏】密封。

【生产企业】贵州百灵企业集团制药股份有限公司

泻停胶囊

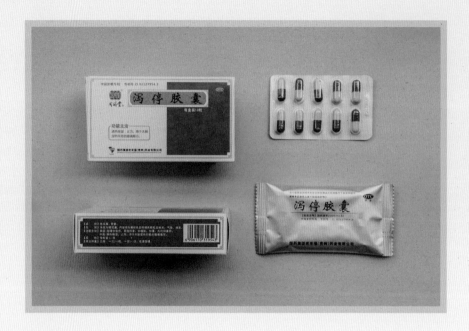

【药品名称】泻停胶囊，Xieting Jiaonang

【批准文号】国药准字Z20025132

【执行标准】WS-10122（ZD-0122）-2002-2012Z

【剂型】胶囊剂

【规格】每粒装0.4克

【用法用量】口服。一次2～4粒，一日2～3次；或遵医嘱。

【分类】非处方药（OTC）

【类别】清热剂（清利肠胃湿热剂）

【性状】本品为硬胶囊，内容物为黄棕色至棕褐色颗粒及粉末；气微，味苦。

【成分】地瓜藤、苦参。

【功能主治】

苗医：旭嘎怡沓痂，苣敛挡渣：吉嘎奴，加嘎，久代阿套穷。

中医：清热燥湿，止泻。用于大肠湿热所致的腹痛、腹泻。

【注意禁忌】孕妇禁用；饮食宜清淡，忌烟、酒，忌食辛辣、生冷、油腻食物；不宜在服药期间同时服用滋补性中药；有慢性结肠炎、溃疡性结肠炎便脓血等慢性病史者，患泄泻时应去医院就诊；有严重的高血压、心脏病、糖尿病、肝病、肾病等慢性病者，应在医师指导下服用；服药3天后症状未缓解者，应去医院就诊；儿童、年老体弱者应在医师指导下服用；对本品过敏者禁用，过敏体质者慎用；本品性状发生改变时禁止使用；儿童必须在成人监护下使用；请将本品放在儿童不能接触到的地方；如正在使用其他药品，使用本品前请咨询医师或药师。

【贮藏】密封。

【生产企业】国药集团同济堂（贵州）制药有限公司

泌淋胶囊

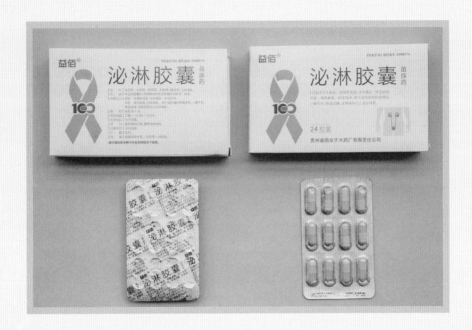

【药品名称】泌淋胶囊，Milin Jiaonang

【批准文号】国药准字Z20025716

【执行标准】WS-10516（ZD-0516）-2002-2011Z

【剂型】胶囊剂

【规格】每粒装0.3克

【用法用量】口服。一次3粒，一日3次。

【分类】处方药

【类别】祛湿剂（清热通淋剂）

【性状】本品为胶囊剂，内容物为棕色至棕褐色的粉末；味苦。

【成分】头花蓼、车前草、酢浆草、石椒草，辅助为玉米淀粉。

【功能主治】

苗医：旭嘎帜沓痲，洼内通诘：休洼凯纳。

中医：清热解毒，利尿通淋。用于湿热蕴结所致淋证，小便不利、淋漓涩痛；尿路感染见上述证候者。

【注意禁忌】孕妇慎服；服药期间忌烟、酒，忌食辛辣食物。

【贮藏】密封。

【生产企业】贵州益佰女子大药厂有限责任公司

泌淋清胶囊

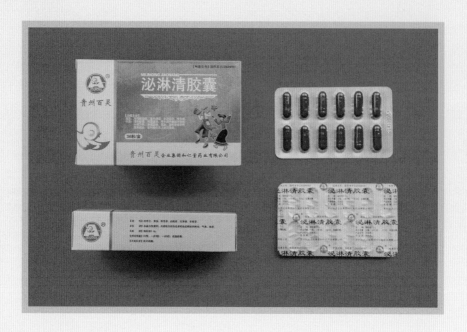

【药品名称】泌淋清胶囊，Milinqing Jiaonang

【批准文号】国药准字Z20026567

【执行标准】WS-11063（ZD-1063）-2002-2011Z

【剂型】胶囊剂

【规格】每粒装0.4克

【用法用量】口服。一次3粒，一日3次；或遵医嘱。

【分类】处方药

【类别】肾病症方剂

【性状】本品为胶囊剂，内容物为棕色至深棕色的颗粒和粉末；气香，味苦。

【成分】四季红、黄柏、酢浆草、仙鹤草、白茅根、车前草。

【功能主治】

苗医：旭嘎帜沓痂，洼内通诘；休洼凯纳，殃矢迪。

中医：清热解毒，利尿通淋。用于湿热蕴结所致的小便不利、淋漓涩痛，尿血；急性非特异性尿路感染、前列腺炎见上述证候者。

【注意禁忌】尚不明确。

【贮藏】密封。

【生产企业】贵州百灵企业集团和仁堂药业有限公司

泌淋颗粒

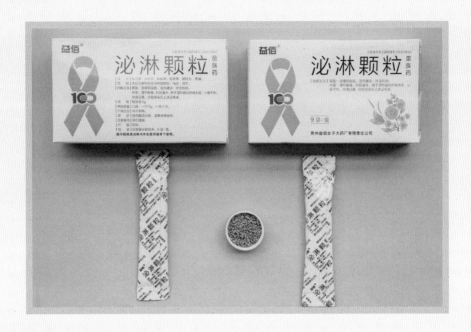

【药品名称】泌淋颗粒，Milin Keli

【批准文号】国药准字Z20025600

【执行标准】WS-10419（ZD-0419）-2002-2011Z

【剂型】颗粒剂

【规格】每袋装6克

【用法用量】口服。一次6克，一日3次。

【分类】处方药

【类别】祛湿剂（清热通淋剂）

【性状】本品为黄棕色至深棕色颗粒；味甜，微苦。

【成分】头花蓼、车前草、酢浆草、石椒草，辅料为蔗糖。

【功能主治】

苗医：旭嘎帜沓痂，洼内通诘；休洼凯纳。

中医：清热解毒，利尿通淋。用于湿热蕴结所致淋证，小便不利、淋漓涩痛；尿路感染见上述证候者。

【注意禁忌】孕妇慎服；服药期间忌烟、酒，忌食辛辣食物。

【贮藏】密封。

【生产企业】贵州益佰女子大药厂有限责任公司

砂连和胃胶囊

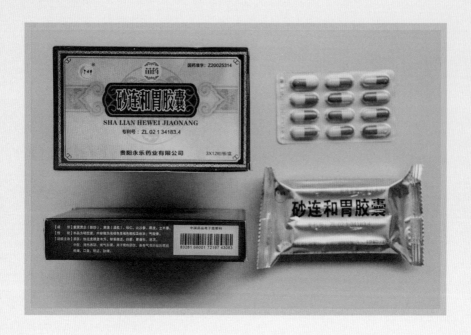

【药品名称】砂连和胃胶囊，Shalian Hewei Jiaonang

【批准文号】国药准字Z20025314

【执行标准】WS-10257（ZD-0257）-2002-2012Z

【剂型】胶囊剂

【规格】每粒装0.42克

【用法用量】口服。一次4粒，一日3次，饭前半小时服用；痛时可临时加服4粒。

【分类】处方药

【类别】理气剂（疏肝和胃剂）

【性状】本品为硬胶囊，内容物为浅棕色至褐色颗粒及粉末；气微香。

【成分】紫箕贯众（麸炒）、黄连（酒炙）、砂仁、北沙参、陈皮、土木香。

【功能主治】

苗医：怡迄麦靓麦韦芳，替笨维适，挡蒙；蒙逢秋，洛项。

中医：清热养阴，理气和胃。用于胃热阴伤，兼有气滞所致的胃脘疼痛、口臭、呃逆、胁痛。

【注意禁忌】服药期间忌食辛辣、煎炸等食物。

【贮藏】密封。

【生产企业】贵阳永乐药业有限公司

胃可安胶囊

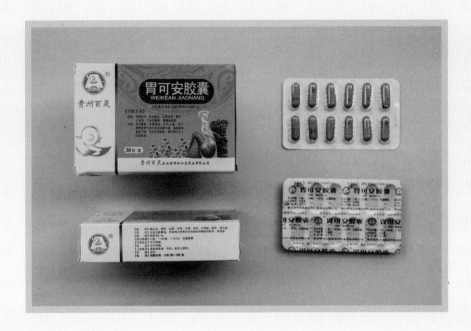

【药品名称】胃可安胶囊，Weikean Jiaonang

【批准文号】国药准字Z20026303

【执行标准】WS-10896（ZD-0896）-2002-2012Z

【剂型】胶囊剂

【规格】每粒装0.4克

【用法用量】口服。一次3粒，一日3次；或遵医嘱。

【分类】处方药

【类别】消化病症方剂

【性状】本品为胶囊剂，内容物为棕黄色至棕褐色的颗粒和粉末；味微苦。

【成分】隔山消、雪胆、山楂、甘草、木香、肉桂、六神曲、细辛、鸡内金。

【功能主治】

苗医：荷桐宕芳，怡迄摆逆，沆笨挡孟：蒙兜，江给苟，江给苟赖拿，精嘎瑶粘拿。

中医：温中醒脾，和胃降逆，行气止痛。用于脾胃虚寒气滞所致的脘腹冷痛、胸胁胀满、食欲不振；消化性溃疡病、慢性胃炎见上述症状者。

【注意禁忌】尚不明确。

【贮藏】密封。

【生产企业】贵州百灵企业集团和仁堂药业有限公司

咳平胶囊

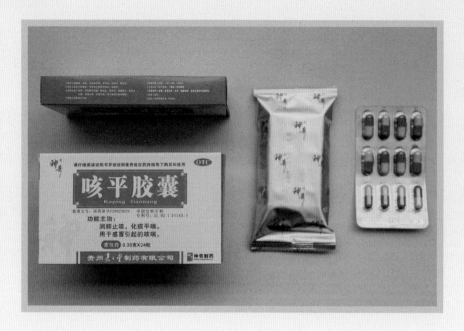

【药品名称】咳平胶囊，Keping Jiaonang

【批准文号】国药准字Z20025629

【执行标准】WS-10433（ZD-0443）-2002-2012Z

【剂型】胶囊剂

【规格】每粒装0.35克

【用法用量】口服。一次2~3粒，一日3次。

【分类】非处方药（OTC）

【类别】化痰止咳平喘剂（理肺止咳剂）

【性状】本品为胶囊剂，内容物为黄棕色粉末；味微苦。

【成分】梧桐根、麻黄、白花蛇舌草、虎耳草、枇杷叶、桑白皮。

【功能主治】

苗医：阿俄吼阿湾喉，赊纳丢，凯纳丢，咯嘎勒洗，豪加洼。

中医：润肺止咳，化痰平喘。用于感冒引起的咳喘。

【注意禁忌】孕妇禁用；忌烟、酒，忌食辛辣、生冷、油腻食物；不宜在服药期间同时服用滋补性中药；高血压、心脏病患者慎服，或在医师指导下使用；有支气管扩张、肺脓肿、肺心病、肺结核的患者，出现咳嗽时应去医院就诊；严格按用法用量服用，儿童、年老体弱者应在医师指导下服用；服药3天后症状无缓解者，应去医院就诊；对本品过敏者禁用，过敏体质者慎用；本品性状发生改变时禁止使用；儿童必须在成人监护下使用；请将本品放在儿童不能接触到的地方；如正在使用其他药品，使用本品前请咨询医师或药师。

【贮藏】密封。

【生产企业】贵州君之堂制药有限公司

咳速停胶囊

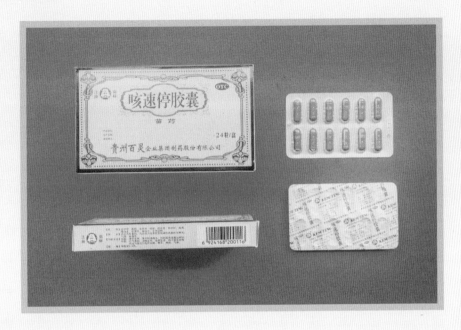

【药品名称】咳速停胶囊，Kesuting Jiaonang
【批准文号】国药准字Z20025237
【执行标准】WS-10214（ZD-0214）-2002-2012Z
【剂型】胶囊剂
【规格】每粒装0.5克
【用法用量】口服。一次2～4粒，一日3次。
【分类】非处方药（OTC）
【类别】化痰止咳平喘剂（湿化寒痰剂）
【性状】本品为胶囊剂，内容物为棕黄色至棕褐色的颗粒及粉末；气微，味微苦。
【成分】吉祥草、黄精、百尾参、桔梗、虎耳草、枇杷叶、麻黄、桑白皮、罂粟壳，辅料为玉米淀粉。
【功能主治】
苗医：蒙柯舍事，蒙柯凯洛嘎韦，封勒善吼俄蒙加阿仰。
中医：补气养阴，润肺止咳，益胃生津。用于感冒及慢性支气管炎引起的咳嗽、咽干、咳痰、气喘。
【注意禁忌】儿童、孕妇、哺乳期妇女禁用；忌烟、酒，忌食辛辣、生冷、油腻食物；不宜在服药期间同时服用滋补性中药；有支气管扩张、肺脓肿、肺心病、肺结核的患者，出现咳嗽时应去医院就诊；高血压、心脏病患者慎服；严格按用法用量服用，年老体弱者应在医师指导下服用；本品不宜长期服用，服药3天后症状无缓解者，应去医院就诊；对本品过敏者禁用，过敏体质者慎用；本品性状发生改变时禁止使用；请将本品放在儿童不能接触到的地方；如正在使用其他药品，使用本品前请咨询医师或药师；运动员慎用。
【贮藏】密封。
【生产企业】贵州百灵企业集团制药股份有限公司

咳速停糖浆

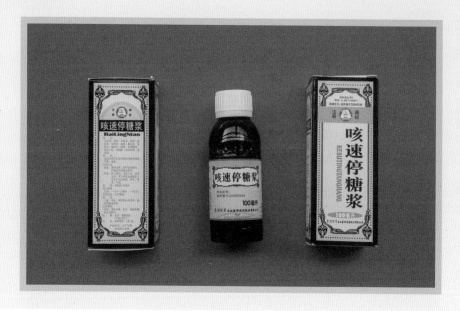

【药品名称】咳速停糖浆，Kesuting Tangjiang

【批准文号】国药准字Z20025238

【执行标准】WS-10215（ZD-0215）-2002-2011Z

【剂型】糖浆剂

【规格】每瓶装100毫升

【用法用量】口服。一次10～20毫升，一日3次。

【分类】非处方药（OTC）

【类别】化痰止咳平喘剂（润肺化痰剂）

【性状】本品为棕红色至棕褐色的黏稠液体；气香，味甜。

【成分】 吉祥草、黄精、百尾参、桔梗、虎耳草、枇杷叶、麻黄、桑白皮、罂粟壳，辅料为蔗糖、苯甲酸钠、羟苯乙酯、枸橼酸、杨梅香精、薄荷脑。

【功能主治】

苗医：蒙柯舍事，蒙柯凯洛嘎韦，封勒善吼俄蒙加阿仰。

中医：补气养阴，润肺止咳，益胃生津。用于感冒及慢性支气管炎引起的咳嗽、咽干、咳痰、气喘。

【注意禁忌】儿童、孕妇、哺乳期妇女禁用；糖尿病患者禁服；忌烟、酒，忌食辛辣、生冷、油腻食物；不宜在服药期间同时服用滋补性中药；有支气管扩张、肺脓肿、肺心病、肺结核的患者，出现咳嗽时应去医院就诊；高血压、心脏病患者慎服；本品如有沉淀，摇匀后服用；严格按用法用量服用，年老体弱者应在医师指导下服用；本品不宜长期服用，服药3天后症状无缓解者，应去医院就诊；对本品过敏者禁用，过敏体质者慎用；本品性状发生改变时禁止使用；请将本品放在儿童不能接触到的地方；如正在使用其他药品，使用本品前请咨询医师或药师；运动员慎用。

【贮藏】密封，置阴凉处（不超过20℃）。

【生产企业】贵州百灵企业集团制药股份有限公司

咳康含片

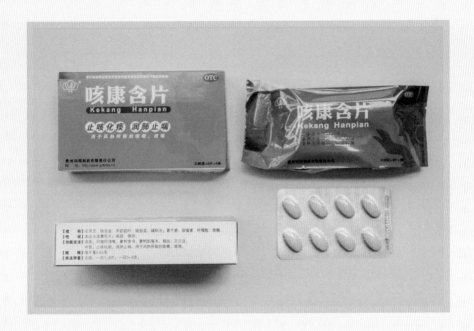

【药品名称】咳康含片，Kekang Hanpian

【批准文号】国药准字Z20025703

【执行标准】WS-10503（ZD-0503）-2002-2012Z

【剂型】片剂

【规格】每片重0.85克

【用法用量】含服。一次1～2片，一日3～4次。

【分类】非处方药（OTC）

【类别】化痰止咳平喘剂（润肺化痰剂）

【性状】本品为浅黄色片；味甜、微苦。

【成分】石吊兰、铁包金、羊奶奶叶、绞股蓝，辅料为香兰素、甜蜜素、柠檬酸、蔗糖。

【功能主治】

苗医：阿俄阿湾喉，蒙柯舍书，蒙柯凯嘎韦，稿加，贝贝洼。

中医：止咳化痰，润肺止喘。用于风热所致的咳嗽、咳喘。

【注意禁忌】糖尿病患者禁服；忌烟、酒，忌食辛辣、生冷、油腻食物；不宜在服药期间同时服用滋补性中药；有支气管扩张、肺脓肿、肺心病、肺结核的患者，出现咳嗽时应去医院就诊；严格按用法用量服用，儿童、年老体弱者、孕妇应在医师指导下服用；服药3天后症状无缓解者，应去医院就诊；对本品过敏者禁用，过敏体质者慎用；本品性状发生改变时禁止使用；儿童必须在成人监护下使用；请将本品放在儿童不能接触到的地方；如正在使用其他药品，使用本品前请咨询医师或药师。

【贮藏】密封。

【生产企业】贵州科辉制药有限责任公司

咳清胶囊

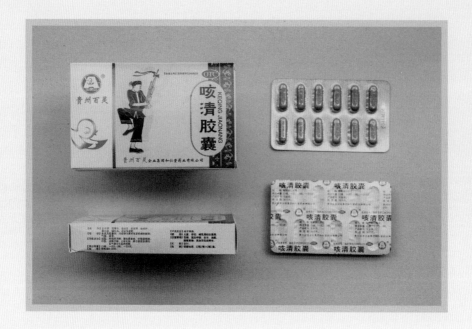

【药品名称】咳清胶囊，Keqing Jiaonang

【批准文号】国药准字Z20025223

【执行标准】WS-10201（ZD-0201）-2002-2012Z

【剂型】胶囊剂

【规格】每粒装0.35克

【用法用量】口服。一次2～3粒，一日3次。

【分类】非处方药（OTC）

【类别】化痰止咳平喘剂（平喘剂）

【性状】本品为胶囊剂，内容物为黄棕色至棕褐色粉末；气微，味苦。

【成分】吉祥草、罂粟壳、矮地茶、虎耳草、枇杷叶、桑白皮，辅料为可压性淀粉。

【功能主治】

苗医：阿俄阿湾喉，蒙加蒙舍俄，封勒普喉俄。

中医：润肺平喘，止咳化痰。用于感冒及慢性支气管炎引起的咳嗽。

【注意禁忌】儿童、孕妇、哺乳期妇女禁用；忌烟、酒，忌食辛辣、生冷、油腻、酸腐食物；不宜在服药期间同时服用滋补性中药；有支气管扩张、肺脓肿、肺心病、肺结核的患者，出现咳嗽时应去医院就诊；严格按用法用量服用，年老体弱者应在医师指导下服用；本品不宜长期服用，服药3天后症状无缓解者，应去医院就诊；对本品过敏者禁用，过敏体质者慎用；本品形状发生改变时禁止使用；请将本品放在儿童不能接触到的地方；如正在使用其他药品，使用本品前请咨询医师或药师；运动员慎用。

【贮藏】密封。

【生产企业】贵州百灵企业集团和仁堂药业有限公司

复方石韦胶囊

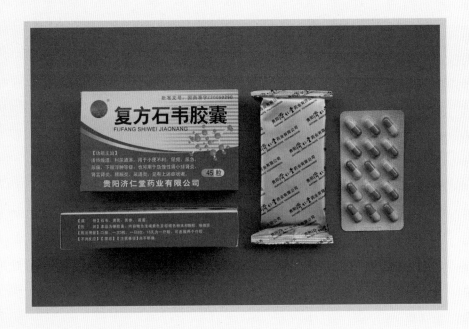

【药品名称】复方石韦胶囊，Fufang Shiwei Jiaonang

【批准文号】国药准字Z20060290

【执行标准】YBZ08972006-2015Z

【剂型】胶囊剂

【规格】每粒装0.35克

【用法用量】口服。一次5粒，一日3次，15天为1个疗程，可连服2个疗程。

【分类】处方药

【类别】祛湿剂（清热通淋剂）

【性状】本品为硬胶囊，内容物为浅褐黄色至棕褐色粉末和颗粒，味微苦。

【成分】石韦、黄芪、苦参、萹蓄。

【功能主治】清热燥湿，利尿通淋。用于小便不利、尿频、尿急、尿痛、下肢浮肿等症，也可用于急慢性肾小球肾炎、肾盂肾炎、膀胱炎、尿道炎、见上述症状者。

【注意禁忌】尚不明确。

【贮藏】密封。

【生产企业】贵阳济仁堂药业有限公司

复方伸筋胶囊

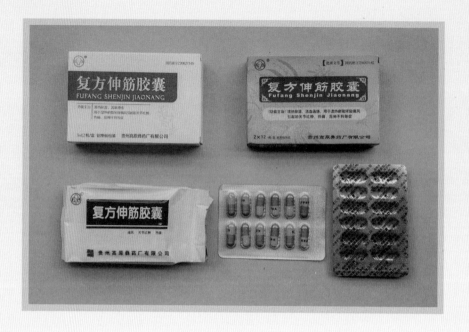

【药品名称】复方伸筋胶囊，Fufang Shenjin Jiaonang

【批准文号】国药准字Z20027145

【执行标准】WS-11333（ZD-1333）-2002-2012Z

【剂型】胶囊剂

【规格】每粒装0.4克

【用法用量】口服。一次4粒，一日3次。

【分类】处方药

【类别】祛湿剂（清热除湿剂）

【性状】本品为胶囊，内容物为棕黄色的粉末；气微香，味微苦、微涩。

【成分】虎杖、伸筋草、三角风、香樟根、飞龙掌血、大血藤、茯苓、泽泻、透骨香、牡丹皮、山药、山茱萸。

【功能主治】

苗医：滇劫滁内，维洗涂洛，汗昊仙督。蒙给沟，告家冲，穷薅阿糯。

中医：清热除湿，活血通络。用于湿热瘀阻型痛风引起的关节红肿、热痛、屈伸不利等症。

【注意禁忌】孕妇忌用；服药期间忌食用生冷、酸涩食品及海鲜；过敏体质或首次使用本药的患者建议从2粒开始服用，逐渐加量。

【贮藏】密封。

【生产企业】贵州高原彝药厂有限公司

复方胃痛胶囊

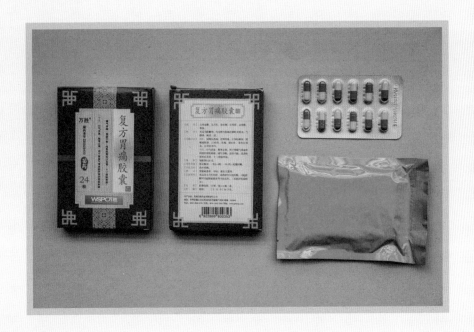

【药品名称】复方胃痛胶囊，Fufang Weitong Jiaonang

【批准文号】国药准字Z20025400

【执行标准】WS-10326（ZD-0326）-2002-2012Z

【剂型】胶囊剂

【规格】每粒装0.28克

【用法用量】口服。饭后服用，一次2～3粒，一日2次；或遵医嘱。

【分类】处方药

【类别】温里剂（温中散寒剂）

【性状】本品为胶囊剂，内容物为棕褐色颗粒及粉末；气微香，味苦、涩。

【成分】五香血藤、九月生、徐长卿、吴茱萸、金果榄、拳参。

【功能主治】

苗医：旭嘎怡沓痂，替笨挡象；江苟给赖拿，精嘎瑶粘拿，江给苟，扎嘎，蒙杠抡，布兜江苟及，江苟给考巧。

中医：行气活血，散寒止痛。用于寒凝气滞血瘀所致的胃脘刺痛、嗳气吞酸、食欲不振；浅表性胃炎，以及胃、十二指肠溃疡。

【注意禁忌】肾脏病患者、孕妇、新生儿禁用；本品含九月生药材，该药材含马兜铃酸，马兜铃酸可引起肾脏损害等不良反应；本品为处方药，必须凭医师处方购买，在医师指导下使用，并定期检查肾功能，如发现肾功能异常，应立即停药；儿童与老人慎用；孕妇、婴幼儿及肾功能不全者禁用。

【贮藏】密封。

【生产企业】贵州万胜药业有限责任公司

胆炎康胶囊

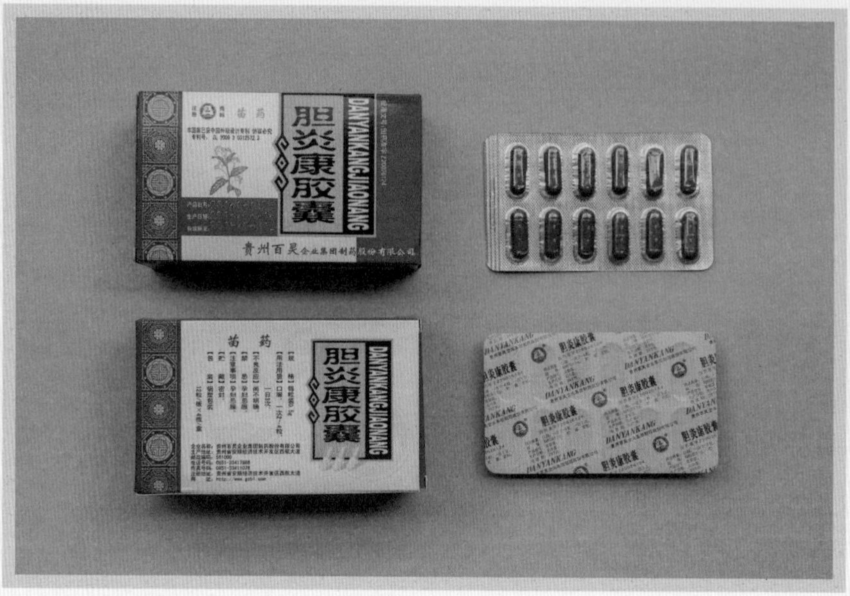

【药品名称】胆炎康胶囊，Danyankang Jiaonang

【批准文号】国药准字Z20026124

【执行标准】WS-10805（ZD-0805）-2002-2012Z

【剂型】胶囊剂

【规格】每粒装0.5克

【用法用量】口服。一次2～4粒，一日3次。

【分类】处方药

【类别】清热剂（清肝胆湿热剂）

【性状】本品为硬胶囊，内容物为棕黄色至棕褐色的颗粒和粉末；气微，味苦。

【成分】连钱草、土大黄、虎耳草、小花清风藤、凤尾草、黄芩、黄柏、穿心莲。

【功能主治】

苗医：泱疴洼胗，沓榦档盂：陡：乃兴仰，乃兴仰·蒙浮秋管兜。

中医：清热利湿，排石止痛。用于肝胆湿热蕴结所致急、慢性胆囊炎，胆管炎，胆石症，以及胆囊手术后综合征。

【注意禁忌】孕妇忌服。

【贮藏】密封。

【生产企业】贵州百灵企业集团制药股份有限公司

胆清胶囊

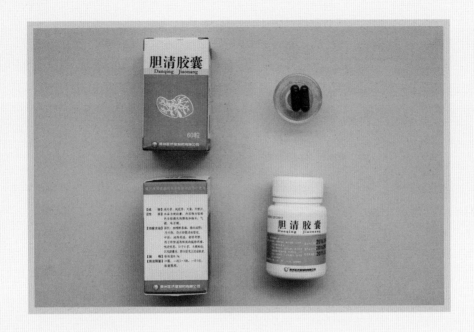

【药品名称】胆清胶囊，Danqing Jiaonang

【批准文号】国药准字Z20123012

【执行标准】WS-10049（ZD-0049）-2002-2011Z

【剂型】胶囊剂

【规格】每粒装0.3克

【用法用量】口服。一次3～5粒，一日3次，饭前服用。

【分类】处方药

【类别】清热剂（清肝胆湿热剂）

【性状】本品为硬胶囊，内容物为绿褐色至棕褐色的颗粒和粉末；气微，味苦腥。

【成分】虎耳草、凤尾草、大黄、牛胆汁。

【功能主治】

苗医：旭嘎帜沓痂，滁内洼胗；乃兴仰，乃兴仰蒙浮秋管兜。

中医：清热利湿，疏肝利胆。用于肝胆湿热所致的脘胁疼痛、呃逆呕恶、口干口苦、大便秘结，以及胆囊炎、胆石症见上述证候者。

【注意禁忌】孕妇禁用；年老体弱者、脾胃虚寒或慢性肠炎泄泻患者慎服，或遵医嘱。

【贮藏】密封。

【生产企业】贵州圣济堂制药有限公司

养阴口香合剂

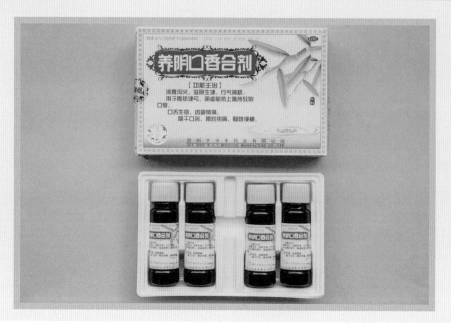

【药品名称】养阴口香合剂，Yangyin Kouxiang Heji

【批准文号】国药准字Z20025095

【执行标准】WS-10087（ZD-0087）-2002-2012Z

【剂型】合剂

【规格】每瓶装30毫升

【用法用量】空腹口服。一次30毫升，一日2次，用时摇匀，4天为1个疗程，一般1～2个疗程即可，重症可增加用量，延长疗程。

【分类】非处方药（OTC）

【类别】滋阴剂（益气养阴剂）

【性状】本品为棕褐色的液体，久置有少量沉淀；味苦、微甜

【成分】石斛（鲜）、富贵果、茵陈、龙胆、黄芩、五气朝阳草、麦冬、天冬、枇杷叶、黄精、生地黄、枳壳，辅料为苯甲酸、枸橼酸、羟苯乙酯、蔗糖、薄荷脑。

【功能主治】

苗医：汗渥曲勒，旭嘎怡滇内：洛项，来罗拉米，干郎比欧溜，劳力宫，蒙丢。

中医：清胃泻火，滋阴生津，行气消积。用于胃热津亏、阴虚郁热上蒸所致的口臭、口舌生疮、齿龈肿痛、咽干口苦、胃灼热痛、肠燥便秘。

【注意禁忌】忌烟、酒，忌食辛辣食物；不宜在服药期间同时服用滋补性中药；有严重的高血压、心脏病、肝病、糖尿病、肾病等慢性病者，应在医师指导下服用；糖耐量异常者，服用本品有降血糖情况，建议做血糖检查；服药3天后症状无缓解者，应去医院就诊；儿童、年老体弱者、孕妇应在医师指导下服用；对本品过敏者禁用，过敏体质者慎用；本品性状发生改变时禁止使用，本品有少量沉淀属于正常现象，不影响使用和疗效；儿童必须在成人监护下使用；请将本品放在儿童不能接触到的地方；如正在使用其他药品，使用本品前请咨询医师或药师。

【贮藏】密封。

【生产企业】贵州万顺堂药业有限公司

前列倍喜胶囊

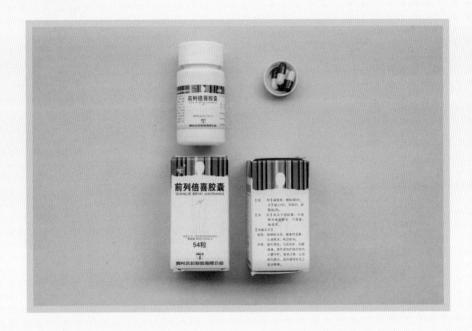

【药品名称】前列倍喜胶囊，Qianlie Beixi Jiaonang

【批准文号】国药准字Z20025028

【执行标准】WS-10027（ZD-0027）-2002-2012Z

【剂型】胶囊剂

【规格】每粒装0.4克

【用法用量】口服。饭前服，一次6粒，一日3次，20天为1个疗程；或遵医嘱。

【分类】处方药

【类别】祛湿剂（清热通淋剂）

【性状】本品为硬胶囊，内容物为褐色粉末；气微香，味微苦。

【成分】猪鬃草、蝼蛄（麸炒）、王不留行（炒）、皂角刺、刺猬皮（烫）。

【功能主治】

苗医：旭嘎帜洼内，维象样丢象：久留阿洼，休洼凯纳。

中医：清利湿热，活血化瘀，利尿通淋。用于湿热瘀阻所致的小便不利、淋漓涩痛，以及前列腺炎、前列腺增生见上述证候者。

【注意禁忌】孕妇忌服；极少数患者在服药期间偶有尿道灼热感，属正常现象；服药期间忌酒及忌食辛辣、刺激食物；过敏体质者慎服。

【贮藏】密封，置干燥处保存。

【生产企业】贵州太和制药有限公司

益肝解毒茶

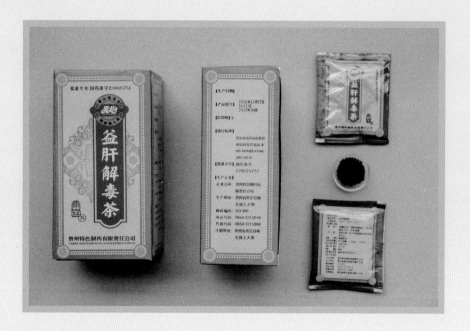

【药品名称】益肝解毒茶，Yigan Jiedu Cha

【批准文号】国药准字Z20025751

【执行标准】WS-10544（ZD-0544）-2002-2011Z

【剂型】茶剂

【规格】每袋装3克

【用法用量】开水泡服。一次3克，一日2次。

【分类】处方药

【类别】清热剂（清肝胆湿热剂）

【性状】本品为袋泡茶，内容物为绿褐色的颗粒和粉末；气微，味微苦、微涩。

【成分】土大黄、地耳草、栀子、虎杖、车前草、蒲公英、马兰草、马鞭草，辅料为淀粉。

【功能主治】

苗医：旭嘎帜洼内，漳样丢象档孟，汗吴汕麦靓麦韦芳，夫热觉蒙。

中医：清热利湿。用于肝胆湿热所致的急、慢性肝炎。

【注意禁忌】尚不明确。

【贮藏】密封。

【生产企业】贵州特色制药有限责任公司

益肺止咳胶囊

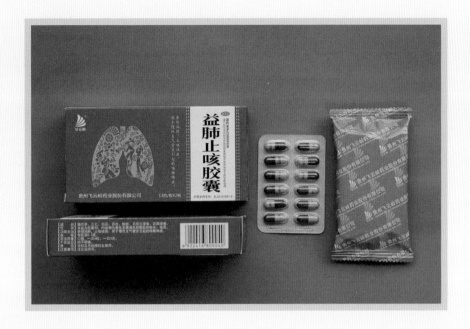

【药品名称】益肺止咳胶囊，Yifei Zhike Jiaonang

【批准文号】国药准字Z20026326

【执行标准】WS-10913(ZD-0913)-2002-2012Z

【剂型】胶囊剂

【规格】每粒装0.3克

【用法用量】口服。一次4粒，一日3次。

【分类】非处方药（OTC）

【类别】化痰止咳平喘剂（润肺化痰剂）

【性状】本品为胶囊剂，内容物为黄色至黄褐色的颗粒和粉末；味苦。

【成分】猫爪草、三七、白及、百合、蛤蚧、石吊兰浸膏、百部浸膏。

【功能主治】养阴润肺，止咳祛痰。用于慢性支气管炎引起的咳嗽、咳痰。

【注意禁忌】孕妇及月经期妇女禁用；忌烟、酒，忌食辛辣、生冷、油腻食物；不宜在服药期同时服用滋补性中药；有支气管扩张、肺脓肿、肺心病、肺结核的患者，出现咳嗽时应去医院就诊；儿童、年老体弱者应在医师指导下服用；服用3天后症状未缓解者，应去医院就诊；对本品过敏者禁用，过敏体质者慎用；当药品性状发生改变时禁止服用；儿童必须在成人的监护下使用；请将此药品放在儿童不能接触到的地方；如正在服用其他药品，使用本品前请咨询医师或药师。

【贮藏】密封保存。

【生产企业】贵州飞云岭药业股份有限公司

消痞和胃胶囊

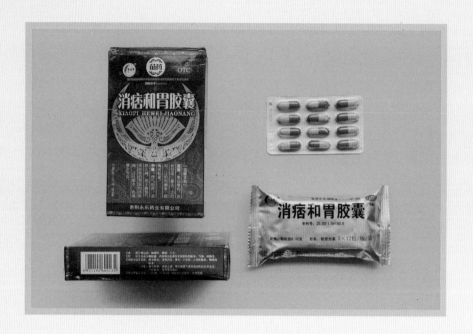

【药品名称】消痞和胃胶囊，Xiaopi Hewei Jiaonang

【批准文号】国药准字Z20025104

【执行标准】WS-10095（ZD-0095）-2002-2012Z

【剂型】胶囊剂

【规格】每粒装0.32克

【用法用量】口服。一次6粒，一日3次，饭前半小时服用；或遵医嘱。

【分类】非处方药（OTC）

【类别】理气剂（疏肝和胃剂）

【性状】本品为硬胶囊，内容物为灰黄色至灰棕色的粉末；气香，味微苦。

【成分】隔山消、刺梨叶、杨枝、三七。

【功能主治】

苗医：维汕维迄，消痞挡孟：蒙丢，江给苟赖拿，精嘎瑶粘拿。

中医：理气和胃，消痞止痛。用于脾胃气滞所致的胃脘灼热胀痛、泛吐酸水、痞满嘈杂等症。

【注意禁忌】孕妇禁用；饮食宜清淡，忌烟、酒，忌食辛辣、生冷、油腻及煎炸食物；忌情绪激动及生闷气；胃阴虚者不宜用，主要表现为口干欲饮、大便干结、小便短少；有高血压、心脏病、肝病、糖尿病、肾病等慢性病者，应在医师指导下服用；服药3天后症状无缓解者，应去医院就诊；儿童、年老体弱者应在医师指导下服用；对本品过敏者禁用，过敏体质者慎用；本品性状发生改变时禁止使用；儿童必须在成人监护下使用；请将本品放在儿童不能接触到的地方；如正在使用其他药品，使用本品前请咨询医师或药师。

【贮藏】密封。

【生产企业】贵阳永乐药业有限公司

通络骨质宁膏

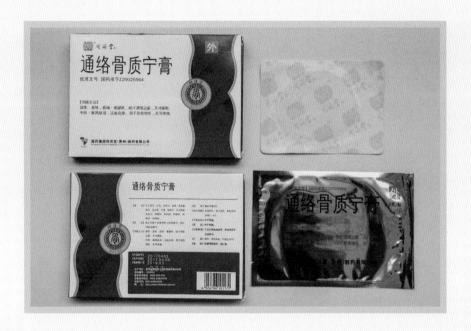

【药品名称】通络骨质宁膏，Tongluo Guzhining Gao

【批准文号】国药准字Z20025964

【执行标准】WS-10692（ZD-0692）-2002-2012Z

【剂型】膏剂

【规格】每张净重6克

【用法用量】加温软化，贴于患处。每张连续使用2～4天。

【分类】处方药

【类别】祛湿剂（散寒除湿剂）

【性状】本品为摊于褙褙材料上的黑膏药；具特殊的油腻气。

【成分】红土茯苓、红花、生草乌、血竭、青风藤、海马、长柄砖、半夏、铁筷子、生天南星、见血飞、鲜桑枝、鲜桃枝、鲜榆枝、鲜柳枝、鲜槐枝。

【功能主治】

苗医：底络，底坳：僵腱风，槁汗涧嘎边蒙，关冲蒙欧。

中医：祛风除湿，活血化瘀。用于骨质增生、关节痹痛。

【注意禁忌】出现皮肤过敏或皮疹瘙痒者慎用或停用；不宜长期连续使用；膏药遗留痕迹可用植物油擦涂；皮肤破损及伤口处不能使用。

【贮藏】密闭，置阴凉处（不超过20℃）。

【生产企业】国药集团同济堂（贵州）制药有限公司

理气活血滴丸

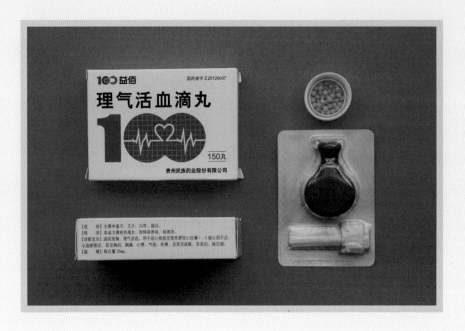

【药品名称】理气活血滴丸，Liqi Huoxue Diwan

【批准文号】国药准字Z20120037

【执行标准】YBZ00782012

【剂型】滴丸剂

【规格】每丸重25毫克

【用法用量】口服。一次10丸，一日3次。4周为1个疗程。

【分类】处方药

【类别】祛瘀剂（行气活血剂）

【性状】本品为黄棕色滴丸；有特异香味，味微苦。

【成分】大果木姜子、艾片、川芎、薤白。

【功能主治】温阳宽胸，理气活血。用于冠心病稳定型劳累性心绞痛1级和2级之心阳不足、心血瘀阻证，症见胸闷、胸痛、心悸、气短、形寒、舌质淡或暗、舌苔白、脉沉细。

【注意禁忌】本品临床试验安全性数据仅支持4周疗程；目前尚无妊娠或哺乳期妇女用药的临床试验资料；过敏体质或对多种药物过敏者慎用；服药后若出现头痛头晕、皮疹及上腹部不适等不良反应者，应减量或停药；服药期间定期检测肝功能；服药过程中出现急性心绞痛发作，需合并使用硝酸甘油制剂；气阴两虚或阴虚有热者慎用。

【贮藏】密封。

【生产企业】贵州民族药业股份有限公司

银丹心泰滴丸

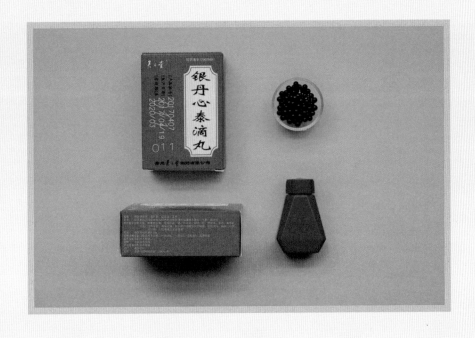

【药品名称】银丹心泰滴丸，Yindan Xintai Diwan

【批准文号】国药准字Z20025687

【执行标准】WS-10492（ZD-0492）-2002-2012（Z）

【剂型】滴丸剂

【规格】每10丸重0.35克

【用法用量】口服或舌下含服。一次10丸，一日3次，4周为1个疗程；或遵医嘱。

【分类】处方药

【类别】心脏病症方剂

【性状】本品为浅棕色或深棕色的圆珠形滴丸或薄膜衣滴丸；气香，味微苦。

【成分】银杏叶、滇丹参、绞股蓝、艾片。

【功能主治】

苗医：维象烊丢象，赊细挡孟。陡：片尖蒙，蒙修。阶：摆冲休，蒙给，来修底。

中医：活血化瘀，通脉止痛。用于瘀血闭阻引起的胸痹，症见胸闷、胸痛、心悸；冠心病、心绞痛属上述证候者。

【注意禁忌】尚不明确。

【贮藏】密封。

【生产企业】贵州君之堂制药有限公司

银丹心脑通软胶囊

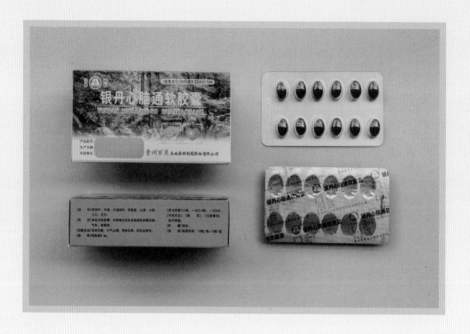

【药品名称】银丹心脑通软胶囊，Yindan Xinnaotong Ruanjiaonang

【批准文号】国药准字Z20027144

【执行标准】WS-11332（ZD-1332）-2002-2011Z

【剂型】胶囊剂

【规格】每粒装0.4克

【用法用量】口服。一次2～4粒，一日3次。

【分类】处方药

【类别】活血化瘀剂

【性状】本品为软胶囊，内容物为棕色至棕褐色的膏状物；气辛，味微苦。

【成分】银杏叶、丹参、灯盏细辛、绞股蓝、山楂、大蒜、三七、艾片。

【功能主治】

苗医：蒙修，蒙柯，陇蒙柯，给俄，告俄蒙给。

中医：活血化瘀，行气止痛，消食化滞。用于气滞血瘀引起的胸痹，症见胸痛、胸闷、气短、心悸等；冠心病、心绞痛、高脂血症、脑动脉硬化、脑卒中、脑卒中后遗症见上述症状者。

【注意禁忌】尚不明确。

【贮藏】密封。

【生产企业】贵州百灵企业集团制药股份有限公司

清火养元胶囊

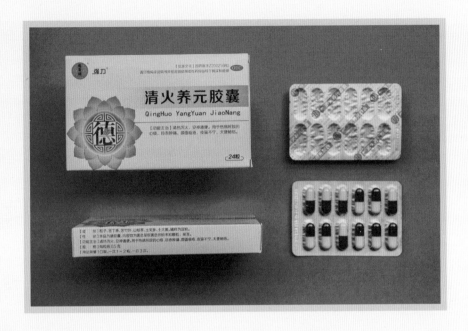

【药品名称】清火养元胶囊，Qinghuo Yangyuan Jiaonang

【批准文号】国药准字Z20025980

【执行标准】WS-10700（ZD-0700）-2002-2012Z

【剂型】胶囊剂

【规格】每粒装0.5克

【用法用量】口服。一次1～2粒，一日3次。

【分类】非处方药（OTC）

【类别】泻下剂（内服药）

【性状】本品为硬胶囊，内容物为黄色至棕黄色的粉末和颗粒；味苦。

【成分】栀子、苦丁茶、苦竹叶、山枝茶、土党参、土大黄，辅料为淀粉。

【功能主治】清热泻火，安神通便。用于热病所致的心烦、目赤肿痛、颜面痤疮、夜寐不宁、大便秘结。

【注意禁忌】孕妇、哺乳期妇女禁服；忌烟、酒，忌食辛辣食物；不宜在服药期间同时服用滋补性中药；有严重的高血压、心脏病、糖尿病、肝病、肾病等慢性病者，应在医师指导下服用；本品不宜长期服用，服药3天后症状无缓解者，应去医院就诊；严格按用法用量服用，儿童、年老体弱者应在医师指导下服用；对本品过敏者禁用，过敏体质者慎用；本品性状发生改变时禁止使用；儿童必须在成人监护下使用；请将本品放在儿童不能接触到的地方；如正在使用其他药品，使用本品前请咨询医师或药师。

【贮藏】密封。

【生产企业】贵州汉方药业有限公司

清痹通络药酒

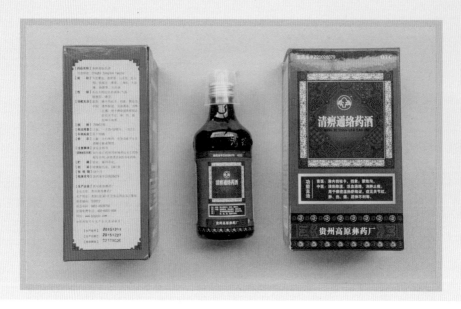

【药品名称】清痹通络药酒，Qingbi Tongluo Yaojiu

【批准文号】国药准字Z20026079

【执行标准】WS-10771（ZD-0771）-2002

【剂型】酒剂

【规格】每瓶装250毫升

【用法用量】口服。一次25～50毫升，一日2次。

【分类】非处方药（OTC）

【类别】祛湿剂（清热除湿剂）

【性状】本品为棕红色液体；气香，味微苦、微涩。

【成分】飞龙掌血、透骨香、云实皮、走马胎、铁筷子、茜草、三角风、大血藤、伸筋草、川木通。

【功能主治】

苗医：滁内挡祛卡，挡象；蒙给沟。

中医：清热除湿，活血通络，消肿止痛。用于痹证湿热瘀阻证，症见关节红、肿、热、痛、屈伸不利等。

【注意禁忌】儿童、孕妇禁用；肝肾功能不全及酒精过敏者禁服；忌食寒凉、辛辣及油腻食物；本品宜饭后服用，不胜酒者慎服；不宜在服药期间同时服用其他及滋补性中药；有高血压、心脏病、糖尿病等慢性病患者，应在医师指导下服用；服药7天后症状无缓解者，应去医院就诊；严格按照用法用量服用，年老体弱者应在医师指导下服用；对本品过敏者禁用，过敏体质者慎用；药品性状发生改变时禁用；请将此药品放在儿童不能接触到的地方；如正在使用其他药品，使用本品前请咨询医师或药师。

【贮藏】密封，置阴凉处。

【生产企业】贵州高原彝药厂有限公司

黑骨藤追风活络胶囊

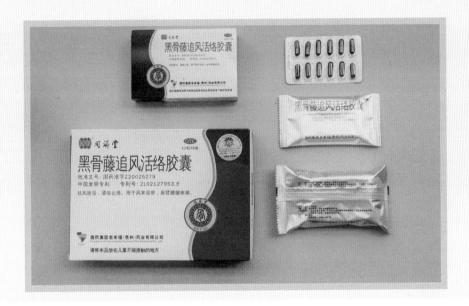

【药品名称】黑骨藤追风活络胶囊，Heiguteng Zhuifeng Huoluo Jiaonang

【批准文号】国药准字Z20025279

【执行标准】WS-10232（ZD-0232）-2002-2011Z

【剂型】胶囊剂

【规格】每粒装0.3克

【用法用量】口服。一次3粒，一日3次，2周为1个疗程。

【分类】非处方药（OTC）

【类别】祛湿剂（祛风除湿剂）

【性状】本品为硬胶囊，内容物为黄棕色至棕褐色的颗粒及粉末；气微香，味微苦。

【成分】青风藤、黑骨藤、追风伞，辅料为玉米淀粉。

【功能主治】

苗医：抬奥，抬蒙；僵见风，稿计凋嘎边蒙。

中医：祛风除湿，通络止痛。用于风寒湿痹，肩臂腰腿疼痛。

【注意禁忌】孕妇禁用；消化道溃疡患者禁服；忌食寒凉及油腻食物；本品宜饭后服用；不宜在服药期间同时服用其他泻火及滋补性中药；热痹者不适用，主要表现为关节肿痛如灼、痛处发热、疼痛窜痛无定处、口干唇燥；有高血压、心脏病、肝病、糖尿病、肾病等慢性病患者慎用；服药7天后症状无缓解者，应去医院就诊；严格按照用法用量服用，年老体弱者应在医师指导下服用；对本品过敏者禁用，过敏体质者慎用；本品性状发生改变时禁止服用；请将此药品放在儿童不能接触到的地方；如正在服用其他药品，使用本品前请咨询医师或药师。

【贮藏】密封。

【生产企业】国药集团同济堂（贵州）制药有限公司

隔山消积颗粒

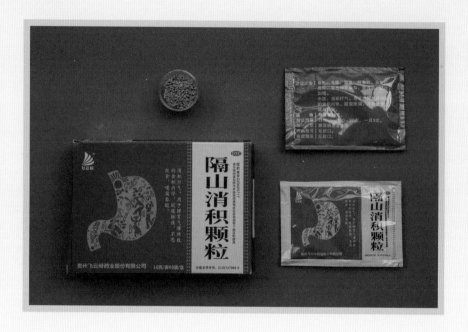

【药品名称】隔山消积颗粒，Geshan Xiaoji Keli

【批准文号】国药准字Z20025717

【执行标准】WS-10517（ZD-0517）-2002-2012Z

【剂型】颗粒剂

【规格】每袋装10克

【用法用量】口服。一次10～20克，一日3次。

【分类】非处方药（OTC）

【类别】理气剂（疏肝和胃剂）

【性状】本品为棕黄色的颗粒；味甜、微苦。

【成分】隔山消、马兰草，辅料为蔗糖。

【功能主治】

苗医：洗侬，冒登：阿套穷，吉里打底抢，蒙抢得衣盎扣，蒙逢秋，底抢，加嘎。

中医：消积行气。用于脾胃气滞所致的食积内停、脘腹胀痛、不思饮食、嗳腐吞酸。

【注意禁忌】糖尿病患者禁服；饮食宜清淡，忌烟、酒，忌食辛辣、生冷、油腻食物；不宜在服药期间同时服用滋补性中药；有严重的高血压、心脏病、肝病、肾病等慢性病者，应在医师指导下服用；服药7天后症状未缓解者，应去医院就诊；儿童、孕妇、年老体弱者应在医师指导下服用；对本品过敏者禁用，过敏体质者慎用；本品性状发生改变时禁止使用；儿童必须在成人的监护下使用；请将本品放在儿童不能接触到的地方；如正在使用其他药品，使用本品前请咨询医师或药师。

【贮藏】密封。

【生产企业】贵州飞云岭药业股份有限公司

蓝芷安脑胶囊

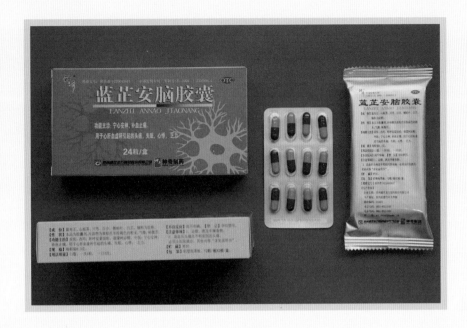

【药品名称】蓝芷安脑胶囊，Lanzhi Annao Jiaonang

【批准文号】国药准字Z20043647

【执行标准】WS-11208（ZD-1208）-2002-2015

【剂型】胶囊剂

【规格】每粒装0.3克

【用法用量】口服。一次4粒，一日3次。

【分类】非处方药（OTC）

【类别】安神剂（补血安神剂）

【性状】本品为胶囊剂，内容物为黄棕色至棕褐色的粉末；气微，味微苦。

【成分】五气朝阳草、山栀茶、川芎、百合、侧柏叶、白芷，辅料为淀粉。

【功能主治】

苗医：西玛：转呼觉蒙面轮，陇蒙柯必赊。

中医：宁心安神，补血止痛。 用于心肝血虚所引起的头痛、失眠、心悸、乏力。

【注意禁忌】孕妇禁用；忌烟、酒，忌食辛辣食物；有高血压头痛及不明原因的头痛者，必须去医院就诊；有心脏病、糖尿病、肝病、肾病等慢性病患者，应在医师指导下服用；服药3天后症状无缓解者，应去医院就诊；严格按用法用量服用，儿童、年老体弱者应在医师指导下服用；对本品过敏者禁用，过敏体质者慎用；本品性状发生改变时禁止使用；儿童必须在成人监护下使用；请将本品放在儿童不能接触到的地方；如正在使用其他药品，使用本品前请咨询医师或药师。

【贮藏】密封。

【生产企业】贵州盛世龙方制药股份有限公司

感清糖浆

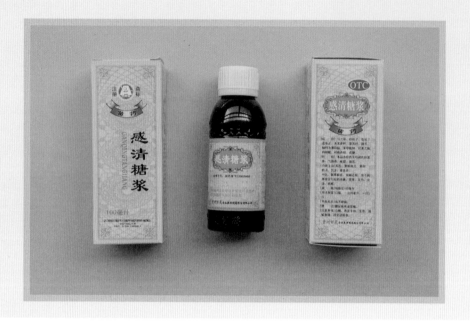

【药品名称】感清糖浆，Ganqing Tangjiang

【批准文号】国药准字Z20025480

【执行标准】WS-10361（ZD-0361）-2002-2012Z

【剂型】糖浆剂

【规格】每瓶装100毫升

【用法用量】口服。一次20毫升，一日3次。

【分类】非处方药（OTC）

【类别】解表剂（辛温解表剂）

【性状】本品为棕色至棕褐色的液体；气微香，味甜、微苦。

【成分】马兰草、铁筷子、石吊兰、五气朝阳草、木芙蓉叶、紫苏、荆芥，辅料为薄荷脑、苯甲酸钠、羟苯乙酯、枸橼酸、杨梅香精、蔗糖。

【功能主治】

苗医：蒙赊凯几：蒙柯、赊洼、凯洼、蒙舍恶。

中医：散寒解表，宣肺止咳。用于风寒感冒引起的头痛、畏寒、发热、流涕、咳嗽。

【注意禁忌】糖尿病患者禁服；忌烟、酒，忌食辛辣、生冷、油腻食物；不宜在服药期间同时服用滋补性中药；风热感冒者不适用，其表现为发热明显、微恶风、有汗、口渴、鼻流浊涕、咽喉肿痛、咳吐黄痰；有严重的高血压、心脏病、肝病、肾病等慢性病者，应在医师指导下服用；本品久置后会有少量沉淀，摇匀后使用；儿童、年老体弱者、孕妇应在医师指导下服用；服药3天后症状无缓解者，应去医院就诊；对本品过敏者禁用，过敏体质者慎用；本品性状发生改变时禁止使用；儿童必须在成人的监护下使用；请将本品放在儿童不能接触到的地方；如正在使用其他药品，使用本品前请咨询医师或药师。

【贮藏】密封。

【生产企业】贵州百灵企业集团制药股份有限公司

滇白珠糖浆

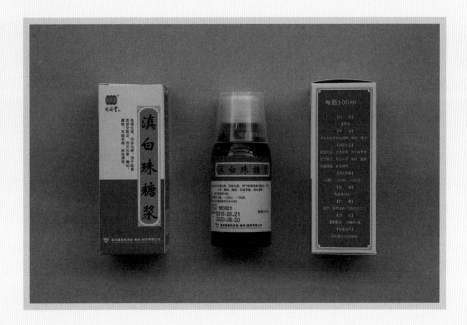

【药品名称】滇白珠糖浆，Dianbaizhu Tangjiang

【批准文号】国药准字Z20040088

【执行标准】WS$_3$-055(Z-012)-2006(Z)

【剂型】糖浆剂

【规格】每瓶装100毫升

【用法用量】口服。一次20毫升，一日3次。

【分类】处方药

【类别】祛瘀剂（行气活血剂）

【性状】本品为红棕色的液体；味甜、微涩。

【成分】透骨香。

【功能主治】祛湿化痰，活血化瘀。用于眩晕痰瘀交阻证，症见头晕、胸闷、腹胀、舌质暗苔腻、脉弦滑等。

【注意禁忌】孕妇、哺乳期妇女禁用；肝功能、肾功能异常者慎用；请在医生指导下用药；服用本药的同时应根据引起眩晕的病因进行治疗，如眩晕明显者应加用其他的对症治疗措施；糖尿病患者不适宜服用。

【贮藏】密封，置阴凉处（不超过20℃）。

【生产企业】国药集团同济堂(贵州)制药有限公司

醒脾养儿颗粒

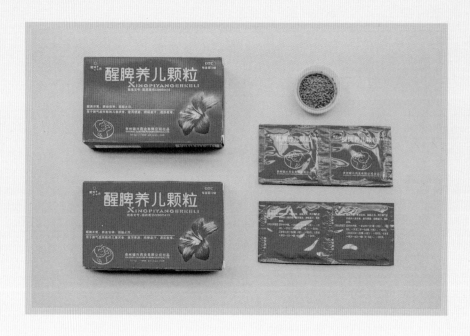

【药品名称】醒脾养儿颗粒， Xingpi Yang'er Keli

【批准文号】国药准字Z20025415

【执行标准】WS-10337（ZD-0337）-2002-2012Z

【剂型】颗粒剂

【规格】每袋装2克

【用法用量】温开水冲服。1岁以内一次1袋（2克），一日2次；1～2岁一次2袋（4克），一日2次；3～6岁一次2袋（4克），一日3次；7～14岁一次3～4袋（6～8克），一日2次。

【分类】非处方药（OTC）

【类别】扶正剂（健脾和胃剂）

【性状】本品为黄褐色至棕褐色的颗粒；味甜、微苦。

【成分】一点红、毛大丁草、山栀茶、蜘蛛香，辅料为蔗糖。

【功能主治】醒脾开胃，养血安神，固肠止泻。用于脾气虚所致的儿童厌食、腹泻便溏、烦躁盗汗、遗尿夜啼。

【注意禁忌】糖尿病患儿忌服；忌食生冷、油腻及不易消化食物；婴儿应在医师指导下使用；长期厌食、体弱消瘦者，以及腹胀重、腹泻次数增多者，应去医院就诊；服用7天后症状无缓解者，应去医院就诊；对本品过敏者禁用，过敏体质者慎用；本品性状发生改变时禁止使用；儿童必须在成人监护下使用；请将本品放在儿童不能接触到的地方；如正在使用其他药品，使用本品前请咨询医师或药师。

【贮藏】密封

【生产企业】贵州健兴药业有限公司

醒脾胶囊

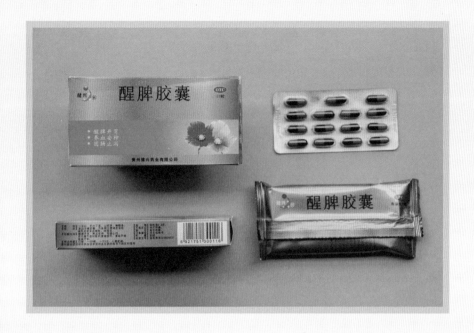

【药品名称】醒脾胶囊，Xingpi Jiaonang

【批准文号】国药准字Z20028021

【执行标准】WS-11534（ZD-1534）-2002-2012Z

【剂型】胶囊剂

【规格】每粒装0.3克

【用法用量】口服。一次5粒，一日2次；儿童酌减。

【分类】处方药

【类别】安神剂（养血安神剂）

【性状】本品为硬胶囊，内容物为黄褐色至棕褐色的粉末或颗粒；味微苦。

【成分】一点红、毛大丁草、山栀茶、蜘蛛香。

【功能主治】醒脾开胃，养血安神，固肠止泻。用于脾气虚所致便溏腹泻、食欲不振、夜寐不安。

【注意禁忌】饮食宜清淡，忌烟、酒，忌食辛辣、生冷、油腻食物；有严重的高血压、心脏病、肝病、糖尿病、肾病等慢性病者，应在医师指导下服用；服用7天后症状无缓解者，应去医院就诊；孕妇、哺乳期妇女、儿童、年老体弱者应在医师指导下服用；对本品过敏者禁用，过敏体质者慎用；本品性状发生改变时禁止使用；儿童必须在成人监护下使用；请将本品放在儿童不能接触到的地方；如正在使用其他药品，使用本品前请咨询医师或药师。

【贮藏】密封。

【生产企业】贵州健兴药业有限公司

二、外科用药

九味痔疮胶囊

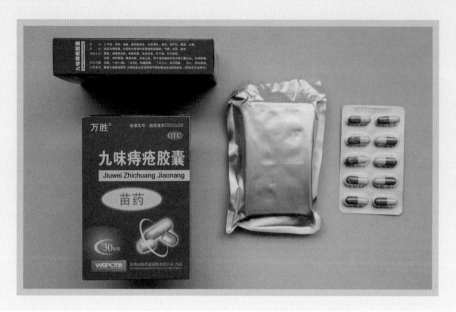

【药品名称】九味痔疮胶囊，Jiuwei Zhichuang Jiaonang
【批准文号】国药准字Z20025208
【执行标准】WS-10189（ZD-0189）-2002-2011Z
【剂型】胶囊剂
【规格】每粒装0.4克
【用法用量】口服。一次5～6粒，一日3次；或遵医嘱。
【分类】非处方药（OTC）
【类别】清热剂（清热解毒剂）
【性状】本品为硬胶囊，内容物为棕褐色至黑褐色的颗粒；气微，味苦、微辛。
【成分】山莓、虎杖、地榆、贵州桑寄生、无花果叶、菊花、鸡子白、黄连、大黄。
【功能主治】
苗医：旭嘎帜沓痂，参象档象，泱安档孟，肛干洒，杠千就假。
中医：清热解毒，燥湿消肿，凉血止血。用于湿热蕴结所致内痔少量出血、外痔肿痛。
【注意禁忌】孕妇禁用；忌烟、酒，忌食辛辣、油腻及刺激性食物；用药期间不宜同时服用温热性药物；儿童及年老体弱者应在医师指导下服用；有严重的高血压、心脏病、肝病、糖尿病、肾病等慢性病者，均应在医师指导下服用；脾虚大便溏者慎用；内痔出血过多或有原因不明的便血者应去医院就诊；严格按照用法用量服用，服药3天后症状无缓解者，应去医院就诊，本品不宜长期服用；对本品过敏者禁用，过敏体质者慎用；本品性状发生改变时禁止使用；儿童必须在成人监护下使用；请将此药品放在儿童不能接触到的地方；如正在使用其他药品，使用本品前请咨询医师或药师。
【贮藏】密封。
【生产企业】贵州万胜药业有限责任公司

万金香气雾剂

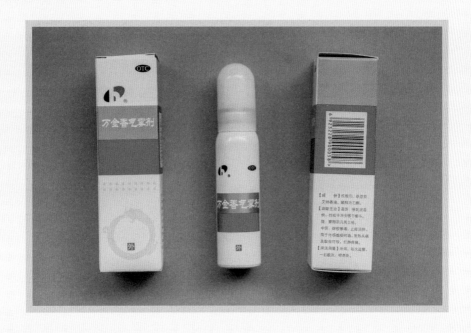

【药品名称】万金香气雾剂，Wanjinxiang Qiwuji

【批准文号】国药准字Z20026302

【执行标准】WS-10895（ZD-0895）-2002-2012Z

【剂型】气雾剂

【规格】每瓶装40克

【用法用量】外用，喷患处。每次适量，一日数次。

【分类】非处方药（OTC）

【类别】清热剂（清热解毒剂）

【性状】本品为非定量阀门气雾剂，在耐压容器中的药液为棕褐色的澄清液体；气特异。

【成分】杠板归、荜澄茄、艾纳香油，辅料为乙醇。

【功能主治】

苗医：哆瓦泥沓痂，挡祛卡泱安哆干榆斗。陡：蒙赊凯几岗幺给。

中医：辟秽解毒，止痒消肿。用于外感瘟疫时毒，发热头痛；蚊虫叮咬，红肿痒痛。

【注意禁忌】本品为外用药，禁止内服；忌食辛辣刺激性食物；切勿接触眼睛、口腔等黏膜处，皮肤破溃处禁用；本品仅用于一般蚊虫叮咬，对黄蜂等蜇伤或有全身症状者应去医院就诊；用药后局部出现皮疹等过敏表现者应停用；切勿置本品于近火及高温处并严禁剧烈碰撞，使用时勿近明火；对本品及酒精过敏者禁用，过敏体质者慎用；本品性状发生改变时禁止使用；儿童必须在成人监护下使用；请将本品放在儿童不能接触到的地方；如正在使用其他药品，使用本品前请咨询医师或药师。

【贮藏】密闭，置阴凉干燥处（不超过20℃）。

【生产企业】贵州宏宇药业有限公司

平痔胶囊

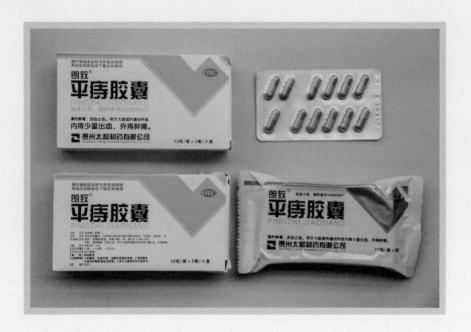

【药品名称】平痔胶囊，Pingzhi Jiaonang

【批准文号】国药准字Z20025077

【执行标准】WS-10071（ZD-0071）-2002-2011Z

【剂型】胶囊剂

【规格】每粒装0.36克

【用法用量】口服。一次6粒，一日2次。

【分类】非处方药（OTC）

【类别】清热剂（清热解毒剂）

【性状】本品为胶囊剂，内容物为棕色或棕褐色颗粒或粉末；气微香，味微苦、涩。

【成分】金丝梅（鲜果）。

【功能主治】

苗医：旭嘎帜沓痂，瘆象挡象。陡：嘎久杠工讲杠点羌。

中医：清热解毒，凉血止血。用于大肠湿热蕴结所致内痔少量出血、外痔肿痛。

【注意禁忌】孕妇禁用；忌烟、酒，忌食辛辣、油腻及刺激性食物；用药期间不宜同时服用温热性药物；儿童及年老体弱者应在医师指导下服用；有严重的高血压、心脏病、肝病、糖尿病、肾病等慢性病者，均应在医师指导下服用；脾虚大便溏者慎用；内痔出血过多或有原因不明的便血者，应去医院就诊。

【贮藏】密封。

【生产企业】贵州太和制药有限公司

复方木芙蓉涂鼻软膏

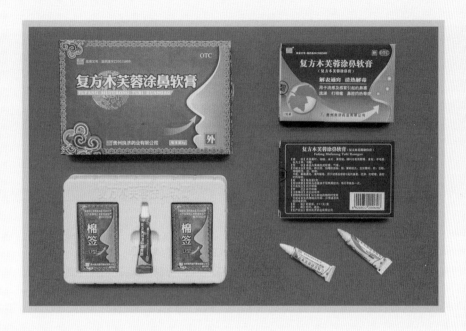

【药品名称】复方木芙蓉涂鼻软膏，Fufang Mufurong Tubi Ruangao

【批准文号】国药准字Z20025809

【执行标准】WS-10591（ZD-0591）-2002-2012Z

【剂型】软膏剂

【规格】每支装2克；每支装3克

【用法用量】取本品适量涂于双侧鼻腔内。每日早晚各1次。

【分类】非处方药（OTC）

【类别】清热剂（清热解毒剂）

【性状】本品为黄褐色的软膏；气香。

【成分】木芙蓉叶、地榆、冰片、薄荷脑，辅料为食用醋精、食盐、羊毛脂、白凡士林、石蜡。

【功能主治】

苗医：赊沉奈，旭嘎凯沓痂。陡：蒙赊凯几，豆张蒙柯。阶：仓勒，哆嘎勒洗，涩，凯勒。

中医：解表通窍，清热解毒。用于流感及感冒引起的鼻塞、流涕、打喷嚏、鼻腔灼热等症。

【注意禁忌】本品为外用药，禁止内服；忌烟酒，忌食辛辣、鱼腥食物；切勿接触眼睛，鼻黏膜溃烂者慎用；不宜在用药期间同时服用温补性中药；儿童应在医师指导下使用；用药3天后症状无缓解者，应去医院就诊；对本品过敏者禁用，过敏体质者慎用；药品性状发生改变时禁止使用；请将此药品放在儿童不能接触到的地方；如正在使用其他药品，使用本品前请咨询医师或药师。

【贮藏】密闭，避光。

【生产企业】贵州良济药业有限公司

复方栀子气雾剂

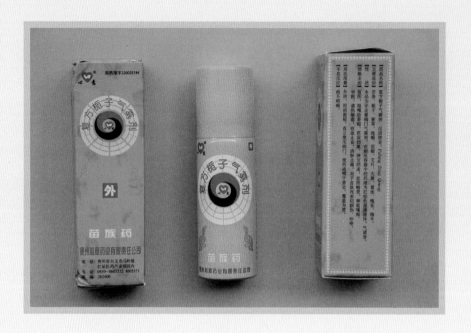

【药品名称】复方栀子气雾剂，Fufang Zhizi Qiwuji

【批准文号】国药准字Z20025744

【执行标准】YBZ00452014

【剂型】气雾剂

【规格】每瓶内容物重44克，含药液38克

【用法用量】外用，用前振摇，直立揿压阀门，使药液喷于患处，以覆盖为度。

分类：处方药

【类别】清热剂（清热解毒剂）

【性状】本品为非定量阀门气雾剂，在耐压容器中的药液为红棕色澄清液体；气清香。

【成分】苦参、栀子、紫草、地榆、花椒、艾片、大黄、黄连、槐花、细辛。

【功能主治】

苗医：旭嘎恰沓痂，苣敛挡象，泱交挡孟：扯阴略里，蒋底噶熊。

中医：清热解毒，收敛止血，消肿止痛。用于皮肤浅表切割伤、疔疮。

【注意禁忌】本品含有马兜铃科植物细辛，宜在医生指导下使用，长期使用时检查肾功能；本品为含醇制剂，皮损破溃患者用药后可出现轻微刺痛感，为一过性，无须进行处理，亦不影响药物疗效。

【贮藏】密封，置阴凉干燥处。

【生产企业】贵州心意药业有限责任公司

结石清胶囊

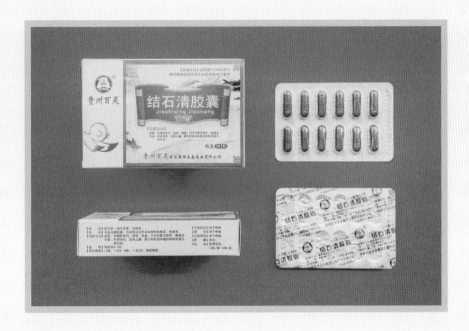

【药品名称】结石清胶囊，Jieshiqing Jiaonang

【批准文号】国药准字Z20027670

【执行标准】WS-11455（ZD-1455）-2002-2012Z

【剂型】胶囊剂

【规格】每粒装0.5克

【用法用量】口服。一次4～6粒，一日3次，饭前服用。

【分类】处方药

【类别】清热剂（清利肝胆剂）

【性状】本品为硬胶囊，内容物为棕色至棕褐色的粉末；味微苦。

【成分】结石草、鹅不食草、延胡索。

【功能主治】

苗医：旭嘎帜沓内，墟畏，档孟；乃兴仰蒙浮管兜，脚溜洼。

中医：利胆排石，活血止痛。用于肝胆湿热蕴结所致胆囊炎、胆石症。

【注意禁忌】尚不明确。

【贮藏】密封。

【生产企业】贵州百灵企业集团正鑫药业有限公司

银冰消痤酊

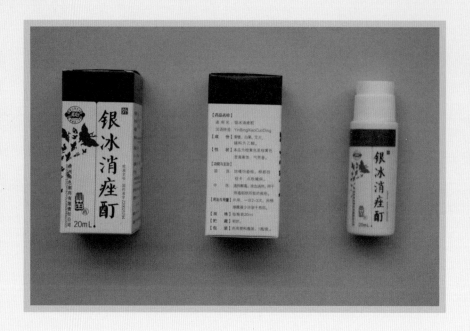

【药品名称】银冰消痤酊，Yinbing Xiaocuo Ding

【批准文号】国药准字Z20025294

【执行标准】WS-10242（ZD-0242）-2002-2012Z

【剂型】酊剂

【规格】每瓶装20毫升

【用法用量】外用，用棉球蘸液少许涂于患部。一日2～3次。

【分类】处方药

【类别】清热剂（清热解毒剂）

【性状】本品为橙黄色至棕黄色澄清液体；气芳香。

【成分】重楼、白果、艾片，辅料为乙醇。

【功能主治】

苗医：旭嘎怡沓痂，样都挡祛卡：点秋蛾病。

中医：清热解毒，凉血消肿。用于热毒郁肤所致的痤疮。

【注意禁忌】外用药，不可口服。

【贮藏】密封。

【生产企业】贵州特色制药有限责任公司

痔疾洗液

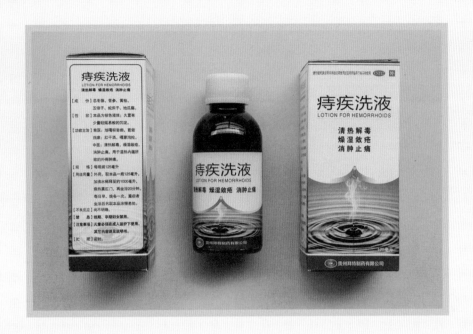

【药品名称】痔疾洗液，Zhiji Xiye

【批准文号】国药准字Z20025696

【执行标准】WS-10496（ZD-0496）-2002-2012Z

【剂型】洗剂

【规格】每瓶装125毫升

【用法用量】外用。取本品一瓶125毫升，加沸水稀释至约1000毫升，乘热熏肛门，再坐浴20分钟。每日早、晚各1次。重症者坐浴后另取本品涂擦患处。

【分类】非处方药（OTC）

【类别】清热剂（清热利湿剂）

【性状】本品为棕色液体；久置有少量轻摇易散的沉淀。

【成分】忍冬藤、苦参、黄柏、五倍子、蛇床子、地瓜藤。

【功能主治】

苗医：旭嘎帜沓痂，苣敛挡象；肛干洒，嘎蒙沟抡。

中医：清热解毒，燥湿敛疮，消肿止痛。用于湿热内蕴所致的外痔肿痛。

【注意禁忌】经期、孕期妇女禁用；本品为外用药，禁止内服；忌烟、酒，忌食辛辣、油腻及刺激性食物；切勿接触眼睛、口腔等黏膜处，皮肤破溃处禁用；用药期间不宜同时服用温热性药物；儿童应在医师指导下使用；用药3天后症状无缓解者，应去医院就诊；对本品过敏者禁用，过敏体质者慎用；本品性状发生改变时禁止使用；儿童必须在成人监护下使用；请将本品放在儿童不能接触到的地方；如正在使用其他药品，使用本品前请咨询医师或药师。

【贮藏】密封。

【生产企业】贵州拜特制药有限公司

鼻宁喷雾剂

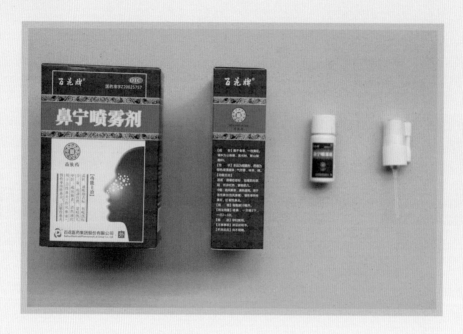

【药品名称】鼻宁喷雾剂，Bining Penwuji

【批准文号】国药准字Z20025757

【执行标准】WS-10548（ZD-0548）-2002-2012Z

【剂型】喷雾剂

【规格】每瓶装10毫升

【用法用量】喷鼻。一次喷2下，一日2～3次。

【分类】非处方药（OTC）

【类别】清热剂（清热解毒剂）

【性状】本品为喷雾剂，药液为棕色澄清液体；气芳香，味辛、辣。

【成分】鹅不食草、一枝黄花，辅料为山梨酸、氯化钠、聚山梨酯80。

【功能主治】

苗医：通喔劫沓标，旭嘎凯标奈，陡，柱讲杠热，蒙赊凯几。

中医：疏风解表，清热通窍。用于急性鼻炎（伤风鼻塞）、慢性单纯性鼻炎、过敏性鼻炎。

【注意禁忌】孕妇禁用；本品为外用药，禁止内服；忌烟、酒，忌食辛辣、鱼腥食物；切勿接触眼睛，鼻黏膜损伤者慎用；不宜在用药期间同时服用温补性中药；儿童应在医师指导下使用；切勿置本品于近火及高温处并严禁剧烈碰撞，使用时勿近明火；用药3天后症状无缓解者，应去医院就诊；对本品及酒精过敏者禁用，过敏体质者慎用；本品性状发生改变时禁止使用；请将本品放在儿童不能接触到的地方；如正在使用其他药品，使用本品前请咨询医师或药师。

【贮藏】密封、置阴凉处（不超过20℃）。

【生产企业】百花医药集团股份有限公司

鳖甲消痔胶囊

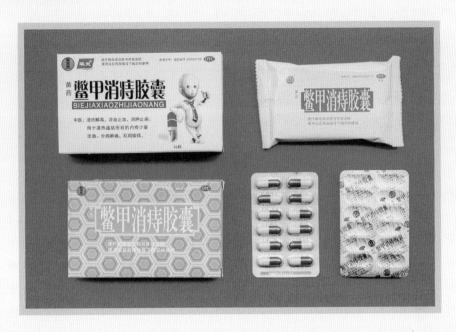

【药品名称】鳖甲消痔胶囊，Biejia Xiaozhi Jiaonang
【批准文号】国药准字Z20025178
【执行标准】WS-10164（ZD-0164）-2002-2012Z
【剂型】胶囊剂
【规格】每粒装0.4克
【用法用量】口服。一次3粒，一日3次。
【分类】非处方药（OTC）
【类别】清热剂（清热解毒剂）
【性状】本品为硬胶囊，内容物为棕色至黑褐色颗粒及粉末；气微，味微苦。
【成分】地瓜藤、黄柏、土大黄、鳖甲、忍冬藤、地榆、槐角、栀子，辅料为淀粉。
【功能主治】
苗医：旭嘎凯沓痂，汉吴窝摆都，决安挡孟：肛干酒，肛干就假。
中医：清热解毒，凉血止血，消肿止痛。用于湿热蕴结所致的内痔少量出血、外痔肿痛、肛周瘙痒。
【注意禁忌】孕妇禁用；忌烟、酒，忌食辛辣、油腻及刺激性食物；用药期间不宜同时服用温热性药物；儿童及年老体弱者应在医师指导下服用；有严重的高血压、心脏病、肝病、糖尿病、肾病等慢性病者，均应在医师指导下服用；脾虚大便溏者慎用；内痔出血过多或有原因不明的便血者，应去医院就诊；严格按照用法用量服用，服药3天后症状无缓解者，应去医院就诊，本品不宜长期服用；对本品过敏者禁用，过敏体质者慎用；本品性状发生改变时禁止使用；儿童必须在成人监护下使用；请将本品放在儿童不能接触到的地方；如正在使用其他药品，使用本品前请咨询医师或药师。
【贮藏】密封。
【生产企业】贵州汉方药业有限公司

三、肿瘤用药

艾愈胶囊

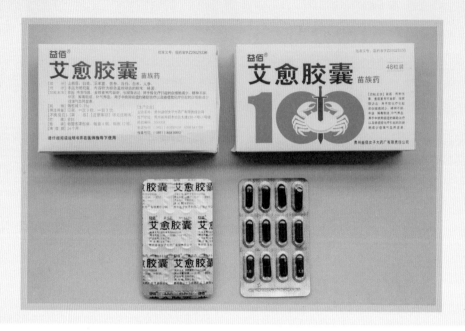

【药品名称】艾愈胶囊，Aiyu Jiaonang

【批准文号】国药准字Z20025336

【执行标准】WS-10268（ZD-0268）-2002-2012Z

【剂型】胶囊剂。

【规格】每粒装0.35克

【用法用量】口服。一次3粒，一日3次。

【分类】处方药

【类别】贫血症方剂

【性状】本品为硬胶囊，内容物为棕色至棕褐色的粉末；味苦。

【成分】山慈菇、白英、淫羊藿、苦参、当归、白术、人参。

【功能主治】

苗医：布苯怡象，麦靓麦韦芳曲靳，怡窝雄访达：用于放化疗引起的白细胞减少、精神不振。

中医：解毒散结，补气养血。用于中晚期癌症的辅助治疗以及癌症放、化疗引起的白细胞减少症属气血两虚者。

【注意禁忌】定期复查肝功能。

【贮藏】密封。

【生产企业】贵州益佰女子大药厂有限责任公司

欣力康胶囊

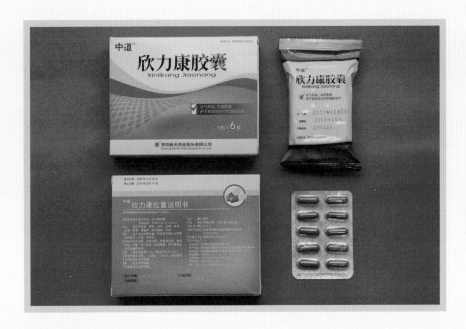

【药品名称】欣力康胶囊，Xinlikang Jiaonang

【批准文号】国药准字Z20080623

【执行标准】YBZ00762015

【剂型】胶囊剂

【规格】每粒装0.45克

【用法用量】口服。一次5粒，一日3次，饭后服用。

【分类】处方药

【类别】抗肿瘤用药（抗肿瘤辅助药）

【性状】本品为硬胶囊，内容物为棕色至棕褐色的粉末；气香，味微苦。

【成分】半枝莲、黄芪、当归、龙葵、郁金、红参、蛇莓、雪莲花、轮环藤根、丹参。

【功能主治】苗医：布苯怡象，维象样丢象，浃宫沓痂。

中医：补气养血，化瘀解毒。用于癌症放、化疗的辅助治疗。

【注意禁忌】尚不明确。

【贮藏】密封。

【生产企业】贵阳新天药业股份有限公司

欣力康颗粒

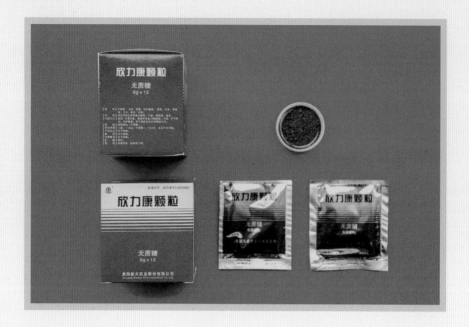

【药品名称】欣力康颗粒，Xinlikang Keli

【批准文号】国药准字Z20025501

【执行标准】WS-10377（ZD-0377）-2002-2011Z

【剂型】颗粒剂

【规格】每袋装6克（无蔗糖）

【用法用量】口服，饭后以开水冲服。一次6克（无蔗糖），一日3次。

【分类】处方药

【类别】肿瘤用药（抗肿瘤辅助用药）

【性状】本品为棕色至棕褐色颗粒；气香，味微甜、微苦。

【成分】半枝莲、龙葵、蛇莓、轮环藤根、黄芪、红参、雪莲花、当归、郁金、丹参。

【功能主治】

苗医：布苯怡象，维象样丢象，泱宆沓痂。

中医：补气养血，化瘀解毒。用于癌症放、化疗的辅助治疗。

【注意禁忌】尚不明确。

【贮藏】密封。

【生产企业】贵阳新天药业股份有限公司

金刺参九正合剂

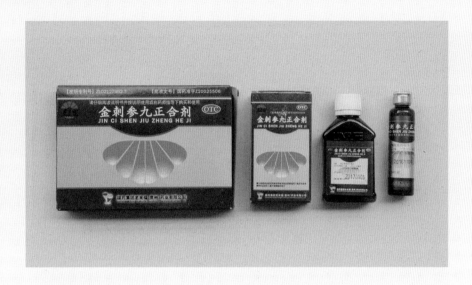

【药品名称】金刺参九正合剂，Jincishen Jiuzheng Heji

【批准文号】国药准字Z20025506

【执行标准】WS-10382（ZD-0382)-2002-2012Z

【剂型】合剂

【规格】每瓶装40毫升

【用法用量】口服。一次20～40毫升，一日2次；或遵医嘱。

【分类】非处方药（OTC）

【类别】抗肿瘤药（肿瘤辅助用药）

【性状】本品为棕黄色至棕红色的液体，久置有少量沉淀；气微香，味甜、微酸、苦。

【成分】刺梨果（鲜）、苦参、金荞麦，辅料为山梨酸钾、甜蜜素、木糖醇、BD系列澄清剂。

【功能主治】

苗医：旭嘎怡沓痂，麦靓麦韦芳曲靳，造内素远：郎秀阿比赊，求抡歪，烟该凶柯，阿卖欧及白细胞减少。

中医：解毒散结，和胃生津。用于癌症放、化疗引起的白细胞减少、头昏、失眠、恶心呕吐等症的辅助治疗。

【注意禁忌】忌烟、酒，忌食辛辣、油腻食物；本品仅为癌症放、化疗引起的白细胞减少、头昏、失眠、恶心呕吐等症的辅助治疗药品，应在医生确诊后使用；第一次使用本品前应咨询医生，治疗期间应定期到医院检查；有严重的高血压、心脏病、肝病、糖尿病、肾病等慢性病者，应在医师指导下服用；儿童、孕妇、哺乳期妇女及年老体弱者应在医师指导下服用；有原因不明的头昏、恶心呕吐或白细胞减少等者，应去医院就诊；症状严重者应去医院就诊；服药期间如出现其他不适应到医院就诊；本品宜饭前服用；服用时请勿加热，本品久贮有少量沉淀，服用时需振摇均匀；服药2周后症状无缓解者，应去医院就诊；对本品过敏者禁用，过敏体质者慎用；本品性状发生改变时禁止使用；儿童必须在成人监护下使用；请将本品放在儿童不能接触到的地方；如正在使用其他药品，使用本品前请咨询医师或药师。

【贮藏】密封。

【生产企业】国药集团同济堂（贵州）制药有限公司

康艾扶正胶囊

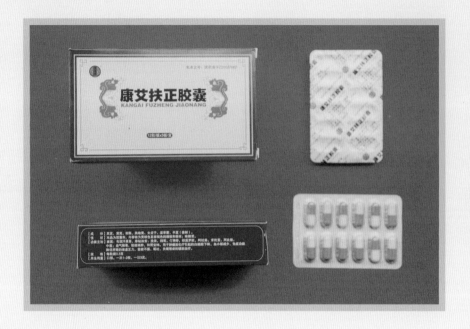

【药品名称】康艾扶正胶囊，Kang'ai Fuzheng Jiaonang

【批准文号】国药准字Z20027662

【执行标准】WS-11451（ZD-1451）-2002-2012Z

【剂型】胶囊剂

【规格】每粒装0.5克

【用法用量】口服。一次1～2粒，一日3次。

【分类】处方药

【类别】肿瘤用药（肿瘤辅助用药）

【性状】本品为胶囊剂，内容物为黄棕色至棕褐色的颗粒和粉末；味微苦。

【成分】灵芝、黄芪、刺梨、熟地黄、女贞子、淫羊藿、半夏（姜制）。

【功能主治】

苗医：布西汗吴苯，漳砧泱安：洗侬，挡呕，仃网停，仰溪罗欧，阿杜洛，求抡歪，阿比赊。

中医：益气解毒，散结消肿，和胃安神。用于肿瘤放、化疗引起的白细胞下降、血小板减少、免疫功能降低所致的体虚乏力、食欲不振、呕吐、失眠等症的辅助治疗。

【注意禁忌】尚不明确。

【贮藏】密封。

【生产企业】贵州汉方药业有限公司

四、妇科用药

日舒安洗液

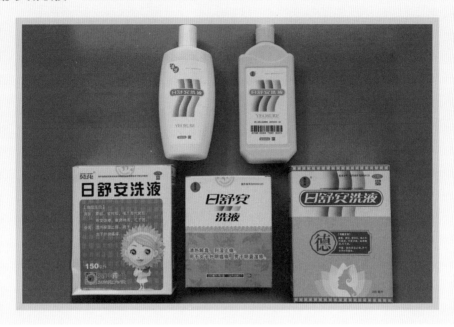

【药品名称】日舒安洗液，Rishu'an Xiye
【批准文号】国药准字Z20026125
【执行标准】WS-10806（ZD-0806）-2002-2012Z
【剂型】洗剂
【规格】100毫升/瓶，150毫升/瓶，220毫升/瓶，250毫升/瓶，300毫升/瓶。
【用法用量】外用，用时振摇。每晚睡前以本品适量，加10倍量温开水稀释后坐浴5分钟。
【分类】非处方药（OTC）
【类别】清热剂
【性状】本品为黄棕色的液体，微有沉淀；气芳香。
【成分】苦参、马鞭草、蒲公英、蛇床子、五倍子、百部、花椒、白矾，辅料为苯甲酸、羟苯乙酯。
【功能主治】
苗医：蒙凯，蒙阿仰，嘎几昂代窝奴，布发讲港，巢窝糯洛，肛干洒。
中医：清热燥湿止痒。用于女子外阴瘙痒。
【注意禁忌】经期、孕期妇女禁用；本品为外用药，禁止内服；忌食辛辣食物；切勿接触眼睛、口腔等黏膜处，皮肤破溃处禁用；治疗期间忌房事，配偶如有感染应同时治疗；未婚或绝经后患者，应在医师指导下使用；带下伴血性分泌物，或由外阴白色病变、糖尿病所致的瘙痒者不宜使用；伴有尿频、尿急、尿痛者，应去医院就诊；用药7天后症状无缓解者，应去医院就诊；对本品过敏者禁用，过敏体质者慎用；本品性状发生改变时禁止使用；请将本品放在儿童不能接触到的地方；如正在使用其他药品，使用本品前请咨询医师或药师。
【贮藏】密封，置阴凉处（不超过20℃）。
【生产企业】贵州汉方药业有限公司

日舒安湿巾

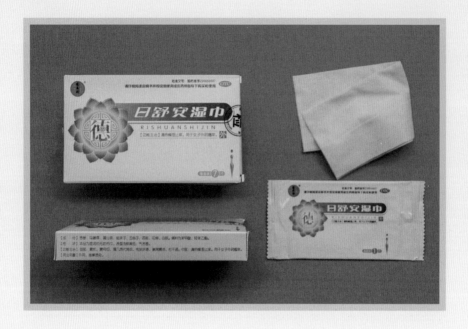

【药品名称】日舒安湿巾，Rishu'an Shijin

【批准文号】国药准字Z20053027

【执行标准】WS-11092（ZD-1092）-2002-2012Z

【剂型】搽剂

【规格】每片18.5厘米×18.5厘米

【用法用量】外用，揩擦患处。

【分类】非处方药（OTC）

【类别】清热剂

【性状】本品为湿润的无纺布巾，表面浅棕黄色；气芳香。

【成分】苦参、马鞭草、蒲公英、蛇床子、五倍子、百部、花椒、白矾，辅料为苯甲酸、羟苯乙酯。

【功能主治】

苗医：蒙凯，蒙阿仰，嘎几昂代窝奴，布发讲港，巢窝糯洛，杠干洒。

中医：清热燥湿止痒。用于女子外阴瘙痒。

【注意禁忌】经期、孕期妇女禁用；本品为外用药，禁止内服；忌食辛辣食物；皮肤破溃处禁用；治疗期间忌房事，配偶如有感染应同时治疗；未婚或绝经后患者，应在医师指导下使用；带下伴血性分泌物，或由外阴白色病变、糖尿病所致的瘙痒者不宜使用；伴有尿频、尿急、尿痛者，应去医院就诊；用药7天后症状无缓解者，应去医院就诊；对本品过敏者禁用，过敏体质者慎用；本品性状发生改变时禁止使用；请将本品放在儿童不能接触到的地方；如正在使用其他药品，使用本品前请咨询医师或药师。

【贮藏】密封，遮光。

【生产企业】贵州汉方药业有限公司

妇血康颗粒

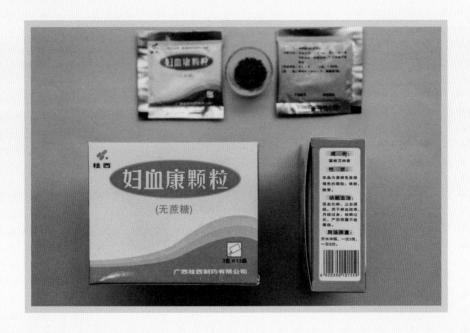

【药品名称】妇血康颗粒，Fuxuekang Keli

【批准文号】国药准字Z20026089

【执行标准】WS-10780（ZD-0780）-2002-2012Z

【剂型】颗粒剂

【规格】每袋装3克（无蔗糖）

【用法用量】开水冲服。一次3克，一日3次。

【分类】处方药

【类别】理血剂（活血化瘀剂）

【性状】本品为黄棕色至棕褐色的颗粒；味甜、微苦。

【成分】滇桂艾纳香。

【功能主治】活血化瘀，止血调经。用于瘀血阻滞，月经过多，经期过长，产后恶露不绝等症。

【注意禁忌】尚不明确

【贮藏】密封。

【生产企业】广西桂西制药有限公司

妇肤康喷雾剂

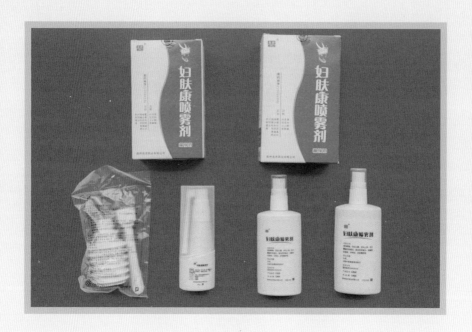

【药品名称】妇肤康喷雾剂，Fufukang Penwuji

【批准文号】国药准字Z20026246

【执行标准】WS-10860（ZD-0860）-2002-2012Z

【剂型】喷雾剂

【规格】每瓶装50毫升、每瓶装100毫升、每瓶装110毫升

【用法用量】外用。用于阴道炎时将喷管插入阴道内喷洒药液3～5毫升（本品每揿喷射量约0.1～0.15毫升）；外阴炎及其他皮肤病直接喷于患处，一日2～4次。

【分类】处方药

【类别】清热剂

【性状】本品为红棕色的澄清液体，久置有微量浑浊；气微香。

【成分】爵床、千里光，辅料为聚山梨酯80、苯甲酸、羟苯乙酯。

【功能主治】

苗医：蒙赊，布发讲港，嘎溜纳格，写嘎发。

中医：清热解毒，活血止痛，杀虫止痒。本品用于霉菌性阴道炎、滴虫性阴道炎、细菌性阴道病、外阴炎、皮肤瘙痒等。

【注意禁忌】使用前试喷1～2次，药液呈正常雾状后再使用；使用时勿将喷管倒置，经期停用；使用前后用清水冲洗净喷管，盖上防尘罩；治疗阴道炎时，将喷管插入阴道深部，边喷洒药液边缓缓向外移，使药液充满整个阴道，并喷洒外阴适量。

【贮藏】密封，置阴凉处（不超过20℃）。

【生产企业】贵州良济药业有限公司

妇炎消胶囊

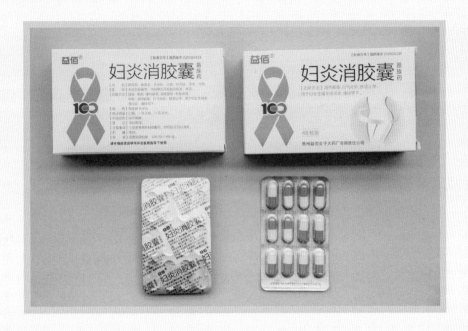

【药品名称】妇炎消胶囊，Fuyanxiao Jiaonang

【批准文号】国药准字Z20025333

【执行标准】WS-10265（ZD-265）-2002

【剂型】胶囊剂

【规格】每粒装0.45克

【用法用量】口服。一次3粒，一日3次。

【分类】处方药

【类别】清热剂

【性状】本品为胶囊剂，内容物为深棕色的粉末；味苦。

【成分】酢浆草、败酱草、天花粉、大黄、牡丹皮、苍术、乌药。

【功能主治】

苗医：蒙凯：嘎井朗罗，巢窝蒙秋，布发讲港。

中医：清热解毒，行气化瘀，除湿止带。用于妇女生殖系统炎症、痛经、带下。

【注意禁忌】孕妇禁用；个别患者偶有轻微腹泻，停药后可自行消失。

【贮藏】密封。

【生产企业】贵州益佰女子大药厂有限责任公司

抗妇炎胶囊

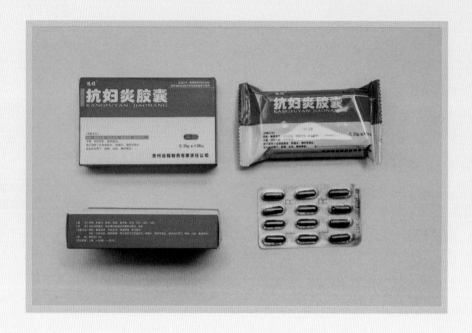

【药品名称】抗妇炎胶囊，Kangfuyan Jiaonang

【批准文号】国药准字Z20025698

【执行标准】WS-10498（ZD-0498）-2002-2012Z

【剂型】胶囊剂

【规格】每粒装0.35克

【用法用量】口服。一次4粒，一日3次。

【分类】处方药

【类别】理血剂（活血化瘀剂）

【性状】本品为胶囊剂，内容物为棕褐色的颗粒和粉末；味苦。

【成分】苦参、杠板归、黄柏、连翘、益母草、赤豆、艾叶、当归、乌药。

【功能主治】

苗医：巢窝讲港，布发讲港。嘎溜纳洛，修洼凯纳。

中医：活血化瘀，清热燥湿。用于湿热下注型盆腔炎、阴道炎、慢性宫颈炎，症见赤白带下、阴痒、出血、痛经等。

【注意禁忌】孕妇忌服。

【贮藏】密封。

【生产企业】贵州远程制药有限责任公司

经带宁胶囊

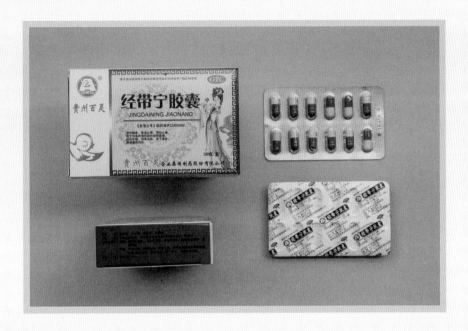

【药品名称】经带宁胶囊，Jingdaining Jiaonang

【批准文号】国药准字Z20025009

【执行标准】WS-10009（ZD-0009）-2002-2012Z

【剂型】胶囊剂

【规格】每粒装0.3克

【用法用量】口服。一次3~4粒，一日3次。

【分类】非处方药（OTC）

【类别】清热剂

【性状】本品为硬胶囊，内容物为棕色至褐色颗粒及粉末；味微苦。

【成分】虎耳草、徐长卿、连钱草、老鹳草。

【功能主治】

苗医：旭嘎凯沓痂，三除内挡带，挡孟扭哈向。陡陡巢窝糟罗，巢窝家科。

中医：清热解毒，除湿止带，调经止痛。用于热毒瘀滞所致的经期腹痛，经血色暗、夹有血块，带下量多，阴部瘙痒灼热。

【注意禁忌】孕妇禁用；忌食辛辣、生冷、油腻食物；患有其他疾病者，应在医师指导下服用；带下清稀者不宜选用；胃寒者宜饭后服用，便溏或月经量多者不宜服用；伴有尿频、尿急、尿痛或赤带者，应去医院就诊；由外阴白色病变、糖尿病所致的瘙痒者不宜使用；服药7天后症状无缓解者，应去医院就诊；对本品过敏者禁用，过敏体质者慎用；本品性状发生改变时禁止使用；请将本品放在儿童不能接触到的地方；如正在使用其他药品，使用本品前请咨询医师或药师。

【贮藏】密封，置阴凉干燥处。

【生产企业】贵州百灵企业集团制药股份有限公司

洁阴灵洗剂

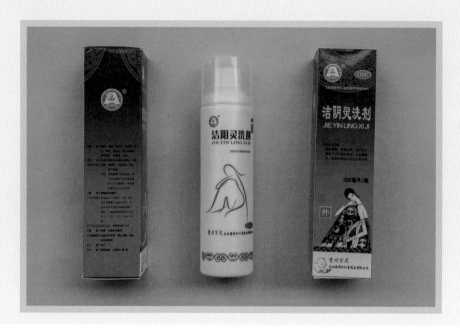

【药品名称】洁阴灵洗剂，Jieyinling Xiji

【批准文号】国药准字Z20026462

【执行标准】WS-11007（ZD-1007）-2002-2011Z

【剂型】洗剂

【规格】每瓶装250毫升

【用法用量】取本品30～50毫升，加6～8倍温开水稀释，坐浴或冲洗；也可将涂有本品的药棉直接塞于患处，一般应保持药液在5分钟以上。一日1～2次，7天为1个疗程。

【分类】非处方药（OTC）

【类别】清热剂

【性状】本品为浅棕色至棕色的液体；气香。

【成分】蛇床子、苦参、黄柏、土茯苓、艾片、花椒，辅料为聚山梨酯80、苯甲酸钠、枸橼酸、乙醇。

【功能主治】

苗医：凯阿抬，布发讲港。嘎几昂代窝奴。

中医：清热解毒，杀虫止痒。用于妇女湿热下注引起的阴痒，以及霉菌性阴道炎、滴虫性阴道炎见以上症状者。

【注意禁忌】经期、孕期妇女禁用；本品为外用药，禁止内服；忌食辛辣食物；切勿接触眼睛、口腔等黏膜处、皮肤破溃处禁用；用时摇匀；治疗期间忌房事，配偶如有感染应同时治疗；未婚或绝经后患者，应在医师指导下使用；由外阴白色病变、糖尿病所致的瘙痒者不宜使用，伴有尿频、尿急、尿痛者，应去医院就诊；用药7天后症状无缓解者，应去医院就诊；对本品过敏者禁用，过敏体质者慎用；本品性状发生改变时禁止使用；请将本品放在儿童不能接触到的地方；如正在使用其他药品，使用本品前请咨询医师或药师。

【贮藏】密封。

【生产企业】贵州百灵企业集团和仁堂药业有限公司

康妇灵胶囊

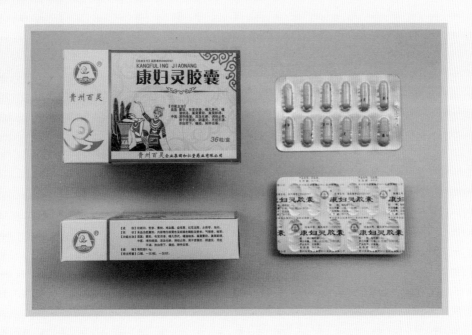

【药品名称】康妇灵胶囊，Kangfuling Jiaonang

【批准文号】国药准字Z20025767

【执行标准】WS-10558（ZD-0558）-2002-2012Z

【剂型】胶囊剂

【规格】每粒装0.4克

【用法用量】口服。一次3粒，一日3次。

【分类】处方药

【类别】清热剂

【性状】本品为胶囊剂，内容物为棕黄色至棕褐色颗粒及粉末；气微香，味苦。

【成分】杠板归、苦参、黄柏、鸡血藤、益母草、红花龙胆、土茯苓、当归。

功能主治

苗医：蒙凯，布发讲港，嘎几昂代。嘎溜纳洛，巢窝蒙秋，巢窝即得。

中医：清热燥湿，活血化瘀，调经止带。用于宫颈炎、阴道炎、月经不调、赤白带下、痛经、附件炎等。

【注意禁忌】孕妇慎用。

【贮藏】密封。

【生产企业】贵州百灵企业集团和仁堂药业有限公司

博性康药膜

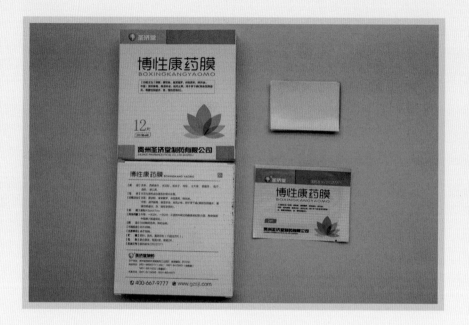

【药品名称】博性康药膜，Boxingkang Yaomo

【批准文号】国药准字Z20027271

【执行标准】WS-11502-（ZD-1502）-2002-2012Z

【剂型】膜剂

【规格】膜每片5厘米×7厘米

【用法用量】外用，从层纸中取出药膜揉成松软小团，用食指或中指推入阴道深处。
一次2片，一日2次。

【分类】处方药

【类别】清热剂

【性状】本品为黄色或棕黄色的薄片状膜。

【成分】苦参、西南黄芩、天花粉、蛇床子、柳枝、土大黄、委陵菜、栀子、茵陈、
蒲公英。

【功能主治】

苗医：蒙凯赊，巢窝糯罗，讲底真利，殃矢迪。

中医：清热解毒，燥湿杀虫，祛风止痒。用于带下病（滴虫性阴道炎，霉菌性阴道
炎，急、慢性宫颈炎）。

【注意禁忌】月经期间忌用；孕妇忌用。

【贮藏】密封，避光，置阴凉处(不超过20℃)。

【生产企业】贵州圣济堂制药有限公司

痛经软膏

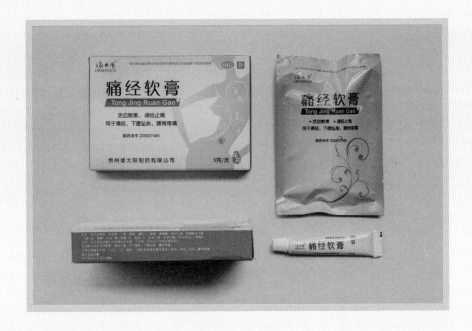

【药品名称】痛经软膏，Tongjing Ruangao

【批准文号】国药准字Z20027465

【执行标准】WS-11402（ZD-1402）-2002-2012Z

【剂型】软膏剂

【规格】药膏每支装5克；贴剂直径3.5厘米

【用法用量】外用。痛经、下腹坠胀者取药膏适量涂入脐部，再粘上贴剂；腰背疼痛者可直接涂敷。一日2～3次。

【分类】非处方药（OTC）

【性状】本品药膏为浅棕黄色的乳膏；气芳香。贴剂为不含药的圆形贴片。

【成分】吴茱萸、延胡索、干姜、姜黄，辅料为蜂蜡、硬脂酸、液状石蜡、棕榈酸异丙酯、司盘-80、氮酮、甘油、聚山梨酯80、极美-Ⅱ、羟苯乙酯、羟苯丙酯、乳化剂343、蒸馏水。

【功能主治】活血散寒，调经止痛。用于痛经、下腹坠胀、腰背疼痛。

【注意禁忌】孕妇禁用；本品为外用药，禁止内服；忌食生冷食物；不宜洗凉水澡；切勿接触眼睛、口腔等黏膜处，脐部皮肤破溃者禁用；患有其他疾病者，应在医师指导下使用；痛经伴月经过多者不宜选用；用药后局部出现皮疹等过敏表现者应停用；用药后痛经不减轻，或重度痛经者，应到医院诊治；对本品过敏者禁用，过敏体质者慎用；药品性状发生改变时禁止使用；请将此药品放在儿童不能接触到的地方；如正在使用其他药品，使用本品前请咨询医师或药师。

【贮藏】密封。

【生产企业】贵州绿太阳制药有限公司

五、耳鼻喉科用药

开喉剑喷雾剂

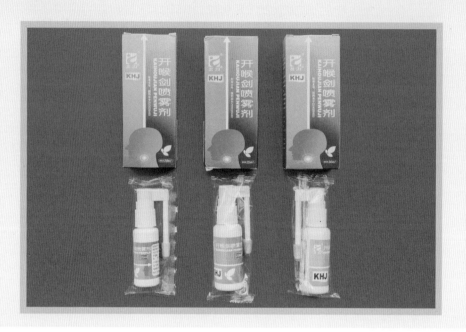

【药品名称】开喉剑喷雾剂，Kaihoujian Penwuji

【批准文号】国药准字Z20026493

【执行标准】WS-1107（ZD-1017）-2002-2012Z

【剂型】喷雾剂

【规格】20毫升/瓶，25毫升/瓶，30毫升/瓶

【用法用量】喷患处。每次适量，一日数次。

【分类】处方药

【类别】耳鼻喉科用药（咽喉病）

【性状】本品为喷雾剂，内容物为浅棕色至棕色液体；味甜、微苦、微麻，有薄荷的清凉感。

【成分】八爪金龙、山豆根、蝉蜕、薄荷脑，辅料为苯甲酸钠、柠檬酸、杨梅香精、乙醇。

【功能主治】

苗医：抬蒙蒙宋宫症。蒙嘎宫昂，来罗拉米。

中医：清热解毒，消肿止痛。用于肺胃蕴热所致的咽喉肿痛、口干口苦、牙龈肿痛，以及口腔溃疡、复发性口疮见以上证候者。

【注意禁忌】孕妇禁用。

【贮藏】密封，置阴凉干燥处（不超过20℃）。

【生产企业】贵州三力制药股份有限公司

开喉剑喷雾剂（儿童型）

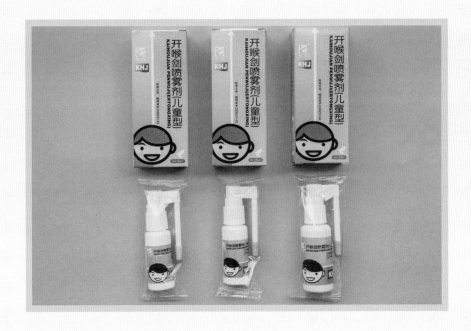

【药品名称】开喉剑喷雾剂（儿童型），Kaihoujian Penwuji（Ertongxing）

【批准文号】国药准字Z20025142

【执行标准】WS-10132（ZD-0132）-2002-2012Z

【剂型】喷雾剂

【规格】15毫升/瓶，20毫升/瓶，30毫升/瓶

【用法用量】喷患处。每次适量，一日数次。

【分类】处方药

【类别】耳鼻喉科用药（咽喉病）

【性状】本品为喷雾剂，内容物为浅棕色至棕色液体；味甜、微苦、微麻，有薄荷的清凉感。

【成分】八爪金龙、山豆根、蝉蜕、薄荷脑，辅料为苯甲酸钠、柠檬酸、菠萝香精、乙醇。

【功能主治】

苗医：旭嘎凯沓痂，泆安挡孟。陡：纳，蒙宁宫，蒙嘎宫昂，江杠房，水嘎果西。

中医：清热解毒，消肿止痛。用于急、慢性咽喉炎，扁桃体炎，咽喉肿痛，口腔炎，牙龈肿痛。

【注意禁忌】尚不明确。

【贮藏】密封，置阴凉干燥处（不超过20℃）。

【生产企业】贵州三力制药股份有限公司

双羊喉痹通颗粒

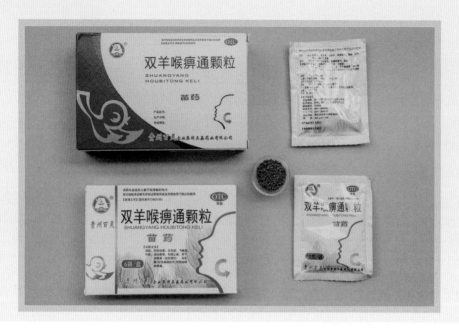

【药品名称】双羊喉痹通颗粒，Shuangyang Houbitong Keli

【批准文号】国药准字Z20025355

【执行标准】WS-10287（ZD-0287）-2002-2011Z

【剂型】颗粒剂

【规格】每袋装10克

【用法用量】口服。一次10克，一日3次。

【分类】非处方药（OTC）

【类别】眼鼻喉科用药（咽喉病）

【性状】本品为棕褐色颗粒；具有薄荷香气，味甜。

【成分】野烟叶、羊耳菊、矮地茶、羊奶奶叶、僵蚕、荆芥、薄荷，辅料为蔗糖。

【功能主治】

苗医：抬凯抬蒙：宋宫症。飞蛾症。

中医：清热解毒，利咽止痛。用于急喉痹（急性咽炎）、急乳蛾（急性扁桃体炎）所致的咽喉肿痛。

【注意禁忌】孕妇禁用；糖尿病患者禁服；忌烟、酒、忌食辛辣、鱼腥食物；不宜在服药期间同时服用温补性中药；儿童应在医师指导下服用；脾虚大便溏者慎用；属风寒感冒咽痛，症见恶寒发热、无汗、鼻流清涕者慎用；扁桃体有化脓及全身高热者应去医院就诊；服药3天后症状无缓解者，应去医院就诊；对本品过敏者禁用，过敏体质者慎用；本品性状发生改变时禁止服用；儿童必须在成人监护下使用；请将本品放在儿童不能接触到的地方；如正在使用其他药品，使用本品前请咨询医师或药师。

【贮藏】密封。

【生产企业】贵州百灵企业集团正鑫药业有限公司

龙掌口含液

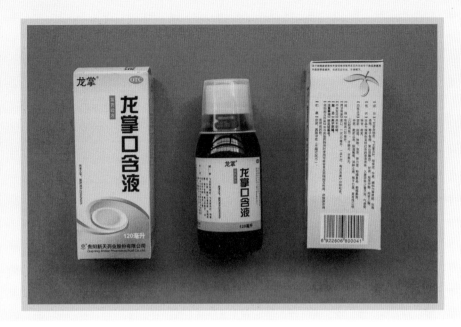

【药品名称】龙掌口含液，Longzhang Kouhanye

【批准文号】国药准字Z20025005

【执行标准】WS-10005（ZD-0005）-2002-2012Z

【剂型】合剂

【规格】每瓶装120毫升

【用法用量】漱口。一次10毫升，一日4次，每次含漱2分钟吐出。

【分类】非处方药（OTC）

【类别】耳鼻喉科用药（口腔药）

【性状】本品为棕黄色至棕红色的澄清液体，久置后有少量沉淀；气清香，味甘、微苦。

【成分】飞龙掌血根皮、飞龙掌血叶、地骨皮、升麻，辅料为薄荷脑、玫瑰香精、椰子香精、聚山梨酯80、甘油、羟苯甲酯、羟苯乙酯。

【功能主治】

苗医：抬强，抬赊：洛项，劳力宫，勒嘎里品，勒嘎果面。

中医：散瘀止血，除湿解毒，消肿止痛。用于口臭、复发性口疮（口腔溃疡）、牙龈炎、牙周炎。

【注意禁忌】本品仅供含漱用，含漱后应吐出，不得咽下；忌烟、酒，忌食辛辣、油腻食物；不宜在用药期间同时服用温补性中药；孕妇慎用，儿童应在医师指导下使用；用药3天后症状无缓解者，应去医院就诊；对本品过敏者禁用，过敏体质者慎用；药品性状发生改变时禁止使用；儿童必须在成人监护下使用；请将此药放在儿童不能接触到的地方；如正在服用其他药品，使用本品前请咨询医师或药师。

【贮藏】密封，置阴凉处（不超过20℃）

【生产企业】贵阳新天药业股份有限公司

金喉健喷雾剂

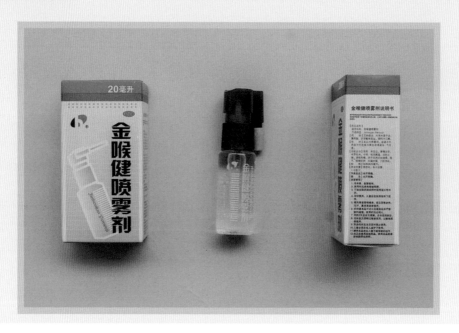

【药品名称】金喉健喷雾剂，Jinhoujian Penwuji

【批准文号】国药准字Z20025361

【执行标准】WS-10293（ZD-0293）-2002-2012Z

【剂型】喷雾剂

【规格】 每瓶装20毫升

【用法用量】喷患处。每次适量，一日数次。

【分类】非处方药（OTC）

【类别】耳鼻喉科用药（咽喉病）

【性状】本品为喷雾剂，容器中的药液为无色至淡黄色澄清液体；气芳香。

【成分】艾纳香油、大果木姜子油、薄荷脑、甘草酸单铵盐，辅料为乙醇。

【功能主治】

苗医：宋宫证。蒙嘎宫昂，来罗拉米。

中医：祛风解毒，消肿止痛，清咽利喉。用于风热所致咽痛、咽干、咽喉红肿、牙龈肿痛、口腔溃疡等症。

【注意禁忌】忌辛辣、鱼腥食物；使用时应避免接触眼睛；不宜在服药期间同时服用温补性中药；孕妇慎用，儿童应在医师指导下使用；属风寒感冒咽痛，症见恶寒发热、无汗、鼻流清涕者慎用；切勿置本品于近火及高温处并严禁剧烈碰撞，使用时勿近明火；用药3天后症状无缓解者，应去医院就诊；对本品及酒精过敏者禁用，过敏体质者慎用；药品性状发生改变时禁止使用；儿童必须在成人监护下使用；请将此药品放在儿童不能接触到的地方；如正在使用其他药品，使用本品前请咨询医师或药师。

【贮藏】密封，置阴凉处（不超过20℃）。

【生产企业】贵州宏宇药业有限公司

咽立爽口含滴丸

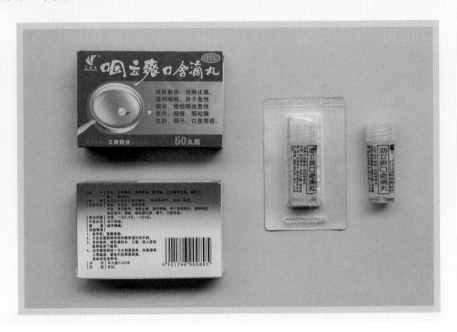

【药品名称】咽立爽口含滴丸，Yanlishuang Kouhan Diwan

【批准文号】国药准字Z20025286

【执行标准】WS-10237-（ZD-0237）-2002-2011Z

【剂型】滴丸剂

【规格】每丸重0.025克

【用法用量】含服。一次2～4丸，一日4次。

【分类】非处方药（OTC）

【类别】耳鼻喉科用药（咽喉病）

【性状】本品为白色至浅黄色滴丸；有特异香气，味甜、微苦。

【成分】艾片、艾纳香油、薄荷素油、薄荷脑、甘草酸单铵盐，辅料为聚乙二醇6000。

【功能主治】

苗医：宋宫症，抬凯抬蒙。

中医：疏风散热，消肿止痛，清利咽喉。用于急性咽炎、慢性咽炎急性发作、咽痛、咽黏膜红肿、咽干、口臭等。

【注意禁忌】忌食辛辣、鱼腥食物；不宜在服药期间同时服用温补性中药；孕妇慎用，哺乳期妇女、儿童、老人应在医生指导下服用；勿空腹服用或一次大剂量服用，勿直接吞入胃肠道，避免引起胃肠刺激；服药3天后症状无缓解者，应去医院就诊；对本品过敏者禁用，过敏体质者慎用；本品性状发生改变时禁止使用，但如表面出现龟裂纹，或颜色稍变浅，属正常范围，不影响药效；儿童必须在成人监护下使用；请将本品放在儿童不能接触到的地方；如正在使用其他药品，使用本品前请咨询医师或药师。

【贮藏】密封。

【生产企业】贵州黄果树立爽药业有限公司

咽炎清片

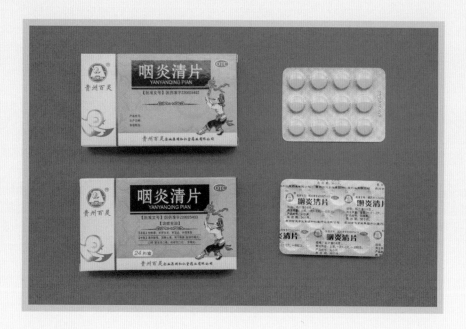

【药品名称】咽炎清片，Yanyanqing Pian

【批准文号】国药准字Z20025403

【执行标准】WS-10329（ZD-0329）-2002-2011Z

【剂型】片剂

【规格】每片重0.6克

【用法用量】含服。一次1～2片，一日数次。

【分类】非处方药（OTC）

【类别】耳鼻喉科用药（咽喉病）

【性状】本品为薄膜衣片，除去薄膜衣显浅棕黄色至棕色；味甜、微涩。

【成分】肿节风、艾片、薄荷脑，辅料为枸橼酸、蔗糖、硬脂酸镁。

【功能主治】

苗医：抬赊蒙，米罗拉米，宋宫证，木嘎果面。

中医：清热解毒，消肿止痛。用于喉痹（急、慢性咽炎）、口疮（复发性口疮，疱疹性口炎）、牙周炎。

【注意禁忌】糖尿病患者禁服；忌食辛辣、鱼腥食物；不宜在服药期间同时服用温补性中药；孕妇慎用，儿童应在医师指导下服用；脾虚大便溏者慎用；属风寒感冒咽痛，症见恶寒发热、无汗、鼻流清涕者慎用；服药3天后症状无缓解者，应去医院就诊；对本品过敏者禁用，过敏体质者慎用；本品性状发生改变时禁止使用；儿童须在成人监护下使用；请将本品放在儿童不能接触到的地方；如正在使用其他药品，使用本品前请咨询医师或药师。

【贮藏】密封。

【生产企业】贵州百灵企业集团和仁堂药业有限公司

咽喉清喉片

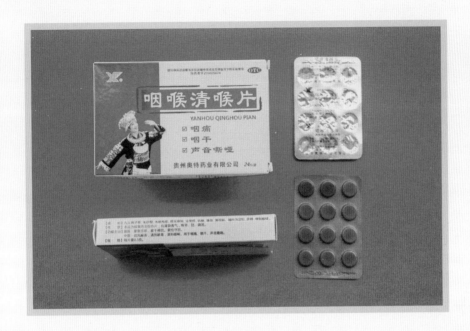

【药品名称】咽喉清喉片，Yanhou Qinghou Pian

【批准文号】国药准字Z20025074

【执行标准】WS-10068（ZD-0068）-2002-2012Z

【剂型】片剂

【规格】每片重0.5克

【用法用量】含服。一次1～2片，一日5～6次。

【分类】非处方药（OTC）

【类别】耳鼻喉科用药（咽喉病）

【性状】本品为棕黄色至棕色片；有薄荷香气，味辛、甘、微苦。

【成分】九头狮子草、富贵果、水杨梅根、糯米藤根、金果榄、桔梗、薄荷、薄荷脑，辅料为淀粉、蔗糖、硬脂酸镁。

【功能主治】

苗医：蒙夏宫昂，蒙干调宫。蒙给守宫。

中医：疏风解表，清热解毒，清利咽喉。用于咽痛、咽干、声音嘶哑。

【注意禁忌】糖尿病患者禁服；忌食辛辣、鱼腥食物；不宜在服药期间同时服用温补性中药；孕妇慎用，儿童应在医师指导下服用；属风寒感冒咽痛，症见恶寒发热、无汗、鼻流清涕者慎用；服药3天后症状无缓解者，应去医院就诊；对本品过敏者禁用，过敏体质者慎用；本品性状发生改变时禁止使用；儿童必须在成人监护下使用；请将本品放在儿童不能接触到的地方；如正在使用其他药品，使用本品前请咨询医师或药师。

【贮藏】密封，置干燥处。

【生产企业】贵州奥特药业有限公司

复方一枝黄花喷雾剂

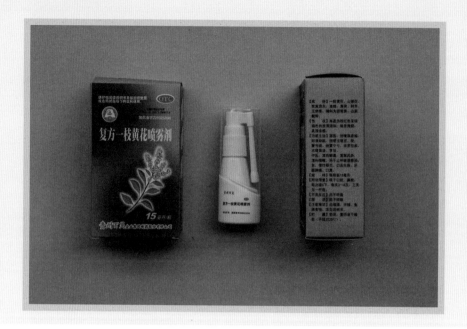

【药品名称】复方一枝黄花喷雾剂，Fufang Yizhihuanghua Penwuji

【批准文号】国药准字Z20025898

【执行标准】WS-10657（ZD-0657）-2002-2012Z

【剂型】喷雾剂

【规格】每瓶装15毫升

【用法用量】喷于口腔、鼻腔。每次喷5下，每天3～4次，3天为1个疗程。

【分类】非处方药（OTC）

【类别】耳鼻喉科用药（咽喉病）

【性状】本品为棕红色至棕褐色的澄清液体；味苦微甜，具清凉感。

【成分】一枝黄花、山银花、紫萁贯众、连翘、薄荷、荆芥、艾纳香，辅料为甜菊素、山梨酸钾。

【功能主治】

苗医：旭嘎凯沓痂，卸漳却凯，旭嘎注嘎宏。陡：蒙亏稿，纳蒙宁亏，米罗拉米，木嘎果语，罗项。

中医：清热解毒，宣散风热，清利咽喉。用于上呼吸道感染，急、慢性咽炎，口舌生疮，牙龈肿痛，口臭。

【注意禁忌】忌烟、酒，忌食辛辣、鱼腥食物；使用前应避免接触眼睛；不宜在用药期间同时服用温补性中药；孕妇慎用，儿童应在医师指导下服用；属风寒感冒咽痛，症见恶寒发热、无汗、鼻流清涕者慎用；本品在贮藏中有少量沉淀，轻摇可散，不影响疗效；切勿置本品于近火及高温处并严禁剧烈碰撞，使用时勿近明火；用药3天后症状无缓解者，应去医院就诊；对本品过敏者禁用，过敏体质者慎用；本品性状发生改变时禁止使用；儿童必须在成人监护下使用；请将本品放在儿童不能接触到的地方；如正在使用其他药品，使用本品前请咨询医师或药师。

【贮藏】密闭，置阴凉干燥处（不超过20℃）。

【生产企业】贵州百灵企业集团制药股份有限公司

复方牙痛酊

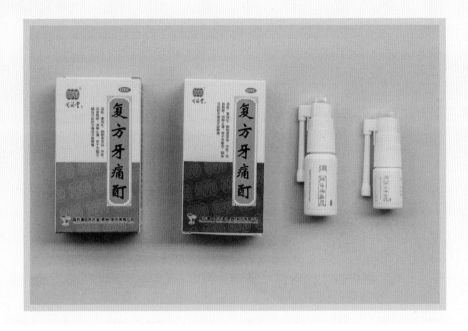

【药品名称】复方牙痛酊，Fufang Yatong Ding

【批准文号】国药准字Z20025807

【执行标准】WS-10589（ZD-0589）-2002-2012Z

【剂型】酊剂

【规格】每瓶装5毫升；每瓶装10毫升

【用法用量】口腔用药，用小棉球浸湿本品适量涂擦或置于患处，适时取出。一日3次，5日为1个疗程。

【分类】非处方药（OTC）

【类别】耳鼻喉科用药（口腔病）

【性状】本品为黄棕色的澄清液体；气芳香，味辛。

【成分】宽叶缬草、红花、凤仙花、樟木，辅料为乙醇。

【功能主治】

苗医：蒙岗比，勒勒果里品。

中医：活血散瘀，消肿止痛。用于牙龈炎、龋齿引起的牙痛或牙龈肿痛。

【注意禁忌】孕妇禁用；忌烟、酒，忌食辛辣、油腻食物；不宜在用药期间同时服用温补性中药；儿童应在医师指导下使用；用药时最好应配合牙科治疗；用药3天后症状无缓解者，应去医院就诊；对本品及酒精过敏者禁用，过敏体质者慎用；本品性状发生改变时禁止使用；儿童必须在成人的监护下使用；请将此药品放在儿童不能接触到的地方；如正在服用其他药品，使用本品前请咨询医师或药师。

【贮藏】密封，避光，置阴凉处（不超过20℃）。

【生产企业】国药集团同济堂（贵州）制药有限公司

龋齿宁含片

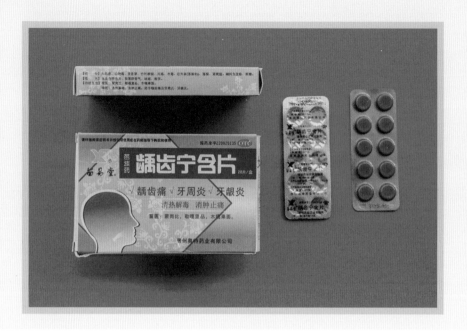

【药品名称】龋齿宁含片，Quchining Hanpian

【批准文号】国药准字Z20025135

【执行标准】WS-10125（ZD-0125）-2002-2012Z

【剂型】片剂

【规格】每片重0.5克

【用法用量】含服。一次1～2片，一日5～6次。

【分类】非处方药（OTC）

【类别】眼鼻喉科用药（口腔病）

【性状】本品为棕色片；有薄荷香气，味甜、微苦。

【成分】大乌泡、山刺莓、灵香草、竹叶椒根、川莓、木莓、红升麻（落新妇）、薄荷、薄荷脑，辅料为淀粉、蔗糖。

【功能主治】

苗医：蒙岗比，勒嘎里品，木嘎果面。

中医：清热解毒，消肿止痛。用于龋齿痛及牙周炎、牙龈炎。

【注意禁忌】孕妇禁用；糖尿病患者禁服；忌烟、酒，忌食辛辣、油腻食物；不宜在服药期间同时服用温补性中药；儿童应在医师指导下服用；脾虚大便溏者慎用；服药时应配合牙科治疗；服药3天后症状无缓解者，应去医院就诊；对本品过敏者禁用，过敏体质者慎用；本品性状发生改变时禁止使用；儿童必须在成人监护下使用；请将本品放在儿童不能接触到的地方；如正在服用其他药品，使用本品前请咨询医师或药师。

【贮藏】密封，置阴凉干燥处（不超过20℃）。

【生产企业】贵州奥特药业有限公司

六、骨伤用药

风湿跌打酊

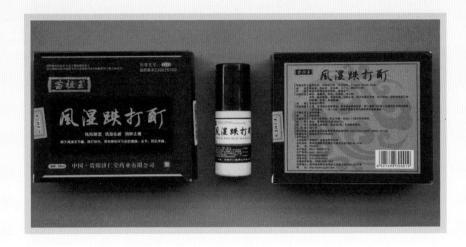

【药品名称】风湿跌打酊，Fengshi Dieda Ding
【批准文号】国药准字Z20025300
【执行标准】WS-10247(ZD-0247)-2002-2012Z
【剂型】酊剂
【规格】每瓶装50毫升
【用法用量】外用，先用温水洗净患处，然后取本品涂搽，用力搓揉15分钟（扭挫伤急性期忌搓揉）。一次15毫升，一日1～2次（严重者可用药棉浸透药液包患处）。
【分类】非处方药（OTC）
【类别】活血化瘀剂
【性状】本品为棕黄色澄清液体；微具香气。
【成分】紫金龙、苦树皮、徐长卿、水三七，辅料为乙醇。
【功能主治】
苗医：僵腱风，阴洗，写嘎发，港么给。
中医：祛风除湿，活血化瘀，消肿止痛。用于风湿关节痛，跌打损伤、扭伤挫伤所引起的腰腿、关节、筋肌疼痛。
【注意禁忌】孕妇禁用；本品为外用药，禁止内服；忌食生冷、油腻食物；切勿接触眼睛、口腔等黏膜处，皮肤破溃处禁用；经期及哺乳期妇女慎用，儿童、年老体弱者应在医师指导下使用；用药后皮肤过敏者应停止使用，症状严重者应去医院就诊；用药3天后症状无缓解者，应去医院就诊；对本品及酒精过敏者禁用，过敏体质者慎用；本品性状发生改变时禁止使用；儿童必须在成人监护下使用；请将本品放在儿童不能接触到的地方；如正在使用其他药品，使用本品前请咨询医师或药师。
【贮藏】密封，置阴凉处（不超过20℃）。
【生产企业】贵阳济仁堂药业有限公司

仙灵骨葆片

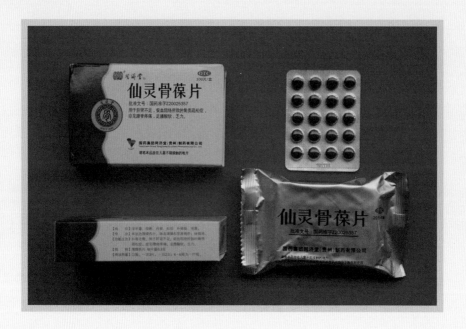

【药品名称】仙灵骨葆片，Xianling Gubao Pian

【批准文号】国药准字Z20025357

【执行标准】WS-10289（ZD-0289）-2002-2011Z

【剂型】片剂

【规格】每片重0.3克

【用法用量】口服。一次3片，一日2次，4～6周为1个疗程。

【分类】非处方药（OTC）

【类别】补肾壮骨剂

【性状】本品为薄膜衣片，除去薄膜衣显黑褐色；味微苦。

【成分】淫羊藿、续断、丹参、知母、补骨脂、地黄。

【功能主治】补肾壮骨。用于肝肾不足、瘀血阻络所致的骨质疏松症，症见腰脊疼痛、足膝酸软、乏力。

【注意禁忌】孕妇及肝功能失代偿者禁用；忌食生冷、油腻食物；感冒时不宜服用；有高血压、心脏病、糖尿病、肾病等慢性病者，应慎用或在医师指导下服用；应避免与有肝毒性的药物联合应用；有肝病史或肝功能指标异常者应慎用并在医师指导下服用，必要时应定期监测肝功能指标，如出现肝功能指标异常或出现全身乏力、厌油、皮肤黄染等可能与肝损伤有关的临床表现时，应立即停药并到医院就诊；服药2周后症状无缓解者，应去医院就诊；对本品过敏者禁用，过敏体质者慎用；本品性状发生改变时禁止使用；请将本品放在儿童不能接触到的地方；如正在使用其他药品，使用本品前请咨询医师或药师。

【贮藏】密封。

【生产企业】国药集团同济堂（贵州）制药有限公司

仙灵骨葆胶囊

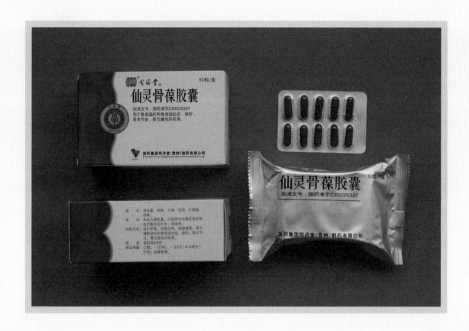

【药品名称】仙灵骨葆胶囊，Xianling Gubao Jiaonang

【批准文号】国药准字Z20025337

【执行标准】WS-10269（ZD-0269）-2002-2011Z

【剂型】胶囊剂

【规格】每粒装0.5克

【用法用量】口服。一次3粒，一日2次，4～6周为1个疗程；或遵医嘱。

【分类】处方药

【类别】补肾壮骨剂

【性状】本品为硬胶囊，内容物为棕黄色至棕褐色颗粒及粉末；味微苦。

【成分】淫羊藿、续断、丹参、知母、补骨脂、地黄。

【功能主治】滋补肝肾，接骨续筋，强身健骨。用于骨质疏松症、骨折、骨关节炎、骨无菌性坏死等。

【注意禁忌】孕妇禁用；有肝病史或肝功能指标异常者禁用；对本品过敏者禁用，过敏体质者慎用；重症感冒期间不宜服用；用药期间应定期监测肝功能指标；出现肝功能指标异常或全身乏力、食欲不振、厌油、恶心、上腹胀痛、尿黄、目黄、皮肤黄染等可能与肝损伤有关的临床表现时，应立即停药并到医院就诊；本品应避免与有肝毒性的药物联合使用；患有多种慢性病的老年患者，合并用药时应在医师指导下服用。

【贮藏】密封。

【生产企业】国药集团同济堂（贵州）制药有限公司

伤科灵喷雾剂

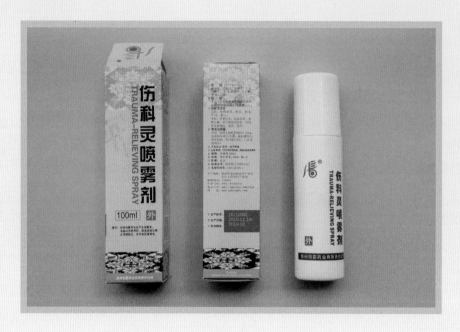

【药品名称】伤科灵喷雾剂，Shangkeling Penwuji

【批准文号】国药准字Z20025252

【执行标准】WS-10226（ZD-0226）-2002-2012Z

【剂型】喷雾剂

【规格】每瓶装100毫升

【用法用量】外用，将喷头对准患处距15～20厘米，连续按压喷头顶部，使药液均匀喷至创面。每日喷2～6次。

【分类】处方药

【类别】活血化瘀剂

【性状】本品为棕红色至黄色的澄清液体，久置有少量沉淀；气清香。

【成分】抓地虎、见血飞、铁筷子、白及、马鞭草、草乌、仙鹤草、山豆根、莪术、三棱。

【功能主治】

苗医：抬赊抬凯：轮官，轮洗，劳冲，凯豆。

中医：清热凉血，活血化瘀，消肿止痛。用于软组织损伤、骨伤、Ⅱ度烧烫伤、湿疹、疱疹。

【注意禁忌】本品只限外用不得内服；对酒精过敏者慎用。

【贮藏】密闭。

【生产企业】贵州恒霸药业有限责任公司

金乌骨通胶囊

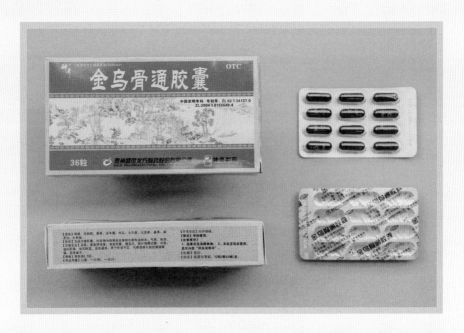

【药品名称】金乌骨通胶囊，Jinwu Gutong Jiaonang

【批准文号】国药准字Z20043621

【执行标准】WS-10140（ZD-0140）-2002-2012Z

【剂型】胶囊剂

【规格】每粒装0.5克

【用法用量】口服。一次3粒，一日3次。

【分类】非处方药（OTC）

【类别】活血通络剂

【性状】本品为硬胶囊，内容物为棕黄色至黄棕色颗粒或粉末；气香、味苦。

【成分】狗脊、乌梢蛇、葛根、淫羊藿、木瓜、土牛膝、土党参、姜黄、威灵仙、补骨脂。

【功能主治】

苗医：维象样丢象，泱安档蒙：僵是风，稿计涠嘎边蒙。

中医：滋补肝肾，祛风除湿，活血通络。用于肝肾不足、风寒湿痹引起的腰腿酸痛、肢体麻木。

【注意禁忌】孕妇禁用；忌食寒凉及油腻食物；本品宜饭后服用；不宜在服药期间同时服用其他泻火及滋补性中药；热痹者不适用，主要表现为关节肿痛如灼、痛处发热、疼痛窜痛无定处、口干唇燥；有严重的高血压、心脏病、肝病、糖尿病、肾病等慢性病者，应在医师指导下服用；服药7天后症状无缓解者，应去医院就诊；严格按照用法用量服用，年老体弱者应在医师指导下服用；对本品过敏者禁用，过敏体质者慎用；本品性状发生改变时禁止服用；请将此药品放在儿童不能接触到的地方；如正在服用其他药品，使用本品前请咨询医师或药师。

【贮藏】密封。

【生产企业】贵州盛世龙方制药股份有限公司

肿痛舒喷雾剂

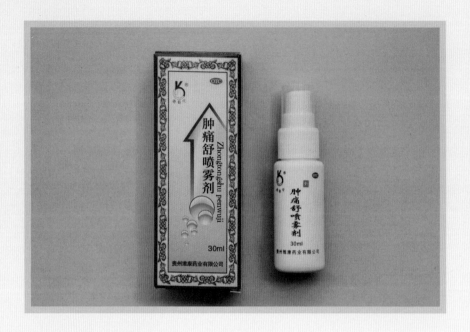

【药品名称】肿痛舒喷雾剂，Zhongtongshu Penwuji

【批准文号】国药准字Z20025746

【执行标准】WS-10540（ZD-0540）-2002-2012Z

【剂型】喷雾剂

【规格】每瓶装30毫升

【用法用量】外用，取本品喷于患处，涂搽至皮肤微红。用药前可先热敷患处。

【分类】非处方药（OTC）

【类别】活血化瘀剂

【性状】本品为棕黄色致棕红色的澄清液体；气芳香。

【成分】芭蕉根、酢浆草、姜黄。

【功能主治】

苗医：泱安挡孟，维象烊丢象。陡：英兴轮官轮洗。

中医：活血化瘀，消肿止痛。用于跌打损伤、瘀血肿痛、软组织挫伤。

【注意禁忌】该药品为外用药，禁止内服；忌食生冷、油腻食物；切勿接触眼睛、口腔等黏膜处；皮肤破溃或感染处禁用；经期及哺乳期妇女慎用；儿童、年老体弱者应在医师指导下使用；用药后皮肤过敏者应停止使用，症状严重者应去医院就诊；切勿置该药品于近火及高温处并严禁剧烈碰撞，使用时勿近明火；用药3天后症状无缓解者，应去医院就诊；对该药品过敏者禁用，过敏体质者慎用；该药品性状发生改变时禁止使用；儿童必须在成人监护下使用；请将该药品放在儿童不能接触到的地方；如正在使用其他药品，使用该药品前请咨询医师或药师。

【贮藏】密封，置阴凉处（不超过20℃）。

【生产企业】贵州维康子帆药业股份有限公司

骨康胶囊

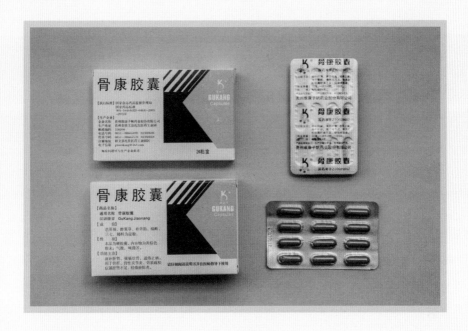

【药品名称】骨康胶囊，GuKang Jiaonang

【批准文号】国药准字Z20025657

【执行标准】WS-10464（ZD-0464）-2005-2012Z

【剂型】胶囊剂

【规格】每粒装0.4克

【用法用量】口服。一次3～4粒，一日3次。

【分类】处方药

【类别】骨伤用药（补肾壮骨剂）

【性状】本品为硬胶囊，内容物为黄棕色粉末；气微，味微苦。

【成分】芭蕉根、酢浆草、补骨脂、续断、三七，辅料为淀粉。

【功能主治】滋补肝肾，强筋壮骨，通络止痛。用于骨折、骨性关节炎、骨质疏松症属肝肾不足、经络瘀阻者。

【注意禁忌】对本品过敏者禁用；肝功能异常者禁用；有药物过敏史或过敏体质者慎用；消化道溃疡者慎用；本品与其他药物联合应用时，安全性尚不明确，应避免与有肝毒性的药物联合使用；儿童、孕妇及哺乳期妇女应用本品的安全性尚不明确；用药期间应定期监测肝肾功能，若出现异常立即停药，并及时去医院就诊；有多种慢性病的老年患者合并用药时慎用。

【贮藏】密封。

【生产企业】贵州维康子帆药业股份有限公司

复方透骨香乳膏

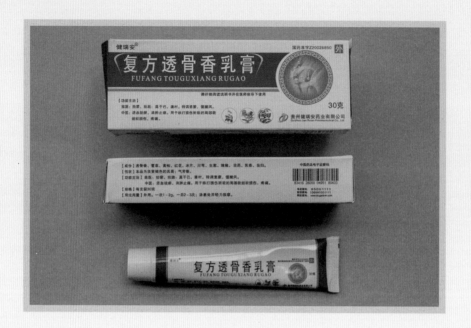

【药品名称】复方透骨香乳膏，Fufang Touguxiang Rugao

【批准文号】国药准字Z20026850

【执行标准】WS-11210（ZD-1210）-2002-2016Z

【剂型】乳膏剂

【规格】每支装30克

【用法用量】外用，将本品涂患处并轻轻按摩。一次1～2克，一日2～3次。

【分类】处方药

【类别】活血化瘀剂

【性状】本品为淡黄褐色的乳膏；气芳香。

【成分】透骨香、蓍草、黄柏、红花、冰片、川芎、生葱、辣椒、没药、乳香、当归。

【功能主治】

苗医：抬蒙，抬跑：莫干己，潘村，转调里蒙，僵腱风。

中医：活血祛瘀，消肿止痛。用于跌打损伤所致的局部软组织损伤、疼痛。

【注意禁忌】局部皮肤有破损者禁用；孕妇慎用；损伤初期不能按摩，只需将药乳涂敷于患部即可。

【贮藏】密闭，避光。

【生产企业】贵州健瑞安药业有限公司

筋骨伤喷雾剂

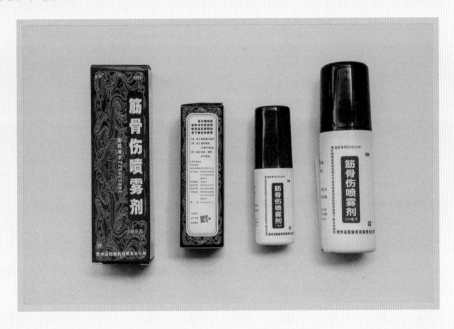

【药品名称】筋骨伤喷雾剂，Jingushang Penwuji

【批准文号】国药准字Z20025387

【执行标准】WS-10314（ZD-0314）-2002-2011Z

【剂型】喷雾剂

【规格】每瓶装100毫升

【用法用量】外用，喷于伤患处。一日3～4次。

【分类】非处方药（OTC）

【类别】骨伤用药（活血化瘀剂）

【性状】本品为喷雾剂，内容物为红棕色的澄清液体。

【成分】赤胫散、赤芍、淫羊藿、地龙、制草乌、薄荷脑，辅料为乙醇。

【功能主治】

苗医：抬强，抬蒙：僵腱风，轮官，轮洗，罗冲普里，里蒙，都松，凯豆，蒙稿计松香糯。

中医：活血化瘀，消肿止痛。用于软组织损伤。

【注意禁忌】孕妇禁用；本品为外用药，禁止内服；忌食生冷、油腻食物；切勿接触眼睛、口腔等黏膜处；皮肤破溃处禁用；切勿置本品于近火及高温处并严禁剧烈碰撞，使用时勿近明火；经期及哺乳期妇女慎用，儿童、年老体弱者应在医生指导下使用；本品不宜长期或大面积使用，用药后皮肤过敏者应停止使用，症状严重者应去医院就诊；用药3天后症状无缓解，或出现局部红肿、疼痛、活动受限等不适应症状者，应去医院就诊；对本品及酒精过敏者禁用，过敏体质慎用；本品性状发生改变时禁止使用；儿童必须在成人监护下使用；请将本品放在儿童不能接触到的地方；如正在使用其他药品，使用本品前请咨询医师或药师。

【贮藏】密封，置阴凉干燥处。

【生产企业】贵州远程制药有限责任公司

痹克颗粒

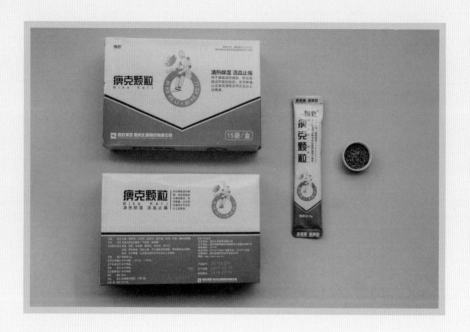

【药品名称】痹克颗粒，Bike Keli

【批准文号】国药准字Z20025702

【执行标准】WS-10502-（ZD-0502）-2002-2012Z

【剂型】颗粒剂

【规格】每袋装10克

【用法用量】开水冲服。一次10克，一日3次。

【分类】处方药

【类别】活血通络剂

【性状】本品为棕色的颗粒；气微香，味微甜。

【成分】白蔹、肿节风、五匹风、追风伞、青风藤、知母、丹参，辅料为蔗糖。

【功能主治】

苗医：抬凯，抬跑蒙：蒙嘎豆，告加冲，英干己。

中医：清热除湿，活血止痛。用于痹病湿热痹阻、瘀血阻络证所致的肌肉、关节肿痛，以及类风湿性关节炎见以上证候者。

【注意禁忌】孕妇慎服。

【贮藏】密封。

【生产企业】贵州太和制药有限公司

七、皮肤科用药

日晒防治膏

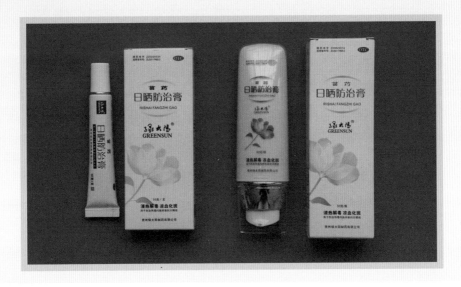

【药品名称】日晒防治膏，Rishai Fangzhi Gao

【批准文号】国药准字Z20025534

【执行标准】WS-10400（ZD-0400）-2002-2012Z

【剂型】软膏剂

【规格】每支装10克；每瓶装30克

【用法用量】外用，先用温水洗净皮肤，然后取适量涂擦于皮肤暴露部位或灼伤处。3小时1次。

【分类】非处方药（OTC）

【类别】皮肤科用药

【性状】本品为绿白色至浅绿色软膏；气微香。

【成分】金银花、杠板归、垂盆草、鸭跖草、玉竹、紫草、芦荟、天冬、灵芝、薏苡仁、蜂花粉，辅料为山梨醇、海藻酸钠、甘油、倍他环糊精、钛白粉、硬脂酸、单脂肪酸甘油酯、凡士林、十八醇、聚山梨酯80、羊毛脂、蔗糖硬脂酸酯、乳化硅油、苯甲酸、羟苯乙酯、司盘-80。

【功能主治】

苗医：怡浞曲新，旭嘎拉怡瘊，参象维象，滇丢象价加丢；防治日晒。

中医：清热解毒，凉血化斑。用于防治热毒灼肤所致的日晒疮。

【注意禁忌】对本品过敏者禁用；本品为外用药，禁止内服；避免日光暴晒，涂用期间不宜同时使用化妆品和其他外用药；儿童、孕妇应在医师指导下使用；使用本品宜涂抹后轻轻施以按摩；用药7天后症状无缓解者，应去医院就诊；对本品过敏者禁用，过敏体质者慎用；本品性状发生改变时禁止使用；儿童必须在成人监护下使用；请将本品放在儿童不能接触到的地方；如正在使用其他药品，使用本品前请咨询医师或药师。

【贮藏】密封。

【生产企业】贵州绿太阳制药有限公司

白玉软膏

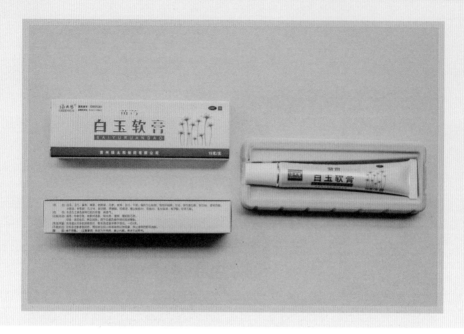

【药品名称】白玉软膏，Baiyu Ruangao

【批准文号】国药准字Z20025383

【执行标准】WS-10310（ZD-0310）-2002-2012Z

【剂型】软膏剂

【规格】15克/支

【用法用量】先用温水洗净皮肤或患处，然后取本品适量涂擦于患处。一日4次。

【分类】非处方药（OTC）

【类别】皮肤科用药

【性状】本品土黄色微带红色的软膏；具香气。

【成分】白及、玉竹、藁本、辣蓼、老鹳草、丹参、紫草、当归、干姜，辅料为山梨醇、倍他环糊精、甘油、弹性蛋白酶、钛白粉、透明质酸、貂油、羊毛脂、凡士林、二氧化钛、单脂肪酸甘油酯、蔗糖酯、石蜡油、聚山梨酯80、司盘-80、乳化硅油、苯甲酸、羟苯乙酯。

【功能主治】

苗医：怡象任陼，维象样丢象，照夫陼：渣糯，嘎帕别巧考。

中医：活血祛风，养血润肤。用于血虚风燥所致的皮肤皲裂。

【注意禁忌】本品为外用药，禁止内服。孕妇慎用，哺乳期妇女、儿童、老人应在医师指导下使用；使用前可用温热水浸泡患处2～5分钟；有霉菌感染或伴有足癣（脚气）者，应在医师指导下配合其他药物治疗；用药后局部出现皮疹等过敏表现者应停用；对本品过敏者禁用，过敏体质者慎用；药品性状发生改变时禁止使用；儿童必须在成人监护下使用；请将此药品放在儿童不能接触到的地方；如正在使用其他药品，使用本品前请咨询医师或药师。

【贮藏】密闭。

【生产企业】贵州绿太阳制药有限公司

玫芦消痤膏

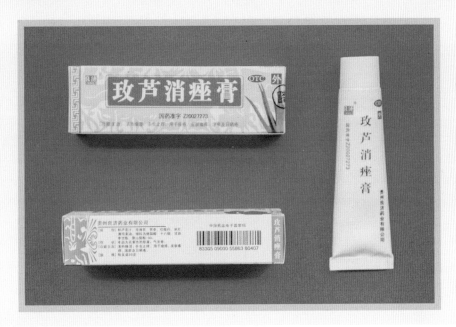

【药品名称】玫芦消痤膏，Meilu Xiaocuo Gao

【批准文号】国药准字Z20027273

【执行标准】YBZ14222004

【剂型】软膏剂

【规格】每支装30克

【用法用量】外用，将患处用温水清洗干净后涂抹适量。一日3～4次。

【分类】非处方药（OTC）

【类别】皮肤科用药

【性状】本品为乳黄色的软膏；气芳香。

【成分】鲜芦荟汁、玫瑰花、苦参、杠板归、冰片、薄荷素油，辅料为硬脂酸、十八醇、甘油、单脂肪酸甘油酯、聚山梨酯80。

【功能主治】清热燥湿，杀虫止痒。用于痤疮、皮肤瘙痒、湿疹及日晒疮。

【注意禁忌】本品为外用药，禁止内服；忌烟、酒，忌食辛辣、油腻及腥发食物；切勿接触眼睛、口腔等黏膜处，皮肤溃烂处禁用，切忌用手挤压患处；用药期间不宜同时服用温热性药物；儿童、孕妇应在医师指导下使用；如有多量结节、囊肿、脓疱等，应去医院就诊；不宜滥用化妆品及外涂药物，必要时应在医师指导下使用；对花粉和芦荟有过敏史者慎用，用药过程中如出现不良反应，应停药，并向医师咨询；用药2周后症状无缓解者，应去医院就诊；对本品过敏者禁用，过敏体质者慎用；药品性状发生改变时禁止使用；儿童必须在成人监护下使用；请将此药品放在儿童不能接触到的地方；如正在使用其他药品，使用本品前请咨询医师或药师。

【贮藏】密闭，避光。

【生产企业】贵州良济药业有限公司

肤痔清软膏

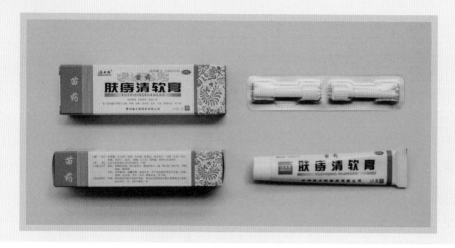

【药品名称】肤痔清软膏，Fuzhiqing Ruangao

【批准文号】国药准字Z20025745

【执行标准】WS-10539（ZD-0539）-2002-2012Z

【剂型】软膏剂

【规格】每支装15克

【用法用量】外用，先用温开水洗净患处，然后取本品适量直接涂擦于患处或注入患处。轻症者每日1次，重症者早、晚各1次。

【分类】非处方药（OTC）

【类别】皮肤科用药

【性状】本品为浅棕黄色至棕色的软膏；气微。

【成分】金果榄、土大黄、黄柏、富贵果、野菊花、紫花地丁、雪胆、苦参、冰片、重楼、黄药子、姜黄、地榆、苦丁茶、薄荷脑，辅料为山梨醇、瓜尔胶、倍他环糊精、硬脂酸、单甘酯、聚山梨酯80、司盘-80、石蜡油、月桂氮䓬酮、苯甲酸、羟苯乙酯、十八醇。

【功能主治】

苗医：旭嘎凯沓痂，样丢象泱安，滁内挡祛卡。陋：嘎久杠工浆点羌，罗欧，岗淹、阴高坳。

中医：清热解毒，化瘀消肿，除湿止痒。用于湿热蕴结所致手足癣、体癣、股癣、浸淫疮、内痔、外痔、肿痛出血、带下病。

【注意禁忌】孕妇禁用；本品为外用药或直肠、阴道给药，禁止内服；用毕洗手，切勿接触眼睛、口腔等黏膜处；忌烟、酒，忌食辛辣、油腻、刺激性食物，保持大便通畅；儿童、哺乳期妇女、年老体弱者应在医师指导下使用；内痔出血过多或有原因不明的便血者，应去医院就诊；带下伴血性分泌物，或伴有尿频、尿急、尿痛者，应去医院就诊；用于治疗癣症、浸淫疮、皮肤瘙痒等皮肤病时宜轻轻施以按摩；对于过敏体质者或儿童等，宜将本品用温开水按1：5稀释后在面部局部涂抹，30分钟后若无红疹或不适，即可使用稀释液按摩后保留2小时；治疗足癣，将药涂擦于患处，按摩2分钟后保留至第2天；用于妇女带下病的治疗时，将药注入阴道深处，外阴及阴道用药后有凉爽感觉属正常现象，未婚或绝经后患者应在医师指导下使用；本品用于治疗痔疮及肛周疾患，刚涂抹时略感轻微刺激，数秒后即可感舒适；用药部位如有烧灼感等不适时应停药，严重者应去医院就诊；用药3～7天，症状无缓解者，应去医院就诊；对本品过敏者禁用，过敏体质者慎用；本品性状发生改变时禁止使用；儿童必须在成人监护下使用；请将本品放在儿童不能接触到的地方；如正在使用其他药品，使用本品前请咨询医师或药师。

【贮藏】密封。

【生产企业】贵州绿太阳制药有限公司

肤舒止痒膏

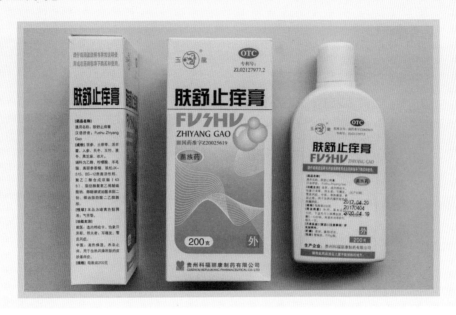

【药品名称】肤舒止痒膏，Fushu Zhiyang Gao

【批准文号】国药准字Z20025619

【执行标准】WS-10435（ZD-0435）-2002-2012Z

【剂型】流浸膏剂

【规格】每瓶装200克

【用法用量】外用，取本品5～10克，于温毛巾上抹擦皮肤5～10分钟，用清水冲净即可。每天1次。

【分类】非处方药（OTC）

【类别】皮肤科用药

【性状】本品为暗黄色黏稠液；气芳香。

【成分】苦参、土茯苓、淫羊藿、人参、天冬、玉竹、麦冬、黑芝麻、冰片，辅料为乙醇、柠檬酸、羊毛脂、高丽参香精、凯松JX-515、BS-12表面活性剂、聚乙二醇合成双酯（683）、脂肪醇聚氧乙烯醚硫酸钠、醇醚磺基琥珀酸单酯二钠、椰油脂肪酸二乙醇酰胺。

【功能主治】

苗医：造内档祛卡，怡象汗吴靳，照夫者：写嘎发，雪皮风症。

中医：清热燥湿，养血止痒。用于血热风燥所致的皮肤瘙痒症。

【注意禁忌】本品为外用药，禁止内服；忌烟、酒，忌食辛辣、油腻及腥发食物；切勿接触眼睛、口腔等黏膜处，皮肤破溃处禁用；患处不宜用热水洗烫；孕妇慎用；由糖尿病、肾病、肝病、肿瘤等疾病引起的皮肤瘙痒，不属本品适用范围；用药7天后症状无缓解者，应去医院就诊；对本品及酒精过敏者禁用，过敏体质者慎用；本品性状发生改变时禁止使用；儿童必须在成人监护下使用；请将本品放在儿童不能接触到的地方；如正在使用其他药品，使用本品前请咨询医师或药师。

【贮藏】密封，置阴凉处。

【生产企业】贵州科福丽康制药有限公司

润燥止痒胶囊

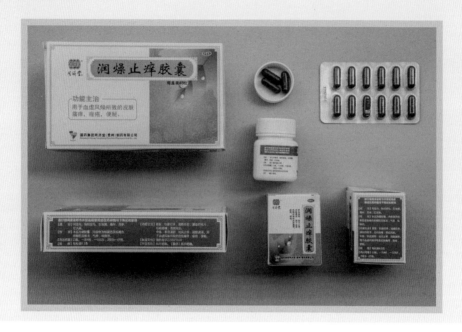

【药品名称】润燥止痒胶囊，Runzao Zhiyang Jiaonang

【批准文号】国药准字Z20025030

【执行标准】WS-10029（ZD-0029）-2002-2011Z

【剂型】胶囊剂

【规格】每粒装0.5克

【用法用量】口服。一次4粒，一日3次，2周为1个疗程。

【分类】非处方药（OTC）

【类别】皮肤科用药

【性状】本品为硬胶囊，内容物为棕黄色至棕褐色的颗粒及粉末；气香，味微苦。

【成分】何首乌、制何首乌、生地黄、桑叶、苦参、红活麻。

【功能主治】

苗医：怡象任早，墟瘕任者，滇劫挡祛卡，任哈赊嘎：雪皮风症。

中医：养血滋阴，祛风止痒，润肠通便。用于血虚风燥所致的皮肤瘙痒、痤疮、便秘。

【注意禁忌】忌烟、酒，忌食辛辣、油腻及腥发食物；用药期间不宜同时服用温热性药物；患处不宜用热水洗烫；孕妇慎用，儿童、年老体弱及患有其他疾病者应在医师指导下服用；由糖尿病、肾病、肝病、肿瘤等疾病引起的皮肤瘙痒，不属本品适用范围；切忌用手挤压患处，如有多量结节、囊肿、脓疱等，应去医院就诊；不宜滥用化妆品及外涂药物，必要时应在医师指导下使用；服药7天后症状无缓解者，应去医院就诊；对本品过敏者禁用，过敏体质者慎用；本品性状发生改变时禁止使用；儿童必须在成人监护下使用；请将本品放在儿童不能接触到的地方；如正在使用其他药品，使用本品前请咨询医师或药师。

【贮藏】密封。

【生产企业】国药集团同济堂（贵州）制药有限公司

中国少数民族特需商品传统生产工艺和技术保护工程第十期工程
——民族药成药目录项目

终审专家组评审决议书

受甲方国家民委经济司委托，民族药成药目录项目终审专家组于2018年7月17日下午在北京对项目乙方中央民族大学经济学院承担的"中国少数民族特需商品传统生产工艺和技术保护工程第十期工程——民族药成药目录"项目进行终审评议。经与会专家评议，提出终审意见。

（一）该项目自2016年启动以来，项目组通过多种调查形式对我国目前正在生产的民族药成药的国药部分进行普查，以图文并茂的形式，对民族药国药的名称、内外包装、批准文号、执行标准、类别、规格、剂型、性状、成分、功能主治、禁忌、贮藏和生产厂家进行记载。该课题的实施有益于民族药的使用与推广，也便于临床医生更合理地用药，从而推动民族医药产业化的发展，并产生较好的社会和经济效益。同时，也是方便人民群众治病用药的一项重要的基础性工作。《中国民族药成药目录》是药品以及民族医药管理部门的重要参考资料；同时，也对药物储备制度和保障药品供应具有重大意义。项目组对我国民族药成药的普查在历史上属于首次，对藏族、蒙古族、维吾尔族等少数民族国药的分类方法具有创新性。成果内容完整、编排科学、特色鲜明、专业性强。专家评审会议认为，该项目达到了预期目的，在民族药成药普查方法、记录与保护方面积累了经验，成果具有很高的社会价值、历史文化价值与教学研究基础资料价值，其重要性相当于《民族药用药指导原则目录》，同时对中国少数民族非物质文化遗产的保护与传承做出了贡献。

（二）成果完善和出版前的建议：对每种民族药成药名称，可考虑使用该民族文字，而不是汉语拼音予以标识，充分体现民族药成药的民族性；对目前停止生产的民族药国药可考虑作为附录，单独以文字进行介绍，以提高民族药成药普查的全面性。

该项目经专家组认真讨论，一致同意"中国少数民族特需商品传统生产工艺和技术保护工程第十期工程——中国民族药成药目录" 项目通过终审。

专家组成员：

_____

中国中医科学院首席研究员、国家食品药品监督管理总局
中药（民族药）审评专家

中国中医科学院临床基础所常务所长、教授、民族药再评价专家

西藏藏医医院原院长、国医大师

内蒙古民族大学附属医院主任医师、国医大师

内蒙古药检所蒙药室原主任、主任蒙药师、国家药典委员会终身委员

新疆维吾尔医高等专科学校原校长、国家药品监督管理局专家、
教授、主任医师（维吾尔医临床）

中国民族医药协会副秘书长、教授（组长）